Über den Verfasser

Peter Gorsen, geb. 1933, ist Professor für Kunstgeschichte an der Hochschule für angewandte Kunst in Wien. Studium der Philosophie (bei Adorno, Horkheimer, Habermas), Psychologie und Kunstwissenschaft in Frankfurt a. M., 1973 bis 1976 Dozent für Kunst und visuelle Kommunikation an der Universität Gießen, seit 1976 Lehrtätigkeit in Wien.

Wichtigste Veröffentlichungen:
Zur Phänomenologie des Bewußtseinsstroms. Bergson, Dilthey, Husserl, Simmel und die lebensphilosophischen Antinomien. Bonn 1966; Das Bild Pygmalions. Kunstsoziologische Essays. Reinbek bei Hamburg 1969; Das Prinzip Obszön. Kunst, Pornographie und Gesellschaft. Reinbek bei Hamburg 1969; Sexualästhetik. Zur bürgerlichen Rezeption von Pornographie und Obszönität. Reinbek bei Hamburg 1972; Proletkult. Zur Praxis und Theorie einer proletarischen Kulturrevolution in Sowjetrußland (1917–25). Bd. 1–2 (mit Eberhard Knödler-Bunte). Stuttgart 1974; Frauen in der Kunst. Bd. 1–2 (mit Gislind Nabakowski und Helke Sander). Frankfurt/M. 1980; Kunst und Krankheit. Metamorphosen der ästhetischen Einbildungskraft. Frankfurt/M. 1980; Transformierte Alltäglichkeit oder Transzendenz der Kunst. Reflexionen zur Entästhetisierung. Frankfurt/M. 1981. – Ferner Monographien und Studien über verschiedene Künstler, Kunstkritiken.

Peter Gorsen

Sexualästhetik

Grenzformen der Sinnlichkeit im 20. Jahrhundert

rororo

rowohlts enzyklopädie

rowohlts enzyklopädie
Herausgegeben von Burghard König

Originalausgabe
Veröffentlicht im Rowohlt Taschenbuch Verlag GmbH,
Reinbek bei Hamburg, Mai 1987

Umschlagentwurf Werner Rebhuhn
(Vignette: «Céphalopode sodomisée», Kupferstich von
Hans Bellmer, 1965. Nach einer Federzeichnung von 1947)
Quellenverzeichnis der Texte siehe S. 507
Satz Times (Linotron 202)
Gesamtherstellung Clausen & Bosse, Leck
Printed in Germany
2480-ISBN 3 499 55447 X

Inhalt

II. Eros auf dem Prüfstand.
Über Kunst und sexuelle Liberalisierung nach 1945

III. Kunst und Regression: der Künstler-Fetischist

IV. Grenzformen der Sinnlichkeit

Für Hanel

Vorwort

In den von Gunter Schmidt, Volkmar Sigusch und Eberhard Schorsch 1970 herausgegebenen Beiträgen über «Tendenzen der Sexualforschung» habe ich erstmals unter dem programmatischen Titel *Sexualästhetik* auf die Notwendigkeit hingewiesen, auch die ästhetischen Erscheinungsformen der Sexualität zu erforschen und damit insbesondere den Grenzüberschreitungen zwischen erotischer Kunst und der Sexualästhetik des Alltagslebens im 20. Jahrhundert nachzuspüren. Zwei Jahre später folgte unter dem gleichen Titel der Versuch einer Bestandsaufnahme der virulenten theoretischen und ästhetischen Positionen, die als Folge der neuen sexuellen Liberalisierungsbestrebungen im Spannungsfeld von Kunst, Pornographie und Gesellschaft bezogen wurden. Wenn nach fünfzehn Jahren abermals eine Veröffentlichung zur Sexualästhetik erscheint, soll damit nicht an die Leser nostalgischer Rückblicke appelliert werden. Das erste Kapitel des 1972 erschienenen Buches wurde daher nahezu unverändert in das Konvolut von 1987 übernommen, um die Veränderungen und Stagnationen der Rezeption von Obszönität und Pornographie nach den ereignisreichen fünfziger und sechziger Jahren der bundesrepublikanischen Skandalgeschichte bis in die achtziger Jahre hinein zu verfolgen und die Entwicklung der erotischen Kunst und Sexualästhetik in einen größeren und aktuelleren historischen Gesamtzusammenhang zu stellen. Eine exemplarische Darstellung der Liberalisierungs- und Emanzipationsbestrebungen in den fünfziger und sechziger Jahren, die im weiteren Verlauf durch den Feminismus eine neue Orientierung erfuhren, wird in den Kapiteln II und III versucht, während im abschließenden IV. Kapitel die Revision der klassischen Ansätze beim Happening und in der Körperkunst aus der Sicht der Gegenwart das Thema ist.

Von einer Sammlung einzelner, aus verschiedenem Anlaß entstandener Studien wird man keine historische Vollständigkeit erwarten können, und auch die Auswahl der Künstler bekennt sich zur Subjektivität, die mit Sachlichkeit vereinbar ist und Willkür ablehnt. Die vorgestellten künstlerischen *Grenzformen der Sinnlichkeit* wollen als exemplarische Fälle einer allgemeinen Entwicklungstendenz zur Grenzüberschreitung verstanden sein, und dies in bewußter Distanz gegenüber ihrer populären propagandistischen Pathologisierung.

Freundlicherweise unterstützt (nicht nur mit Informationen und Abbildungen) haben mich auch solche Künstler, die mit meiner Kritik und meinen Schlußfolgerungen über ihre Arbeit nicht immer einverstanden sind. Ebenso zu danken habe ich vielen Personen für die immer schwieriger werdende Besorgung von Bildzitaten, unter anderen den Galeristen Dr. Wolfgang G. Fischer, Timm Gierig, Ernst Hilger, Rudolf Rom und Heinrich von Sydow-Zirkwitz, ferner Frau Dr. Olda Kokoschka und dem Kokoschka-Archiv in Pöchlarn, Arnim Abmeier, Jef B. Rund und Dr. Harald Szeemann.

Wien, im Januar 1987

I Sexualästhetik

Zur Hermeneutik von Obszönität und Pornographie

1 Die geistige bis geistliche Allianz von Ästhetik und Moral: Schönheit der Scham, Häßlichkeit der Wollust. Die Aufklärungsfunktion der Sexualästhetik

Sexual*ästhetik*? Muß dieser Begriff nicht auf Widerspruch stoßen? Vermengt er nicht zwei Bereiche, die nichts miteinander gemein haben – das Sexuelle und das Schöne, den Bereich der Gestaltung und einen Bereich unästhetischer Bedürfnisse und ihrer Befriedigung? Für die idealistische Ästhetik war diese Unterscheidung fundamental, die ästhetische Differenz von Kunst und sexuellem Leben schien absolut und nur von einem Typ «ethnischer Kunst» verletzt zu sein, die für magische und kultische Handlungen entstand und den «primitiven» Bedürfnisaspekt des religiösen Menschen, das Adorierbare, das sinnlich und mimetisch Aneigbare am Kunstwerk über seine autonome geistige Betrachtung stellte. Für wie interessant und wichtig dieser ethnische Kunsttyp unter einem kulturhistorischen Gesichtspunkt auch immer erachtet wurde und wieviel privaten Gelehrtenfleiß er auch auf seine Seite brachte, unter dem immanent ästhetischen Gesichtspunkt des Kunstschönen blieb er und mit ihm jede aufreizende Darstellung des Sexuellen verworfen. «Alle Darstellung der Scham und der Geschlechtsverhältnisse in Bild und Wort, welche nicht in wissenschaftlicher oder ethischer Beziehung, sondern der Lüsternheit halber gemacht wird, ist obszön und häßlich.» Und Karl Rosenkranz, der hier das Tabu der Pornographie für das Bildungsbürgertum des 19. Jahrhunderts ausführt, fährt fort, «alles Phallische, obwohl in der Religion heilig, ist doch, ästhetisch genommen, häßlich. Alle phallischen Götter sind häßlich. Der Priap in der Geradlinigkeit seines aufgesteiften Gliedes ist häßlich.»[1]

Aber dasselbe 19. Jahrhundert, das so viele Vorbehalte gegen jede «ins Thierische fallende Häßlichkeit»[2] hatte und jene sexuelle Drastik und Direktheit verabscheute, wie sie aus der Antike in den «obszön-dezenten Bildern der Pompejanischen Häuser» überliefert ist, «wo Liebende in mannigfachen Stellungen dem Werk der Natur obliegen und gewöhnlich ein Sklav dabeisteht, der den Aphrodisischen Trank gereicht und dessen Gegenwart erst recht lebhaft die Empfindung des Obszönen hervorbringt»[3], dieses Jahrhundert war in seinem ästhetischen Selbstverständnis sehr gespalten und einer sinnliches Glück versprechenden hedonistischen Kunst alles andere als feindlich gesonnen. Die Heine, Laube,

Mundt, Gutzkow und Wienbarg der Zeit hatten mannigfache Berührungen mit der Hegelschen Philosophie, die sie in ihrem Sinne einseitig «als Hauptferment in dem Gährungsprozeß der Emancipation des Fleisches»[4] deuteten. Vor allem waren sie auch «enragierte Göthianer», bereit, die mit der bürgerlichen Institution Ehe experimentierenden «Wahlverwandtschaften» und «das Sinnliche überhaupt gegen die Arroganz des Geistes»[5] in Schutz zu nehmen.

Der «Mißbrauch des Sinnlichen, Pruderie, blaustrumpfige Engelhaftigkeit, Verzerrung der Natur unter dem Prätext der Moralität (die wahre Sittlichkeit beherrscht, aber verleugnet die Natur nicht), Befreiung der Kunst von conventionellen, grundlosen Meinungen, nach welcher Mozarts ‹Don Juan› für unsittlich, ein obscönes Ballet aber, weil ja in Tricots getanzt wird, für sittlich und zu schauen erlaubt gehalten wird u. s. w., müssen ein beständiges Ziel des Ankampfes wahrhaft sittlicher, geistesfreier Menschen bleiben ... Die Hauptsache ist, daß der Mensch, wie Franz Baader so treffend gesagt, naturfrei werde; dazu soll die Emanzipation *des* Fleisches wirken und die Emanzipation *vom* Fleisch nicht von sich ausschließen. Naturlos, wie eine kränkliche Religiosität uns oft haben möchte, können wir nicht sein, und daher soll auch die negative Richtung gegen das Sinnliche, die Emanzipation vom Fleisch die Emanzipation des Fleisches nicht von sich ausschließen.»[6]

Karl Rosenkranz, der dies vermerkt, hat aus dem Hegelschen System eine eigene «Ästhetik des Häßlichen» und nicht mehr allein des Schönen extrapoliert und damit die in die Zukunft weisenden, emanzipatorischen Züge des Hegelianismus für eine fortschrittliche Theorie der Kunst herausgearbeitet. Als fortschrittlich wirkte und verstand sie sich später gerade dort, wo sie im Einverständnis mit dem Manierismus das «Negativschöne», alles im Klassizismus für häßlich Erkannte von der Abwertung und Zensur durch das idealistische Schönheitsideal reinigt und neben den normativen Schöpfungen Canovas und Thorvaldsens die Möglichkeiten einer phantastischen Karikatur des Schönen zur Kenntnis bringt. Sie liegen im Gestaltungsbereich zum Beispiel der Groteske, des Sittenbildes, der Satire, der Posse, der Komödie und der Karikatur im besonderen. Sie vollziehen als die *Desorganisation des Schönen*[7] den Übergang von der Ästhetik zum Leben, vom Erhabenen und Vollkommenen zum Komischen und Fragmentarischen und damit implizit den Übergang zur Häßlichkeit des Sexuellen.

Die Gattung *Karikatur* ist der Inbegriff aller möglichen Gestaltungen des Häßlichen. Durch ihre Anerkennung als künstlerische Ausdrucksform ist auch die ästhetische Emanzipation des Sexuellen aus dem engen kulturhistorischen und ethnologischen Geltungsbereich möglich geworden. Um historisch genauer zu sein: erst mit der allgemeinen Anerkennung der Karikatur als großer Kunst am Ende des 19. Jahrhunderts wird das Sexuelle für reif genug befunden, auch unter einem ästhetischen Gesichtspunkt gesondert betrachtet und studiert zu werden. Vorher hat es immer auch erotische Kunst gegeben und eine Philosophie des Eros, die ihrem Wagnis nicht nachstehen wollte, aber es bestand keine Sexualästhetik als wissenschaftliche Erforschung der ästhetischen Erscheinungsweisen der Sexualität.

Nach vereinzelten Vorstößen im Groteskstil der Renaissance (durch Bernini, die Brüder Carracci, Leonardo, Michelangelo, Raffael, Tizian), im Pamphletismus der Reformation (bei Cranach, Holbein, Stimmer) setzt die ästhetische Emanzipation der Karikatur im England des 18. Jahrhunderts, mit Nachdruck im Frankreich des 19. Jahrhunderts ein, wo nach dem Ausbruch der Revolution 1789 – ihre ersten Karikaturen sind noch anonyme Volkskunst – die politisch-satirischen Zeitschriften «La Caricature» (seit 1830) und «Charivari» (seit 1832) gegen die konterrevolutionäre Reaktion des Juste milieu und des Bonapartismus kämpfen. Daumier, Gavarni, Monnier, Philipon, die führenden Mitarbeiter dieser Zeitschriften, haben die bürgerliche Gesellschaft bis in ihre Schlupfwinkel hinein, haben das Ordinäre und scheinbar Private im Leben des kleinen Mannes für die reine Kunst erschlossen.[8] Und dies nicht allein inhaltlich in dem Sinne, daß jetzt darstellungswürdig wird und das vorästhetische Gebiet der Unterhaltung und der Volkskunst verläßt, was die unaussprechlichen, trivialen und häßlichen Begebenheiten des Alltags ausmachen und was die Romantik wie der Klassizismus von der Kunst fernhielten, weil es der Dignität des Erhabenen oder des Tragischen ermangelt, sondern die Aufnahme der bürgerlichen und auch schon proletarischen Welt, einschließlich ihres erotischen Elementes, in den Darstellungsbereich der Kunst hat auch eine den neuen Inhalten sich verdankende immanent ästhetische Konsequenz: Der neue schnelle, reduzierende Strich der karikaturistischen Skizze, die zeichnerische Abbreviatur des Typischen, geht in die Kunstgeschichte alsbald als Vorläufer der späteren expressionistischen Abstraktion – sei es der bürgerlichen oder der antibürgerlichen Kunst – im 20. Jahrhundert ein. Mit dem zeitgenössischen Pleinairismus und dem illusionistischen Malen nach der erscheinenden Natur hatte der Trivialstil der Karikatur nichts zu schaffen. «Die Karikatur löst täglich in ihren rasch hingeworfenen, oft nur für einen Tag bestimmten Blättern zeichnerische und malerische Probleme, an die sich die große Kunst in ihren riesigen Leinwandflächen nie herangewagt hat.»[9] Und mit einem Seitenblick auf Goya und Daumier war Eduard Fuchs, der vorausschauende Anreger einer nicht mehr idealistischen Sexualästhetik, weiterhin so frei zu dekretieren, was die Kunstgeschichtsforschung später im Detail erhärtet hat: «Daß heute die gesamte Kunst unter dem Einfluß der Karikatur steht, ist eine unbestreitbare Thatsache.»[10] Diese schon 1901 getroffene Feststellung findet sich bei Ernst Gombrich auf die jüngste Entwicklung der Kunst übertragen.

«Es bedeutet in keiner Weise eine Geringschätzung der Kunst des zwanzigsten Jahrhunderts, wenn wir sie mit der Emanzipation vom Naturstudium in Zusammenhang bringen, welche zuerst auf dem privilegierten Gebiete des Humors in Erscheinung trat... Ohne dieses Niederreißen der Schranken, die bis dahin die hohe Kunst von der Karikatur geschieden hatten, hätte um die Jahrhundertwende weder ein Munch seine unendlich tragischen, schmerzverzerrten Physiognomien schaffen können noch auch der Belgier Ensor jene unheimlich ausdrucksvollen Masken, die auf die deutschen Expressionisten eine so starke Wirkung übten.»[11]

Von dieser Entwicklung der Porträtkarikatur zur großen Kunst des Expressionismus und der phantastischen Figuration oder auch des sozialistischen Realismus ist das Verhältnis der neuzeitlichen Ästhetik und ihr voran des avantgardistischen Künstlers zur Sphäre der erscheinenden Sexualität mitbetroffen. Im Rückgang von der reinen Kunst auf das individuelle und gesellschaftliche Leben, den die Karikatur vollzieht, werden auch seine unästhetischen Seiten, das soeben noch für banal und nebensächlich, für künstlerisch unergiebig und privat Gehaltene darstellungswürdig. Das Häßliche und Drastische der Sexualität, ihr tierischer Charakter wie ebenso die das Lächerliche streifende Mechanik der Paarung erstehen befreit vom idealisierenden Schönheitsstil des Klassizismus, befreit von der schnöden Verschönerung des Häßlichen in der Karikatur wieder. Sie ist, wie Rosenkranz unvoreingenommen hervorhob, «die Spitze in der Gestaltung des Häßlichen», die nirgendwo das Komische ihrer Wirkung scheut.[12] «Überall im Häßlichen», und die obszöne Karikatur ist eine ästhetische Spezialform des Häßlichen, «hat sich uns bisher schon der Punkt aufgedeckt, wo es lächerlich werden kann. Das Formlose und Incorrecte, das Gemeine und Widrige, können durch Selbstvernichtung eine scheinbar unmögliche Wirklichkeit und damit das Komische erzeugen.»[13]

Das Schöne, in der Klassik göttlichen Ursprungs, und das Komische schließen einander aus, wie das Häßliche eine virtuell immer komische Wirkung hat. Seine Ernsthaftigkeit, wo sie gleichwohl vorkommt, gehört ihm nicht, wie dem Schönen, wesentlich an. Sie ist rein zufällig. In dieser Ethisierung des zunächst allein ästhetischen Gegensatzes von schön und häßlich spiegelt sich auch noch bei Rosenkranz die ideologische Überhöhung jeder ernsthaften Kunst gegenüber dem bloß Komischen von Karikatur, Groteske, Komödie, Satire, worauf das Bürgertum seit seinen Anfängen bestanden hat.

Mit der Emanzipation der Karikatur zur reinen Kunst, der die Integration der Karikatur in den autonomen Kontext der Kunstgeschichte auf dem Fuß folgt, erweitert sich endlich der Begriff des Ästhetischen auf Bereiche des Lebens, soweit sie – wie aus der Sexualsphäre – für eine ‹gehobene›, stilistische Behandlung durch den Künstler bisher nicht in Frage kamen oder in der namenlosen Volkskunst aus anderen als ästhetischen Gründen darstellungswürdig waren, meist wegen ihrer didaktischen Belehrung, Abschreckung oder Verulkung unsozialen Verhaltens.

Es ist hier daran zu erinnern, wie der riskante ästhetische Umgang mit dem Sexuellen für das Bürgertum in dessen Einstellung zu seinen Künstlern resultierte: wo diese obszöne Schriftsteller und Maler waren, konnten und durften sie es nur als Moralisten sein. Noch Henry Miller – ein später Repräsentant des antibürgerlichen, aber nicht proletarischen Protestes – bekennt sich zu einer Form des Obszönen, die «nichts mit sexueller Aufreizung zu tun» hat, «wie das bei der Pornographie der Fall ist. Wenn ein Hintergedanke dabei verfolgt wird, so geht er über die Sexualität hinaus. Das Ziel ist, wachzurütteln, ein Gefühl der Realität zu vermitteln.»[14]

Auch noch Jean-Paul Sartre, versiert in der Phänomenologie der Sexualität wie in der philosophischen Tradition vor ihm kaum einer, bestimmte das Obszöne als das sexuell Reizlose – das Nicht-Pornographische. Das ist der Fall, wenn ein Körper durch Sprossung der Fettzellen – sein Beispiel – so mißgebildet ist, daß die Enthüllung seines Fleisches den Betrachter kalt läßt. Es ist «in besonderer Weise obszön, denn es entdeckt sich einem, der nicht imstande ist zu begehren, und *ohne seine Begierde zu reizen*»[15]. Die Unfähigkeit zu begehren angesichts des entblößten Fleisches, begleitet vom Bewußtsein dieser ‹meiner› Unfähigkeit: daß ich merke, was mit ‹mir› los ist, deutet Sartre als das Charakteristikum des Obszönen. «Eine besondere Unangepaßtheit, von der die Situation im selben Augenblick zerstört wird, in dem ich sie gewahr werde, und die mir das träge Aufblühen des Fleisches als eine jähe Erscheinung unter der dünnen, sie verhüllenden Bekleidung aus Bewegungen darbietet, während ich selbst in Bezug auf dieses Fleisch nicht imstande bin, zu begehren: das nenne ich das Obszöne.»[16]

Dieses Erklärungsprinzip könnte auch die Tatsache aufklären helfen, daß sexuelle Impotenz, eine fehlende oder reduzierte sexuelle Reaktionsfähigkeit für obszön erfahren wird. Offensichtlich ist die Scham verletzbar ebenso durch das sexuell Reizlose wie das sexuell zu Reizvolle; das zu verkraftende Maß, die Grenze zum Obszönen kann in zweierlei Richtung überschritten werden. Die Etiketten ‹amoralisch›, ‹unsittlich›, ‹unzüchtig› sind der Sache nach demnach anwendbar ebensosehr auf ein Zuwenig wie auf ein Zuviel an sexueller Spontaneität und Responsibilität, wofür die Sittengeschichte des Bürgertums zahlreiche Belege parat hat. Das bürgerliche Tabu der Trägheit und Untätigkeit, der zur Pflicht verinnerlichte Arbeitswille durchdringt alle Lebensbereiche bis auf den Grund der sexuellen Existenz: Nicht imstande zu sein, fleischlich zu begehren, das Tabu der Impotenz oder sexuellen Leistungsunfähigkeit geht bis hin zu Sartre in den bürgerlichen Definitionsschatz des Obszönen ein.

Die paradoxe Erfahrung, daß Obszönität und Moral zusammengehören und nicht notwendigerweise Obszönität und Pornographie, hat zu der bis heute geltenden Konvention geführt, zwischen obszönen Kunstwerken und bloßer Pornographie einen qualitativen Unterschied zu denken.[17] Das sexuell Aufreizende und ‹Pornographische› der Kunst ist demnach niemals Selbstzweck, sondern will strafen, belehren, abschrecken, lächerlich machen oder auf irgendeine Art bessern. Sein aufreizender Stachel erfüllt eine Aufklärungsfunktion für die Vernunft, weshalb er nicht pornographisch, sondern obszön genannt werden kann.

Die Vermengung des Ästhetischen mit dem Ethischen ist das Stigma der Erotik in der bürgerlichen Epoche schon seit Diderot. Diese verhält sich zum Sinnlichen immer auf zweierlei Weise: als seine Verinnerlichung und als Verdrängung. Dies erklärt das gestörte, zensierende Verhältnis des Bürgers zum Sexuellen in der Kunst. Die reine Genußkomponente des Pornographischen, die hedonistische Qualität des Sinnlichen ist weitgehend als unvernünftig, als *factum brutum* der Natur und als letztlich unästhetisierbar ausgegrenzt. Im gleichen Maße aber, wie die Vernunft Natur nicht mehr beherrscht, sondern unterdrückt, von einem natur*freien* zu einem natur*losen* Prinzip entfremdet ist, wird auch das Pornographische den Aufklärern und Künstlern in einem neuen Licht erscheinen dürfen: eben nicht mehr notwendig als funktional zu beziehen auf ein Ziel oder eine Absicht jenseits des Sinnlichen, sondern als obszöner Anwalt der unterdrückten und asozialisierten Sinnlichkeit selber. Das Pornographische wird gegenüber einer vernunftlosen, irren Vernunft eine emanzipatorische Funktion für die Sinnlichkeit erfüllen können. Ob und wie es im einzelnen gelingt, steht dahin, aber unübersehbar wartet heute die zunehmende Flut des pornographischen Angebots darauf, von uns nicht konsumiert, sondern als reaktives historisches Phänomen einer sexualfeindlichen Aufklärung ernst genommen zu werden. Die als bloß Pornographie ausgegrenzte Sphäre der Sinnlichkeit, dies gehört zur Dialektik der Aufklärung, schlägt aggressiv zurück – türmt sich tendenziell zum Selbstzweck auf wie vorher die Vernunft. Pornographische Phantasie in der Kunst emanzipiert sich von der Vorschrift, ein Kunstgriff jenseits aller sexuellen Aufreizung sein zu müssen; verweigert die oktroyierte Metamorphose zu erotischer *Kunst*. Das Ästhetische und das ethisch Wertvolle, im bürgerlichen Kunstwerk immer vereint, fallen jetzt auseinander. Ästhetisch erscheint das Sexuelle nun darstellungswürdig – ohne Rückversicherung darauf, ob es auch vernünftig begründet ist, einen über das bloß Sinnliche hinausgehenden Sinn, der es rechtfertigt, erfüllt und ob es sich stilistisch rechtfertigen läßt. In der nachbürgerlichen Konsumgesellschaft sickert das Pornographische – als nur kleiner Teil der außerästhetischen Realität insgesamt – roh, zitatweise und fließend in die Sphäre der für authentisch erfahrenen Gestaltung ein. Illusorisch wäre eine Pornographieabgrenzung von der Kunst, die sich dessenungeachtet noch auf ein Kunstverständnis verließe, das von den Ideen der Harmonie, des schönen Scheins, der Autonomie und des qualitativ Anderen der Kunst positiv bestimmt ist. Nur auf dem Hintergrund des problematisch gewordenen idealistischen Kunstbegriffs – jetzt ganz abgesehen von den gesellschaftlichen Gründen dieser Problematisierung – kann und darf über Pornographie als einer Form von Nicht-Kunst neben anderen diskutiert werden.

Die Entwicklung zur Entästhetisierung durch Pornographie war absehbar, selbst wenn man sie nur geistesgeschichtlich im größeren Zusammenhang der modernen Kunst versteht, die seit dem Ende des 19. Jahrhunderts schon auf die Demontage des schönen Scheins zielte und in den hingeworfenen Karikaturen des revolutionären Frankreich oder auch vereinzelt bereits seit Hogarth und Rowlandson ihre ersten Siege für die ästhetische Würdigung des häßlichen und obszönen Lebens erfocht. Es war auch ein Sieg des antibürgerlichen Subjekts, des oppositionellen Künstlerindividuums und der Bohème über deren eigene kleinbürgerliche Ethik, die bis dahin für die Reinheit und Selbständigkeit der freien Künste verantwortlich zeichnete. Erst mit der Entethisierung der Karikatur, nämlich deren Befreiung aus dem abwertenden Deduktionszusammenhang der idealistischen Ästhetik, die das Häßliche der Karikatur als abgeleitet aus dem Schönen, worin es seine positive Voraussetzung hat, als unselbständige und zweitrangige Form ansieht – ja als Unform und Negation des absolut Schönen[18], erst dann wird Sexualästhetik als eigene wissenschaftlich abgrenzbare Erforschung des Obszönen und Pornographischen möglich, wie ebenso eine Kunsttheorie als Revision der Ästhetik des Schönen durch jene des Häßlichen. Die Entethisierung des Häßlichkeitsbegriffs gibt erst den Blick auf den Vermittlungscharakter frei, den auch das Sexuelle als einerseits der Ästhetik und andererseits dem faktischen Leben, dem sozial Häßlichen zugehörig, hat und den es unbevormundet von der ethischen Deduktion des Häßlichen aus dem Schönen haben darf. An der Seite der bestehenden Kunstgeschichte und -theorie trägt dem das sprunghafte Anwachsen einer speziellen Kultur- und Sittenforschung Rechnung, die – neben Teilen der Medizinwissenschaft – die spätere Sexologie ankündigt.

Die spezifischen Gegenstände der Sexualästhetik, die Groteske, die Karikatur, das Sittenbild, die Satire, Burleske und Komödie oder auch die magischen Gestaltungen durch Fetisch, Idol, Reliquie, Totem sind Komplexe von ästhetischen und außerästhetischen Einstellungen des Menschen zur Realität. Die ästhetische Grenzüberschreitung ist ihre Domäne. Sie sind in allen Grenzgebieten der Kunst mit dem individuellen und sozialen Leben: wie der Religion, der Medizin, der Moral und der Politik, dem Mythos, dem Ritus, der Erotik und dem Sexuellen zu finden, worin ihre Aktualität für eine Gegenwart gesehen wird, die der gewaltsamen Kultivierung und Verdrängung des Sinnlichen, der Emanzipation vom Fleisch, den Kampf angesagt hat und deren Kunst die außerästhetischen, sowohl hedonistischen wie sozialen Bezugspunkte zum Leben zu restituieren strebt. Diese Kunst stellt ihre erst mühsam errungene Autonomie gegenüber dem Naturzusammenhang wieder in Frage, rebelliert gegen eben jenes ästhetische Sonderdasein, das sie kritisch erst abhebt vom ästhetisch bloß Vorhandenen.

Sexualästhetik steht kritisch ablehnend zur dogmatischen Ästhetik des Schönen. Diese *apologetisiert*, jene *problematisiert* die Scham. Wo die Ästhetik des Schönen die Scham zum unbefragten Axiom ihres idealistischen Ansatzes macht, sie als «das Gefühl des Geistes» bestimmt, «seinem Wesen nach über die Natur hinaus zu sein»[19], versteht sich Sexualästhetik als obszöne, gleichwohl voll verantwortliche Denunziation einer Definition, die den offenen Konflikt von Geist und Natur im Ästhetischen zugunsten eines naturfreien, geistigen Prinzips verdrängt, Natur und damit das Sexuelle relativiert auf das sinnliche Scheinen der autoritären Idee. Schönheit und Scham sind in der idealistischen Ästhetik gleichrangige Begriffe, wie nach ihnen Häßlichkeit und Verletzung der Scham. Der die Scham verletzende Akt ist das Häßliche in der besonderen Gestalt des Obszönen. Die für die Zeit normative Definition von Karl Rosenkranz lautet: «Das Obszöne besteht in der absichtlichen Verletzung der Scham»[20], geschehe dies durch einen direkten, unzweideutigen, sozusagen schamlosen Hinweis auf das Sexuelle oder mit Hilfe einer «mehr oder weniger versteckten Anspielung... auf die geschlechtlichen Verhältnisse des Menschen. Die Zweideutigkeit ist ein indirektes Anschauen dessen, was uns Scham einflößt. Sie entspringt offenbar selber dieser Scham, indem sie ihr zugleich durch das Eingehen auf die Geschlechtsverhältnisse widerspricht.»[21] Sexuelle Zweideutigkeit ist nach Rosenkranz schon immer «als die Amphibolie par excellence eine Lieblingsbeschäftigung der Menschheit gewesen»[22].

Hier beginnt die phänomenologische Kompetenz der Sexualästhetik, die den Zustand der sinnlichen Erregung und ästhetisches Wohlgefallen nicht vorweg als Gegensatz, als unvereinbar setzt, sondern eine zweideutige oder eindeutige sexuelle Beziehung des ästhetischen Betrachters zum ästhetischen Objekt als ein konstitutives Moment des Kunstgenusses für möglich hält. Sexualität und Ästhetik schließen sich nicht aus. Ohne den sinnlichen Akt der Verletzung, dem der aufreizende Stachel, weil es die Zensur so will, nicht einfach exstirpiert werden kann, sind das Erotische von Karikatur, Satire, Komödie, Schwank nicht ernsthaft vorstellbar, nicht wirklich schmerzhaft, sondern nur als läppische Zerstreuung. Selbst noch das Lachen, worunter nach Bergson immer auch eine «soziale Geste» – ein Auslachen, ein Akt der Bestrafung des ungeselligen Menschen zu verstehen ist[23], wäre undenkbar. Und ohne den erregenden Akt der

Verletzung von schamhafter Schönheit wäre die Versöhnung der Wollust mit dem Schönen durch die große Realistik der erotischen Kunst nicht nachvollziehbar. Allein ob dies eine Versöhnung wirklich mit dem Schönen darstellt, ist unter der lustfeindlichen Herrschaft der christlich-spiritualistischen Institution Kirche mehr als einmal in Frage gestellt worden.

Sexualästhetik organisiert die geballte Reaktion des späten Bürgertums auf lange sexuelle Verdrängung; sie argumentiert und klagt gegen die bürgerliche Kultur der Nur-Sublimierung und der Ästhetisierung. Freilich tut sie dies noch auf der Ebene der Sublimierung und Ästhetisierung selber. Der Bruch der Ästhetik mit sich selber, die Grenzüberschreitung des Ästhetischen gehört einem noch späteren Entwicklungsstadium an, wovon zu sprechen sein wird. Die Hauptbelastungszeugen der bürgerlichen Sublimationskultur sind daher zunächst noch die erotische Kunst und was Paul Ricœur einmal die «Nichtethik der Erotik»[24] genannt hat, die teils als Opfer, teils als Opferer der sexuellen Verdrängung aussagen. Die ethische Bevormundung des Ästhetischen durch das Bürgertum, wofür noch eine so prominente These wie Kants «interesseloses Wohlgefallen» symptomatisch ist, gab den Anlaß dafür, Erotik als Nichtethik und erotische Kunst als einseitig verletzenden Akt, als obszönen und desorganisierenden Angriff auf das sexuelle Leben mißzuverstehen, wo sie eher an das verratene Selbstverständliche dieses Lebens treu zu erinnern imstande sind.

Auf die ästhetische Allianz des Schamgefühls mit der jeweils geltenden Schönheitsnorm der Zeit, die dann in der Erotik gemeinsam Gegenstand der obszönen Verletzung werden können, hat Georges Bataille nachdrücklich hingewiesen. Er faßt den verletzenden Akt der Erotik ambivalent als Verletzung der Scham und als Beschmutzung des Schönen auf und bezweifelt, ob jene ästhetische Konvention recht hat, die den Paarungsvorgang einseitig als Sublimierung, als Überwindung seiner Häßlichkeit und Animalität ansieht. Er kritisiert am Beispiel Leonardos die gleiche Auffassung, die sich auch noch bei Rosenkranz als die bürgerlich-idealistische undialektisch behauptet hat: daß man das Häßliche nur kraft des Schönen, das es überstrahlt, ertragen könne, während man das Schöne absolut, nämlich ohne das Häßliche und die Scham getrennt von ihrer Verletzung erführe – als positive Äußerungen des naturfreien, wenn auch nicht naturlosen Geistes.

«Das Paradox, daß in der Erotik die Häßlichkeit der Schönheit gegenübergestellt wird, bringt ein Satz aus den ‹Tagebüchern› Leonardo da Vincis ergreifend zum Ausdruck: ‹Der Paarungs-Vorgang und die Glieder, deren er sich bedient, sind von solcher Häßlichkeit, daß die Natur, wäre nicht die Schönheit der Gesichter, der Schmuck der Partner und der zügellose Drang, das Menschengeschlecht einbüßen müßte.› Leonardo sieht nicht, daß das Anziehende eines schönen Gesichtes oder eines schönen Kleides insofern wirkt, als das schöne Gesicht ankündigt, was das

Kleid verhüllt. Worum es sich handelt, ist die Profanierung dieses Gesichtes und seiner Schönheit: es zuerst zu profanieren, indem man die verborgenen Körperteile einer Frau aufdeckt, dann, indem man das männliche Organ an sie heranbringt. Niemand zweifelt an der Häßlichkeit des Sexualaktes... Nichts ist für einen Mann deprimierender als die Häßlichkeit einer Frau, neben der die Häßlichkeit der Organe und des Geschlechtsaktes nicht mehr hervortreten. Die Schönheit ist in erster Linie deshalb wichtig, weil die Häßlichkeit nicht beschmutzt werden kann und weil das Wesen der Erotik die Beschmutzung ist. Die Menschlichkeit, bezeichnend für das Verbot, wird in der Erotik überschritten. Sie wird überschritten, profaniert, beschmutzt. Je größer die Schönheit ist, desto tiefer die Beschmutzung.»[25]

Aus diesen Sätzen wird eine grundsätzlich andere Einstellung der Ästhetik zur Häßlichkeit des Sexuellen ableitbar als die uns gewohnte bürgerliche. Das Häßliche wird in der Erotik nicht im Interesse des Schönen übersehen. Sie kreist nicht um die Anschauung des Schönen, wofür das Häßliche und die Unschamhaftigkeit der Paarung in Kauf genommen werden, noch auch stellen die menschliche Vertrautheit des Gesichtes, schöner Zierat und ästhetischer Umgang der Partner Versuche dar, von der tierischen Fremdheit des sexuellen Vorgangs selbst abzulenken oder sie zu mildern. Sondern Schönheit und Scham, die erscheinenden Formen des naturfreien Geistes, sind dialektisch auf ihre Gefährdung und Verletzbarkeit durch Natur, das heißt auf ihre Entsublimierung bezogen. Sie sind nicht um ihrer selbst willen, nicht gleichsam göttlich da, sondern bestehen als der permanente Anlaß ihrer Beschmutzung und Profanierung durch die menschliche Sexualität.

Der menschlichen Sexualität dies Obszöne als Wesensbestimmung ihrer Freiheit zuzumuten, heißt nicht, sie zum Vieh zu stempeln, sondern bedeutet gerade, am wesentlichen Unterschied festzuhalten zwischen der Sexualität des Menschen und der des Tieres, das den Akt der Beschmutzung nicht kennt, zwischen schön und häßlich, Reinheit und Befleckung, zwischen Scham und Vertierung nicht unterscheidet. In der obszönen Verletzung der Scham, nicht weniger als mit deren axiomatischer Setzung, erweist der Mensch seine emanzipatorischen Möglichkeiten gegenüber der Natur. Seine Befreiung kann sich *zweidimensional* als Vergöttlichung und als bewußte Vertierung seiner geistigen und sinnlichen Fähigkeiten äußern – als Vergöttlichung gegen das Chaos und die Amorphie der unsublimierten Natur, als Vertierung gegen das autoritär aufgeblähte und lustunterdrückende Geistprinzip, das sich für Sublimation, für Kultivierung ausgibt. Naturfrei und schöpferisch im Sinne eines selbstkritischen Idealismus ist der Mensch nicht allein durch die ethische Konstruktion von Verboten, sondern ebenso durch ihre Überschreitung, ist er nicht allein in der erotischen Entsagung, sondern ebenso durch Ausschweifung und Libertinage. In bezug auf uns bedeutet das Tierische ebenso eine Überschreitung wie das Göttliche, eröffnet es eine metaphysische Dimension nach unten – eine negative Ethik der Entsublimierung. Das Tier selbst kennt das Verbot der Scham und die geistige Lust seiner Übertretung nicht, sein Phlegma ist jenseits sowohl von Sublimierung wie von Entsublimierung, ‹frei› von sexueller Frömmigkeit wie von Libertinage.

Paul Ricœur hat in diesem Zusammenhang richtig gesehen, daß die Erotik ebenso in die Richtung «der Geilheit wie der Zärtlichkeit» weist und sie eine «der Sexualität innewohnende Gefahr» darstellt, gerade «in dem Maße sie menschlich ist»[26]. Seine Diagnose dieser Gefahr und sein persönlicher Pessimismus verweisen ihn freilich sogleich auf die Seite der repressiven Sexualsublimierung, eben jener konservativen Kulturtheorie, die der Erotik jede produktive, vitale Funktion abspricht. Die sterile Erotik erscheint demnach nur als Zerstörerin bürgerlich-familiärer Tugenden, zumal einer sozialen Einrichtung wie der Ehe, als Abtrennung der Lust möglicherweise nicht nur von der Funktion der Fortpflanzung, sondern auch von Zärtlichkeit, wozu sie in der Tat die Stärke aufbringt und weshalb sie im Kontext der sexuellen Aufklärung eine Erkenntnisfunktion beanspruchen kann. An der Zärtlichkeit macht Ricœur Sinn und Wert der menschlichen Sexualität fest wie am entgegengesetzten Pol: der Wollust, den Wert- und Sinnverlust in der Erotik – deren «tiefe Hoffnungslosigkeit», die durch «Häufung von Ersatzgefühlen» oder sogar Suche nach einem Sexualmythos nie aufgewogen werden könne.[27]

Dieser ungleichwertigen Polarisierung läßt sich die geistige bis geistliche Abwehrstellung der bürgerlichen Sexualethik gegenüber der Erotik entnehmen. Direkt wird diese selten ins Visier genommen. Es handelt sich vielmehr um die prinzipielle Abwehr des intellektuellen Primats gegenüber der Intuition, um die Zellteilung der Lust in die Komponenten: Quantität und Qualität, Technik und Hingabe, Intellekt und Liebe, nämlich die Vergeistigung und Hypostasierung der letzteren gegenüber der reinen Wollust. Wollust ist nach dieser Vorstellung auf eine Weise gefühlskalt wie die Erfüllung der Pflicht rational ist; sie gehören gemeinsam auf die Seite der Intellektualität. Von dort aus sind Moralismus und amoralische Lust gleich weit entfernt von einer Gefühlstugend wie Zärtlichkeit. Wie die Mehrzahl der Pflichttheorien fälschlicherweise der Intelligenz und der Vernunft die schöpferische Fähigkeit zubilligen, den Willen mit sich zu reißen, so klammert sich der Hedonismus vergeblich an die Kreativität der Lust. «Die Erotik bildet... ihren Mythos im Feld der hedonistischen Auflösung und innerhalb der Grenzen der affektiven Finität.»[28] Sie ermangelt der Einfühlung in den freiheitlichen Akt des *élan d'amour* (Bergson) und letztlich ihrer Auflösung in einen transzendenten Gott der Liebe. Sie macht einen Befreiungsversuch diesseits von Quantität, Technik und Intellektualität.

«Deshalb steht dieser Versuch immer im Zeichen des Aussichtslosen: quantitative Erotik eines der Sexualität gewidmeten Lebens – verfeinerte, ständig dem Wechsel nachjagende Erotik – Erotik der Einbildungskraft, genährt vom Spiel des Zeigens und Verbergens, des Versagens und Gewährens – intellektuelle Erotik des ‹Voyeurs›, der sich in das Geschlechtsleben der anderen einschleicht. Diesen Wegen folgen immer wieder die sexuellen Träumereien und deren Verkörperung in gewissen ‹Helden› der Sexualität. Aber ob nun dieser oder jener Weg gewählt wird, am Ende gleitet die Erotik aus dem schamlosen Kontakt mit einer unterschiedslosen Menge in den Abgrund der Einsamkeit und Verzweiflung.»[29]

Ricœur interpretiert die Erotik nicht von ihrer Gebrauchsfunktion für den gerade erst beginnenden Prozeß der sexuellen Aufklärung her. Sondern er geht umgekehrt gerade davon aus, daß wir von der Erotik nichts mehr lernen können. Der Geschlechtsakt sei gelernt, die Liebe – ja selbst ihr Komplement, der Haß, seien verlernt. Der «Typ des Verdrängten», für die viktorianische Ära kennzeichnend, sei im Verschwinden; er habe ein Vakuum von Liebesunfähigen – ein Defizit an Sublimationskönnen hinterlassen. Das Resultat dieser Verkehrung: die erreichte Erotisierung der Lebensverhältnisse erweist sich als ein «Sturz in die Belanglosigkeit»[30]. Indem über *alles* aufgeklärt wird, wird nicht mehr *aufgeklärt*. Denn alles darf und kann nicht aufgeklärt werden.

«Die Aufhebung der sexuellen Tabus hat ein merkwürdiges Ergebnis gezeitigt, das die freudianische Generation noch nicht kannte: den Wertverlust durch *Erleichterung*. Das Sexuelle, das naheliegend verfügbar geworden und auf eine bloße biologische Funktion reduziert worden ist, wird an sich belanglos. Dadurch wird der äußerste Punkt der Zerstörung des kosmovitalen Sakralen auch der äußerste Punkt der Entmenschlichung des Geschlechts... Kurz: alles, was die geschlechtliche Begegnung leicht macht, fordert auch ihren Fall auf den Nullpunkt des Sinnes und Wertes.»[31]

In buchstäblich geistesgeschichtlicher, akademischer Verkennung der realen sexuellen Notsituation wird aus der Tatsache, daß die Freudsche Theorie durchgesetzt ist, auf eine psychoanalytisch aufgeklärte Praxis geschlossen, ferner aus dem Umstand, daß populär-sexologische Literatur im öffentlichen Bereich Eingang findet, auf die öffentlich gewordene und entmythologisierte Sexualität der Menschen selber. Indem die Sexualität für die Menschen «ihren geheimen Charakter verliert, verliert sie auch ihren innigen Charakter»[32]. Es hieße aber die Menschenmassen, die von der Einsicht in diese Gedankendialektik ohnehin abgeschnitten sind, zu überfahren, wollte man sie in einem Augenblick, da sich die Möglichkeit der realen Befreiung ihrer Sexualität von herrschenden Geheimnissen und Scheinproblematisierungen historisch abgezeichnet hat, zurückhalten und zu ethischer Erneuerung überreden. Die Menschen werden sich in der Tat mit ihren erotischen Bedürfnissen kritisch auseinanderzusetzen und die Gefahr der affektiven Verwilderung zu steuern haben, dies aber muß freiwillig geschehen. Dies ist keine Frage ihrer Erziehung und moralischen Erneuerung von oben, der Schaffung neuer autoritärer Werte und der geistigen Kritik, sondern eine primär ökonomische und politische Organisationsaufgabe. «Jeder Mensch spekuliert darauf, dem anderen ein neues Bedürfnis zu schaffen, um ihn in eine neue Abhängigkeit zu versetzen und ihn zu einer neuen Weise des Genusses und damit des ökonomischen Ruins zu verleiten. Jeder sucht eine fremde Wesenskraft über den anderen zu schaffen, um darin die Befriedigung seines eigennützigen Bedürfnisses zu finden.»[33]

Ob es sich dabei um die kulturellen Erfordernisse nach einer neuen Erotik oder einer antierotischen neuen Moral handelt, ist gegenüber der Tatsache der anhaltenden wechselseitigen ‹kulturellen› Ausplünderung der Menschen von nebensächlicher Bedeutung. Es käme nach Marx darauf an, sich auf diesen Streit und vergleichbare Interessenkämpfe der Bewußtseinsindustrie erst gar nicht einzulassen, nicht den Fortlauf der Geschichte den Agenten des jeweils Neuen zu überlassen – jenen Personen, die den Begriff in der Geschichte repräsentieren, den für alle verantwortlich Denkenden, den Philosophen, den Ideologen, die fälschlicherweise «als die Fabrikanten der Geschichte, als ‹der Rat der Wächter›, als die Herrschenden»[34] in gesellschaftlich hohem Ansehen stehen. Erst indem die Gesellschaft sich zur Herrin sämtlicher Produktionsmittel macht, sie in öffentliches Eigentum überführt und den Produktionsprozeß von der Befriedigung partikulärer Bedürfnisse auf die der Allgemeinheit umstellt, können Redeweisen wie die von einer neuen Erotik oder einer neuen Moral wirklich einen Sinn bekommen. Denn mit der Befreiung der Individuen als Gesamtheit und nicht als Klasse werden sich ihre Bedürfnisse und die Art ihrer Befriedigung in der Tat qualitativ ändern. Die Aufhebung des realen Widerspruchs von Partikular- und Gesamtinteresse wird nicht nur die herrschende Sexualethik ihres oppressiven Werthorizontes überführen, sondern auch die freiwillige unautoritäre Steuerung der Individualbedürfnisse im Interesse der erotischen Gesamtgesellschaft möglich machen.

Tendiert in der Sexualästhetik vom idealistischen Typ die Sublimierung der sinnlichen Organisation des Menschen zum reinen Geist, zur Entstofflichung, so zeichnet sich in den sexualästhetischen Überlegungen Batailles eine entgegengesetzte Richtung der geistigen Emanzipation ab, die auf die kulturell unterdrückte und neurotisierte Sphäre der Sinnlichkeit weist und, anders als die bürgerliche Sexualethik Ricœurs, entscheidenden Beistand für die Befreiung des Menschen, die auch eine hedonistische sein muß, von seiner Erotisierung erhofft. Die sexualästhetische Opposition Batailles, ihre Nähe zum triebanarchistischen ‹konvulsivischen› Schönheitsideal des Surrealismus ist unverkennbar, bleibt freilich durch ihren mechanischen undialektischen Widerspruch zur normativen Nichterotik an ihren Widerpart gefesselt, bleibt ästhetische Revolte, nämlich – wie der Surrealismus – Revolte innerhalb der sich problematischen und verunsicherten bürgerlichen Ästhetik, aber indem sie sich eindeutig auf die Seite des sexuell Schmutzigen, der verletzten Scham und der beleidigten Schönheit gegen jegliche Ästhetisierung und jeden lügnerischen Anschein einer heilen Welt stellt, wird doch auch das materialistische Motiv dieser Opposition deutlich. Im gleichen Maße wie ihr Protest letztlich in den ästhetischen Zusammenhang – als eine Ästhetik des Unästhetischen – immer wieder integriert und durch die falschen Rationalisierungen der Gegenseite gebrochen wird, entwickelt sie zugleich Sprengstoff und Widerstand gegen den ästhetischen Integrations- und Rationalisierungsprozeß. Als Entästhetisierung des Schönen wie als Ästhetisierung des Häßlichen übt die Sexualästhetik eine nicht zu unterschätzende problematisierende und destruierende Funktion für die traditionelle idealistische Ästhetik aus. Sie zermürbt den Gegner. Diese hängt noch am schönen Schein, jene behauptet schon den ästhetischen Schein nur mehr des Häßlichen. Ästhetik müßte freilich ihren eigenen Schatten überspringen können, wollte sie noch mehr und ihren Scheincharakter gänzlich abschütteln. Sie bleibt sozusagen prinzipiell auf halbem Wege stehen und markiert, was ihrem oft gerügten unentschiedenen kleinbürgerlichen Charakter entspricht, eine nicht mehr idealistische und noch nicht materialistische, nämlich der ideologischen Exploitation durch die Kulturindustrie gänzlich entronnene Position. Dies macht sie, trotz ihrer Aufklärungsfunktion zugunsten einer materialistischen Ästhetik, für beide Seiten manipulierbar und zu einem Unsicherheitsfaktor ebenso für die Politik einer revolutionär-proletarischen Kulturrevolution wie selbstverständlich für jegliche Restauration des bürgerlichen Kulturerbes.

In diese Richtung weist das Nachdenken auch die neuere erotische Kunst, wo sie die Konvention zur Ästhetisierung und Verinnerlichung alles Häßlichen als Abschwächung und Verarmung des Sinnlichen erfährt, als kulturellen Zwang zum Schönen, wenn nicht gar zur bloßen Verschönerung der Wirklichkeit, und daher eine unästhetische Emanzipation von den tradierten Formen der Gestaltung anstrebt, die im Grenzfall ein Übergang der literarischen und ästhetischen Sublimation zu den demolierenden Formen der Aktion ist, vom Schmuck der schönen Künste zur Kunst der Realität, von der Ästhetisierung des Häßlichen zur Entästhetisierung des Schönen.[35] Insofern intendiert die gegenwärtige Kunst, wie Adorno anmerkt, bis hart an die Grenze ihres ästhetischen Daseins im Happening und Aktionismus, wo dann freilich der Aktionsradius von sogenannter unästhetischer Emanzipation endet, «das als häßlich Verfemte zu ihrer Sache (zu) machen, nicht länger um es zu integrieren, zu mildern oder durch den Humor, der abstoßender ist als alles Abstoßende, mit seiner Existenz zu versöhnen, sondern um im Häßlichen die Welt zu denunzieren, die es nach ihrem Bilde schafft und reproduziert, obwohl selbst darin noch die Möglichkeit des Affirmativen als Einverständnis mit der Erniedrigung fortdauert, in der Sympathie mit dem Erniedrigten leicht umschlägt. Im Penchant der neuen Kunst für das Ekelhafte und physisch Widerliche, dem die Apologeten des Bestehenden nichts Stärkeres entgegenzuhalten wissen, als daß das Bestehende schon häßlich genug sei und damit die Kunst zu eitel Schönheit verpflichtet, schlägt das kritisch materialistische Motiv durch, indem Kunst durch ihre autonomen Gestalten Herrschaft verklagt, auch die zum geistigen Prinzip sublimierte, und für das zeugt, was jene verdrängt und verleugnet.»[36]

Der Geist der Autorität ist – als einzig revolutionäres Potential der Aufklärung und der Beherrschung von Natur – fragwürdig geworden, seitdem die Formen ihrer Beherrschung als Unterdrückung, Verdrängung und Verstümmelung des Sinnlichen transparent wurden, seitdem das göttliche «Gefühl des Geistes, seinem Wesen nach über die Natur hinaus zu sein», zum schönen Gefühl herunterkam, mehr und besser als die Natur zu sein. Wo die Pervertierung des Geistes von einer naturbeherrschenden Kraft zur Herrschaft von Menschen über andere Menschen offenbar wird, gewann das weite materialistische Spektrum zwischen Surrealismus und Marxismus[37] zusehends an Einfluß, auch oder gerade im Operationsfeld der bürgerlichen Sexualethik. Norman O. Brown hat sich in einem philosophischen Freud-Essay gegen die Therapie der Sublimierung ausgesprochen. Seine Gedanken markieren neben denen Herbert Marcuses[38] die mobile Gegenposition des Erotismus in der aufständischen amerikanischen Jugendbewegung der sechziger und siebziger Jahre gegenüber einer immobilen konservativ-europäischen Verteidigungsstellung, weniger hervorragend als typisch vertreten durch einen Sorbonne-Philosophen und Gegner der erotischen Entsublimierung wie Paul Ricœur.

«Der Pfad der Sublimierung, dem die Menschheit... gewissenhaft gefolgt ist, ist kein Ausweg aus der menschlichen Neurose; er führt im Gegenteil zu ihrer Verschärfung. Sowohl die psychoanalytische Theorie wie die bitteren Tatsachen der zeitgenössischen Geschichte weisen darauf hin, daß die Menschheit das Ende dieses Weges erreicht hat. Die psychoanalytische Theorie behauptet, daß das Ende des Weges die Herrschaft des Todes-im-Leben ist. Die Geschichte hat die Menschheit auf einen Gipfel geführt, auf dem ihre totale Vernichtung endlich zu einer praktischen Möglichkeit geworden ist. In dieser geschichtlichen Stunde müssen die Freunde des Lebenstriebes warnen, da der Sieg des Todes auf keinen Fall unmöglich ist; der bösartige Todestrieb kann die Wasserstoffbombe auslösen... Aber Jeremiaden sind zwecklos, wenn wir keinen besseren Weg weisen können. Daher steht die Menschheit der Frage gegenüber, wie die Verdrängung aufgehoben werden kann – in traditioneller christlicher Sprache: der Frage nach der Auferstehung des Leibes.»[39]

Im Zeichen der zur Krankheit und Selbstzerstörung fortgeschrittenen Sublimierung bekommt jede kritische Besinnung auf die verdrängte oder ideologisch gegängelte Sinnlichkeit der Menschen, auf die geistigen und materiellen Formen ihrer Hemmung und nicht allein ihrer Enthemmung, einen materialistischen, lebenserhaltenden erotischen Sinn, der darauf wartet, in der politisch richtigen Praxis ‹aufgehoben› zu werden.

2 Geheimhaltung und Literarisierung des Obszönen. Zur kulturwissenschaftlichen Scheinbewältigung des Pornographieproblems

Schönheit und Häßlichkeit sind in der Erotik keine antagonistischen Begriffe. Wenn der Hegelianer Rosenkranz in seiner «Aesthetik des Häßlichen» dieser Einsicht zum Durchbruch verhalf, so hat doch erst Bataille die volle dialektische Konsequenz daraus erkannt und die Paradoxie von schöner Häßlichkeit und häßlicher Schönheit für die Sexualästhetik theoretisiert. Er durchschaute die Deklassierung des Häßlichen als das Negativschöne, als das Unschöne, durch die idealistische Ästhetik als einen unerhört kitschigen Vorgang, der im Idealisieren und Verschönen des Nackten durch den Klassizismus einen ablesbaren Höhepunkt findet. Die mittelalterliche Verleugnung des Nackten in der schönen Kunst beschränkte sich in der christlichen Kirche auf seine Verhüllung, auf das Verbot seines Anblicks in Räumen der Andacht oder auf Reproduktionen.[40] Im Klassizismus geht die Verleugnung des häßlichen Nackten in den Gestaltungsvorgang selber ein.

Im Gegensatz zu Rosenkranz hat es Bataille nicht für notwendig gefunden, den obszönen Akt der Beschmutzung des Schönen durch das Häßliche als Erschütterung eines doktrinären, nicht mehr allgemein gelebten Sittlichkeitsempfindens moralisch zu rechtfertigen, sondern der obszöne Akt wird von Bataille einfach konstatiert als schlechthin profanierend und schamlos. Sein Verständnis des Obszönen ist, wenn man den negativ ethisierten Häßlichkeitsbegriff akzeptiert, alles andere als moralisch, wenn auch in einem vorchristlichen regressiven Sinne religiös. Durchtrennt ist die enge Partnerschaft von Obszönität und utilitärer Moral in der bürgerlichen Aufklärung, wodurch ein Moment der sinnlichen Ausschweifung am Obszönen wie in jeder manieristischen Kunst[41] hervortritt, das später in der reinen Pornographie zum physiologischen Reiz verflacht. In der reinen Pornographie, in der Pornographie des Konsums, hat der verdrängte dionysische Sinnentaumel keine Spur mehr hinterlassen, aber jeder Anflug von moralischer Schuld gegenüber der verletzten Scham, das bürgerliche Rechtfertigungsprinzip des Obszönen, ist ebenso aus ihr getilgt. Sie ist unentschuldigt schamlos wie nicht einmal die obszöne Kunst, der aus ästhetischen, stilistischen Gründen alles erlaubt sein soll. So ‹niedrig› frei sein zu dürfen wie die Pornographie, ohne sie freilich zu kopieren, bedeutete die Befreiung der Erotik von ihrer Integration in den sexualmoralischen Verdrängungszusammenhang der bürgerlichen Aufklärung.

Wie man zugeben muß, haben die Historiker und Interpreten des Obszönen – von der französischen Aufklärungsbewegung angefeuert und seit dieser Zeit schon – sich in besonderem Maße angestrengt, ein kleines Stück der herkulischen Emanzipationsarbeit des abendländischen Geistes gegenüber der barbarischen Natur in das rohe kriegerische Verhältnis der Menschen zu ihrer eigenen Sinnlichkeit einzubringen. Unter dem Druck des sexuellen Tabus für den Fortschritt argumentierend, differenzierend und theoretisierend nimmt ihre abwägende Parteinahme für Erotik, Obszönitäten, für Pornographie gleichwohl etwas Irres an. Nirgendwo drastischer als bei den sozial gefährdeten Protagonisten der Sexualaufklärung selber ist der objektive Stand der Sexualunterdrückung ablesbar.

Dies läßt sich bis zu Pierre Bayle, dem frühen Wegbereiter der französischen Enzyklopädisten, zurückverfolgen. In einer Nachschrift mit dem Titel «Sur les obscénités» zu seinem 1697 veröffentlichten «Dictionnaire historique et critique» muß er sich gegen den Vorwurf verteidigen, «die obszönen Fakta der Quellenwerke nicht genugsam mit zweideutigen Periphrasen bemäntelt» zu haben.[42] In einzelnen historischen Stichworten wie «Abälard und Heloise», der Hetäre «Lais» oder «Lukretia» hat der Verfasser durch seine Darstellungsweise das Schamgefühl der Leser gröblich verletzt. Wo Mediziner und Theologen aus Berufsgründen erzwungenermaßen im Schmutz rühren müssen, so lautete der Einwand, sei es anderen nicht gestattet, dasselbe zu tun. Und Johann Christoph Gottsched, unter dessen Obhut der Dictionnaire zum erstenmal ins Deutsche übersetzt oder vielmehr zensiert und stilistisch verfälscht wurde[43], äußert sich folgendermaßen: «Wäre es nicht zu wünschen, daß das Andenken aller Ueppigkeit vormaliger Zeiten mit einer ewigen Nachtheit bedecket, und die Stellen alter Bücher, wo Zoten stehen, zu lauter Lücken würden.»[44] Aber der Zensor verurteilt nicht nur den zotigen Ton der anstößigen Artikel, sondern beschuldigt den Verfasser, die Kollision des mitgeteilten Sachverhaltes mit dem sittlichen Anstand der Leser nicht vorausgesehen und damit nicht verhindert zu haben. Sie verhindern aber wollte Bayle gerade nicht. Was ihm als Versehen unterstellt wird, war seine erklärte Absicht und eine aufklärerische Provokation: Nämlich wider die «Sprachreinemacher» in der Gelehrtenrepublik eine Öffentlichkeit herzustellen, die Aufklärung und uneingeschränkte Information über Tatsachen höher stellt als das moralische Axiom von der Unantastbarkeit des Schamgefühls. Es gehe dabei «um keine Frage der Moral, sondern um einen lexikalisch-grammatischen Vorgang, zu dessen Beurteilung die Ästheten des Stils berufen sind... Ich bestreite, daß alle Autoren gehalten sind, sich nach dem modischen Ideal zierlichen Wortgetänzels zu richten; ansonsten brauchten sie ja bloß das Preziösen-Wörterbuch zu studieren... Für ein Buch, wie meins, genügt es, wenn es nicht gegen den durchschnittlichen Sprachgebrauch verstößt. Unter den von mir erörterten Vorsichtsmaßregeln darf es wohl Ausdrücke enthalten, die ein Traktätchenschreiber oder Sonettendichter besser vermeidet. Alle medizinischen, kulturhistorischen Abhandlungen verfahren so.»[45]

Das letzte Argument war freilich die Schutzbehauptung eines bereits Diffamierten. In den Abhandlungen der Zeit, auf die Bayle hinweist, hatte der von ihm gepflegte und aufklärerisch geforderte «durchschnittliche Sprachgebrauch» keineswegs breiten Eingang gefunden, sondern noch bis in das 20. Jahrhundert hinein bleibt jeder Dokumentation des Obszönen, vom jeweils zuständigen Fachjargon abgeschirmt, der geheime Charakter erhalten. Beginnende Sexualforschung und Sexualpathologie formulieren dort, wo sie ihr anstößiges Fallmaterial zitieren, in hermetischem Latein; Gerichte und deren Kanzleien vernehmen bei unsittlichen Delikten nach Belieben unter Ausschluß der Öffentlichkeit; und die Kultur- und Sittengeschichte vermittelt ihr schwer zugängliches Wissen in teuren, numerierten Sonderausgaben, die in noch schwerer zugänglichen Giftschränken verwahrt und dem privilegierten Interesse der Fachforschung vorbehalten sind.

Bayle hat jeder sprachlichen und optischen Geheimhaltung des Obszönen oder Pornographischen ihre Nutzlosigkeit und ihre Unsachlichkeit nachgewiesen. Er wußte bereits, daß das Unsittliche und Unanständige, die Negation bürgerlicher Tugenden, keine Eigenschaft besonderer Worte und Bilder, daß sie überhaupt kein Ästhetisches ist, sondern auf der Seite ihrer sozialen Rezeption entsteht. «Die stärksten Obszönitäten sind noch immer die ungefährlichsten»[46]; erst ihre Geheimhaltung, Verrätselung oder behutsame Andeutung macht sie, was sehr viel später Rosenkranz explizieren wird, für die Phantasie interessant und ‹verführt› diese zu obszönen Assoziationen.

«Wird eine Obszönität bloß zur einen Hälfte apperzipiert und ist die andere unschwer zu ergänzen: so vollendet der Hörer ganz automatisch das angefangene Gemälde. Er wird also eher zum Mitbeteiligten, als wenn der obszöne Begriff klipp und klar gegeben ist. Im letzten Fall würde der Hörer mehr passives Objekt sein und am Bewußtwerden der Vorstellung unschuldig. Im ersten dagegen ist er selber eine der vornehmsten Ursachen des Obszönen und läuft mit seinem Kontagium Gefahr, das zum Teil sein eigenes Werk ist.»[47]

Wenn das Nackte einer gemalten oder in Marmor gehauenen Venus, woran das frühe Bürgertum seit Diderot sein Pornographieverständnis mit Vorliebe exemplifizierte, schon für obszön erfahren wird, so muß es durch seine kalkulierte Teilverhüllung noch schlimmer als schlimm werden. Was als moralische Abschwächung oder Verharmlosung des Obszönen durch seine ästhetische Zensur gedacht ist, wirkt als Verstärkung des Obszönen und erreicht das Gegenteil von spießiger Zensur: eine skandalöse Steigerung der schamverletzenden Wirkung auf Kosten der gleichzeitig ästhetischen. Es ist demnach keine Moral vorstellbar, die mit anhaltendem Erfolg die Urheberin der obszönen Pornographie, die menschliche Phantasie, zu fesseln vermöchte, es sei denn, man konfrontierte deren Übertreibungen mit jenem ehrlichen Phänotyp ‹stärkster Obszönitäten›, welcher der pornographischen Fabulation ihren Spielraum vorschreibt und ihre Erfindungen in einem nun wahrhaft normativen erotischen Realismus verankerte. Mit Recht fragt daher Vilfredo Pareto bei einem Vergleich literarischer Werke, «ob die am wenigsten obszönen gerade immer die am wenigsten verderblichen sind»[48]. Man unterschätzt sicher den verderblichen Einfluß des Obszönen in der Kunst, wo man es in ästhetisch anspruchsvoller Verpackung freigibt, aber sein direktes, unverhülltes Auftreten außerhalb der Kunst verbietet. «Sehr viele Leute, die sich von plumper, widerlicher Obszönität abgestoßen fühlen, werden unwiderstehlich angezogen von der Obszönität, die sich hinter künstlerischer oder literarischer Eleganz verbirgt.»[49].

Ein schwacher Abglanz der klassischen Einsicht in die Dialektik von Obszönität und Geheimhaltung hat in der imperativen Parole des 20. Jahrhunderts überlebt, man möge das Pornographieverbot, das Verbot ihrer massenhaften Veröffentlichung und Verbreitung generell abschaffen, um der beklagten pornographischen Neugierde und damit ihrer phantasierten Paradiese Herr zu werden. Es gibt immer nur so viel Lust, wie Verbote zu verletzen sind; Lust ist sozusagen immer kriminell. Diese von einem listigen Pornographen wie de Sade gefundene Einsicht ist schließlich Allgemeingut auch der sexologischen Aufklärungsliteratur im 19. und 20. Jahrhundert geworden, ohne daß ihre praktische Probe auf das außerliterarische Pornographieproblem stattfand. Die Einsicht, daß sexuelle Tabus die eigentlichen Huren der Lust sind, blieb ohne politische Konsequenz. Klammert man die kurzen Zeiten des revolutionären Frankreich aus, wo im anfangs anonymen Medium der Barrikaden-Karikatur «Obszönität als Gesellschaftskritik» noch keine kulturkritische Redensart der bürgerlichen Intelligenz war und von einer plebejischen Massenbewegung getragen wurde, muß festgestellt werden, daß die Argumentation mit Hilfe obszöner oder pornographischer Provokation ein Privileg der philosophischen und künstlerischen Aufklärung des Bürgertums blieb, eine Sache mehr einzelner Persönlichkeiten und berühmter Karikaturisten wie Thomas Rowlandson, Eugène Le Poitevin (1806–70) oder Félicien Rops, die sich privat über bestehende Tabus hinwegsetzten, als der sozialen Wirklichkeit selbst.

Noch ein so ernsthafter Kulturhistoriker und Vorkämpfer der Sexualaufklärung wie Iwan Bloch hat sich nicht vor der Paradoxie geniert, die beste Waffe gegen jede «niedere Pornographie», dem populären Schund «über ‹geheime Sünden›»[50], auf der einen Seite in der «Sorge für gediegene Volksbildung und die Vermehrung der Bildungsgelegenheiten, sowie die Verbilligung der Bücher»[51] zu sehen, auf der anderen Seite aber die «höhere Pornographie», also den Bereich all dessen, was den Genuß von pornographischer Kunst umfaßt, für den kleinen elitären Kreis jener zu reservieren, die fähig sind, künstlerische Pornographie ästhetisch adäquat zu verstehen. Blochs Entrüstung über den allgemeinen Verfolgungseifer, dem außer der ‹unsittlichen› Literatur- und Bildproduktion aber zu Unrecht auch wissenschaftliche und künstlerische Leistungen zum Opfer fielen, ist für eine rein ästhetische Einstellung zum Pornographietabu, wie sie bis heute – nach sechzig Jahren – zum Standard der kulturwissenschaftlichen Scheinbewältigung des Pornographieproblems gehört, überaus charakteristisch. «Es ist überhaupt eine merkwürdige Erscheinung und widerspricht durchaus der Behauptung der Lex Heinze-Männer, daß Pornographie und wahre Kunst sich nicht miteinander vertragen, daß so viele Geister ersten Ranges, große Künstler in Wort und Bild, selbst die Pornographie durch eigene Werke bereichert haben bzw. wenigstens Liebhaber derselben gewesen sind», wie zum Beispiel Voltaire, Mirabeau, Alfred de Musset, Guy de Maupassant, Th. Gautier, Gustave Droz.[52]

Im Kontext der ‹wahren Kunst› und ihres angemessenen ästhetischen Verständnisses ist geschlechtliche Erregung durch Bild und Text noch legitim. Außerhalb dieses Kontextes nimmt sie eine niedere außerästhetische Gestalt an und ist als pornographisch disqualifiziert, was einen Rückschluß erlaubt nicht nur auf die Privilegierung des Kunst-, sondern auch des Pornographiegenusses in der Zeit des Spätbürgertums beim Übergang vom 19. ins 20. Jahrhundert.

Der Pornographiegenuß ist keineswegs total und für alle gesellschaftlichen Klassen gleichwertig tabuiert, sondern bekommt über den Umweg seiner möglichen Rechtfertigung als *Kunst*genuß den Glanz und die Würde ästhetischer Emanzipation, woraus dem Bildungsbürgertum die ethische Rechtfertigung entsteht, daß selbst noch unmoralische Inhalte der Erotik ein lehrreicher Bestandteil der kulturellen Selbstverwirklichung des ‹gereiften Menschen› sein können. Tatsächlich fehlten, symptomatisch für die didaktische Gebrauchsfunktion der Pornographie, in der geheimen Ecke jeder besseren bürgerlichen Bibliothek niemals ein oder mehrere Bände von Eduard Fuchs, dem ‹Sitten-Fuchs›, wie man diesen einer marxistisch-materialistischen Geschichtsbetrachtung verpflichteten Verfasser mißverständlich taufte.

Gleich Bloch treten viele andere Sexualaufklärer, Kulturhistoriker,

Ärzte und Sexualästhetiker wie Alfred Kind, Magnus Hirschfeld und seine Schule, ebenso Paul Englisch, Eduard Fuchs, Wilhelm Hausenstein, Richard Müller-Freienfels für eine Liberalisierung des Pornographieverbots ein, indem sie eine Rechtfertigung der Pornographie im verkleinerten Maßstab, nämlich über den Nachweis versuchen, daß niemand etwas gegen eine Dokumentation schöpferischer Leistungen in Kunst und Kultur haben könne. Doch keiner der fortschrittlichen Autoren macht sich dafür stark, daß wenigstens dieses so liberalisierte Pornographieverbot auf die ungebildeten Massen, auf die an Schundpornographie gewohnten, ästhetisch unterprivilegierten Menschen ausgedehnt wird. Ihr aufklärerischer Ansatz beschränkt sich auf Prophylaxe, die Sorge nämlich, wie die wehrlosen, weil durch Bildung und Kenntnisse ungeschützten Massen vor schlechten pornographischen Einflüssen bewahrt werden können. Da sie sich nicht selber schützen können, muß man ihren Schutz stellvertretend übernehmen. Das humanitäre Bekenntnis zur Volksgesundheit verwehrt diesen Schutzleuten den Einblick in die wahren sexualhygienischen Verhältnisse. Die zu schützenden Massen können gar nicht kränker werden, als sie es durch erotische Entsagung und den oktroyierten Konsum sexueller Vorlust schon geworden sind – vielmehr auf lange Sicht rekonvaleszent, wenn sie in die Lage eines rechtlich und moralisch nicht mehr bevormundeten Pornographieverbrauchs kämen und zumindest tendenziell, im aktuellen Vollzug eines sozio-kulturellen Veränderungsprozesses, der Pornographie gegenüber kritik- und kreativfähig würden.

Bleibt diese Empfehlung ignoriert, wird man mit der Klassenqualität einer höheren privilegierten Form des Genusses in Kunst, Literatur und Erotik, die von einer niederen, am rohen Sexualtrieb fixierten Form sich als positiver Wert abhebt, einverstanden sein müssen. Jede Teilliberalisierung des Pornographie(verbreitungs)tabus[53] – an Stelle seiner Abschaffung – verbirgt hinter der Fassade des Fortschritts eine doppelte Moral, welche die jeweils vorkommende sexuelle Stimulation in Wort und Bild mit zweierlei Maß mißt: nämlich ob sie als Erotik, geistig verinnerlicht und ‹sublimiert›, gar als Kunst oder als ‹bloße Pornographie›, als Auslöser des ‹unvergeistigten› Sexualtriebs, das heißt seiner natürlichen Funktion sich verwirklicht. Die liberalistische Pornographieforschung von Iwan Bloch bis zu Hans Giese ist ihrem theoretischen Selbstverständnis nach längst mit der Tatsache der sexuellen Reizbarkeit durch Pornographie, die nicht Erotik oder Kunst wäre, versöhnt, während sie auf dem gesellschaftlichen Boden des rechtlich bestehenden Pornographietabus zur scheinheiligen kasuistischen Differenzierung von erotisch sublimierter und unsublimierter oder künstlerischer und nicht künstlerischer Pornographie schreitet, oder vielmehr zu dieser Differenzierung sich durch Erstellung von Gutachten praktisch zwingen läßt. Wider den erklärten Willen der Sexualreformer ist damit der Status quo einer ethisch verwerflichen, kriminellen Stimulation durch Pornographie erhärtet, obwohl sie – wie das Hamburger Institut für Sexualforschung und eine Untersuchungskommission amerikanischer Sexologen ermittelt haben[54] – wissenschaftlich nicht zu begründen ist. Das generelle Tabu erfährt bloß eine liberale Differenzierung in eine unannehmbare und eine annehmbare – die weitaus größere – Komponente der im Prinzip unangetasteten Pornographieverurteilung.

3 Frühere Versuche, Pornographie und Obszönität zu definieren

Es ist nützlich im Zusammenhang mit dem heutigen Definitionsbedürfnis sich zu vergegenwärtigen, daß Erotik, Obszönität, Pornographie als Termini in der bürgerlichen Gesellschaft bis zum Ende des 18. Jahrhunderts bei weitem nicht das gleiche begriffliche Interesse erweckten[55] wie später in der Ära des zensureifrigen Viktorianismus und Josephinismus und im 20. Jahrhundert, seitdem so etwas wie ein fachwissenschaftliches Interesse an der Pornographie entsteht. Als geistesgeschichtliches Resultat der spätbürgerlichen Definitions- und Differenzierungsversuche hat sich schließlich als neue theoretische Konvention die prinzipielle Unterscheidung von Pornographie und obszöner Kunst, im Grunde einer ästhetisch legitimen und einer ästhetisch illegitimen Präsenz von Pornographie und Obszönität, ergeben.

In den Veröffentlichungen von Iwan Bloch, Paul Englisch, Eduard Fuchs und Alfred Kind ging es hauptsächlich darum, die Gestaltung des Erotischen aus der Gefahrenzone der Pornographiezensur zu eliminieren und als erotische Kunst durchzusetzen. Eine weitergehende, den Trivialbereich einbeziehende Differenzierung zwischen obszön und pornographisch, zwischen ‹moralisch anstößig› und ‹geschlechtlich erregend› bleibt unberücksichtigt, wenn Bloch als obszön dasjenige bestimmt, das «einzig und allein, ausschließlich zum Zwecke der geschlechtlichen Erregung verfaßt wurde, dessen Inhalt auf die Erweckung der groben tierischen Sinnlichkeit im Menschen abzielt»[56], und wenn es bei Kind heißt, «obszön ist alles, was geeignet ist, die eingeborene und erworbene erotische Reaktionsfähigkeit des Menschen physiologisch zu reizen»[57]. Englisch hat richtig gesehen, daß diese Definitionsversuche von der Frage ausgehen, ob das Obszöne bzw. Pornographische in seiner *Wirkung* besteht oder bereits in der *Absicht*, sexuell erregend zu wirken. Er kritisiert die Auffassungen Blochs und Kinds und schlägt ihren Kompromiß in einer dritten, eigenen Definition vor.

«Bloch rückt ... das persönlich subjektive Moment in den Vordergrund, legt das Entscheidende in das Bewußtsein, in den Willen des Urhebers, ohne Rücksicht auf den Wert oder Unwert des Buches, auf die Fähigkeit, die beabsichtigte Wirkung auch hervorzubringen. Träfe Blochs Definition das Richtige, so müßten Wollen und Vollbringen identisch sein. Das will aber Bloch wohl selbst nicht sagen. Nicht die Absicht ist entscheidend, wenngleich ein maßgebender Faktor, sondern der Erfolg. Und auf diesen Erfolg legt Alfred Kind das Hauptgewicht... Kind verfällt in den entgegengesetzten Fehler wie Bloch. Er eliminiert die Absicht, den Willen des Verfassers und stellt ihn als bedeutungslos hin. Die Wirkung ist nach ihm allein ausschlaggebend. Damit nähert sich Kind letzten Endes der von ihm anderwärts heftig bekämpften Auffassung des Reichsgerichtes von dem ‹normalen Schamgefühl› des Durchschnittseuropäers. Folgt man aber der Ansicht Blochs, dann gelangt man zu dem Ergebnis, daß noch so unverblümte Erotika nicht als obszön angesprochen werden können, wenn sie von dem Verfasser lediglich zur Erheiterung Gleichgesinnter zu Papier gebracht wurden... Das Richtige dürfte wie so oft in der Mitte liegen. Obszön ist alles, was in bewußtem Gegensatz zur herrschenden Moral zum Zweck der physiologischen Reizung der Geschlechtsnerven verfaßt und diesen Zweck zu erfüllen geeignet ist.»[58]

Diese Grunddefinition des Obszönen ist im Laufe der Zeit differenziert worden. Die Gegensätzlichkeit zur herrschenden Moral und der Zweck physiologischer Reizung, bei Englisch noch eine Einheit, werden in eine ethische und eine anthropologische Komponente geschieden, um die obszöne Pornographie von einem im engeren Sinne Obszönen, das nicht pornographisch wäre, didaktisch und forensisch auseinanderhalten zu können. Die Abtrennung des Nur-Obszönen vom Pornographischen ist im einzelnen begriffsgeschichtlich schwer zurückzuverfolgen. Sie findet sich nahezu selbstverständlich in allen gegenwärtigen Theorien über das Obszöne, zum Beispiel bei Jean-Paul Sartre, Henry Miller, Ludwig Marcuse[59] und im Rahmen extensiver Spezialuntersuchungen bei H. M. Hyde[60], H. R. Jauss[61], E. Mertner und H. Mainusch[62]. Übereinstimmend mit der gegenwärtigen Abtrennungskonvention heißt es bei den letzteren: «Ganz im Gegensatz zur Pornographie ist das Obszöne in der Lage, sich vom Bezirk des primitiv Sinnlichen zu befreien, ohne ihn zu verlassen. Im Bereich des Komischen ist das augenfällig. Es gibt den obszönen Witz, aber keinen pornographischen.»[63] Und «nirgendwo grundlegender als in der Wirkung unterscheidet sich die Pornographie vom obszönen literarischen Kunstwerk. Während dieses auf eine nicht leicht zu übersehende, schokkierende Weise zur Lebenskritik, d. h. zur Anstrengung des Geistes auffordert, läßt die Pornographie gerade dieses eminent menschliche Signum der Gesellschaft und Kultur unberührt. Sie... will durch nichts Krummes in ihrem Ziel, Lust zu wecken... gestört werden.»[64]

Die neuzeitliche Differenz von Obszönität und Pornographie läßt sich in den Teilen, worin die genannten Autoren übereinstimmen, in folgende Formel zusammenfassen. Diese Formel läßt die gleichwohl vorhandenen Unterschiede in den Definitionen absichtlich unberücksichtigt: Der Pornographiebegriff bezeichnet einen anthropologischen Bezug auf die stimulierte bzw. stimulierbare Sexualität des Menschen. Die Pornographie hat ein *anthropologisches* Substrat. Der Obszönitätsbegriff bezeichnet einen ethischen Bezug auf das verletzte bzw. verletzbare Scham- und Sittlichkeitsempfinden des Menschen. Die Obszönität hat ein *ethisches* Substrat. Obszönität im weiteren Sinne: die obszöne Pornographie hat ein ethisches und ein anthropologisches Substrat. Sie bezieht sich auf die stimulierbare Sexualität und das verletzbare Sittlichkeitsempfinden des Menschen.

Dazu passen einige Ergebnisse aus der empirischen Sexualforschung. Eine Untersuchung von D. M. Amoroso und Mitarbeitern hat «eine hohe positive Korrelation zwischen der Einstufung als ‹pornographisch› und der Einstufung als ‹sexuell erregend› (r = .73)» gefunden[65], was den ersten Teil der Definition bestätigt. Auch ihr zweiter Teil kann mit Einschränkung auf die obszöne Pornographie jetzt empirisch gestützt werden. Eine Experimentalstudie von M. B. Katzman stellt fest, «daß die Bewertung ‹Sexuell stimulierend› mit der Bewertung ‹Obszön› in Beziehung stand (Männer: r = .54; Frauen: r = .33). Die Untersuchung wies auch nach, daß sich die Kriterien für die Beurteilung der Obszönität entsprechend dem Bildungsgrad der Probanden unterschieden.»[66] Die Beurteilung ‹obszön› ist mit anderen Worten durch das ethische und ästhetische Niveau des Beurteilenden bestimmt, für das wieder soziokulturelle Komponenten bestimmend sind.

Doch zurück zur Begriffsgeschichte. Hyde begründet die sachliche Differenz der Begriffe Obszönität und Pornographie in folgendem Beispiel.

> «Wenn auch Pornographie immer obszön ist, so gilt dies nicht für die Umkehrung des Begriffes. Mit anderen Worten, obszöne Dinge, die ein Gefühl des Ekels hervorrufen, *können*, müssen aber nicht pornographisch sein. So ist zum Beispiel die Beschreibung des Stuhlganges zweifelsohne als obszön zu bezeichnen, doch ist normalerweise nicht anzunehmen, daß damit sexuelle Begierden geweckt werden. Es empfiehlt sich, diesen Unterschied im Gedächtnis zu behalten, da Gerichte von Zeit zu Zeit in ihren Urteilen obszöne Literatur mit pornographischer gleichsetzen.»[67]

Das Obszöne *kann* pornographisch sein. Entgegen der Behauptung von Hyde und anderen gilt aber auch die Umkehrung: Das Pornographische kann, *muß* aber nicht obszön sein. Pornographie vermag sexuell zu stimulieren, ohne zur ethischen Verletzung des Schamgefühls vorzustoßen. Es kommt darauf an, für welche Altersstufen, Personen, Gruppen, soziokulturelle Schichten, Klassen, für welche Gesellschaft die pornographische Wirkung angenommen wird. Die Aktbilder eines Boucher, gleichwohl Kunst und nicht Pornographie, besaßen für die untergehende und dekadente Aristokratie von Hof und Adel sicher nur ein sinnlich innervierendes Moment im Sinne der Pornographie, während die gleichzeitig unterdrückte ästhetisch und erotisch unterentwickelte Klasse des (bald darauf revolutionären) Proletariats und Teile des Bürgertums, soweit sie jener oder vergleichbarer Bilder bzw. Kopien überhaupt ansichtig wurden, sie auch als obszön oder ethisch entwürdigend empfunden haben dürften.

Für die photographischen Aktbeilagen der Zeitschrift «Playboy», um einen sexualästhetischen Prototyp der Gegenwart zu nennen, ist evident, daß sie in einem Kompromiß zwischen Anstand und sexueller Stimulans ausgehandelt wurden. Die Abstimmung von Freunden und Gegnern der Pornographie auf einen mittleren gemäßigten Geschmack für Pikanterien garantiert die größere Verkäuflichkeit dieser Aktbilder. Obszön, auf die Verletzlichkeit des Schamgefühls zielend und sie auch erreichend, sind sie für den kalkulierten Durchschnitt der Magazin-Konsumenten nicht. Nacktheit ist offensichtlich bis in die Einzelheit der Hautfalte sexualästhetisch so manipulierbar, daß sie den durchschnittlichen Beschauer sinnlich erregen kann, ohne gleichzeitig sein Schamgefühl berührt zu haben. Die zuerst in den USA beobachtete problemlose sportliche Komponente der geschlechtlichen Aktivität, aber auch die Selbständigkeit und Unverfänglichkeit des sexuellen Voyeurismus, wo er als Zugkraft der Werbeindustrie von dieser rationalisiert wird, wären auf Grund der behaupteten prinzipiellen Koppelung der Pornographie an das Obszöne nicht verständlich, sondern sind dies vielmehr nur, wenn man annimmt, daß das anthropologische Substrat der obszönen Pornographie sich verselbständigen kann.

Mit anderen Worten: Es gibt den Typ der nicht-obszönen Pornographie, eine Art Oberflächenreizung der sexuellen Person, die nicht als ‹schamlos›, sondern als schamindifferent beschrieben werden kann. Ein Grenzfall schließlich der nicht-obszönen Pornographie wäre die *Sexographie* – ein Bild der Nacktheit, dem der aufreizende Stachel gänzlich exstirpiert worden ist und das manche Verharmloser gern mit dem Bild der Nacktheit in der erotischen Kunst verwechseln. Doch während hier in der Tat das vorhandene sexuelle Reizquantum in Form verwandelt ist, eine neue – wenn man will – reizverstärkende Qualität erreichen kann, ist es in der Sexographie überhaupt getilgt.[68]

Eine enge untrennbare Verknüpfung von Pornographie und ihrer immer auch obszönen Wirkung, wie sie Hyde und die frühen Pornologen Bloch, Kind und Englisch annahmen, ist unter dem historischen Aspekt der christlich-spiritualistischen, zum Teil auch griechenfeindlichen[69] Tradition – also immer dort, wo eine zum Teil oder vollständig negative Ethisierung im sinnlich-sexuellen Bereich stattfindet – wahrscheinlich, doch schwerlich ist die Annahme auf sozio-kulturell anders strukturierte Erfahrung übertragbar.

Die Betrachtung pornographischer Darstellungen aus dem sogenannten Underground muß für ihn selbst, die verschiedenen subkulturellen Untergesellschaften, nicht notwendigerweise auch einen ethischen Bezug auf ein gleichzeitig verletztes Scham- und Sittlichkeitsempfinden aktualisiert haben. Die Voraussetzung, Pornographie sei prinzipiell obszön, ist dogmatisch. Der Eindruck einer immer auch obszönen Pornographie entsteht vielleicht von ‹außen›, vom Horizont eines anderen Wertsystems her, das mit dem beurteilten im Medium von dessen Pornographien konkurriert. Die Homoerotik der Jugendbewegung, Analerotik, Travestie und psychischer Intersexualismus im «Velvet Underground» Amerikas, die Skatophilie des «Wiener Aktionismus», die antibürgerlichen Sexualmanieren der Hippies, ihr ästhetischer Abbau der Geschlechterspannung durch ‹zwittrige› Kleidung usw. können als Paradigma dafür herangezogen werden, daß eine jeweils gruppen- oder klassenspezifische Sexualästhetik von den Mitgliedern der Gruppe bzw. der Klasse selber nicht auch für notwendig obszön erfahren wird, sondern vielmehr werden deren neue sexualästhetische Konventionen von sozio-kulturell konkurrierenden Personen, Gruppen, Schichten, Klassen usw. als obszöne Provokation des eigenen, für normativ behaupteten Wertsystems ausgelegt.

Bereits die einfache Zugehörigkeit zur Gruppe der Heterosexuellen bedeutet die Annahme einer Beurteilungs- und Bewertungskonvention. Nach einer Untersuchung der empirischen Sexualforschung von D. Byrne und J. Lamberth bewertete diejenige «Versuchsgruppe, die sich durch etablierte heterosexuelle Bindungen auszeichnete, Abbildungen von heterosexuellem Koitus erregend und nicht pornographisch; homosexuelle Abbildungen dagegen pornographisch und nicht erregend. Anscheinend bestimmen individuelle sexuelle Dispositionen die Reaktionen auf bestimmte Stimulus-Charakteristika. Und bestimmte Stimulus-Charakteristika führen so zur Einstufung als ‹pornographisch›.»[70] Die Bestimmung der nicht-obszönen Pornographie wäre von der soziologischen Analyse über den anthropologischen Tatbestand hinauszuführen.

Auf keinen Widerspruch hingegen stößt in der traditionellen Sexualästhetik die Annahme nicht-pornographischer Obszönitäten. Obwohl die hier zuständigen klassischen Topoi Komödie, Satire, Groteske, Karikatur längst ihre Fortsetzung und Umwandlung in den Massenmedien Zeitung, Photographie, Film und Fernsehen gefunden haben, dient ihre Didaktik nach wie vor ‹mehr als bloß pornographischen› Zwecken. Als Zurechtweisung und Belehrung der Außenseiter, der Unsozialen, aber ebenso im obszönen Verstoß gegen Sitten, anerkannte Gewohnheiten und das viel beanspruchte ‹Normalempfinden› bleibt die Obszönität im engeren Sinne Agent der Moral und des persönlichen Gewissens, die im pornographischen Erlebnis durch den Sinnengenuß ersetzt sind. Das kann bis zur Verweigerung oder Ablehnung sexueller Stimulierung gehen. Sexualaskese und die Adressierung des Obszönen ausschließlich an den Verstand – die Antipornographie – charakterisieren gerade einen zeitgenössischen Typ des politisch Obszönen, den man in der Underground-Presse[71] und der sogenannten «Guerilla Art» antrifft *(Abb. 1)*. Sie sind kulturhistorisch

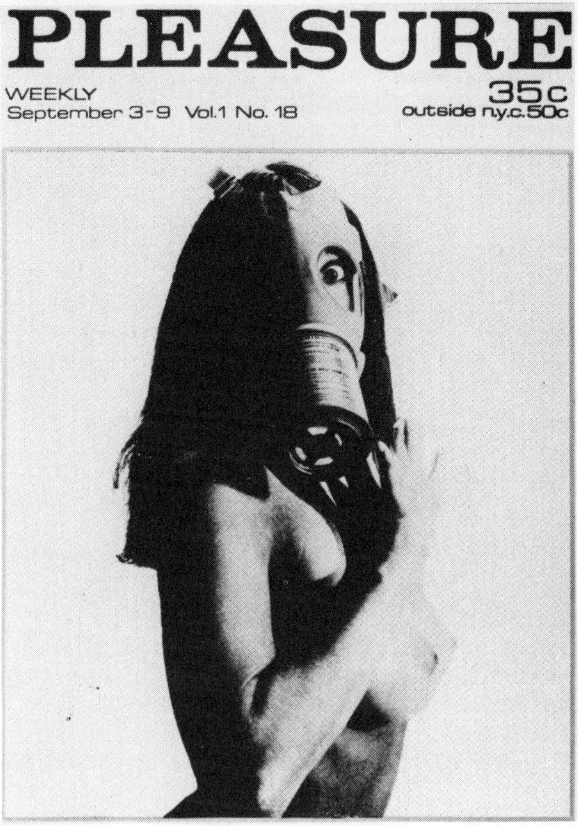

Abb. 1.
Titelblatt
«Pleasure», 1969

verstanden heute die Quelle und hauptsächliche Plattform der obszönen politischen Karikatur. Die einstige Bedeutung künstlerisch aufgemachter periodischer Witzblätter und Karikaturmagazine – «Kladderadatsch», «Simplicissimus», auf sozialistischer Seite «Der Wahre Jakob», «Der Süddeutsche Postillon», «Der rote Teufel», «Der rote Pfeffer», «Der Knüppel», «Die rosarote Brille» *(Abb. 2)* – ist heute weitgehend an die Masse der Schüler-, Studenten- und Campus-Zeitungen, an die Informationsblätter politisch und rassisch verfolgter Minderheiten *(Abb. 3)* übergegangen, an die ästhetischen Provisorien von Wandzeitung, Poster, Flugblatt, Décollage- und Bildstreifen-Agitation *(Abb. 4, 5)*, Straßentheater und Aktionismus.

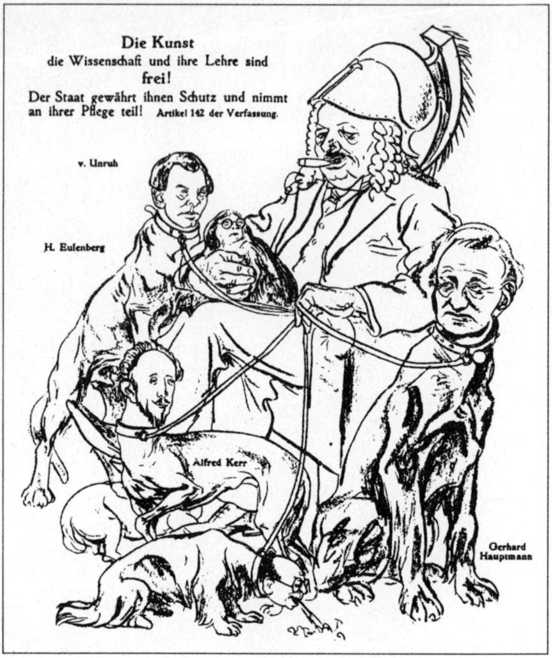
Die Kunst
die Wissenschaft und ihre Lehre sind
frei!
Der Staat gewährt ihnen Schutz und nimmt an ihrer Pflege teil! Artikel 142 der Verfassung.
v. Unruh
H. Eulenberg
Alfred Kerr
Gerhard Hauptmann

Abb. 2. Kunst und Wissenschaft sind frei.
Zeichnung unter der Redaktion von John Heartfield
aus «Die rosarote Brille», 1925

Der politischen Provokation mit Hilfe reiner Obszönitäten dienen auch die *four letter words*, deren Funktion dabei entweder nur die fluchartige Kommentierung einer momentan unbefriedigenden Situation oder – prinzipiell – der für ‹beschissen› erfahrenen Wirklichkeit ist *(Abb. 6, 7)*. Edward Reavis hat für beide Möglichkeiten Beispiele zusammengestellt.

«Fuck ist ein unwahrscheinliches Wort für alles. In ‹*Anatomy of Swearing*› erwähnt Ashley Montagu zum Beispiel den jungen Mann, der ausruft, als sein Wagen nicht anspringen will: ‹*The fucking fuck won't fuck!*›... Da gibt es Vorsilben: *fucking-conversation*, die Zwischensilben: *irrefuckingsponsibel, infuckingpossible, unfukkingconscious* und *unfuckingsociable*. Die Möglichkeiten sind unerschöpflich... Einem Burschen, den man nicht mag, sagt man ‹*Fuck off*› (Verfick dich!), das heißt er soll abhauen, stimmen wir mit seinem Vorschlag nicht überein, sagen wir ‹*Fuck you*›, und um ernsthaften Zweifel an seinen intelligenten Fähigkeiten anzumelden, nennen wir ihn einen ‹*Stupid fucker*›. Paul Krassner gelang der beste Ausdruck des

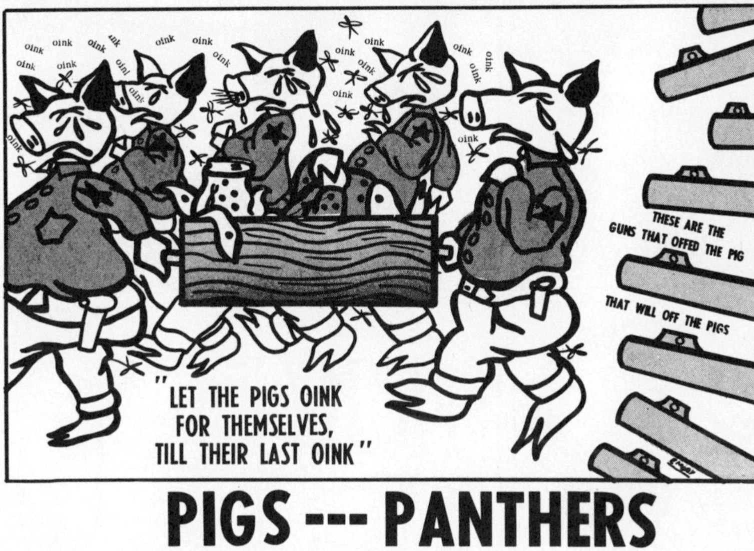

Abb. 3. Let the pigs oink for themselves, till their last oink.
Zeichnung aus «The Black Panther», 1969

Abb. 4. The family that LAYS together STAYS together!
Zeichnung aus «Snatch Comics», 1969

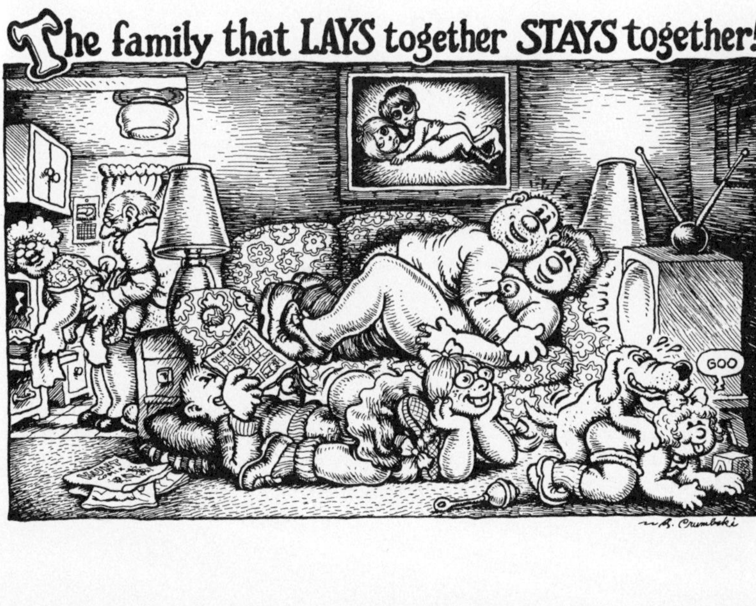

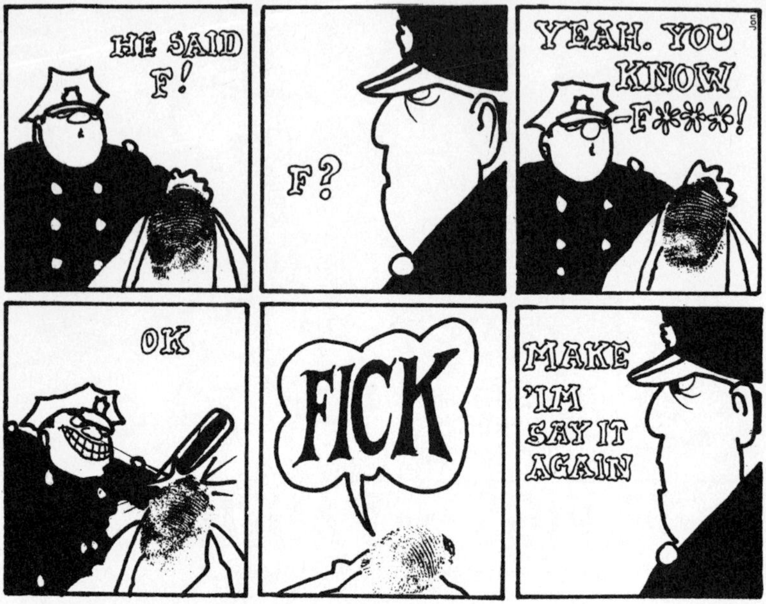

Abb. 5. Fick. Zeichnung aus «Evergreen Review», 1971

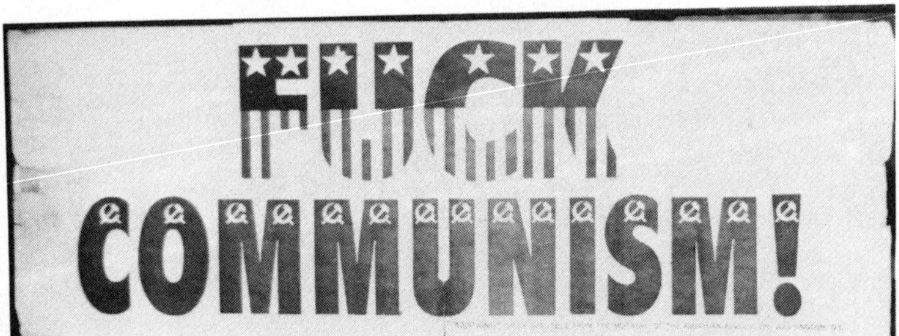

Abb. 8. Paul Krassner: Fuck Communism. Poster aus «The Realist», 1967

offiziellen amerikanischen Gefühls, indem er ein Poster machte, das die amerikanische Flagge zeigt und die Worte *‹fuck communism›* quer über *‹stars and stripes›* gedruckt trägt. Krassners Verbindung von sprachlicher mit politischer Obszönität ist das beste Beispiel für das, was die Radikalen mit ihren Äußerungen machen.»[72] *(Abb. 8)*

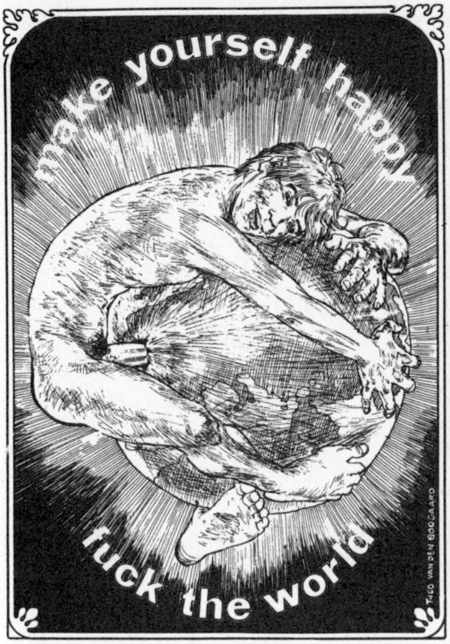

Abb. 6. Make yourself happy – fuck the world. Zeichnung von Theo van den Boogaard aus «Suck», 1970

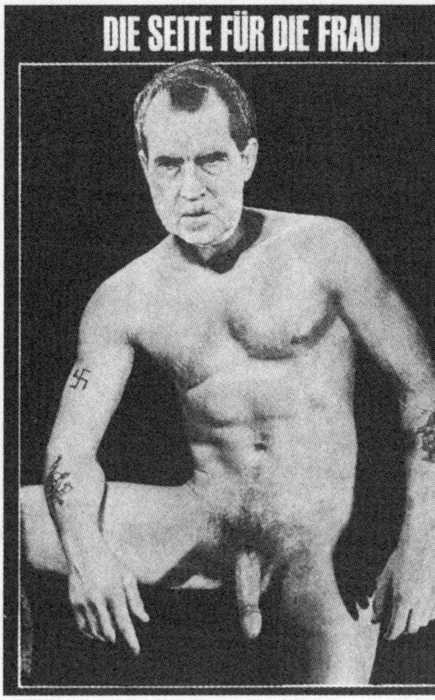

Abb. 7. Die Seite für die Frau. Photomontage aus «883», 1971

Nicht zuletzt hat Herbert Marcuse auf den Gebrauch von Obszönitäten in der Sprache der schwarzen und weißen Radikalen hingewiesen und die mehr politische als ästhetische Funktion obszöner Verfluchung hervorgehoben. Wenn «in den Bekundungen der bestehenden Mächte in Sprache und Schrift... Obszönitäten offiziell nicht gebilligt» werden, so kann ihr Gebrauch dazu beitragen, diese Sprache und ihre Benutzer politisch zu dekuvrieren. Wenn

«die höchsten Beamten des Staates oder Landes nicht Präsident X oder Gouverneur Y genannt werden, sondern Schwein X oder Schwein Y, und wenn das, was sie in Wahlreden vorbringen, mit ‹grunz, grunz› wiedergegeben wird, dann wird diese beleidigende Titulierung gebraucht, um ihnen die Aura von öffentlichen Beamten und Führern, die nur das gemeinsame Interesse im Sinn haben, zu entziehen. Sie werden als das ‹neubestimmt›, was sie in den Augen der Radikalen wirklich sind.»[73] *(Abb. 3)*

Der historische Rückblick auf frühere Pornographie- und Obszönitätsdefinitionen bedarf noch einiger Ergänzungen, die zeigen sollen, wie man das Problem der Legitimierbarkeit von Obszönität und Pornographie im

Zusammenhang ausschließlich ihrer künstlerischen oder außerkünstlerischen Bearbeitung sah. Dem psychologischen Begriff der Sublimation fiel dabei schon damals eine wichtige Hilfsfunktion bei der Rechtfertigung erotischer Kunst gegenüber bloßer Pornographie zu. Von kunstpsychologischer Seite unterscheidet Richard Müller-Freienfels erotische Kunst erstmalig danach, ob sie *«reale oder ästhetische* Gefühle zu erwecken strebt oder tatsächlich erweckt»[74]. Im Sinne des vorhin gebrauchten Terminus eines «anthropologischen Substrats» nimmt er bereits eine Distinktion vor von «1. *außerästhetische(r) Kunst* sexuell-erotischen Charakters, 2. *ästhetische(r) Kunst* sexuell-erotischen Charakters. Des weiteren würden wir, je nachdem die rohe Sexualbetätigung oder die verfeinerte Erotik Antrieb und Inhalt des Kunstwerkes ist, unterscheiden: 1. Kunst *unverhüllten* Sexualcharakters, 2. Kunst *verhüllten* und *sublimierten Sexualcharakters* (erotische Kunst im engeren Sinne).»[75]

Zwischen außerästhetischer und ästhetischer Kunst sexuell-erotischen Charakters gibt es «mannigfache Zwischen- und Mischformen»[76]. Strenggenommen kommt die kulturell und ästhetisch immer schon vermittelte Sexualbetätigung im Reinzustand ihrer rohen tierischen Funktion nicht vor.

«Zur *außerästhetischen Kunst* würden wir alle jene Werke rechnen, die *reale Gefühle zu erregen* streben, sei es, daß sie gemeine Geilheit anregen, sei es, daß sie eine bläßliche Verliebtheit erzeugen wollen. Es gehören also dazu sowohl alle rein pornographischen Kunstprodukte wie auch jene süßlichen Frauen- und Männerbilder oder die entsprechenden Romane oder Theaterstücke, die auf reale Gefühle im Publikum spekulieren. Zur *ästhetischen Kunst* sexuell-erotischen Charakters rechnen wir alle Werke, die zwar inhaltlich Geschlechtsbeziehungen, sei es derber, sei es verfeinerter Sexualität darstellen, mit denen jedoch damit *nicht reale Gefühle erweckt* werden sollen, worin vielmehr – nach Schillers Ausdruck – *der Stoff durch die Form vertilgt ist*, d. h. die nach ihrer ganzen Stilgebung auf rein ästhetische Erregung des Publikums ausgehen, in der jede Beziehung zur sexuellen Praxis ausgeschlossen ist und die Sexualität höchstens als Untergrund durchschimmert» (wie z. B. Giorgiones «Schlummernde Venus» oder in Goethes «Römischen Elegien»).[77]

«Der Umkreis der ersten Gruppe von Kunstwerken», wobei jetzt die Pornographie nicht mitgerechnet wird, «ist eng umgrenzt und wird durch ästhetisch-ethische Einflüsse noch weiter eingeengt, so daß die Zahl der hierhergehörigen Kunstwerke, speziell der in höherem Sinn allein in Frage kommenden ästhetischen Kunstwerke, relativ gering ist gegenüber den zahllosen Werken, die die mannigfachen Sublimationsformen des Liebeslebens behandeln».[78]

Müller-Freienfels nimmt eine außerästhetische Kunst sexuell-erotischen Charakters an, die wie die Pornographie real-geschlechtliche Gefühle erregt oder zu erregen trachtet und dennoch gegenüber der prinzipiell außerästhetischen Pornographie ihren Kunstcharakter behauptet. Er nennt ausdrücklich in diesem Zusammenhang keine Beispiele, wohl wissend, daß «den Kunst*werken* als solchen nicht immer anzusehen» ist, «welcher Kategorie sie zugehören. Wir teilen daher auch weniger die Werke, obwohl diese nicht indifferenziert sind, als das Kunst*verhalten* mit obigen Kategorien ein. Und zwar ist wieder die Rezeption, nicht die Produktion entscheidend, da die Motive des Schöpfers nicht immer klar zu ersehen sind.»[79] Sicher gehörten einige graphische Blätter von Félicien Rops und Aubrey Beardsley (gemessen an ihrer historischen Rezeption im Jahre 1925) noch zur Wertkategorie der «außerästhetischen Kunst unverhüllt sexuell-erotischen Charakters». Daß diese Bewertung und jede Bewertung nicht als endgültig angesehen werden können, deutet Müller-Freienfels beispielsweise an, wenn er sagt, die ästhetisch konstatierbare «Verhüllung» der nackten Venus (im Vergleich von Giorgiones «Schlummernder Venus» und Goyas «Bekleideter Maya») entscheide noch nicht, ob ihre jeweilige Rezeption durch die Betrachter in die eine oder andere Kategorie (bzw. in welchem Mischungsverhältnis beider) gehört. Das verhüllte Nackte kann nicht weniger für obszön oder pornographisch erfahren werden als die Enthüllung, die pure Nacktheit.

Schließlich wird doch noch ein Kriterium gegeben, wonach die Zugehörigkeit zur ästhetischen oder außerästhetischen Kunst sexuell-erotischen Charakters in den zwanziger Jahren annähernd bestimmt werden konnte: die direkte Darstellung des Geschlechtsaktes. «Das eigentliche Gebiet der sexuell-erotischen Kunst ist daher nicht der physische Sexualakt selbst, sondern die Darstellung *solcher Vorstufen*, die zwar hinweisen auf jenen Schlußakt, aber seine Ausmalung der Phantasie überlassen. *Je mehr der Inhalt sublimiert ist,* um so weiter rückt die physische Vereinigung in den Hintergrund, ja sie wird vielfach völlig negiert.»[80]

Auf der gleichen Ebene argumentiert Bloch, wobei er die Sublimierungsleistung des Künstlers mit der kritischen Distanzierung des Sexualwissenschaftlers vergleicht.

«Die Frage... ob auch die rein geschlechtlichen Beziehungen Gegenstand künstlerischer und wissenschaftlicher Darstellung sein dürfen, kann man unbedingt bejahen, wenn man eben eine rein künstlerische bezw. wissenschaftlich-kritische Darstellung und Durchdringung erotischer Objekte voraussetzt, d. h. es muß in dem Kunstwerk oder dem wissenschaftlichen Werk das rein Sexuelle völlig hinter der höheren künstlerischen oder szientifischen Auffassung verschwinden. Das ist nur dann möglich, wenn der dargestellte Gegenstand *gänzlich der Aktualität entkleidet* und unter völliger Vernachlässigung von Zeit und Ort mehr nach seiner *allgemein menschlichen* Seite betrachtet wird, wenn ferner in der Wiedergabe des rein Geschlechtlichen zugleich eine das rein Physische verklärende, gewissermaßen *überwindende* Auffassung des Künstlers oder eine dasselbe in seinen kausalen Beziehungen erkennende Kritik des Gelehrten zum Ausdruck kommt.»[81]

Durchdringung, Überwindung, Verklärung des Besonderen, das Allgemeinmenschliche, die ästhetische Transzendenz des Hier und Jetzt; dies waren auch die Wertkriterien in den Standardgutachten, die in jener Zeit Kunstwerke vom Makel sexueller Drastik, der Entsublimierung, reinigen mußten.

Pornographie und Obszönität werden bei Bloch, Englisch, Hyde, Kind, Müller-Freienfels und nicht zuletzt bei Mertner und Mainusch kein Gegenstand soziologischer oder sozialpsychologischer Analyse. Es ist nicht schwer, der literarischen, kunstphilosophischen oder auch noch anthropologischen Definitionsebene nachzuweisen, daß sie im unverbindlichen und privaten Perspektivismus der ästhetischen Betrachtungsweise verharrt, solange sie nicht zugleich auf soziologische Koordinaten bezogen ist. Darauf nachdrücklich in seiner «soziologischen Ästhetik» hingewiesen und ausgehend vom «sehr Relative(n) individualistischer und klassischer Normativästhetik» die Anwendung der Methode des historischen Materialismus auf die Fragen der Kunstentwicklungsgeschichte gefordert zu haben, ist das Werk des kaum noch gelesenen Wilhelm Hausenstein[82]. Er ging von der im Sozialen, in der Gemeinschaft und ihren Krisen verankerten Wandlungsfähigkeit des erotischen Gestaltungsprinzips aus und ist ihm bis ins Formgesetz der Kunstwerke hinein auf der Spur geblieben. Alle Definitionsakrobatik der apriorischen Sexualästhetik wird von ihm lernen können.

4 Verfall der ästhetischen Distanz. Das Dilemma des ästhetischen Hedonismus

«Der Bürger wünscht die Kunst üppig und das Leben asketisch; umgekehrt wäre es besser.»[83] Dieser Aphorismus Theodor W. Adornos lockert für die Einsicht, daß es bei den fallweisen ästhetischen Rettungsversuchen obszöner und pornographischer Kunst mehr um eine theoretische Korrektur der These vom interesselosen oder puritanischen Wohlgefallen an der Kunst geht als vielmehr wirklich um die ökonomisch-politische Befreiung des Hedonismus im Leben. Um der gesellschaftlichen Bevormundung der Sensibilität durch eine sexualfeindliche, antihedonistische Ethik, die andererseits den kapitalistischen Konsumhedonismus duldet, kritisch zu begegnen, hat sich der taktische Umweg der bürgerlichen Sexualaufklärung über Sexual*ästhetik* und erotische Kunst bis heute begreiflicherweise als wenig aussichtsreich erwiesen. Es sollte wirklich umgekehrt sein: Weniger lustfeindlich das Leben, also weniger ängstlich die Kritik an der herrschenden Unterdrückung des eudämonistischen Momentes durch die Konsumpornographie, dafür um so strenger der Nachweis, daß für das Verstehen des Hedonistischen in künstlerischer Gestaltung die außerästhetische, nur inhaltliche Kategorie des Pornographischen sicher nicht ausreicht, außerdem das Sinnliche und Stimulierende am Kunstgenuß ein im Formprinzip, im Geistigen vermitteltes Interesse ist.

Das Glück, das die erotische Kunst verspricht, ist nicht unmittelbar so genießbar oder einverleibbar, wie Kulinarisches eßbar ist; noch aber bleibt das Glücksversprechen im Kunstwerk spröde, desinteressiert gegenüber seiner bloß sinnlichen Erfüllung im hedonistischen Sinne. Erotische «Kunstwerke implizieren», was Adorno auch an den nicht erotischen für wesentlich hält, «an sich selbst ein Verhältnis zwischen dem Interesse und der Absage daran, wider ihre Kantische sowohl wie Freudsche Interpretation»[84], nämlich wider die These vom interesselosen sowohl wie der vom interessevollen Wohlgefallen an der Kunst, dem ästhetischen Hedonismus. Gegenüber der Kunst kommt die erotische Erfahrung des Betrachters «in der Interesselosigkeit nicht zur Ruhe»[85], so wenig wie zur Entfaltung allein durch das sinnliche Interesse daran. Sondern die Emanzipation zum Genuß der Kunst «führt durch Interesselosigkeit hindurch»[86]. Diese stört und verändert den nur sinnlichen Genuß und das Interesse, nicht löscht sie diese für ein höheres, nur geistiges Verständnis aus. Der reale, konkretistische Sinnengenuß, worauf die handwerklich gute Pornographie abzielt, hat an der künstlerischen Erfahrung «nur beschränkten und modifizierten Anteil»[87]. Pornographie und erotische Kunst unterscheiden sich durch ihre grundsätzlich andere Rezipierbarkeit. Erotische Kunst kann nicht angemessen konsumierbar sein wie Pornographie. «Keine nackte griechische Plastik war ein pin-up»[88], wie neue, aus dem Konsum kommende außerästhetische Erlebnisweisen es besser wissen wollen. Gegenüber der konsum-apologetisierenden Theorie, die Kunst als «Genußmittel höherer Ordnung» mißversteht[89], hat Kants traditionelle Theorie, soweit sie das Moment der geistigen Distanzierung, der Interesselosigkeit und des Standhaltens gegenüber dem sinnlichen Material herausarbeitet, das Recht auf ihrer Seite, während der fortschrittliche, weil neue massenspezifische Rezeptionsweisen berücksichtigende ästhetische Hedonismus sich auf der barbarischen Seite der zum sinnlichen Verschleiß und zum Wegwerfen bestimmten «Konsumentenkunst» verraten findet. «Die Leidenschaft zum Antasten, dazu kein Werk sein zu lassen, was es ist, ein jegliches herzurichten, seine Distanz zum Betrachter zu verkleinern, ist unmißverständlich Symptom» der Tendenz zur «Entkunstung», zur Entästhetisierung der Kunst.[90] Diese wird den Waren, die zum sinnlichen Verbrauch gemacht sind und keinerlei Autonomie gegenüber ihrem Verwertungszusammenhang behaupten, zum Verwechseln ähnlich. «Der Konsument darf nach Belieben seine Regungen, mimetische Restbestände, auf das projizieren, was ihm vorgesetzt wird.»[91] Schlimmer noch, die Projektion wird zum einzigen Konstruktionsprinzip der Konsumentenkunst. «Als tabula rasa subjektiver Projektionen jedoch wird das Kunstwerk entqualifiziert. Die Pole seiner Entkunstung sind, daß es sowohl zum Ding unter Dingen wird wie zum Vehikel der Psychologie des Betrachters.»[92] Es entledigt sich seiner ästhetischen Distanz zum Leben, dem gegenüber es – wie Adorno zeigt – nur aus jener Distanz eine kritische, entideologisierende Funktion noch auszuüben vermag.

Dieser Verfall der ästhetischen Distanznahme tangiert das kritische Motiv des ästhetischen Hedonismus jeder explizit erotischen Kunst. Wo sie in der Angleichung an den gesellschaftlichen Lebenszusammenhang dem konsumierten Pornographismus immer ähnlicher wird und sich an dessen Bedürfnissen orientiert, geht der ästhetische Hedonismus seiner kritischen Funktion verlustig. Er wird der Möglichkeit beraubt, die Formen der Verinnerlichung, der Ästhetisierung und Sublimation – den Sinnkontext des Spiritualismus und der institutionalisierten Kultur – kritisch zu dechiffrieren, darin Konstruktionen nicht weniger der Unterdrückung und Deformation des sinnlichen und des Sinnengenusses zu lesen als vorgeblich nur der geistigen Emanzipation vom Naturzusammenhang. Der kultur- und konsumkonforme Hedonismus wäre des Rechtes und überhaupt der Erkenntnismöglichkeit enthoben, den moralischen Rigorismus, sachfremde Ethisierung und Theologisierung der ästhetischen Sphäre, die Inhibition der erotischen Kunst aufzuzeigen, wäre unfähig fortzusetzen, was zu seinen kritischen Aufgaben während der bürgerlichen Epoche gehörte, nämlich die zu Zwecken der kulturellen Bildung und Erziehung vorgenommene Entstellung und Manipulation von Kunst und Literatur, soweit diese indezente sexualästhetische Gegenstände berührt, kenntlich zu machen.[93]

Was darüber hinaus heute als hedonistische Rettung des eudämonistischen Motivs wider den bewußtlosen Konsum, der es mißbraucht und verrät, gedacht werden kann, wird am solchermaßen angepaßten und affirmativen Konsum-Hedonismus zuschanden und überführt ihn als Saboteur seiner kritischen Funktion. Er ist in den gesellschaftlichen Verwertungszusammenhang des sinnlichen Materials integriert, den er von der antizipierten Höhe einer aufgeklärten, befreiten Sinnlichkeit aus zu kritisieren und zu verändern ausgegangen war.

Der ästhetische Repräsentant des in die Konsumgesellschaft integrierten widerspruchslosen Hedonismus ist der Kunstkonsument. Er wünscht – in Anlehnung an Adornos Aphorismus gesprochen – die Kunst und das Leben gleichermaßen üppig, besitzt ein Organ weder für den ästhetischen Unterschied zwischen Lebens- und Kunstgenuß noch zwischen pornographischem und erotischem Erleben, wovon die spärliche Tradition bürgerlicher Rechtfertigungsversuche des Sinnengenusses und noch die *décadence*-Kunst des 19. Jahrhunderts ausgegangen waren. Dies ist für eine neuzeitliche Auslegung des Pornographiebegriffs von einiger Konsequenz. Da mit der Einebnung und Entästhetisierung des Unterschieds von Leben und Kunst zwangsläufig auch die Abgrenzungsproblematik der erotischen Kunst von unkünstlerischer Pornographie entfallen wird, ist für die Zukunft eine grundsätzlich andere, nur mehr vom Konsumverhalten der Massen vorgezeichnete Einstellung zur Pornographie und zum Pornographiegenuß absehbar. Der Verdacht auf Pornographie, Zensur oder Denunziation des erotischen Kunstwerks unter moralischen Normen, ebenso wie die korrelative Verpflichtung, Verdacht und Denunziation auszuräumen, scheinen entbehrlich, wenn die Kunst zunehmend ihre Entästhetisierung, ihr Aufgehen in den gesellschaftlichen Lebenszusammenhang dokumentiert, wenn im besonderen die Inhalte der heute entstehenden erotischen Kunst mit den Bedürfnissen der Kunstkonsumenten zusammenfallen und mit ihrer normativen Sinnlichkeit einig werden.

Man wird aber das allmähliche Verstummen von Denunziation und

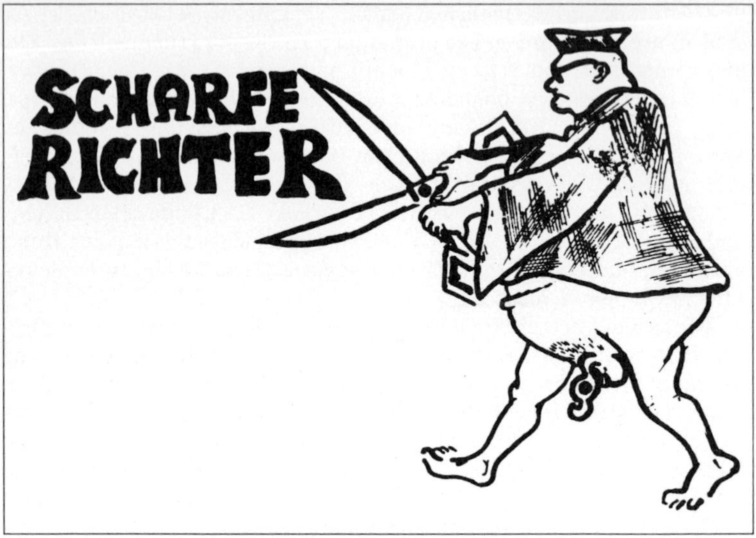

Abb. 9. Scharfrichter. Zeichnung aus «Vinceremos», 1969

Zensur gegenüber einer gesellschaftlich integrierten Konsumentenkunst, deren pornographischer Charakter niemand mehr stört, nicht schon mit der Befreiung, der Enttabuierung der pornographischen Phantasie gleichsetzen dürfen. Deren Unterdrückung bleibt bestehen oder wird erst recht gefestigt, wenn die einzige Instanz, von der aus Sinnlichkeit und Genuß in ihrer schlechten, gesellschaftlich vorhandenen Gestalt kritisierbar bleiben und ein emanzipatorischer Inhalt von Pornographie, von «nicht repressiver Entsublimierung» (H. Marcuse) und Enterotisierung entfaltet werden kann[94]: die Instanz des ästhetischen Hedonismus aufgegeben wird. Er bewahrte bisher den kritischen Anspruch auf die theoretische Unterscheidungsmöglichkeit von unterdrückten und freien Bedürfnissen und erlaubte der Kunst, den jeweils vorhandenen, gesellschaftlich präformierten Bedürfnissen mit der skeptischen Distanz des ästhetischen Gestaltungsprinzips zu begegnen. Die kritische Position des ästhetischen Hedonismus fallenzulassen, weil man den neu entstehenden Bedürfnissen der Massen in der Konsumgesellschaft, der These von der Entgiftung und Entaktualisierung der Pornographie durch uneingeschränkten Pornographiekonsum, mehr beipflichtet als dem Traditionalismus der bürgerlichen Aufklärung, die eingeschränkt nur für erotische und obszöne

Kunst sich stark macht, ist keine Lösung. «Vertrauen auf die Bedürfnisse der Menschen, die, mit der Steigerung der Produktivkräfte, das Ganze zu höherer Gestalt brächten, trägt nicht mehr, seitdem die Bedürfnisse von der falschen Gesellschaft integriert worden sind und zu falschen gemacht.»[95] Kann aber die Integration der hedonistischen Bedürfnisstruktur in die falsche Gesellschaft durch deren Kritik wirksam verhindert werden? Das Vertrauen auf die kritische Position des Hedonismus ist nicht weniger trügerisch als die Hoffnung auf die emanzipatorischen Bedürfnisse. Zugestandenermaßen bedeutet das Festhalten am ästhetischen Hedonismus, die Fortführung der Position der stattgefundenen bürgerlichen Aufklärung, keine Patentlösung, den Antagonismus zwischen richtig vorgestellten Bedürfnissen und der falschen Gesellschaft, die jene uminterpretiert und verwirklicht, aufzusprengen. Der kritische, um theoretische Abklärung bemühte Weg, den die bürgerliche Pornographieforschung in Kooperation mit der wissenschaftlichen Kunst- und Literaturkritik bis heute beschritten hat, zeigt bei allen Erfolgen die Begrenztheit und die praktische Ohnmacht dieses Weges an. Es ist, wie gezeigt, der Umweg über den liberalistischen Befreiungsappell für erotische und obszöne Kunst, nicht schon generell und ungeteilt die Befreiung der pornographischen Phantasie aus den Fesseln der pornographischen Zensur *(Abb. 2, 9, 18)*. Maryse Choisy bemerkt mit Recht, Kunst sei bisher ein Mittel gewesen, sexuelle Tabus zu umgehen, nicht sie zu beseitigen.[96] Nach dem Modell der Kunst erschöpft sich die Beseitigung der heute andauernden Kunstanzeigen und Kunstprozesse in Strategien, den strafrechtlichen Konflikt bestmöglich zu umgehen, dies war und ist die problematische Funktion der Verteidiger-Gutachten, oder ihn für die gefährdete Kunst auf ein verkraftbares, ästhetisches Minimum zu reduzieren.[97]

5 Zur Theorie des sexuellen Fetischismus. Das bürgerliche Ideal der Zweckschönheit

Abgesehen von dem grundsätzlichen moralpolitischen Einwand, daß die ästhetische Aufklärung nur wieder für schon ästhetisch Privilegierte ficht und der sozialen Unteilbarkeit der Aufklärung zuwiderhandelt, läßt sich außerdem der Nachweis für die gegenwärtige Situation unschwer führen, daß die angestrebte ästhetische Befreiung selten im Rahmen der Diskussion eines gegenwartsbezogenen offenen Kunstbegriffs geführt wird, sondern eindimensional *retrospektiv* auf ein Denkmodell fixiert ist, dem in gegenwärtiger Kunstpraxis und Kunsttheorie heftig widersprochen und entgegengestaltet wird. Wer heute über die ästhetischen Grenzen zwischen Pornographie und obszöner Kunst sich ein Urteil zutraut, muß aufpassen, daß er es nicht im Namen eines überlebten und in seiner normativen Geltung abgestrittenen Kunstbegriffs fällt. Im sicheren Rückgriff auf welche Kunsttheorie und welches Kunstverständnis wird heute ein ästhetischer Unterschied von Pornographie und obszöner Kunst konstruiert? Schließlich ist eine kritische Antwort auf diese Frage denkbar, die den bisher behaupteten ästhetischen Unterschied von Kunst und Wirklichkeit bestreitet und die alternative Fragestellung, ob etwas pornographische Kunst oder wirklich Pornographie sei, als eine den komplizierten Stand der sach-ästhetischen Diskussion ignorierende Suggestivfrage ablehnen muß.[98] Ein Mangel nahezu aller neueren kunst- und literaturwissenschaftlichen Untersuchungen und Gutachten ist es, daß sie das Pornographieproblem lösen wollen, ohne den zu seiner Lösung vorausgesetzten Kunstbegriff problematisiert und auf den Diskussionsstand der ästhetischen Praxis gebracht zu haben. Eine für die Gegenwart authentische Pornographieabgrenzung von der Kunst ist erst sinnvoll, wenn die Demontage der klassisch-idealistischen Kunstkonzeption durch Antikunst-Ästhetik und den modernen Manierismus in die Erörterungen einbezogen wird. Was eine abgeklärte, definitorische Trennung von Pornographie und obszöner Kunst heute so erschwert, wenn nicht illusionär macht, ist die erforderliche Rücksicht auf einen jetzt entstehenden, experimentellen und damit ungesicherten Kunstbegriff, der durch das gegenwärtige ästhetische Versuchsstadium belegt ist und nicht das normative Kunstmodell nachahmt, das die idealistische Kunsttheorie, das ein Kant, Hegel, Fichte, Schelling, Schiller, Schlegel oder Schleiermacher aus der ontologischen Unterscheidung von Leben und Kunst gewannen. Stellt sich der Wesensunterschied von Kunst und Leben als nicht mehr gedeckt durch eine gesellschaftlich und ästhetisch veränderte Produktion und Rezeption von Kunst heraus, muß zwangsläufig auch jede Definition von Pornographie und obszöner Kunst unsicher werden, die auf jener ontologischen Differenz logisch und inhaltlich begründet ist.

Die Literaturwissenschaft, für das bildnerische Medium fehlen vergleichbare Untersuchungen der Kunstwissenschaft, geht bei der Beurteilung des Pornographischen und Obszönen gewöhnlich davon aus, die als unanständig oder anstößig beanstandeten Stellen eines Textes – in der Regel reduziert sich die Analyse des literarischen Kunstwerks auf diesen Sonderfall – im Hinblick auf den gesamten Text, in dem sie vorkommen, zu beurteilen. Dieser methodische Rückgriff auf Kontextsemantik[99] hat den Sinn, festzustellen, ob das für pornographisch oder obszön behauptete Textdetail nur auf sich selbst verweist, allein um der sexuellen Stimulation willen, gleichsam punktuell bedeutsam ist oder ob es für den Zusammenhang im Gesamttext funktional unentbehrlich ist.[100] Von ihm her, durch die Sinngebung eines Ganzen erfährt der obszöne Teil seine kunstästhetische Legitimation. Oder mit den Worten von Iwan Bloch aus dem Jahre 1907: «Die Gesamttendenz ist maßgebend, nicht die anstößige Einzelheit.»[101] Damit ist das Primat der sinnstiftenden Integration gegenüber dem prinzipiell sinnabhängigen Teil, dem Detail, behauptet. Es darf nach dem idealistischen Modell nicht isoliert oder kontradiktorisch zum Sinnzusammenhang des Gesamttextes stehen, wenn sein Obszönes oder Pornographisches als künstlerisch bzw. stilistisch gerechtfertigt beurteilt werden können soll. Erweist sich das Detail für den sinnvollen Zusammenhang des Ganzen (z. B. in einem ‹Entwicklungsroman›) als nicht notwendig, weil es nur als sexueller Reizauslöser einen Sinn hat, kommt es für seine kunstästhetische Rechtfertigung nicht in Betracht und kann allein anthropologisches Interesse beanspruchen. Die reine Pornographie geht demnach im Unterschied zum obszönen Kunstwerk in dieser fetischistischen Teilgestaltung auf, indem sie ein Reizkontinuum in einem vermeintlich sinnvollen Kontext herstellt, in Wirklichkeit allein zum Zweck der geschlechtlichen Erregung ein obszönes Detail zum anderen addiert, deren Integration in einem semantischen und ästhetischen Totum nicht geleistet wird.

Edgar Mertner und Herbert Mainusch sprechen daher auch von der didaktischen Ausrichtung des pornographischen Werkes. Diese liegt vor, «wenn sich einzelne Teile verselbständigen und die Gesamtkonzeption des Werkes diese nicht mehr zu einer Einheit zu binden in der Lage ist. Für die neuere Pornographie gilt durchweg, daß die rudimentären Handlungsstrukturen, auf die sie nicht vollends verzichten will, lediglich die Funktion haben, jene Partien, die der Reizentfaltung dienen oder didaktische Zwecke verfolgen, abzustützen.»[102] Insofern ist auch eine zusammenhängende, einzelne Partien der Reizentfaltung zusammenfassende, integrale Lektüre der Pornographie nicht erforderlich oder dieser geradezu ästhetisch unangemessen im Unterschied zum obszönen literarischen Kunstwerk, das durch eine nicht integrale, stellenweise Lektüre ästhetisch verfehlt wird.

«Die Isolierung von ‹Stellen› verfälscht das obszöne literarische Kunstwerk, weil von der Handlungsstruktur, die alle einzelnen Teile übergreift, nicht zu abstrahieren ist. Die Pornographie dagegen wird nicht durch die Isolation solcher ‹Stellen› verfälscht, sondern gerade durch die Wiedergabe ihrer Handlung, die im Grunde ihrem Wesen widerspricht.»[103]

Ob die gegebene Unterscheidung von einheitlicher und nur scheinbar einheitlicher Handlungsstruktur bzw. von integraler und nicht integraler Lektüre die ästhetische Differenz von Pornographie und obszöner Kunst heute noch ausreichend charakterisiert, dem Wandel ästhetischer und pornographischer Konventionen in der Gegenwart gerecht wird, muß bezweifelt werden. Auf die Hypostase der ganzheitlichen Lektüre zur ästhetischen Norm bezieht sich auch die Skepsis von Michel Butor. Er hat für die veränderte Rezeption moderner Literatur, wie vor ihm schon Walter Benjamin auch für die Bildende Kunst und den Film[104], eine neue kaleidoskopische, Benjamin würde sagen *zerstreute* Art des Blickens hervorgehoben, die dem pornographischen Sehen und Erleben verblüffenderweise nicht unähnlich ist. Bei James Joyce findet er zum erstenmal die «Illusion einer integralen Lektüre (das meint man, wenn man es für unlesbar erklärt)»[105] in bezug auf ihn selbst und seine Leser zerstört. Für dessen letztes Werk, «Finnegans Wake», sei die nicht-integrale Lektüre sogar als neue artistische Einstellung vom Leser gefordert, um einen Text überhaupt verstehen zu können, der, nach dem Prinzip der Montage konstruiert, ein fetischistisches Agglomerat von Teilen ist, ein semantisches und onomatopoetisches Ausdruckslabyrinth darstellt, letztlich mit der metaphysischen Absicht, «Sprache von der Sprache aus zu transzendieren». «Das ganze Werk liegt auf der Ebene des Schlafes und eines Traumes, an dem alle Dinge teilhaben ... Es ist ein Alptraum, der mit einem Erwachen endet.»[106] Es fordert für sein Verständnis die Zerstreutheit und Halbwachheit eines Lesers, der mit offenen Augen zu träumen weiß; es verlangt als bewußte Einstellung, wozu der nicht-integrale Leser, wie auch der Pornograph, unbewußt fortwährend tendieren: daß «wir oft Seiten überfliegen, unsere Aufmerksamkeit oft nachläßt, wir Zeilen überspringen, Buchstaben vergessen, Wörter verwechseln, oder die Bedeutung von solchen, die wir kennen, nur erraten, ohne uns die Mühe zu machen,

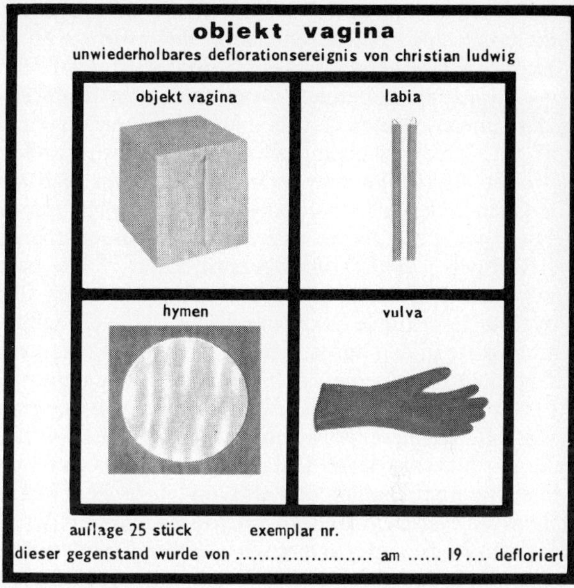

Abb. 10. Christian Ludwig Attersee: Objekt vagina, 1966

sie zu überprüfen»[107]. Wie in einem Kaleidoskop erscheint der Zusammenhang, die ästhetische Totale zu Fragmenten und Teilperspektiven gebrochen, von denen her erst so etwas wie Einheitlichkeit einer Handlung oder ein integraler Sinn rekonstruierbar wird. Für den rein pornographischen Text mag sich solche Rekonstruierbarkeit im Unterschied zum literarischen als unmöglich erweisen; die pornographische Qualität des nicht-integralen Lesens aber ist unbestreitbar.

Bereits Karl Rosenkranz erklärte den Schock des Obszönen damit, daß für die ästhetische Anschauung ein Teil aus seinem gewohnten Zusammenhang herausgerissen erscheine. Durch Abdecken des weiblichen Sexualorgans, zum Beispiel mit einem Feigenblatt an einer Venusstatue, bekomme der aus seinem ästhetischen Gesamt abstrakt isolierte Teil einen fetischistischen oder idolischen Akzent, der für die religiös bestimmte Sexualästhetik ethnischer Kulturen, man denke an den Phalluskult, typisch ist.[108] Mit großer Wahrscheinlichkeit hat sich die Verdammung als obszön in der bürgerlichen Gesellschaft außer auf Gleichgeschlechtlichkeit mit Vorrang auf fetischistische Darstellungen und autoerotische Betätigungen bezogen. Für besonders anstößig – und christlich-spiritualistisch bis heute proskribiert – gilt die Erfahrung gegenüber dem isolierten Geschlechtsorgan, erscheint der unverfrorene Hinweis, dies ist eine Fud, dies ein Schwanz und nichts weiter, in der Fachterminologie von Rosenkranz: die isolierende Ostentation eines Teils *(Abb. 10)*, der allein in der übergeordneten Ganzheit und Harmonie der Partnerliebe für sinnvoll gilt. Die Vereinigung zweier Partner wird anders, ethisch höher bewertet als die Summe zweier Partner, die sich selbst befriedigen. Die Formen der Selbstbefriedigung, im Sprachgebrauch des frühen Bürgertums vielmehr der Selbstbefleckung, werden ebenso als ethisch verwerflich wie ästhetisch abstoßend indiziert.[109] Die partnerlose und ichverdoppelnde, gleichsam tautologische Erotik des Exhibitionisten und Voyeurs, der sexuelle Narzißmus *(Abb. 11)*, nicht zufällig rangieren diese Fremdworte in den bürgerlichen Psychopathologien auch als Namen für zu therapierende Perversionen, wird bis heute unterm Diktat der idealistischen Ganzheitserotik einseitig als Surrogat des genitalen Supremats ausgelegt. Mit dieser Auslegung unvereinbar ist die tatsächliche Aufwertung der fetischistischen Detailperspektive im Bereich der ästhetischen Massenkommunikation des spätkapitalistischen Marktes. In der textlichen und optischen Werbung für Waren markiert der Fetischismus geradezu die veränderte ästhetische Wahrnehmungsnorm, die ästhetisch ideale Einstellung des Konsumenten. Sexualpathologie hätte aus Einsicht in die soziale Vermitteltheit ihrer Kriterien auf diesen Tatbestand kritisch einzugehen, anstatt sich hinter ihrer soziologischen Unzuständigkeit zu postieren.

Auch noch die existentialistische Theorie leitet wie einst Rosenkranz das Obszöne aus der fetischistischen Teilsetzung ab. Jean-Paul Sartre bestimmt das Obszöne als «eine *Art* des Für-Andere-Seins, die zur *Gattung* des Anmutlosen gehört»[110]. «Das anmutige Tun liefert dem Leib, insoweit es ihn als Präzisionswerkzeug enthüllt, jeden Augenblick seine Daseinsberechtigung: die Hand *ist, um zu* greifen und offenbart zunächst ihr *Um-zu-greifen-Sein*. Soweit sie von einer Situation aus aufgefaßt wird, die das Greifen erfordert, erscheint sie selbst in ihrem Sein erfordert, wird sie *gerufen.*»[111] Der anmutige Leib fungiert in allen seinen Teilen und Bewegungen für ein Tun, für das er berechnet ist. Anders der «*anmutlose* Leib». Er ist in seinem Tun ganz oder teilweise gestört, so daß jedes oder «eins der Elemente der Anmut in seiner Realisierung behindert wird»[112]. Seine «Bewegung kann dann *mechanisch* werden»[113] oder *passiv* wie eine Sache. Die Zerstörung der Anmut beruht auf der Störung des Tuns. Trägheit, Ungeschicktheit, Unangepaßtheit des Tuns in einer es fordernden Situation können den Leib obszön erscheinen lassen. Etwas erscheint dann am Leib, was nicht zu ihm paßt und durch dessen gefordertes Tun nicht gerechtfertigt ist. Dieses Etwas muß sein, was – wie man sagt – Anstoß erregt.

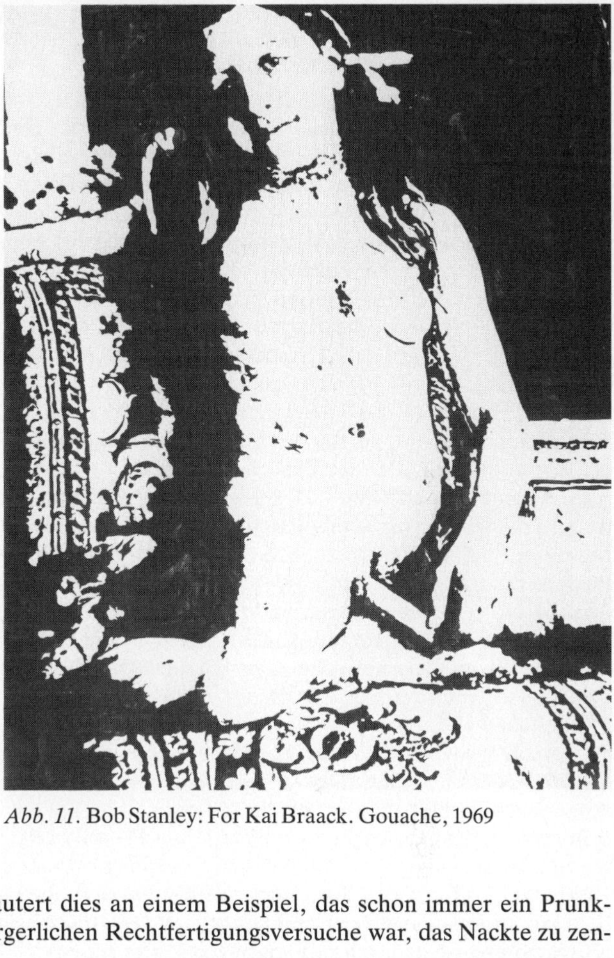

Abb. 11. Bob Stanley: For Kai Braack. Gouache, 1969

Sartre erläutert dies an einem Beispiel, das schon immer ein Prunkstück der bürgerlichen Rechtfertigungsversuche war, das Nackte zu zensieren.

«Das *Obszöne* wird sichtbar, wenn der Leib Stellungen einnimmt, die ihn seines Tuns völlig entkleiden und die Trägheit seines Fleisches enthüllen. Der Anblick eines nackten Leibes von hinten ist nicht obszön. Aber manche unwillkürlichen Bewegungen des Hinterteils sind obszön. Das ist dann der Fall, wenn bei dem, der da geht, die Beine allein in Tätigkeit sind und das Hinterteil einem Kissen ähnelt, das sie tragen und dessen Hin- und Herschwanken reine Unterwerfung unter die Gesetze der Schwere ist. Durch die Situation kann so ein Hinterteil nicht gerechtfertigt werden; es zerstört im Gegenteil jede Situation vollständig, da es passiv wie eine Sache ist und sich wie eine Sache von den Beinen tragen läßt. Zugleich enthüllt es sich als nicht zu rechtfertigende Faktizität, es ist ‹überzählig›, wie jedes kontingente Seiende. Es isoliert sich in diesem Leib, dessen augenblicklicher Sinn das Gehen ist.»[114]

Die isolierte oder fetischistische Erscheinungsweise des Hintern, nämlich wenn er aus der totalen Funktionalität des «tätigen Leibes»[115] herausfällt und einfach bloß da ist, das macht ihn obszön. Die Trägheit und «Überzähligkeit» des reinen Fleisches, von Sartre in der Metapher eines zu schweren Kissens verdeutlicht, gehört zur Gattung des Anmutlosen. Das Obszöne ist immer das Anmutlose. Obszönität und Anmut schließen sich aus wie körperliche Trägheit und Tätigkeit, wie Passivität und Aktivität. Das Obszöne verdeckt die Formbeseeltheit des Leibes, die Gestalt; es entdeckt die Unform des Fleisches, Amorphie und Kontingenz. Die «Fleisch-Malerei» von Francis Bacon bringt dies zu didaktischer Klarheit *(Abb. 12)*. Insofern kann Sartre die Sexualästhetik des Sadismus als einen Angriff auf das anmutige Tun des Leibes erklären, der obszön sei, weil er die anmutlose Trägheit des Fleisches erscheinen läßt. Der Sadist sucht «die Anmut zu zerstören...das Fleisch des Anderen in Erscheinung treten (zu) lassen; bei seinem Erscheinen wird das Fleisch die Anmut zerstören, und die Faktizität wird die Objekt-Freiheit des Anderen aufsaugen»[116]. Ist in der Anmut «der Leib das Werkzeug, das die Freiheit offenbart»[117], so bedeutet der Sadismus die Umkehrung dieses Verhältnisses: Der traktierte anmutlose Leib offenbart die bloße Faktizität und Trägheit seines Fleisches. Die «Beziehungen des Fleisches zur Freiheit werden auf den Kopf gestellt: in der Anmut enthielt und verhüllte die Freiheit die Faktizität», jetzt «enthält und verbirgt die Faktizität die Freiheit»[118]. Der Sadist «behandelt den Anderen wie ein Werkzeug, um das Fleisch des Anderen sichtbar werden zu lassen»[119]. Sein Ziel ist es, «den Augenblick herbeizuführen, wo der Andere schon Fleisch ist, ohne aufzuhören, Werkzeug zu sein, also Fleisch, um Fleisch entstehen zu lassen; wo zum Beispiel die Oberschenkel sich bereits in obszöner und blühender Passivität darbieten und doch noch Werkzeuge sind, die man handhabt, die man auseinanderspreizt und beugt, um die Hinterbacken mehr hervortreten und sie dadurch zu Fleisch werden zu lassen»[120]. Wenige unter den gegenwärtigen Manieristen haben die obszöne Verfügbarkeit des Leibes, den Ausschnitts- und Werkzeugcharakter des passiven Fleisches für den Sadisten Sartrescher Einsicht so prägnant getroffen wie Paul Wunderlich in dieser Zeichnung *(Abb. 13)*.

In der Fundierung der Anmut auf den ganzen tätigen Leib und auf sein letztlich metaphysisches Werkzeug, das – wie Sartre in Anlehnung an Bergson sagt – «die Freiheit offenbart»[121], verrät sich das physische Schönheitsideal des Bürgertums. Dasjenige des fürstlichen Absolutismus ist dem diametral entgegengesetzt. Daß der anmutige Leib von der Spon-

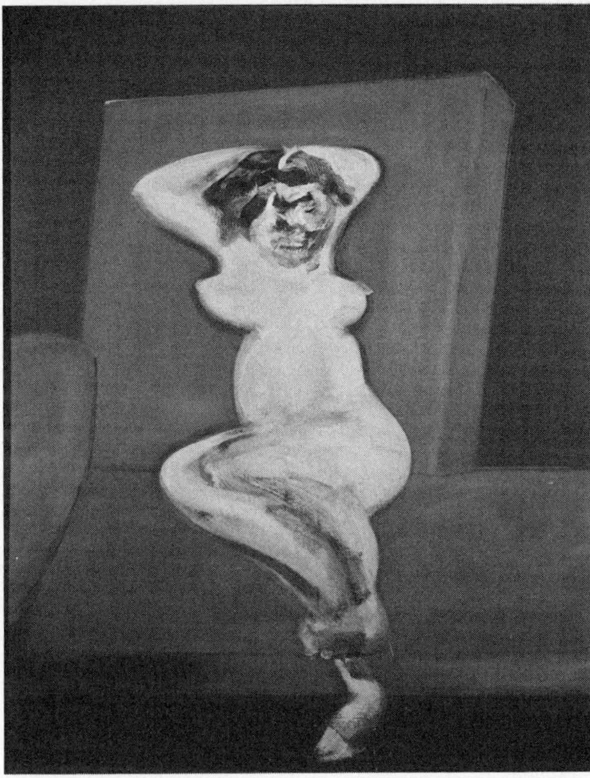

Abb. 12. Francis Bacon: Nude. Öl auf Lwd., 1960 (Marlborough Gallery)

taneität und dem zweckmäßigen Tun aller seiner Glieder durchherrscht sein müsse, bedeutet nach Eduard Fuchs den Sieg der «Zweckschönheit» gegenüber einem parasitären fleischlichen Ideal, das den Körper – wie im Rokoko – als Lustobjekt begreift und die Funktionen seiner Gliedmaßen vom rezeptiven Sinnengenuß her bestimmt.[122] Demnach «galt im Zeitalter des fürstlichen Absolutismus der zum Nichtstun förmlich prädestinierte Mensch als schön. Alles, was in der äußeren Physiognomie des Menschen an systematische Arbeit gemahnte und dafür geeignet erschien, galt dagegen als unschön. Dieses Parasitenideal, der ideologische Nichtstuer als Kanon der menschlichen Schönheit, bildete sich am präzisesten und raffiniertesten im Zeitalter Ludwig XV. heraus.»[123]

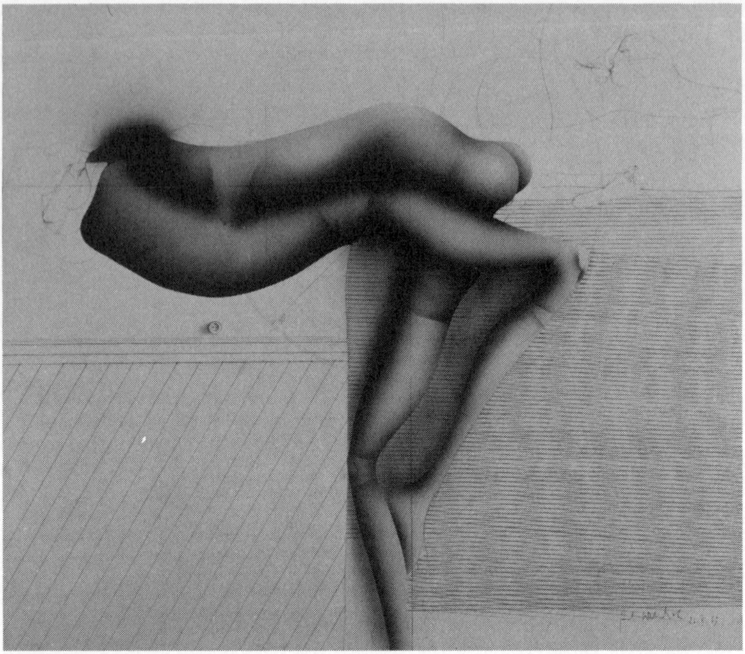

Abb. 13. Paul Wunderlich: Im rechten Winkel (Ausschnitt). Gouache, 1969

Das bürgerliche Zeitalter baute dieses Ideal allmählich ab; «in demselben Maße... in dem der durch die Fabrikindustrie beschleunigte Kapitalisierungsprozeß die Gesellschaft innerlich umformte und damit die bürgerlichen Ideen in gleicher Weise Eingang fanden, wandelte sich das typische Rokokoideal»[124]. Der Leistungsaspekt der kapitalistischen Produktionsweise setzte sich durch; Arbeit stellte jetzt einen allgemein menschlichen Wert dar. Die neu entstehende Sexualmoral spiegelte diese Veränderung wider. Tendenziell wurden «Potenz und Lust... zum Menschlichkeitszweck erweitert»[125], auch wenn diese Entwicklung, wie Fuchs weiß, keineswegs kontinuierlich verlaufen, sondern von feudalen Regressionsphänomenen unterbrochen und abgelenkt worden ist.

Fuchs kann auf Grund eines ausführlichen Bildmaterials aus der Kunst- und Kulturgeschichte einige Hauptzüge des bürgerlichen Körperideals belegen, den «klaren energischen Blick, aufrechte und straffe Haltung, einen selbstbewußten Klang in der Stimme, Hände, die nicht nur zum Zugreifen, sondern auch zum Festhalten des einmal Ergriffenen geeignet sind, Beine zum energischen Ausschreiten und zum sicheren Stehen in einer einmal erzwungenen Position»[126]. Es sind Eigenschaften darunter, die noch Sartre in seiner Phänomenologie der körperlichen Anmut aufführt.

Unschwer läßt sich in der Tradition der philosophischen Theorien zum Obszönen von Bayle über Rosenkranz bis zu Sartre die bürgerliche Stilisierung der Zweckschönheit wiedererkennen. Entsprechend erscheint in den parallelen Ästhetiken alles Unzweckmäßige und Dysfunktionale am nackten menschlichen Körper als häßlich, in den Moralen als unsittlich, unzüchtig, schamlos, in den medizinischen Anthropologien als unhygienisch und womöglich pathologisch. Ein übermäßiger Hintern, den die Beine kaum noch tragen können, fällt daher aus ästhetischen, ethischen und gesundheitlichen Gründen dem Verdikt des Obszönen zum Opfer. Fetischistische Sonderinteressen, die sich dem Verdikt widersetzen, fallen auf und können mit ihrer Indizierung rechnen. Die isolierte, aus dem anmutigen Bewegungsspiel des Körpers herausgebrochene Teilansicht des Hintern – Sartres, aber auch schon Diderots Demonstrationsobjekt für Obszönes[127] – gilt von jeher den bürgerlichen Psychopathologien als sexueller Fetischismus im medizinischen Sinne. Sie haben an der Entstehung einer normativen Sexualästhetik des Bürgertums entscheidenden Anteil, indem sie die Ausnahmen zu ihrem Forschungsgegenstand machen und den Phänotyp dieser Ausnahmen in ihre Phänomenologien abnormen Verhaltens einbeziehen. Die bürgerliche Abwertung der fetischistischen Teilperspektive begleitet die Ablösung des parasitären, asozialen Sexualideals, nach dem – wie im Rokoko – der bis zur Untätigkeit träge, passive und darin luxuriöse Lustkörper für schön galt, durch ein Leitbild, das den sexuell schönen und anmutigen Leib in Funktion auf seine Tätigkeit, nämlich als Arbeitskraft begreift. Von dieser Norm her bestimmt sich der Kanon der bürgerlichen Indizierung für sexuell entfremdetes Verhalten und für ein pornographisch verselbständigtes Interesse an einzelnen Körperteilen wie dem Hintern.

Sartre bleibt mit seiner Konzeption von anmutiger Schönheit dieser Norm verpflichtet. Die obszöne Begierde nach der «überzähligen» Fleischlichkeit des Körpers, nach dem «anmutlosen Leib» charakterisiert nach ihm den sadistischen Typ. Dieser repräsentiert im bürgerlichen Interpretationsrahmen den *décadent*, einen Nachzügler des feudalabsolutistischen Erotismus, wodurch er sich in einem antibürgerlichen Interpretationszusammenhang zur Gegenfigur des Bestehenden qualifiziert. Die regressiven Qualitäten der parasitären asozialen Erotik, zeitweise aufflackernd in der ‹ästhetischen Opposition› des *Fin de siècle*[128], kommen wieder in der antibürgerlichen Jugendbewegung unserer fünfziger und sechziger Jahre zum Tragen. Auf ihren gewöhnlichen Postern prunkt die wiederentdeckte parasitäre Pornokratie Aubrey Beardsleys. Deren freilich für die jugendlichen Massen nur noch perverser Schick geht bruchlos über in die favorisierten Dessins von Hans Bellmer und Tomi Ungerer. Über die politische Tragfähigkeit dieser perversen Nichtkonformität, welche die ästhetische Opposition der Jugend anstrebt, wird noch kritisch zu verhandeln sein.[129]

Anthropologen und Literaturwissenschaftler sprechen heute übereinstimmend vom «Distanzverlust» der pornographischen Darstellung. Damit ist gemeint, daß die pornographische Darstellung «in der unbedingten Hinwendung zum solus ipse» verbleibt[130], ohne Distanzierung, wie sie Humor, Ironie, Sarkasmus oder Witz im Schwank, in der Komödie, Satire und Karikatur doch leisten, am eigenen sexuellen Reizerleben fixiert ist[131], daß der «pornographische Inhalt ausschließlich um seiner selbst willen, d. h. unreflektiert dargestellt wird»[132], «körperlich-sexuelle Vorgänge... ohne Differenzierung, Stufungen, Kontrastsetzungen verschiedenartigster Bewußtseins- und Gefühlsinhalte der Partner» gegeben sind.[133] Das Bewußtsein der Partner in der Sicht der Pornographie «ist gleichsam geköpft, wie ein Automat auf rein körperliche Vorgänge gerichtet»[134].

Wie immer eine weitere Differenzierung in Einzelkriterien aussehen mag, ihr Fleiß bleibt stets rückführbar auf den Grundgedanken, daß ein pornographischer Inhalt nicht schon durch seine einfache Präsenz legitimiert ist, sondern der distanzierenden und sinnstiftenden Entfaltung in einem integralen ästhetischen Zusammenhang bedarf, um künstlerisch bedeutsam sein zu können. Wie uneingeschränkt diese Auffassung dem idealistischen Totalitätsbegriff verpflichtet ist, darin vermag zum Beispiel Wilhelm Emrich, der an der Erarbeitung literarästhetischer Kriterien des Pornographischen großen Anteil hat, die Gefahr einer Dogmatisierung historischer Maßstäbe zu zeitlos ästhetischen nicht zu sehen. Wo er das gestörte Verhältnis von Sinnlichkeit und Reflexion in der Pornographie moniert, bekennt er sich freimütig und uneingeschränkt zur Begründung des allein authentischen ästhetischen Werturteils auf die Freiheitsethik Kants.[135] Als wichtigstes Verdikt aus diesem Bekenntnis folgt, es sei unmöglich, «zu erklären, ein bestimmtes literarisches Werk sei zwar künstlerisch wertvoll, aber moralisch verwerflich oder gefährlich für die Jugend. Wenn es ein Kunstwerk ist, muß es auch in ethischer Hinsicht als gut bezeichnet werden.»[136] Ein zugleich gesellschaftlicher, eventuell ‹amoralischer› Ursprung der Moral, der mit dem Sittengesetz disharmoniert, wie es zum Beispiel Henri Bergson und Teilhard de Chardin in ihrer dualistischen Ethik und neuerlich auch die «pluralistische Ethik» Arnold Gehlens[137] postulieren, kommt für Emrich nicht in Betracht. Ob aber die weltanschauliche Motivation durch ethische Wertvorstellungen zur Klärung der Grenzen von moralisch gefährlicher Pornographie und moralisch ungefährlicher Erotik in der Kunst überhaupt ausreicht, eines Problems also, das mehr unter gesellschaftlichem und sozialpolitischem Zwang als unter ethisch-philosophischen Kontroversen entstanden ist, also viel eher einer «empirischen Lehre von den Sozialregulationen»[138] angehört als ausgedacht werden kann, muß bezweifelt werden. Emrich moralisiert vom Standpunkt der idealistischen Freiheitsgewißheit auch dort, wo er es mit der obszönen Kunst gut meint und im Falle von Henry Miller und John Cleland[139] erfolgreich für Freispruch plädiert hat. Sein sittlicher Rigorismus, sein ehrenwertes Engagement für das Erotische in der Kunst disqualifiziert sich außerdem als Restauration auf dem Hintergrund einer Avantgarde, die den entgegengesetzten Weg über die Idealismuskritik, eine negative Ethik der Entethisierung, ein neues religiöses Heidentum, eine Kunst der Kunstlosigkeit und Antikunst eingeschlagen hat und die Emanzipation alles Häßlichen und Unästhetischen aus der Bevormundung durch vermeintlich «unausschöpfbare ästhetische Schönheitsnormen»[140] vorantreibt.

6 Exkurs in die Moralphilosophie. Die Aporie der amoralischen Rebellion

Sich für ein festes philosophisches Bündnis von Ethik und Ästhetik auszusprechen ist eine Sache, die über Pornographie und ihre Regression faktisch und letztlich nichts aussagt. Deren Barbarisierung und Amoral könnten sich als scharfe Waffen einer neuen Ethik herausstellen, für vielleicht wirksamer als die ethische Transzendenz der obszönen Kunst. Wo die Sublimierungsleistung der *obszönen Kunst* mit großer Wahrscheinlichkeit die von Gehlen bemerkten «Durchschnittszustände» der Sozialregulationen begleitet, also mit Vorrang dann gelingt, wenn die «voneinander funktionell unabhängigen, instinktartigen Triebfedern des sozialen Verhaltens» sich im Gleichgewicht halten und in halb ausgetragenen Konflikten, in Kompromissen von Rücksichten und Rücksichtslosigkeiten und anderen Mischformen friedlicher und latent explosiver Zustände [141] ein alltägliches Kraftfeld bilden, signalisiert das Vorherrschen von *kunstloser Pornographie* und *Obszönität*, ihre amoralische Hypertrophierung zur Porno*kratie*, die eingetretene «extreme Situation», in der «die latenten Widersprüche innerhalb dieser Impulse auseinandertreten und sich zu unversöhnlichen Gegensätzen entwickeln. Solche Situationen können in Gesellschaften eintreten, deren inneres Gleichgewicht verzerrt ist, sie können in ‹Spannungen›, Revolutionen und Kriegen bestehen, sie scheinen auch bei kulturellen Überspezialisierungen vorzukommen, etwa in der Mentalität von imperialistischen oder, umgekehrt, von Handelsvölkern, und schließlich sogar sich einfach bei kritisch gewordener Reflexionshöhe größerer Teile der Bevölkerung einzustellen. Dann wird es jedesmal ernst, denn die Radikalisierung jeder Ethosform setzt Aggression frei.» [142]

Nun ist die Hypertrophierung zur Pornokratie, ein Teilaspekt der heutigen extremen Situation, für Arnold Gehlen ersichtlich kein Thema, aber aus ihrem Komplement, der von Gehlen ausführlich bedachten «Moralhypertrophie» in spätkapitalistischer Zeit, jener «endlosen Erweiterung des Humanitarismus und Eudaimonismus» [143] und vor allem des Feminismus, den bereits Pierre-Joseph Proudhon so geistreich als Verfallsphänomen zu beklagen wußte [144], geht hervor, daß die Zunahme des Obszönen und Pornographischen mit dem «abstrakten Humanitarismus» als «selbstverständlicher Leitmoral» der Bundesrepublik dieser Tage[145] bestens vereinbar ist. Denn was ist dies für ein Humanitarismus? Er zeigt alle Merkmale einer massen-eudaimonistischen Gesinnungsmoral, eines Ethos, dem «die entgegenhaltenden, eigentlich politischen Staatstugenden» fehlen, «weil der Staat ruiniert oder selbst zum Wohlstandsapparat geworden ist»[146], und das als «erweitertes Ethos der Großfamilie» zu verstehen[147] Gehlen allen Grund findet.

«Der Pazifismus, der Hang zur Sicherheit und zum Komfort, das unmittelbare Interesse am mitfühlbaren menschlichen Detail, die Staatswurstigkeit, die Bereitschaft zur Hinnahme und acceptance der Dinge und Menschen wie es so kommt – das sind doch Qualitäten, die ihren ursprünglichen und legitimen Ort im Schoß der Familie haben, und in denen folglich der Feminismus seine starke Farbe dazutut, denn die Frau trägt instinktiv in alle Wertungen die Interessen der Kinder hinein, die Sorge für Nestwärme, für verringertes Risiko und Wohlstand.»[148]

Alles Schreckliche und Unmenschliche wird letztlich doch wieder verstehbar und entschuldbar, sogleich vergeßbar. Die Unglaubwürdigkeit der Zensur seitens eines kompromittierten Staatsethos begünstigt die grenzenlose *acceptance* des schlechten Vorhandenen noch bis unter die Ladentische, die Verstecke der pornographischen und obszönen Vergnügen. Die nachgiebige Einstellung des eudaimonistischen Humanitärethos auf nun einmal Vorhandenes als zum Daseinsglück der Menschen gehörig, die Bereitschaft, häuslich zu werden im unmenschlichen Status quo, machen die Offenheit, die Positivität und Vorurteilslosigkeit dieser Haltung suspekt. Was auf den ersten Blick nach mehr Einfühlung und Toleranz gegenüber Grenzphänomenen wie der sich eskalierenden Asozialität und dem Pornographieproblem aussehen könnte, Stärke und emanzipiertes Denken gegenüber den ethisch Schwächeren und Unsicheren zu verraten scheint, ist in Wirklichkeit die Schwäche der Anpassung, verrät bequeme Neutralität, Desinteressiertheit an dem, was im großen und ganzen, nämlich in staatlichen Dimensionen und außerhalb des Familienschoßes, sich ausbreitet. Es ist Anspruchslosigkeit, geistige Inkompetenz gegenüber einem denkbaren größeren allgemeinen Glück, was die femininen Tugenden des herrschenden Humanitärethos auszumachen scheint. Die *acceptance* des schlechten Vorhandenen entwickelt kein kritisches Organ zum Überangebot auch in Pornographie und Obszönitäten, sondern läßt sie ungeprüft durchgehen, wie immer ihre Reize aussehen und welchem Glück sie vorgeben zu dienen. «Mit Konsequenz wird von daher liquidiert, was an Institutionsethos, Geschlechtsmoral oder reservierter Gegenseitigkeit von früher überkommen ist, die Generalformel heißt hier ‹Vorurteil› – ein Begriff, der zuerst im dekadenten Venedig des 18. Jahrhunderts aufkam, als Carlo Gozzi sagte: ‹Die Moral verstummt vor dem magischen Wort *pregiudizio*.›»[149]

Gehlen rechnet dieses Wort zu jenen modernen Beutebegriffen wie Diskussion, Demokratisierung oder autoritär, «die sofort jeden Sachwiderspruch zum Schweigen bringen»[150] und die der «Transformation ins Moralisieren als Erkenntnisersatz» nützlich sind.[151] Er hat zumindest richtig gesehen, daß die Aufgeschlossenheit zum schlechten Vorhandenen, das nur liberale Getue um den Abbau der Tabus, das Lippenbekenntnis zum Fortschritt, gleichermaßen ohne Vorurteil wie ohne Urteil sind, und daß uns ein Urteil zum Beispiel zur Weltmacht Pornographie zusteht, um das wir uns witzelnd und moralisierend – statt zu argumentieren – herumdrücken. Die Fortschrittlichen verdammen Zensur und Verbot der Pornographieexpansion, verlachen die Vorurteile zum Pornographiekonsum erwachsener Menschen und haben doch kein Urteil hinter sich, das der Pornographie mehr als weltanschaulich sich versichert hätte – keines, das sich in der Materie auskennt, die sexuelle Not des Pornographen und das Profitstreben der Pornoindustrie gleichermaßen im Auge behaltend.

Die Glückserfahrung des Pornographen ist keine, wenn er in der Urteilslosigkeit zum Glück aller verharrt, wenn er gleichgültig bleibt im Verhältnis zur Wahrheit. Und wo er sich im Ernst in dieses Verhältnis stellte und durch ein allgemeines Gesetz vertreten ließe, hinter dem nicht mehr die partikularen Interessen und Ziele gesellschaftlicher Gruppen und Industrien stehen, sondern eine gemeinsame vernünftige Entscheidung freier Individuen, dort hätte die Bezeichnung pornographisch für Glück allen Sinn, zumeist jeden negativen verloren; Glück und Lust wären zutiefst Freiheit geworden, nicht mehr das beschränkte Lusthaben des Pornographen aus Not.

Auf die Frage, ob er wohl von der Pornographie eine für die Aufklärung mobilisierende oder sie evozierende Nebenkraft erwarte, würde daher Gehlen sicherlich mit einem strengen patriarchalen ‹Niemals› antworten. Darin stimmt er im Resultat mit der Gegenseite überein, zum Beispiel der Skepsis Herbert Marcuses, der aus freilich anderen Gründen als der Konservative den Attacken der Sexualanarchisten und Politpornographen die Gefolgschaft verweigert. Sie sind für ihn allenfalls wirtschaftlich Unabhängige, die Sonderinteressen vertreten.

«Isoliert von dem geschichtlichen Ringen um eine bessere Organisation der Lebensverhältnisse, in dem sich das Individuum in konkrete gesellschaftliche Gruppierungen und Aufgaben hineinzustellen hat und so seine Amoralität aufgibt, kann das amoralische Denken und Tun sich zwar – falls sein Subjekt wirtschaftlich unabhängig genug ist – weitgehend der Moral entziehen. Aber das herrschende gesellschaftliche Gesetz behält sowohl in den Bedürfnissen wie in den Gegenständen ihrer Befriedigung seine Macht über das amoralische Individuum. Unter diesem Gesetz sind sie entstanden, und erst seine Veränderung könnte die Moral überwinden. Eben vor dieser entscheidenden Sphäre macht jedoch die amoralische Rebellion halt. *Innerhalb* der gegebenen Ordnung will sie sich ihr entziehen. Ihren Widersprüchen nur ausweichend, bleibt sie wirklich jenseits von Gut und Böse.»[152] Eine politisch aufklärende und nicht pseudorevolutionäre Funktion der Amoralität wäre demnach nur gefährlich diesseits von Gut und Böse möglich, nämlich «innerhalb einer geschichtlichen Praxis, die über die schon erreichte Gestalt dieses Prozesses wirklich hinausführt und für eine neue wahre Allgemeinheit gegen die bestehende kämpft. Erst dann vertritt sie mehr als ein bloß besonderes Interesse.»[153] Dies impliziert eine Kritik an der hedonistischen Individualpornographie, wo sie sich als revolutionäres Anderssein aufspielt und gibt den weiteren Hinweis auf die Möglichkeit bewußter Anwendung und ‹Umfunktionierung› von Pornographie im Klassenkampf, wofür die Beispiele aus der Geschichte der kämpfenden Arbeiterbewegung allerdings spärlich sind.[154]

Nimmt man die Abgrenzung der antibürgerlichen zur proletarischen Kunst nicht dogmatisch, dann gehören Picassos Guernica oder Uwe Lausens obszöne Nazi-Persiflage *(Abb. 14)*, Arroyo *(Abb. 15)*, Erró, die Berliner Kritischen Realisten Diehl, Petrick *(Abb. 16)* und Sorge dazu. Ist die thematische Einbeziehung des Politischen ins Ästhetische, in die Kunst, ein bekanntes traditionelles Phänomen, so registriert Herbert Marcuse bei den nonkonformistischen Jugendlichen der sechziger Jahre umgekehrt den «Einbruch des Ästhetischen ins Politische... Rebellion gegen die Gesellschaft des Überfluß-Kapitalismus»[155]. Man gebraucht das pornographische und obszöne Phantasiepotential des Establishments in genauer Umkehrung seines konventionellen konsumierten Sinnes: «Nicht das Bild einer nackten Frau, die ihre Schamhaare entblößt, ist obszön, sondern das eines Generals in vollem Wichs, der seine in einem Aggressionskrieg verdienten Orden zur Schau stellt; obszön ist nicht das Ritual der Hippies, sondern die Beteuerung eines hohen kirchlichen Würdenträgers, daß der Krieg um des Friedens willen nötig sei. Linguistische Therapie – das heißt: die Anstrengung, Wörter (und damit Begriffe) von der nahezu totalen Entstellung ihres Sinnes zu befreien – erheischt die Überführung moralistischer Maßstäbe (und ihrer Inkraftsetzung) vom Establishment zur Revolte gegen es.»[156]

Dieser als Umfunktionierung oder Entsublimierung jetzt häufig vorkommenden linguistischen Therapie konzediert Marcuse allerdings nur im «politischen Kontext der Großen Weigerung» eine entideologisierende Kraft. An der schon in der Weimarer Republik geübten Erweiterung dieser Therapie auf den visuellen Kommunikationsbereich haben sich auch Jean Jacques Lebel *(Abb. 155, 156)*, Wolf Vostell[157], Paul Thek mit Edwin Klein *(Abb. 17)*, Ulf Miehe[158] und Klaus Staeck beteiligt. Der letztere hat als kritischen Beitrag zur Diskussion um die gesetzliche Freigabe der Pornographie einen Bildband zusammengestellt, der «fast ausschließlich aus Hunderten von Zeitungen ausgeschnittene und selbst

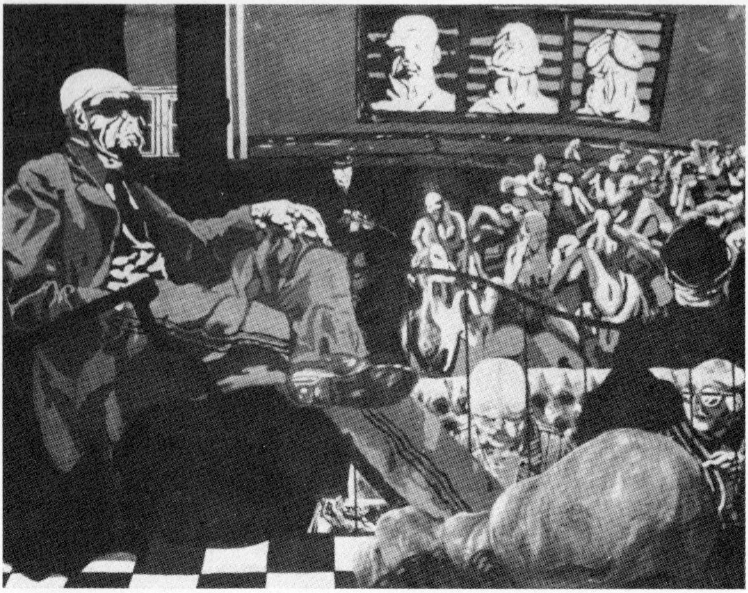

Abb. 14. Uwe Lausen: Besuch bei Blaubart. Caparol auf Lwd., 1966

angefertigte Terror- und Gewaltdarstellungen in den verschiedensten Formen» enthält.[159] Dieser Bildband trägt als bewußte Irreführung der Erwartungshaltung beim Konsumenten den Titel Pornographie. Im Sinne der Marcuseschen «methodischen Umstülpung» dieses Titels «beschäftigt er sich in Wahrheit nicht mit dem, was man traditionell mit den Begriffen ‹Pornographie› und ‹Obszönität› in Zusammenhang bringt»[160].

Der Pornograph, der das rudimentäre Glück innerhalb der vorhandenen Ordnung festnageln möchte, um zu leben, wird zum Konservator dieser Ordnung. Sein Glücksverlangen und sexueller Appetit sind legitim; er durchschaut nur nicht, durch wen sein Anspruch und wofür er ausgenutzt wird, inwiefern es gar nicht mehr seine Bedürfnisse sind, die er sich gegen alle Widerstände erfüllt. Er begehrt mit Recht und bleibt zugleich blind für die Konsequenz, wenn er auf seinem Recht, dem Recht auf Pornographie, beharrt. Seine Lage, die auf Befriedigung zielt, scheint von daher aussichtslos zerrissen. Er ist nur scheinbar glücklich. Durchschaut er dies ausnahmsweise, ist er deswegen doch nicht glücklicher.

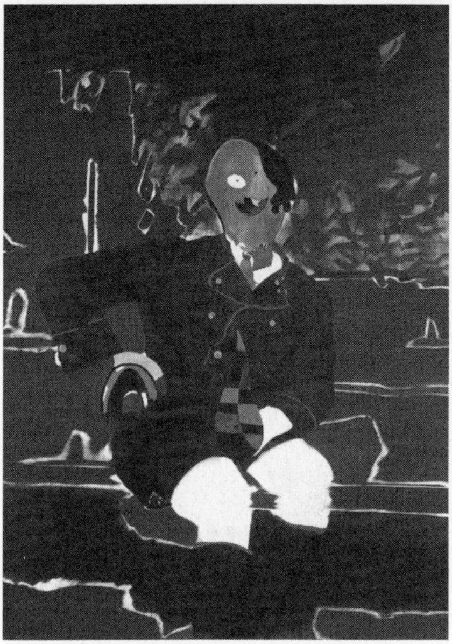

Abb. 15. Eduardo Arroyo: Der Maler von München. Öl auf Lwd., 1967

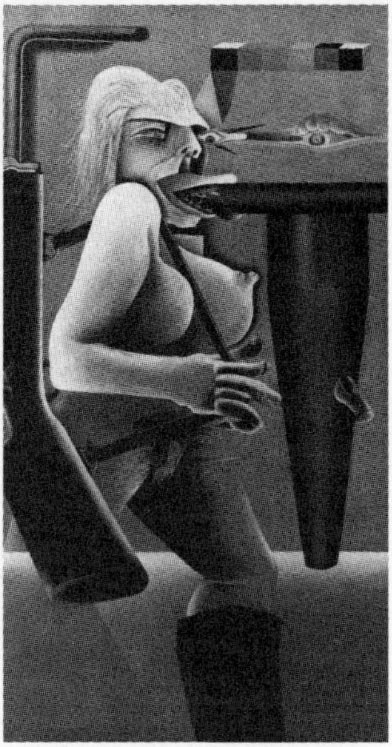

Abb. 16. Wolfgang Petrick: Revolutionärin (Bürgerliche Version). Acryl auf Lwd., 1968/69

Zwischen prinzipiellen Anspruch und empirische Erfüllung des Glücks stellt sich trennend und fälschend das herrschende gesellschaftliche Gesetz und macht es schwer, falsche von wahren Bedürfnissen im Pornographiephänomen zu unterscheiden. Es ist eine Verklammerung des richtigen eudaimonistischen Prinzips, nach Glück zu streben, und der tatsächlichen Verbannung des Glücks in die falsche Realität, die es befleckt und – wie Marcuse an Hand von Hegels Eudaimonismuskritik nachweisen kann[161] – kompromittiert vor der geschichtlichen Vernunft.

Pornographie, die sich dieses Zusammenhangs selbstkritisch bemächtigte, müßte eigentlich, «weil alles Glück am Bestehenden und in ihm Ersatz und falsch ist»[162], dem Glück absagen, um ihm einzig dadurch – was Adorno dem hedonistischen Kunstwerk abverlangt[163] – die Treue zu halten. So würde Pornographie zum Anwalt für die erst zu erkämpfende Allgemeinheit und Objektivität des Glücks, der sie ja gerade als die unmittelbare Befriedigung der beschränkten Bedürfnisse des Pornographen hier und jetzt nicht ist. Sie vertritt die glückfeindlichen Interessen der

Wirtschaft durch die pervertierten Lustgefühle der Pornographen hindurch. «Für das Glück bleibt nur noch die Sphäre der Konsumtion übrig.»[164] Genauso sieht es Adorno. «Aber das Bewußtsein der Menschen, vollends der Massen, die durch Bildungsprivileg in der antagonistischen Gesellschaft vom Bewußtsein solcher Dialektik abgeschnitten sind, hält am Glücksversprechen fest, mit Recht, doch in seiner unmittelbaren, stofflichen Gestalt. Daran knüpft die Kulturindustrie an. Sie plant das Glücksbedürfnis und exploitiert es. Kulturindustrie hat ihr Wahrheitsmoment daran, daß sie einem substantiellen, aus der gesellschaftlich fortschreitenden Versagung hervorgehenden Bedürfnis genügt; aber durch ihre Art der Gewährung wird sie zum absolut Unwahren.»[165]

Das prinzipiell richtige Bedürfnis und die falsche Art seiner Gewährung, das Glücksversprechen und die Art, wie es abgefertigt wird, sind in der Pornographie legiert. Man sieht es ihr freilich nicht einfach von außen an, um sie sogleich nach echten und unechten Bestandteilen aussortieren zu können. Deren *theoretische* Differenz *sinnlich* hervortreten zu lassen, eine Erkenntnisleistung der erotischen Kunst gegenüber dem Erkenntnisdefizit der Pornographie, wäre die Aufgabe der Pornographieinterpretation, wenn sie mehr als simple Beschreibung und Klassifizierung von Reizvorlagen sein, der Sackgasse immanenter Differenzierung des ohne Einschränkung falschen Vorhandenen entrinnen will. Es kann nicht ausschließlich darum gehen, das pornographische Material nach ‹harten› und ‹weichen› Sachen, nach perversen und nicht-perversen, die Jugend gefährdenden und der Jugend zuträglichen Qualitäten durchzumustern, weil sie in der Tat sich mehr oder weniger schlecht mit bürgerlichen Tugenden assoziieren lassen, wozu zum Beispiel Alexander Mitscherlich sich hinreißen ließ, als er – extrem liberal gegenüber der Mehrzahl seiner konservativen Kontrahenten –, außer für Grausamkeiten, ‹nur› für die pädophile und sodomitische Pornographie die Strafverfolgung ihrer Hersteller und Verbreiter guthieß.[166] Es käme vielmehr darauf an, aus diesen und ähnlich pragmatischen Fragestellungen, die am Vorhandenen kleben, herauszukommen auf eine Ebene, die – von der Majorität abwertend die philosophische oder utopistische genannt – die faktischen, unmittelbaren Bedürfnisse der Individuen nicht als letzte Gegebenheit akzeptiert, sondern sie mit der Realisierbarkeit einer grundsätzlich anderen, glücklicheren Verfassung vertauscht denkt. Akademische Sexualaufklärung und Sexualpädagogik sollen sich nicht blind darauf spezialisieren lassen, echte Bedürfnisse gegen falsche Befriedigung empirisch auszuspielen, als stünden sie im gleichen Wettbewerb wie die konkurrierenden Pornomacher, sondern sie sollen die vorhandenen Bedürfnisse in ihrer Gesamtheit und im Prinzip zu hinterfragen lernen. Dies wäre eine nicht nur ihr Fach sprengende, systemtranszendente Denkperspektive, die zu der entscheidenden, jedem Spezialistenfleiß sinngebenden Grundfrage

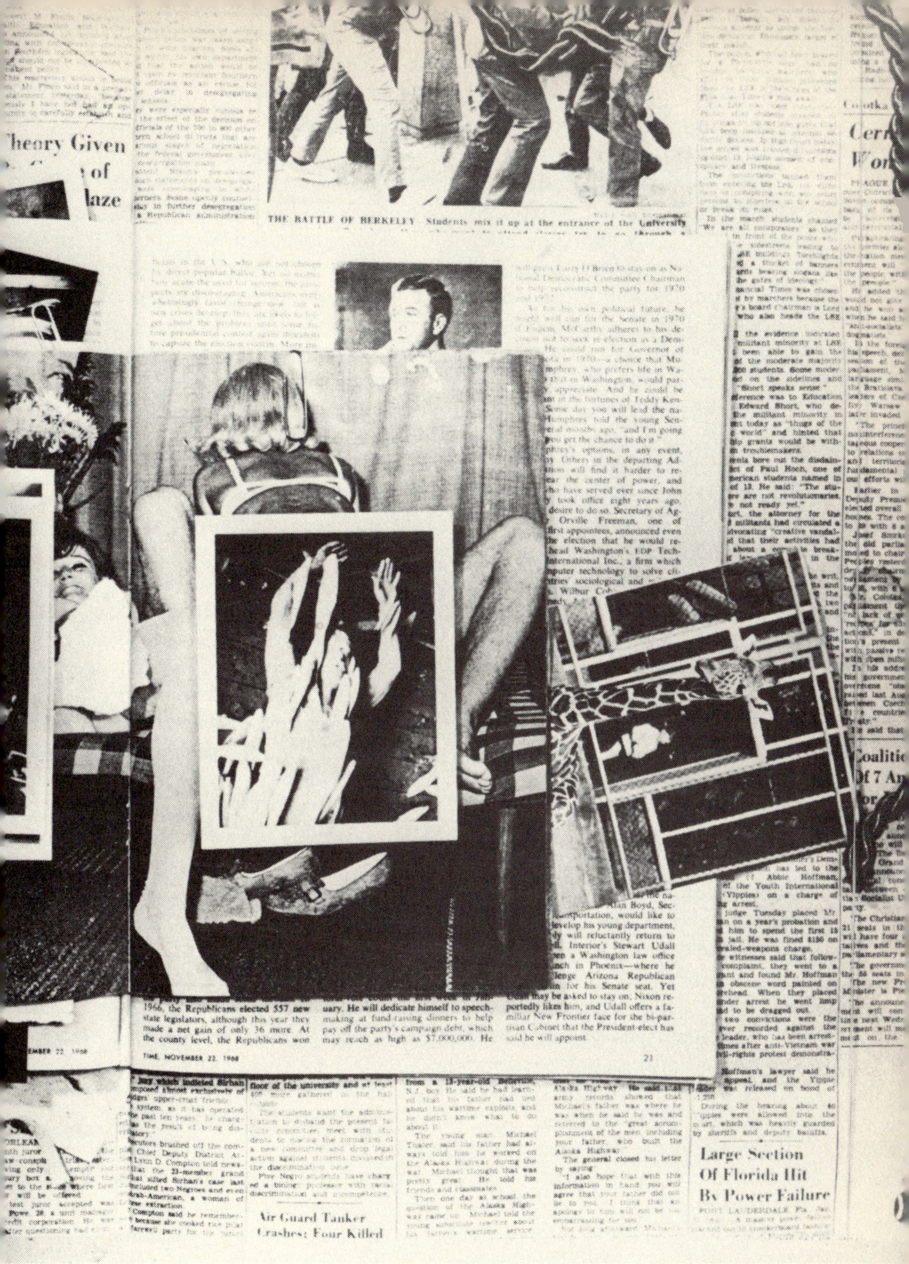

Abb. 17. Paul Thek und Edwin Klein: Dokumentarische Montage, 1969

hinführt, wofür sexuell aufgeklärt und erzogen, und nicht zuletzt, wozu Pornographie analysiert wird. «*Sofern die Unfreiheit schon in den Bedürfnissen steckt und nicht erst in ihrer Befriedigung*, sind sie zunächst zu befreien. Das ist kein Akt der Erziehung, der moralischen Erneuerung des Menschen, sondern ein ökonomischer und politischer Vorgang. Die Verfügung der Allgemeinheit über die Produktionsmittel, die Umstellung des Produktionsprozesses auf die Bedürfnisse der Gesamtheit, die Verkürzung des Arbeitstages, die aktive Teilnahme der Individuen an der Verwaltung des Ganzen gehören zu seinen Inhalten. Mit der Erschließung aller vorhandenen subjektiven und objektiven Möglichkeiten der Entfaltung werden die Bedürfnisse selbst sich wandeln: jene, welche in dem gesellschaftlichen Zwang der Verdrängung, in der Ungerechtigkeit, dem Schmutz und dem Elend gründen, müßten verschwinden.»[167] Wenn es daher die Aufgabe der Philosophie ist, der Praxis nicht immer hinterher, sondern ihr prophylaktisch vorauszudenken, kann sie nicht so überholt sein, wie ihre Wahrheiten nach dem Stand der positiven Wissenschaften erscheinen.

Als Möglichkeit der unmittelbaren Befriedigung und Entspannung, die Pornographie bestenfalls bereitet, ist sie falsch – wahrhaft paradox ein Surrogat, das glücklich macht; im Röntgenblick der philosophischen Befragung aber wird ihre stoffliche Oberfläche transparent auf ein anderes, dem herrschenden gesellschaftlichen Gesetz sich Entwindendes. Die Befriedigung der unfreien Bedürfnisse zerfällt in ihre wirkliche und eine mögliche andere Form. Das Surrogathafte, Verkümmerte und Redundante der Pornographie zeigt mit auf, was sich nicht verwirklicht hat, was mißlingt – den Abfall von und den Keim für etwas. Das pornographische Produkt ist die negative, gleichwohl beredte Folie, von der die Idee des wirklichen allgemeinen Glücks und es selbst in seiner sinnlichen Konkretion entzifferbar zu werden vermöchte. Den reduzierten Phantasien der Groschenpornographie erscheint ein Horizont, der über ihren Tatbestand hinausweist und das Nachdenken über ihre Lüge, das Ärmliche und Destruierte ihres vermeintlichen Glücks in eine Richtung weist, wo die Befreiung der Pornographen wirklich wird. Der Mensch als Gattungswesen ist erst jenseits der bestehenden geschlechtsspezifischen Rollenverteilung als allseitig entfaltete sinnliche Totalität wirklich. Dann wird es die Spezies des Pornographen nicht mehr geben, sondern höchstens Menschen, die unter anderem auch pornographische Interessen haben. Bis dahin bleibt die perverse Pornographie[168], das Treib- und Tollhaus der jetzt und hier mißbrauchten Partialtriebe, negative Repräsentanz der real einzulösenden Utopie.[169] Deswegen wollen und können die strengen marxistischen Kritiker des Hedonismus mit dem Pornographiephänomen nicht so schnell fertig werden. Ihre Ablehnung hat andere Gründe als die moralische Entrüstung über den pornographischen Schund.

7 Entästhetisierung. Kohärenz von Pornographie- und Kunstgenuß. Zensur der unästhetischen Pornographie

Das Pornographiephänomen ist ein so komplexes Gebilde, daß es – wie die Moralen – in seiner biologischen, psychologischen, soziologischen und nicht nur ethischen Dimensionalität gesehen werden muß. Es gehört einmal auf die Seite der *faits sociaux*; darüber hinaus ist es noch ästhetisch – bisweilen verzahnt mit den autonomen Erscheinungsweisen erotischer Kunst. Selbstverständlich gehören auch Zensur- und Verbotshandlungen, die moralisierende Aggression der Antipornographie in einen größeren pluralistischen Bezugsrahmen, der zwischen Trieb und Institution, zwischen Staat und Gesellschaft eine Reihe von Komponenten aufweist. Einfriedung wie Freigabe der Pornographie stehen im Dienst von Sozialregulationen, eingelagert in ein bio-psycho-sozio-ökonomisches Kraftfeld, das es verbietet, die Fronten zwischen Moral und Amoral aus geistesgeschichtlichen Epiphänomenen zu erklären. Es gibt viele Quellen der Antipornographie; aus einer einzigen autonomen ethischen Instanz ist sie unableitbar. So viel konnte aus Gehlens Kritik an der kulturellen Stilisierung einer Ethik aus einem Guß für ein differenzierteres Pornographieverständnis abgezweigt werden. Unzureichend für die sich überdies abzeichnende Entwicklung der Ästhetik zu neuen Gestaltungskonventionen, die durch subjektlose Techniken der Reproduktion, der unendlichen Vervielfältigung, der anonymen Fabrikation und der massenorientierten elektronischen Medien der Industriegesellschaft vermittelt sind, ist die Erklärung durch das tradierte individualistische Schöpfungsprinzip der bürgerlichen Aufklärung, die künstliche Verlängerung seines Geltungsanspruchs auf die Grenzsituation der nicht mehr schönen Künste.

Das Gestaltungsprinzip sowohl der literarischen wie der bildnerischen oder musikalischen Montage, das heutige Experimentierstadium der grenzüberschreitenden Ästhetik, die häufig vom abgeschlossenen Werk fort zur reinen Prozessualität, zu den offenen Formen ästhetischer Interaktion führt, ist nur mit Gewalt unter ein Denkschema zu stellen, das den ästhetisch-ethischen Primat des Ganzen vor dem Teil, der Einheit vor der Mannigfaltigkeit, und die ontologische Differenz von Leben und Kunst unverdrossen gegen ihren tatsächlichen Abbau behauptet. Heute vorfindbar und im Hinblick auf die Entwicklungstendenzen der spätkapitalistischen Konsumgesellschaft absehbar ist eine ‹entästhetisierte› Ästhetik. Sie macht Oppposition zur normativ behaupteten Integration, Ganzheit, Verinnerlichung, Harmonie, Autonomie des ‹großen Kunstwerks›, findet teils in der Skepsis, teils in der Labilität gegenüber dem verpflichtenden identischen Stil, gegenüber der philosophisch geforderten realen Selbständigkeit des ‹ästhetischen Scheins› durch und seit Hegel und jeglicher Illusionierung durchs Ästhetische, ihre destruktive antikünstlerische Pointe.

Was Wolf-Dieter Stempel für die altfranzösischen Versschwänke, die *Fabliaux*, nachweist, daß ihre Obszönitäten «stilistisch auf verschiedenen Ebenen angesiedelt», nämlich romanhaft, als Streitgespräch und Fabel gestaltet sind und eine mehr soziale als singulär-ästhetische Vorerwartung beim Publikum von vornherein einschließen[170], somit als «Reflexgattung» zu bezeichnen wären, wie die Karikatur, die Burleske oder Satire, kann das Nachdenken in eine Richtung führen, welche die Kunstdiskussion vom idealistischen Perspektivismus befreit. Zu ermitteln wäre, inwieweit die moderne Kunst als Gestaltungstendenz nicht gleichfalls der Reflexgattung angehört, sich nicht ebenso auf mehreren stilistischen Ebenen wie dem Literarischen, Theatralischen, Bildnerischen, dem Filmischen, dem Aktionistischen usw. gleichzeitig artikuliert und eine eher kunstlose, außerästhetische Reaktion und Beteiligung durch aktives Publikum anstrebt, die – extrem deutlich in der Gegenästhetik der Subkulturen – der ästhetischen Barbarei der Pornographie in einem entscheidenden Punkt vergleichbar wären.

Die «Kunst der Kunstlosigkeit» (W. Hofmann) formuliert programmatisch seit dem Dadaismus und Lettrismus den Protest gegen die kulturelle Inbesitznahme und Ästhetisierung der Wirklichkeit durch den bürgerlichen Künstler. Die kunstfeindliche Geste dieses Protestes scheint heute noch nicht verbraucht, sondern erst recht zu einem Widerspruchsgeist erwachsen zu sein, der das Unästhetische und Häßliche, den ausgesparten Bereich ästhetischer Grenzphänomene wie das Pathologische und das Perverse als Nichtkonformitäten entdeckt und mit den positiven Vorzeichen von ‹Antikultur› und ‹Gegenmilieu›, also der politästhetischen Anpassungsverweigerung ans vorhandene Soziale versieht. Was für asozial gilt und ästhetisch-ethisch diskriminiert ist, erscheint jetzt auf der Seite einer antipodischen Strategie der Entästhetisierung oder Politisierung des Ästhetischen in einem neuen Licht. Auch die Pornographie oder gerade sie. Moralisch und ästhetisch nach wie vor ein Streitobjekt für liberale und konservative Kulturpolitik, wird sie zur politischen Waffe in der Hand derer, die das tradierte Bündnis von bürgerlicher Moral, idealistischer Ethik und Ästhetik für die zu verändernde gesellschaftliche Gegenwart revidieren und den Pornographiebegriff mit neuem emanzipatorischem Sinn versehen wollen. Die Dysfunktionalisierung der Konsumpornographie durch ihre obszöne Montage mit den politischen Lügen des Establishments spricht dafür. Wer das entstehende Selbstverständnis der Underground-Ästhetik nicht als kleine Minderheitenphilosophie abtun will – die hohen fünfstelligen Auflagenziffern der Underground-Presse sind eine deutliche Sprache –, wird gewahr: das Pornographische wurde hier – extrem im Aktionismus und im Happening wie in der sogenannten Guerilla Art – wichtiger als seine weitere Ästhetisierung oder Sublimierung zu obszöner Kunst. Unter den veränderten Genußgewohnheiten der dirigistischen Konsumgesellschaft machen die Aneignungsweisen des Ästhetischen eine Wandlung durch, die von seiner Verinnerlichung, der distanzierten Adoration und Vergegenständlichung der bürgerlichen Kunstbetrachtung wegführt. An ihre Stelle tritt objektiv die materielle Objektivierung des ästhetischen Gebildes als Ware, subjektiv der leibhaftige Besitz – die vielzitierte ‹neue Sensibilität› der Antikultur gegenüber dieser Entwicklung eingeschlossen.

Der Aspekt des sinnlichen Gebrauchs, partiell im Kunstgenuß immer enthalten, wird im Konsum total und entzieht der bürgerlichen Erfahrung der wesentlichen Differenz von Kunst- und Warengenuß den Boden. Etwas von der sinnlich-materiellen Inbesitznahme der Waren im Konsum strahlt auf das ästhetische Verhalten des Konsumenten gegenüber der Kunst aus und nähert es der sinnlich verdinglichten Erfahrungsweise an, die bisher nur für den Pornographen typisch war. Fetischistische Teilperspektive, die Isolierung und Idolisierung des sinnlichen Details, ein fehlender oder vernachlässigter Zusammenhang, zerstreute, auf einzelnes fixierte Aufmerksamkeit charakterisieren – wie gezeigt – ebenso die nicht-integrale Wahrnehmung des Pornographen wie des idealen Konsumenten. Beide tendieren zur Unmittelbarkeit des sinnlichen Genießens, das vorübergeht und immer neu stimuliert werden will. Die Fetischisierung des sinnlichen Momentes jeder Erfahrung und ein distanzloser Verbraucheraspekt nähern, ideal-typisch gesehen, den sich immer ähnlicher werdenden Waren- und Kunstgenuß, bei gleichwohl verschiedenen Inhalten, dem Pornographiegenuß an. Aus Gründen, die nicht der Pornographie anzulasten sind, bildet er die – freilich offiziell nicht zugegebene – kulturelle Norm von Deformation des Konsumenten in der spätkapitalistischen Gesellschaft.

Es kann nicht der Sinn der wissenschaftlichen Pornographieforschung sein, den heutigen sozio-kulturellen Tatbestand sexueller Entfremdung im Namen einer vergangenen retrospektiven Kulturnorm ästhetisch und ethisch zu torpedieren und den epidemisch zunehmenden Pornographiekonsum für eine barbarische Entwicklung verantwortlich und verächtlich zu machen, die er nicht verursacht hat, sondern als deren Resultat er unter anderem anzusehen ist. Die ästhetische und, wie deutlich wurde,

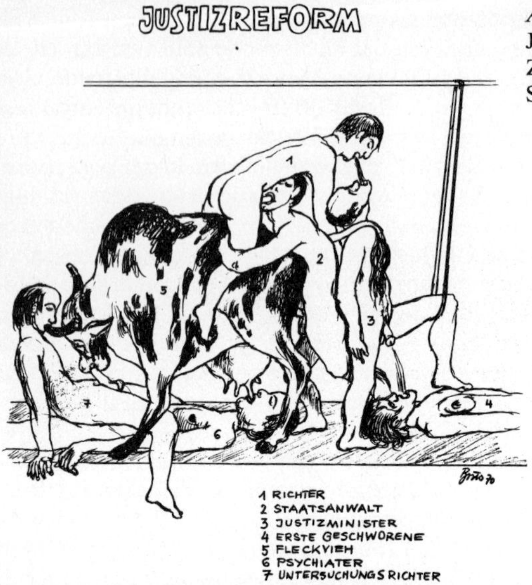

Abb. 18. Günter Brus: Justizreform. Zeichnung aus «Die Schastrommel», 1970

zugleich immer auch ethische Justiz an der unästhetischen Pornographie *(Abb. 18, 19)*, die Position der Moral gegenüber dem Amoralismus, sind kein gangbarer Weg, um der gesellschaftlichen Ursache für Pornographiekonsum kritisch und sexologisch aufgeklärt zu begegnen. Der liberale Ausweis der Pornographie als möglicherweise Kunst tut ein übriges, nicht den Status quo des verschleppten, ungelösten Pornographieproblems abzuändern, sondern zum Unfug weltanschaulicher Kunstdefinitionen und damit der Definition der pornographischen Region als Nichtkunst zu ermuntern.

Eine Vielzahl neuerer Pro-forma-Gutachten, welche die wachsende Flut der Pornographieproduktion und Pornographiedistribution forensisch eindämmen und die immer vager werdenden Grenzen zur erotischen Literatur und Kunst neu fixieren sollen, zeigt in erschreckendem Maße, wie das lustfreundliche Argument für eine obszöne und erotische Kunst in ein Pornographie unterdrückendes Verdikt durch weniger liberale Autoritäten mühelos uminterpretiert werden kann. Es macht nachdenklich, wenn die für die Phase der durchexerzierten Kunstprozesse in den sechziger Jahren verdienstvollen Gutachten zum Beispiel Wilhelm Emrichs später nicht mehr dazu dienen und nicht mehr von Amts wegen zitiert werden, die weitgehend durchgesetzte obszöne Literatur und Kunst zu verteidigen, sondern zur Diffamierung der Nur-Pornographie [171] und derjenigen literarischen Produkte mißbraucht werden, die nicht mehr primär unter Kunstanspruch stehen, sondern zu ihren rein pornographischen Intentionen sich rückhaltlos bekennen.[172] Die sozusagen ehrlich gewordene Pornographie, die nicht als Literatur oder Kunst auftrumpft, wenn sie handfeste sexuelle Stimulation meint, trifft jetzt die ganze Härte einer Entwicklung, die – wie sich herausstellte – die Befreiung der obszönen erotischen Kunst auf Kosten der unterdrückten kunstlosen Pornographie und ihrer abhängigen Massen vorangetrieben hat. Am Ende dieses absehbaren Liberalisierungsprozesses wird die vollkommen frei gewordene erotische Kunst auf der einen und die vollkommen unterdrückte kunstlose Pornographie auf der anderen Seite stehen. Als Konsequenz dieser Entwicklung erscheint das Pornographiephänomen immer weniger als erforschenswerter Gegenstand wie die Kunst und Literatur, die Erscheinungsformen der Auch-Pornographie, sondern nur mehr als ein Fall für die moralpolitische Indizierung und für die Ignoranz des akademischen Establishments gegenüber der Sexualästhetik des Alltagslebens.

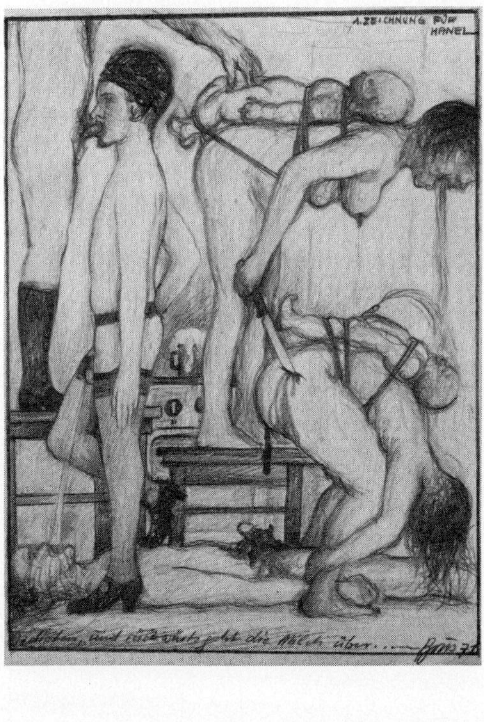

Abb. 19. Günter Brus: Idioten, und rückwärts geht die Milch über... Zeichnung, 1971

8 Pornographie und Aufklärung. Ein strapazierter, aber nicht unmöglicher Zusammenhang

«Es ist zu spät, um das als falsch zu erklären, was das Wesen des Wahren angenommen hat.» Der Aphorismus Paul Valérys weist das moralische Räsonnement als ebenso unsachlich wie in der Praxis ohnmächtig zurück. Es kommt immer zu spät und stets von oben nach unten. Die Pornographie bringt kein neues Übel auf die Welt. Und selbstverständlich geht die Norm fetischistischer und voyeuristischer Wahrnehmung im Konsum nicht ursächlich auf den verderblichen Einfluß von pornographischen Schriften, Bildern und Filmen zurück. Die verkrüppelte oder verwahrloste Sinnlichkeit des Pornographen ist nichts Ursprüngliches, kein Erstes und schlechthin Böses, das für die Verbesserung der Gesamtgesellschaft mit Erfolg therapiert werden könnte. Die deformierte pornographische Erfahrung, wo man sie gewöhnlich gegenüber einer intakt oder ‹sublimiert› vorgestellten erotischen abgrenzt, ist gemeinsam mit dieser Produkt der gesellschaftlichen Teilung der Sexualität in Kopf- und Handarbeit, in Sexualphantasie auf der einen und sexuelle Körpertätigkeit auf der anderen Seite, wobei beide Komponenten weitere begriffliche Teilung bezüglich ihrer positiven (zweckgerichteten) oder negativen (zweckentbundenen) Einstellung zur reinen Fortpflanzungsfunktion erfahren können, ob zum Beispiel ein «Wollustbewußtsein möglichst ‹rein›, d. h. unbeschwert durch die Sorge um die Geburt und Aufzucht der Nachkommenschaft» genossen wird.[173] Den gesellschaftlichen Motivationen des terminologischen und phänomenologischen Scharfsinns in der bürgerlichen Erotologie nachzugehen, übersteigt die Möglichkeiten dieser Studie. Sie muß sich auf den Hinweis beschränken: es ist falsch, die Differenz von Pornographie und Erotik als Wesensunterschied zu interpretieren, um damit zu verdecken, daß sie abgeleitet ist, nämlich zurückweist auf den historisch gewordenen, nicht endgültigen Unterschied, der zwischen Unterschicht- und Oberschichtsexualität, zwischen beherrschten und beherrschenden Sexualobjekten in der spätkapitalistischen Gesellschaft besteht.[174] Das geschwätzige oder geistreiche Frage-und-Antwort-Spiel der Bewußtseinsindustrie – um eine Definition von Pornographie jederzeit bemüht – läßt diesen Unterschied und seine Verflechtung in den Markt selten transparent werden. Eine kritische Sexualästhetik und Pornologie kann davon nicht unberührt bleiben.

Die erlaubte und kalkulierte Ausbeutung der sexuellen Phantasie durch den kapitalistischen Markt verweist die Beantwortung der Frage, was Pornographie und für wen sie schädlich sei, von der ethischen und ästhetischen Ebene auf die soziologische. Die etablierte Werbung mit pornographischer oder auch antipornographischer Agitation für besseren Konsum ist weder durch moralische noch amoralische Zensuren wirklich zu erschüttern. Wo im Bereich der Werbung eine Rücksichtnahme auf verletztes Schamgefühl besteht, erfolgt sie nur aus Gründen, die nicht moralischer, sondern ökonomischer Einsicht sind. Die Tabuierung von Pornographie erweist sich als durchaus variabel und relativ, wenn es darum geht, Kauflust und Neugier für das Reizlose zu mobilisieren und Sexuelles dort zu suggerieren, wo es sachlich nicht hingehört. Nur dann, wenn Pornographie für sich selber wirbt, sozusagen ehrlich wird und ihre eigenen Inhalte ausbreitet, kommt sie in kriminellen Konflikt mit einem Verbot, das Werbung und Kommerz mit der sexuellen Verführung für Nicht-Sexuelles permanent mißachten. Kann dieser Paradoxie, nachdem sie massiv ökonomisch exploitiert wird, anders begegnet werden als durch Aufhebung des Pornographieparagraphen – als durch Entkriminalisierung des ‹unvorsichtigen› öffentlichen Pornographiekonsums? Auf den Wert pornographischer Agitation für den industriekapitalistischen Markt, auf die Tatsache also der Ästhetisierung von Pornographie und sogar Entkriminalisierung ihrer Verbreitung, wenn es darum geht, für den Konsum eines Produktes zu werben und seinen Absatz zu steigern, ist auch Wolfgang Fritz Haug gestoßen, wenn er einerseits zwischen der spezifischen Sexualität als Ware, dem ältesten Gewerbe, und andererseits einer allgemeinen Sexualisierung der Waren als Novum in der Warenästhetik unterscheidet. Das letztere tritt ein, wenn nach einer Metapher von Marx die Waren anfangen, nach ihren eventuellen Käufern Liebesblicke zu werfen, etwas von der verführerischen Sinnlichkeit sich begehrender Menschen angenommen haben, um sie zum Kauf zu überreden. Die Verführungskünste der Waren bedienen sich dabei der pornographischen Stimulation in einem buchstäblichen Sinne: Sie bieten bloßen sexuellen Schein an, jeglichen Augen-, Ohren-, Geruchs- und Tastschmaus – nur nicht den konkreten leibhaften sexuellen Kontakt selber. Sie sind im paradoxen, nämlich pseudolistischen Sinne von Pornographie echte *Surrogate*.

Das unterscheidet sie von den Versprechungen der Prostituierten, der Zuhälter und Bordelle. Während diese, auf den jeweils historisch antiquierten Entwicklungsstufen der einfachen Warenproduktion, des Verlagskapitalismus und der Manufaktur den Gebrauchswert der Sexualität «noch in unmittelbarer sinnlich-leibhaftiger Berührung» realisieren, ist sexuelle Sinnlichkeit jedoch «industriekapitalistisch verwertbar... nur in abstrahierter Form»[175]. Das sexuell Reizvolle ist hier zu einer allgemeinen Eigenschaft der Waren geworden, in seiner neuen Abstraktheit vergleichbar dem Geld, das «frei konvertibel in alle Dinge» ist. «Hier ist es nicht das Sexualobjekt, das Warenform annimmt, sondern tendenziell die Gesamtheit der Gebrauchsdinge mit Warenform nehmen in irgendeiner Weise Sexualform an, das sexuelle Bedürfnis und sein Befriedigungsangebot werden entspezifiziert»[176] oder vielmehr auf die normative Ebene der Scheinbefriedigung, wo nur mehr der Genuß sexualisierter Waren stattfindet, transponiert.

Auch für Haug können demnach die bloße Schaulust des Voyeurs, sexueller Fetischismus, Narzißmus oder ein anderer Tatbestand der sexuellen Ersatzbefriedigung nicht mehr ausschließlich singuläre sexualpathologische Verhaltensweisen sein, sondern sie charakterisieren zugleich eine adäquate Einstellung des Konsumenten auf die allgemeine Sexualisiertheit der Waren im Industriekapitalismus. Die pornographische Fixierung auf den sexuellen Schein ist hier, wo es allgemein um den Genuß der Waren geht, das Normative. Die allgemeine Sexualisierung der Waren verleiht der pornographischen Ersatzbefriedigung, dem Genuß von sexuellem Schein, eine Allgemeinheit, die sie sonst, nämlich in bezug auf die unmittelbare sinnlich-leibhafte Vollzugsfunktion der Sexualität, nicht hat. Die «Möglichkeit der direkten Lust» ist im Prinzip amputiert und prägt sich als diese Versagung der Bedürfnisstruktur der menschlichen Sexualität ein. Dergestalt wird «ein allgemeiner Voyeurismus verstärkt, habitualisiert, und werden damit die Menschen in ihrer Triebstruktur auf ihn festgelegt»[177].

Sexualästhetik und Warenästhetik konvergieren. Jedenfalls ist unter neuzeitlichen industriekapitalistischen Bedingungen Sexualästhetik nicht mehr eine sinnliche Erscheinungsweise der Ware Sexualität allein, sondern sie betrifft ein jedes Gebrauchsding unter den Waren, das Sexualform angenommen hat. Dies bringt nicht nur den Waren eine neue sinnliche Qualität, sondern verändert auch das sexuelle Bedürfnis der Menschen selber. Sie nähern sich, von den sexualisierten Waren dressiert, pornographischen Erfahrungsweisen an. Sie lernen den sexuellen Schein liebgewinnen. Sie beginnen die Surrogate der sexuellen Befriedigung zu genießen, nicht mehr zu verabscheuen. Die allgemeine und abstrakte Verfügbarkeit von Sexualität als bloßer Warenform, als verführerisches ‹Warenkleid›, als ästhetischer Schein, verleiht der Scheinbefriedigung des verführten Konsumenten universale Verbindlichkeit. Die deformierte, an scheinhaften Genuß gewöhnte spezifische Bedürfnisstruktur des Pornographen ist mit anderen Worten im Industriekapitalismus ein Bestandteil der allgemeinen normativen Bedürfnisstruktur im Konsum geworden. Das Spezifische der Pornographie, ihr Surrogatcharakter, wird zum

Spezifischen aller Waren, die in eine Sexualform sich kleiden und den Schein zu Markte tragen. Im gleichen Maße wie die Sexualisierung der Waren auf pornographische Reize zurückgreift, um noch verführerischer zu wirken, trägt sie zur Sozialisierung der spezifisch pornographischen Erfahrung bei. Die fetischistische, narzißtische und voyeuristische Perspektive wird den Konsumenten immer vertrauter werden und für die konsequentesten Opfer schließlich ihre Schrecken ganz verloren haben.

Aus dieser Lage leitet sich die heutige Aporie ab, die ubiquitären Ersatzhandlungen und Scheinbefriedigungen des Pornographen noch als ‹abnorm›, als im psychologischen Sinne ‹pathologisch› und ihre uneingeschränkte Veröffentlichung als im strafrechtlichen Sinne ‹kriminell› zu denken, wo sie doch – wie die warenästhetische Analyse nachweisen kann – nur der getreue Ausdruck der allgemeinen «Triebunterdrückung bei gleichzeitiger Scheinbefriedigung des Triebes» sind.[178]

Authentische Sexologie und Pornologie der Gegenwart haben es nicht mit der Sexualität des Menschen im Naturzustand zu tun, der eine ethische Fiktion ist, sondern mit den Fakten und Strukturen ihrer jeweiligen Unterdrückung und Manipulation. Sie gehen von einer historischen, schon pornographisch entstellten, nämlich durch ihre sozialökonomische Ausbeutung heute definierten Sexualität aus[179] und beziehen den Grad ihrer Entfremdung in die Versuchsanordnung der experimentellen Sexualforschung ein.[180] Demgegenüber bleiben literarische Erörterungen zur Frage, ob das vorkommende Obszöne oder sexuell Stimulierende jeweils eine legitime, nämlich ethisch-ästhetisch legitimierte Form ausweist oder nur pornographischer Kitsch ist, mehr von idealen Wertvorstellungen über das wahre Wesen der menschlichen Sexualität diktiert, als daß sie von der Sexualität in ihrer veränderbaren, gesellschaftlich vorgefundenen Verunstaltung und Not ausgehen. Die Revision der akademischen idealistischen Sexualästhetik ist eine der Voraussetzungen dafür, daß *Pornotopia* endlich auch in dem realen außerästhetischen Zusammenhang ihrer Entstehung und ihrer praktischen Lösung gesehen wird. Die ästhetisch richtige Definition von Pornographie wird dann leichter fallen.

Im Verlauf der großen Strafrechtsreform in Westdeutschland (1970/71f) ist die Diskussion über Pornographie öffentlich geworden. Der längst fällige Zweifel, ob das Verbot ihrer Verbreitung sinnvoll ist, hat von der öffentlichen Anhörung der uneinigen Sachverständigen im Bundestag auf die konsumierenden Massen übergegriffen. Sie wurden, kaum war es anders zu erwarten, gespalten in ein ‹Volk von Pornographen› und solche, die es – mit womöglich noch größerer Strenge als es das revisionsbedürftige Strafrecht vorschreibt – vor solchem Niedergang schützen wollen.

In diesem mehr weltanschaulich als sachlich geführten Streit glauben die einen, man könne mit der Freigabe, die anderen, man könne mit dem

Verbot von Pornographie auch schon das bestehende pornographische Bedürfnis der Menschen stillegen. Dieses Bedürfnis ist aber nicht zuerst und ausschließlich ein Produkt pornographischer Schriften und Bilder. Daß die Menschen sexuell so verstümmelt wurden, wie sie dem pornographischen Klischee zufolge sind, hat seine Ursachen in einer Gesellschaft, die ihre Mitglieder zu eben den pornographischen Ungeheuern gemacht hat, die andere erschrecken. Verlogen und illusionär wäre demgegenüber eine Behauptung von sexuellem Glück, das überhaupt nicht von pornographischen Erfahrungen gebrochen ist und eine unschuldig bewahrte, positive Sinnlichkeit vorgaukelt, für die es kein gesellschaftliches Äquivalent gibt. Sexuelle und erotische Erfahrung kommt heute an der gesellschaftlichen Verneinung des sinnlichen Glücks nicht vorbei. Pornographie kann demzufolge als die wahre Gestalt des Scheiterns und Mißlingens von sinnlicher Emanzipation in der bestehenden Gesellschaft verstanden werden.

In dieser Einschränkung auf die gescheiterte, negative Form der sexuellen Selbstbestimmung ist noch der geringste pornographische Schund jeder baren Behauptung des glücklich bewahrten und sexuell problemlosen Lebens hoch überlegen. Noch die billigste Pornographie kann, im Verein mit kritischer Einsicht in ihre unleugbar ideologische Funktion, einen Widerstand gegenüber allen Kräften mobilisieren, die von den gesellschaftlichen Ursachen der pornographisch entfremdeten Sexualität ablenken und ihre praktische Beseitigung verhindern wollen. Dies ist die politische Kehrseite jeder moralischen oder gelangweilten Distanzierung von Pornographie: daß jede bloß gestische Abwehr des pornographischen Scheinglücks von Konservativen wie von Revolutionären in Wirklichkeit nicht der sinnlichen Befreiung der Menschen dient, sondern den Blick auf den ursächlich-gesellschaftlichen Verdrängungszusammenhang verstellt, der die einen zu bewußtlosen Pornographiekonsumenten, die anderen zu erbitterten Feinden und Denunzianten der Pornographie macht. Die antipornographische wie die propornographische Front, der entrüstete Spießer und der überschwengliche Erotomane, sind das neurotische Abbild ein und derselben gesellschaftlichen Unfreiheit. Wer in der Pornographie den ursprünglichen Feind oder den eigentlichen Protagonisten der erotischen Emanzipation sieht, verwechselt die Wirkung mit ihrer Ursache.

Als eine unleugbare Form der sinnlichen Unterdrückung und materiellen Ausbeutung der Menschen ist die Pornographie abgeleitet aus einem viel allgemeineren und gefährlicheren Unterdrückungszusammenhang, der in der Regel übergangen wird und über dessen Pathologie weitaus weniger Klarheit und diagnostisches Verständnis angestrebt wird als über das Sekundärphänomen Pornographie. Diese Pervertierung berechtigt, Pornographie und pornographische Provokation ebenso in mittelbarem, evokativem Zusammenhang mit der Aufklärung ihrer gesellschaftlich-ökonomischen Voraussetzungen zu sehen und ihre immanente Kritik und Verurteilung durch Spezialisten auf der Seite jener, die oft auch gegen ihr eigenes moralisches Interesse zur Erhaltung des pornographischen Unrechts durch die falsche gesellschaftliche Praxis beitragen.

Von der üblichen Kulturkritik wird Pornographie einseitig als repressive Form des Konsums gewertet, als sexuelles Surrogat für wirkliches Glück oder als sinnliche Terrorisierung, zusammenfassend und in Anlehnung an Herbert Marcuses Terminologie als «repressive Entsublimierung». Paradigmatisch für diese Auslegung wird von einem Typus undialektischer Konsumkritik Pornographie einseitig nur als Syndrom der sinnlichen Frustration der Menschen in der spätkapitalistischen Gesellschaft gedeutet, als psychopathische Wiederholung oder – im Falle sogar der erotischen Gegenwartskunst – als ästhetisch zelebrierte Form der schon bestehenden ‹unendlichen Vorlust›, einer exhibitionistisch oder voyeuristisch entarteten Sexualität, deren Narzißmus, deren partnerhafte Unerfülltheit im Pornographiegenuß angenommen und bestätigt werde.[181]

Abgesehen davon, daß mit verbaler Kulturkritik die unfreiwilligen ‹proletarischen› Pornographiekonsumenten begreiflicherweise nichts anfangen können, wird sie dem Pornographiebedürfnis nicht ganz gerecht. Denn nicht der in der Pornographie wie im Pornographiekonsum gefangene und deformierte sexuelle Glücksanspruch ist schlecht, sondern die Tatsache, daß er verraten wird für ein materielles Prinzip der Ausbeutung. Es gilt daher, stets die Doppeldeutigkeit der Pornographie durch deren Ideologisierbarkeit für eine entweder sexualfeindliche oder sexualfreundliche Praxis im Auge zu behalten. Es gilt, die schillernde Gebrauchsfunktion der Pornographie für die Zwecke sowohl der tatsächlichen Unterdrückung wie der wünschenswerten Emanzipation des Sinnlichen zu sehen. Wer diese theoretische Unterscheidung unterläßt, wird freilich nicht einsehen können, wie Pornographie, vermeintlich nur suppressiv und gewalttätig, der sexuellen Befreiung von Pornographie und ihrer gesellschaftlichen Ursachen assistieren kann und selbst noch in der Metamorphose der sexuell-erotischen Gegenwartskunst eine Kontrollfunktion gegenüber dem empirischen Unterdrückungszusammenhang ausübt.

9 Die Auflösung der sexualpathologischen Nichtkonformität

Heute besteht weitgehend Einigkeit über die ideologische Funktion der Pornographie, wie immer auch ihre Inhalte im einzelnen abweichen mögen von dem, was für sie als typisch gilt. Wo sie Potenz und Orgasmus, die genitale Vollstreckung der Sexualität ins Unermeßliche fetischisiert, ist sie Inbild von Leistung und Aufstieg in der gesellschaftlichen Hierarchie. Wo sie in dysfunktionale perverse Sexualität ausweicht und die Phantasie auf die nicht genitale Lust bezieht, bleibt ihr die industrielle Exploitation dicht auf den Fersen. Wolfgang Fritz Haug sagt in einer kritischen Replik auf Herbert Marcuse mit Recht, es «ist das regressive Glück durchaus manipulativ einholbar. Reklame beruht auf nichts anderem.»[182] Die Reklame erweist sich als guter Schrittmacher nicht nur der genitalen Protzerei, sondern auch der genitalen Verweigerung. Sie weiß die verspielten Partialtriebphantasien sublim in das kaum weniger infantile Experimentier- und Probierstadium des Konsumenten gegenüber dem allerneuesten Fabrikat zu übersetzen. Es ist ein Geschäft mit der genitalen Verdrängung. Die erfolgreiche Getränkeindustrie animiert teils unauffällig, teils kalkuliert mit dem pornographischen Reiz der Fellatio; die erfolgreiche Wäscheindustrie mit dem Narzißmus der Majorität auf sich gestellter und genital unbefriedigter Frauen.

Die These von der emanzipierten Pornographie hat es demgegenüber schwer, auch nur etwas zu erfinden, was dem ökonomisch-gesellschaftlichen Verwertungszusammenhang entrinnen könnte. Es ist nur eine Frage der Zeit und der fortentwickelten Psychotechnik, wann die pornographische Phantasie zwischen den Grenzwerten pro- und antigenital in ihrer gesamten Bandbreite auf diese Weise verfügbar und damit als Agent der erotischen Versagung unmittelbar wirksam wird. Diese das schlechte Bestehende stabilisierende Funktion ist der Pornographie zu Recht und auch mehr als genug entgegengehalten und voranalysiert worden. Es ist andererseits falsch und ein Mißverständnis, die These von der emanzipierten oder ‹nicht affirmativen› Pornographie durch jene vertreten zu sehen, die auf Lücken, auf sozial und ökonomisch nicht exploitierbare Pornographie sinnen. Diese Lücken sind in der Tat bloß Marktlücken, wenn die nicht exploitierbare Pornographie innerhalb des pervertierten gesellschaftlichen Kausalzusammenhangs von primär Befriedigung und sekundär Bedürfnissen im Kapitalismus eine Fiktion ist.

Sicher kann man zunächst einmal beschreibend den Unterschied festhalten zwischen einem normverletzenden asozialen Pornographietyp und der Überzahl der normkonformen Pornographien, die das sexuelle Elend reproduzieren, wie es in der Regel vorkommt. Die normverletzende Pornographie wird sich der zusätzlichen Einübung in den Stufenbau der gesellschaftlichen Hierarchie durch die sexuellen Schaubilder genitaler Glanzleistung enthalten und dafür eine untätige laszive Erotik pflegen, die – entwicklungspsychologisch retardiert – den polymorph perversen Spieltrieb stärker zur Entfaltung bringt. Sicher ist dieser normverletzende Typ im Hinblick auf das asozial-parasitäre Ideal sexueller Verspieltheit in der heutigen Protestästhetik der Jugendbewegung eine Realität. Doch indem man die zur Schau getragene und praktizierte Amoralität näher zu bestimmen, ihre Inhalte als Domäne des obszönen und perversen Andersseins abzugrenzen versucht, wird man gewahr, daß sie keine neue Qualität, nichts absolut anderes von der normkonformen Pornographie abhebt. Der normverletzende Typ ist Abbild derselben gesellschaftlichen Ordnung, wenn auch ein von ihr verschmähtes und verheimlichtes. Die qualitativ gleiche gesellschaftliche Herkunft der beiden Pornographietypen erweist ihren deskriptiven Unterschied in «normkonform» und «normverletzend» als Sekundärphänomen der kulturellen Bewertung. Ein revolutionäres Prinzip des qualitativen Andersseins kann daher aus der nonkonformistischen antibürgerlichen Protestästhetik nicht abgeleitet werden. Ein wirklicher, empirischer Übergang der Pornographie in eine neue kollektive sinnliche Qualität wäre angebbar erst aus der Beseitigung der pornographieverursachenden gesellschaftlichen Praxis selber.

Die Strategen des pornographischen Aktionismus haben an ihrer schnell vorübergehenden Provokationskraft lernen müssen, daß der Verlaß auf sexualpathologische Nichtkonformität trügerisch ist. Ihr bizarrer Autismus kann *malgré lui* sozialisiert werden.[183] Das ist tendenziell schon der Fall, wenn die schockierenden Utensilien des masochistischen und fetischistischen Rituals, die nachgebaute mittelalterliche Folterbank und die Ledermaske nach Maß nebenan in der Sex-Boutique erhältlich sind, wenn die Freilassung von Perversionen und Partialtrieben in bestimmten Clubs und Lokalen, das heißt auf privater oder halböffentlicher Basis auf dem Wege ist, modisch zelebriert zu werden. Dies wird die systemkritische, protestierende Erfahrung des abnormen Andersseins abbauen und ihrer subversiven Differenz zur Normativität, zum – sei es sexuellen, sei es pornographischen – Durchschnitt berauben.

Auf dem Wege, alle Wünsche – auch die abwegigen – sich erfüllen zu können, ohne es dann freilich zu tun, wird der bisher für die bürgerliche Sexualmoral politisch so brisante Unterschied von normativem und abweichendem Sexualverhalten verschwinden. Denn politisch brisant war und ist dieser Unterschied, solange die These noch stimmt, daß mit der zunehmenden sozialen Betätigung der Genitalität der Druck gegen die Partialtriebe und deren Repräsentanten in den genitalen Beziehungen ansteigt.[184] Die früher versuchte Definition des obszönen Prinzips als «Triumph der Partialtriebe über die Genitalität»[185] basiert auf jenem von der ‹kritischen Theorie› festgehaltenen Unterschied, mit dem das liberale Bürgertum sich stets von einem Rest nicht sozialisierbarer ‹pathologischer› Erotik abgeschirmt und distanziert hat.

Sollte nun aber in der konsumkapitalistischen Zivilisation der ethischen Ächtung der Partialtriebe als ‹pervers› oder ‹pathologisch› der gesellschaftliche Boden entzogen sein, muß das befremdende psychopathische Gelüst für die anderen, das ist die bürgerliche Majorität, seine Schrecken verlieren. Die vom bürgerlichen Bewußtsein einst dämonisierten Grenzformen verflachen zu vergnüglichen Varianten im tabulosen Sexualkonsum. Der befremdliche Gestus des ganz vermummten Fetischisten, des schmerzgeilen Masochisten erntet – zum *party joke* demokratisiert – das Gelächter der Runde. Kein Laster ist mehr ausgeschlossen; als solches auch keines mehr denkbar. Es bleibt als Wortantiquität der bürgerlichen Epoche zurück, wie so vieles, das den Reiz des Verbotenen verlor. Die sozialisierte Psychopathie wäre keine mehr. Perversionen – nach dem Verlust ihrer gesellschaftlich negativen Wertindices: parasitär, asozial, kriminell, pathologisch – könnten nicht mehr als Sexualdelikte und «sexuelle Fehlhaltungen» (Giese) eingegrenzt werden, wobei letzteres ein schon liberal aufgeweichter, entpathologisierter Grenzbegriff der Hamburger Schule ist. Der menschliche Geschlechtskörper zerginge nach der Vision William S. Burroughs' zur *soft machine*, eine den perversesten Wünschen wie jedem ausdenkbaren Verlangen nachgebende Knetmasse als Normalfall.[186]

10 Zur sozialkritischen Funktion von obszöner Pornographie

In der die Integration alles Wünsch- und Phantasierbaren anstrebenden Konsumgesellschaft ist der obszönen wie perversen Pornographie der Boden für Oppositionen, für das, was ihre sozialkritische, politisch emanzipatorische Funktion sein könnte, im Prinzip bereits entzogen. Ihre antibürgerliche Schock-Attitüde, der erotische Nonkonformismus mit Hilfe eines noch nicht integrierten Restes psychopathischen Andersseins, reduziert sich auf die pragmatische Frage, wann sie die Industrie in Reklame vereinnahmt und zum reizvollen Schauer am Bestehenden demokratisiert haben wird.

Jedoch kann daraus nicht gefolgert werden, daß die Rechtmäßigkeit des Gedankens von einer sozialkritischen oder emanzipativen Pornographie damit ein für allemal verfallen ist. Sie muß in Funktion anstatt auf die gesellschaftlich herrschende Empirie auf ein noch nicht verwirklichtes oder ein erst zu verwirklichendes Gesellschaftsmodell gedacht werden. Als Memento mori des kapitalistischen Systems hält sie demnach das von ihm umgebrachte Glück, das Negierte in Treue fest: jenes Andere und Bessere am Leben, was einerseits erst bloß in Gedanken da ist, andererseits aber die Kritik an der falschen Wirklichkeit einzig ermöglicht. Wer den Gedanken von der sozialkritischen, emanzipativen Bezogenheit der Pornographie auf ein qualitativ anderes neues Glück als sozialutopischen Hedonismus abqualifizieren will, weil der pure Gedanke noch nicht die Herstellung der revolutionären Praxis selber ist, wodurch jenes in der Tat erst möglich wird, unterschlägt die theoretische Ebene, auf welcher der qualitative Unterschied von Wirklichkeit und Möglichkeit, von schlechter Praxis und revolutionärer Änderung getroffen wird. Diese Ebene ist für jedes (auch reformistische) Modell der Wirklichkeitsveränderung, die materialistische Transzendenz des ungelebten Lebens, grundlegend.

Allerdings hat Haug recht, wenn er am Denken des qualitativ Anderen die Gefahr unterstreicht, daß der Zusammenhang des Möglichen mit dem Wirklichen durchschnitten wird und das mögliche Wirkliche sich zur Idee des ganz Anderen verselbständigt und ins Unwirkliche transponiert. Für viele Zielbegriffe der Marcuseschen Befreiungsphilosophie trifft in der Tat zu, daß sie «vermöge ihrer radikalen Negativität... an das ‹Bestehende› geheftet» bleiben.[187] Die Veränderbarkeit des Wirklichen wird theologisch, wenn sie an Begriffen aufgehängt wird, welche die neue Freiheit kontemplativ beschwören und aus denen der materielle, utilitäre Prozeß der Freiwerdung entfernt ist. Der Positivität und Eindeutigkeit von ontologischen Begriffen, die das ganz Andere schon im Säckel haben, wäre mit Rücksicht auf die unbewältigte Praxis ihre «fundamentale Zweideutigkeit entgegenzusagen»[188].

Dies ist auf das Modell der emanzipatorischen Funktion von Pornographie übertragbar. Sie wird als solche nicht darin bestehen können, einen polymorph perversen Idealzustand freier, repressionsloser sexueller Interaktion auszudenken, nach dem die Geschlechter, die Formen hetero- und homosexueller Liebe gleichberechtigt koexistieren und untereinander kommunizieren. Auf diesem Feld hat der «Allerotismus» Hans Blühers in vielen Teilen Marcuses Utopie einer «Wiederherstellung der Urstruktur der Sexualität» vorweg geträumt und ihren Zusammenhang mit der antibürgerlichen Jugendbewegung erstmals deutlich gemacht.[189] Die Konstruktion des freiheitlichen Eros wird vielmehr im destruktiven Medium der fortschreitenden Enterotisierung und Entsublimierung der Menschen, eben dem Pornographiekonsum, ihren emanzipativen Nonkonformismus durch praktischen und, wo möglich, organisierten Widerstand zu bewahrheiten haben. Sicher werden dies nicht die Sekten- und Parteibildungen vom Typ der «Sex-Partei» leisten können – die schwierige Frage der Politisierbarkeit von subkulturellen und sonstigen Randgruppen gehört ebenfalls hierher –, sondern nur Versuche im Rahmen gesamtgesellschaftlicher Lösung. Wenn vorher von der Kritik- und Kreativfähigkeit gegenüber der Pornographie gesprochen worden ist, so war damit ihr gegenüber eine doppelte Fähigkeit gemeint: die Pornographie transparent werden zu lassen auf die von ihr unerfüllten Bedürfnisse *und* die konkrete Arbeit an den gesamtgesellschaftlichen Voraussetzungen für ihre Erfüllung.

Pornographie, sozialkritisch und sozialkreativ genommen, schillert in der insurgierenden Ambivalenz real unerfüllten Glücks und der Idee seiner realen Erfüllung. Indem Pornographie zugleich das von ihr Unerfüllte und Unerfüllbare festhält, setzt sie den Aufforderungscharakter zu ihrer eigenen Abschaffung. Sie verschafft Genuß, aber unbefriedigenden. Erst verspricht sie Glück, ohne es dann zu geben. Nichts gibt es in ihr gründlicher auszukosten als den Verzicht. Die politisch mobilisierende Nebenwirkung des Pornographiekonsums ist in seinem Frustrationserlebnis, das seiner bewußt würde, zu suchen: selbstverständlich nicht im trügerischen bewußtlosen Vollgenuß oder in der von jeder negativen Erfahrung sich abkapselnden Genußaskese, sondern im stattfindenden, gleichwohl enttäuschenden und sich betrügenden Akt des Genießens, der zum pseudolistischen Wesen der Pornographie gehört.

Fällt uns zur Pornographie nicht mehr ein, als ihre Inhalte in blinder, das ist transzendenzloser Positivität zu konstatieren und zu analysieren, desto schlimmer ist es für uns. Das Phantasiedefizit des Positivismus, die Treue gegenüber den Fakten muß nicht immer den Akt kritischer Disziplin und Distanziertheit bezeugen, sondern kann auch ein Ergebnis der geistigen Atrophie, desselben Entindividualisierungs- und sinnlichen Nivellierungsprozesses sein, dem unter dem beherrschenden Einfluß der Konsumbestimmtheit der Menschen jedes transzendente Erkenntnisinteresse ausgesetzt ist. Zwischen dem Aufhören transzendierender Denkakte, ja ihrer Demontage nach dem herrschenden gesellschaftlichen Gesetz, und dem Absterben von Erotik besteht ein enger Zusammenhang. Eros und Transzendenzverlust führen zum Absterben eines lebenswichtigen kritischen Organs gegenüber der pornographischen Verelendung. Denn wenn einerseits der metaphysische, weltflüchtige Drang der Erotik gegen sie spricht, so spricht doch andererseits für sie, die einzige Instanz zu sein, die den Gedanken an das Andere, Mehr-als-Pornographische bewahrt und die materialistische Kritik am pornographischen Elend der konsumierenden Massen und ihrer Exploitation wachhält.

Die Pornographie ist nicht zweckfrei, wie es vom Kunstwerk mit pornographischen oder obszönen Inhalten gleichwohl gedacht wird und das darin der Gefahr, sein qualitatives Anderes von der philosophischen Utopie ontologisieren zu lassen, viel näher ist.[190] Sondern erst im sozialen Zusammenhang mit ihrem Gebrauch bekommt sie einen entweder emanzipativen oder affirmativen Stellenwert und tritt sie in kritisch auflösende oder dogmatisierende und stabilisierende Funktion zum Vorhandenen. So kommt letztlich alles auf ihren richtigen Gebrauch an, wenn die Pornographie sozialkritisch, utopisch transparent sein soll. Daß dies kein Akt der sinnlichen Einverleibung, der gehorsamen Einfühlung ins pornographische Scheinleben sein kann, womit die Produzenten des Konsums rechnen, ist nach dem Vorherigen klar. Daß ein Akt der rein analytischen und kategorialen Aneignung, theoretische Verachtung und Asketismus gegenüber dem Sinnenreiz, die Sache gleichfalls verfehlen, folgt aus der für ihre politisch transparente Lesart angenommenen Doppeldeutigkeit der Pornographie: daß ebenso ihr Schein, ihr Pseudolismus, erfahren wie der Aufforderungscharakter zu ihrer Abschaffung begriffen sein will.

Darauf hat der emanzipierte Gebrauch sich einzustellen. Er führt durch den pornographischen Scheingenuß hindurch, nicht auf theoretischer Ebene um ihn herum, weil er doch Schein und praktisch falsch sei. Die materialistische Transzendenz des pornographischen Scheinglücks verlangt den Hedonisten, der den Schmutz auch anpackt, den aufgeklärten Pornographen. Sinnt der Erotiker auf Transzendenz, die Mehr-als-

Pornographie, so bleibt der Pornograph in der Niederung der Reflexion zurück – bei dem, was weniger als Erotik ist. Seine Transzendenzlosigkeit gereicht ihm nach Gore Vidal dennoch zur Ehre, weil er heute, «absichtlich oder nicht, derjenige ist, der uns am meisten über die außerordentliche Vielfältigkeit der menschlichen Sexualreaktionen berichtet. Er zeigt uns, wie wir sind, auf seine Weise – ungefähr wie die Spiegel der Jahrmarktsbuden, die zwar verzerren und die menschliche Gestalt lächerlich machen, aber dennoch immer die Sache selbst reflektieren.»[191] Die Dialektik von Transzendenz und Transzendenzlosigkeit in der Pornographie ist in einer Radierung von Alfred Hrdlicka, wo sich der Tod auf den Beischlaf mit der obszönen Stripperin einläßt, drastisch eingefangen *(Abb. 20)*: Der pornographische Künstler hat die Kraft, den Tod zu sexualisieren. «Alle Macht in der Kunst geht vom Fleisch aus» (Hrdlicka) – anstatt von seiner Abtötung und Überwindung.

Abb. 20. Alfred Hrdlicka: Strip tease in Soho: Gummitod I (Ausschnitt). Schabtechnik auf Aquatintagrund und Kaltnadel, 1968

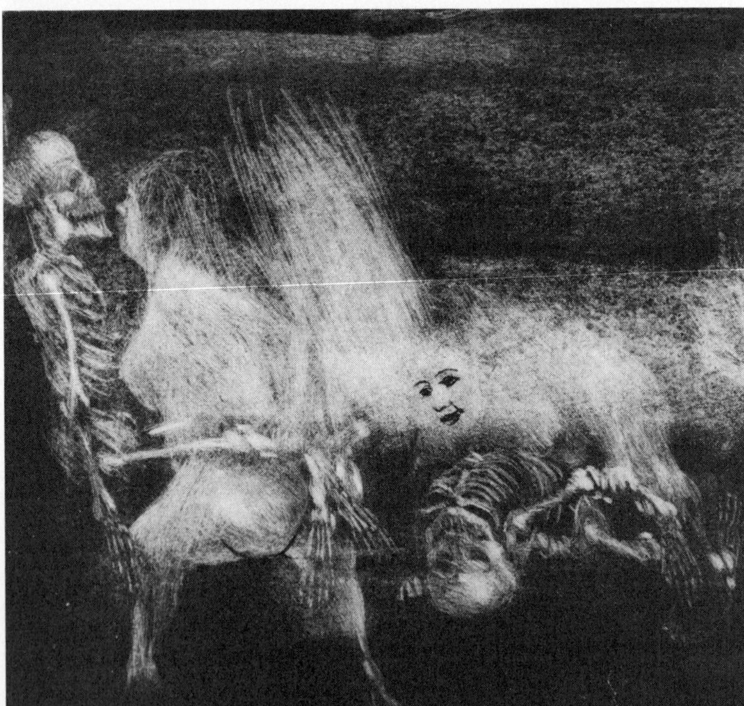

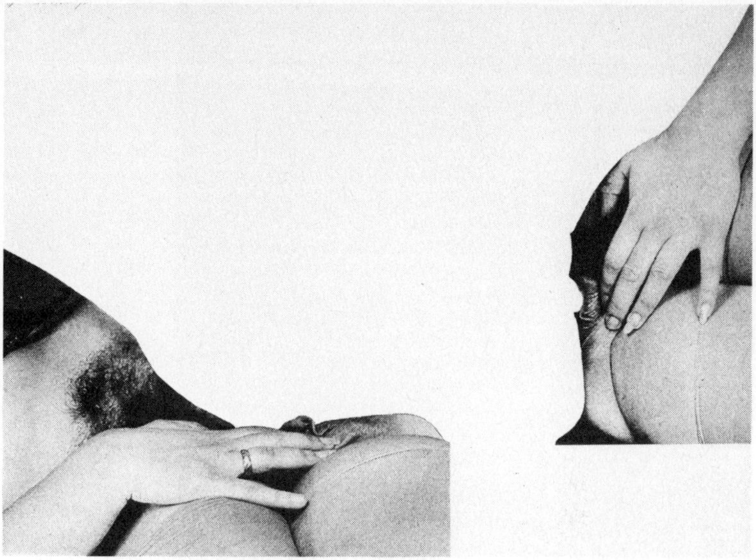

Abb. 21. Ed Sommer: Aufschnitt. Collage, 1969

Man soll zwischen den klaffenden Fleischwülsten und Schamlippen gegen den Strich lesen lernen, nämlich wie in einem Kode der Verbote und sadistischen Bildschnitte *(Abb. 21)*. Aber die ganze Ikonologie des ungelebten Lebens, der Nichterotik im kapitalistischen System, entdeckt sich nur dem, der für das Hinabziehende, Schmutzige, Gemeine und Gewalttätige der Pornographie empfindlich geblieben ist und sein schamloses Grinsen kennt *(Abb. 22)*. Der Vorwurf des hedonistischen Utopismus könnte sonst zu Recht erhoben werden an der Art, wie einer über Pornographie hinaus zu sein behauptet, weil er als privilegierter Spießer ein höheres Glück als das praktisch vorfindliche sein eigen weiß oder als theoretisierender Fachrevolutionär durch das pornographische Leben eine Ablenkung seiner politischen Aktivitäten befürchtet.

Die Gefahr einer politischen Entkräftung durch Pornographiedrogen wurde von marxistischen Gruppen der sechziger und siebziger Jahre ernst genommen. Wie im weiteren jeder Konsum erlaube das pornographische Abreaktionserlebnis noch mehr falsche private Freiheit, Zufriedenheit oder ablenkenden Trost, worüber die dringenden Tagesaufgaben des politischen Kampfes vernachlässigt würden. Pornographiekonsum entlaste die Gesellschaft von dem Kampf, der ihr gilt. Nun bleibt an dieser Argu-

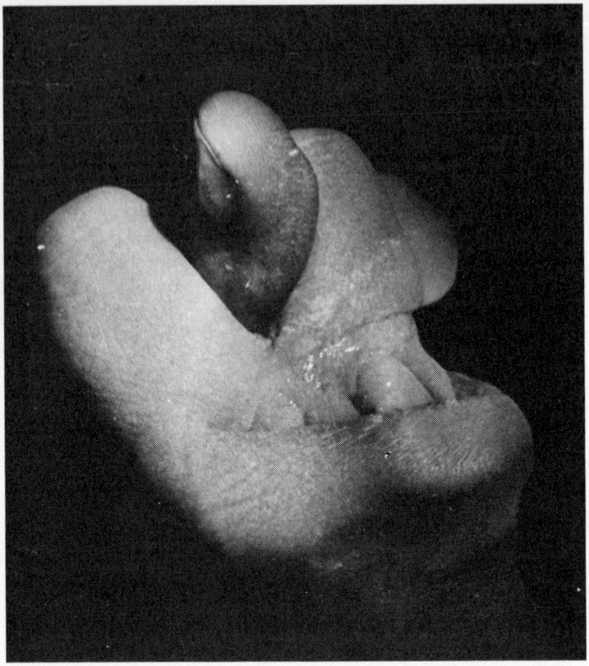

Abb. 22. Tilo Keil: Ohne Titel. Photomontage, 1967

mentation meistens unscharf, ob man vor dem ideologischen Schleier des Pornographiekonsums und seinen Surrogaten Angst hat – nämlich Angst, sie nicht durchschaut zu haben und abgelenkt zu werden, oder ob genereller das sexuelle Sichausleben als Anfang der Verstrickung in persönliche Scheinfreiheiten abgelehnt wird. Das erste ist in Anbetracht der theoretischen Waffen, welche die marxistisch-leninistische Analyse gegen jegliche Verführungskünste des kapitalistischen Marktes ins Feld führt, so lächerlich und unnötig, wie das zweite ein Trugschluß, der so alt wie die russische Revolution ist. Wilhelm Reich hat ihn als Rückfall in die Askese-Ideologie des Bürgertums entlarvt. Ein «Vorurteil war (und ist), daß sexuelles Leben eine ‹Ablenkung vom Klassenkampf› bedeute»[192]. Einen Schritt weiter als Lenin gehend – nach ihm soll der Kommunismus «nicht Askese bringen, sondern Lebensfreude und Lebenskraft auch durch erfülltes Liebesleben»[193] –, zeigt Reich das kultur-bolschewistische Verbot «*liebeleerer* Geschlechtsakte» wie zum Beispiel der Selbstbefriedigung auf der gleichen Ebene stehend wie das bürgerliche Tabu der Onanie und des außerehelichen Geschlechtsverkehrs. Die moralische Forderung nach Enthaltsamkeit und innerer Disziplin leitet nach psychoanalytischer Erfahrung immer ein Stadium der sexuellen Verwahrlosung ein.[194] Die das Sexuelle kultivierenden Tugenden können gar nicht gefordert und von der Kulturrevolution abgerufen werden, sondern sie sind entweder vorhanden oder nicht. Die Herstellung menschlicher Strukturen, die zur unautoritären Selbststeuerung fähig sind, steht der sozialistisch orientierten Gesellschaft besser an als der moralische Rigorismus.[195] Schuldgefühle, Aggression, alle krankhaften, unsozialen Triebe gehen auf sein Konto[196] – die Unterdrückung «liebeleerer» Sexualität und Pornographie nicht minder.[197]

Anmerkungen

Kapitel 1

1 Karl Rosenkranz: Aesthetik des Häßlichen [1853]. Stuttgart 1968, S. 236.
2 A. a. O., S. 239.
3 Ebd.
4 Karl Rosenkranz: Die Emancipation des Fleisches [1837]. In: Rosenkranz, Neue Studien. Bd. 1. Leipzig 1875, S. 8.
5 A. a. O., S. 9.
6 A. a. O., S. 10.
7 Rosenkranz, Aesthetik, S. 390.
8 Die parallele, zeitlich früher einsetzende Entwicklung in England signalisieren die Namen William Hogarth, Thomas Rowlandson und James Gillray; vgl. Eugen Dühren: Englische Sittengeschichte. Bd. 2. 2. Aufl. Berlin 1912, S. 288: «Außer den erotischen und obszönen Karikaturen ist Rowlandson für das Ende des 18. und das erste Drittel des 19. Jahrhunderts, was Hogarth für die erste Hälfte des 18. Jahrhunderts gewesen ist, nämlich der größte Sittenschilderer seiner Zeit.»
9 Eduard Fuchs: Die Karikatur der europäischen Völker. Bd. 1. Berlin 1901–1903, S. 16.
10 Ebd.
11 Ernst Gombrich: Kunst und Illusion. Zur Psychologie der bildlichen Darstellung [London 1959]. Köln 1967, S. 393 f.
12 Rosenkranz, Aesthetik, S. 387.
13 Ebd.
14 Henry Miller: Über die Obszönität. In: Die internationale Umschau, Jg. II (1947), H. 5, S. 551–561.
15 Jean-Paul Sartre: Das Sein und das Nichts. Versuch einer phänomenologischen Ontologie. Hamburg 1952, S. 317.
16 Ebd.
17 Vgl. Edgar Mertner und Herbert Mainusch: Pornotopia. Das Obszöne und die Pornographie in der literarischen Landschaft. Frankfurt/Bonn 1970, S. 93 u. ö.
18 Rosenkranz, Aesthetik, S. 3, 7 u. ö.
19 A. a. O., S. 235.
20 Ebd.
21 A. a. O., S. 239.
22 A. a. O., S. 240.
23 Henri Bergson: Das Lachen. Jena 1921, S. 9, 17 u. ö.
24 Paul Ricœur: Sexualität. Wunder – Abwege – Rätsel. Frankfurt/M. 1967, S. 15.
25 Georges Bataille: Der heilige Eros [Paris 1957]. Neuwied/Berlin 1963, S. 187 f.
26 Ricœur, a. a. O., S. 14.
27 A. a. O., S. 17.
28 Ebd.
29 Ebd.

30 A. a. O., S. 15.
31 Ebd.
32 Ebd.
33 Karl Marx und Friedrich Engels: Studienausgabe. Bd. II (Ökonom. Phil. Manuskr.). Frankfurt/M. 1966, S. 109.
34 A. a. O., Bd. I (1. T. Deutsche Ideologie), S. 113.
35 Ausgeführt in Peter Gorsen: Das Bild Pygmalions. Kunstsoziologische Essays. Reinbek 1969, und: Das Prinzip Obszön. Kunst, Pornographie und Gesellschaft. Reinbek 1969.
36 Theodor W. Adorno: Ästhetische Theorie. In: Adorno: Gesammelte Schriften. Bd. 7. Frankfurt/M. 1970, S. 79.
37 Vgl. Peter Gorsen: Marxismus und Kunstanalyse in der Gegenwart. II. In: Ästhetik und Kommunikation 3 (1971), S. 49–55.
38 Hauptsächlich in: Triebstruktur und Gesellschaft [Boston 1955]. Frankfurt/M. 1965.
39 Norman O. Brown: Zukunft im Zeichen des Eros [Middletown 1959]. Pfullingen 1962, S. 379.

Kapitel 2

40 «Es ist allgemein bekannt, daß die Statue der Justitia in Rom – das Werk von Guglielmo della Porta – von Bernini mit einem Kupferhemd bekleidet wurde, das ihre Blößen bedeckt. Das ist einigermaßen lächerlich, aber im ganzen wirklich zu entschuldigen, wenn man bedenkt, daß diese Statue in einer Kirche, nämlich im St. Peters-Dom, steht. Unglücklicherweise geben sich die Tugendwächter nicht damit zufrieden, den Statuen Hemden anzulegen. Sie wollen... zumindest verhindern, daß man sie auf Stichen oder Photographien reproduziert; und das ist ein gewaltiger Unterschied.» Zitiert aus Vilfredo Pareto: Der Tugend-Mythos und die unmoralische Literatur. Neuwied/Berlin 1968, S. 93f.
41 Vgl. Georges Bataille: Die Tränen des Eros. In: Lo Duca, Die Erotik in der Kunst. München/Wien/Basel 1965.
42 Pierre Bayle: Obszönitäten. Kritische Glossen. Bearbeitet und zeitgemäß erweitert von Alfred Kind. Berlin 1908, S. 36.
43 Vgl. die Anmerkungen von A. Kind, a. a. O., S. 9.
44 A. a. O., S. 104.
45 A. a. O., S. 47.
46 A. a. O., S. 50.
47 A. a. O., S. 52.
48 Pareto, a. a. O., S. 102.
49 Ebd.
50 Iwan Bloch: Das Sexualleben unserer Zeit in seinen Beziehungen zur modernen Kultur. Berlin 1907, S. 794f.
51 A. a. O., S. 797.
52 A. a. O., S. 793.
53 Häufig wird gesagt, Pornographie sei in der BRD gar nicht verboten. Verboten oder vielmehr bloß eingeschränkt sei die *Verbreitung* von Pornographie. Diese Argumentation sieht darüber hinweg, daß der Pornographiekonsum,

die Qualität der Pornographierezeption, von diesem Verbreitungsverbot berührt wird und den Öffentlichkeitscharakter des übrigen Konsums nicht erreicht. Die Diskriminierung der Verbreitung ist ein wesentliches Element der Rezeption von Pornographie selber.

54 Vgl. Volkmar Sigusch und Gunter Schmidt: Psychosexuelle Stimulation durch Bilder und Filme: Geschlechtsspezifische Unterschiede. In: Gunter Schmidt, Volkmar Sigusch und Eberhard Schorsch (Hg.): Tendenzen der Sexualforschung. Stuttgart 1970; Der Pornographie-Report. Untersuchungen der «Kommission für Obszönität und Pornographie» des amerikanischen Kongresses [New York 1970]. Reinbek 1971; Romano Giachetti: Porno power. Pornografia e società capitalista. Bologna 1971.

Volkmar Sigusch, Institut für Sexualforschung in Hamburg, faßt seine empirischen Untersuchungsergebnisse über die Effekte von Pornographie wie folgt zusammen:

1. *Die Konfrontation mit Bildern, Filmen und Texten eindeutig sexuellen Inhalts führt zu einer Herabsetzung der sexuellen Kontrolle und nicht zu einer Zunahme ungesteuerter sexueller Aktivität.*

   Nach allen vorliegenden Untersuchungen führt die Konfrontation mit sexuellen Materialien bei den meisten Männern und Frauen zu sexueller Erregung, die subjektiv (Selbstbeurteilungen) und objektiv (physiologische Kriterien) festgestellt werden kann. Diese sexuelle Erregung wird aber nur bei einer Minderheit und zudem nur für sehr kurze Zeit (maximal 24 Stunden) in sexuelle Betätigung umgesetzt. Die sexuelle Aktivierung bleibt immer auf diejenigen sexuellen Verhaltensweisen beschränkt, die von diesen Männern und Frauen ohnehin regelmäßig praktiziert werden, das heißt die Aktivierung ist realitätsangepaßt.

   Die wenigen Langzeituntersuchungen, die bisher vorgelegt worden sind, zeigen, daß die sexuelle Erregung und Aktivierung, ebenso wie das Interesse an Pornographie, mit der Häufigkeit der Konfrontation mit sexuellen Materialien deutlich abnehmen. Diese Reduzierung der Reaktionsbereitschaft weist auf einen Sättigungseffekt hin.

2. *Die Konfrontation mit Bildern, Filmen und Texten eindeutig sexuellen Inhalts führt nicht zur Aufnahme neuer sexueller Praktiken und nicht zu sexuell devianten (abweichenden) Verhaltensweisen.*

   Alle Kurzzeit- und Langzeituntersuchungen haben ergeben, daß die Konfrontation mit sexuellen Materialien so gut wie nie zur Aufnahme bisher nicht oder nur sehr selten angewandter sexueller Praktiken (z. B. oral-genitale Kontakte, ungewöhnlichere Koituspositionen) führt, selbst dann nicht, wenn solche Praktiken in den Materialien ausführlich dargestellt worden sind. Daß es zu sexuell devianten (z. B. außerehelicher Koitus, Analkoitus, Gruppensexualität, Homosexualität) oder abnormen (z. B. Sadomasochismus) Verhaltensweisen kommt, konnte überhaupt nicht beobachtet werden, wiederum selbst dann nicht, wenn ein entsprechendes Verhalten in den Materialien dargestellt worden ist.

   Ferner ist zu betonen, daß nach allen Untersuchungen sexuell Deviante und Sexualstraftäter in der Jugend weniger, im Erwachsenenalter weniger oder ebenso häufig Erfahrungen machten mit Pornographie wie sexuell unauffällige Männer.

Insgesamt kann als wissenschaftlich hinlänglich bewiesen angesehen werden, daß Pornographie die Triebrichtung eines Menschen nicht beeinflussen oder ändern kann. Nebenbei gesagt ist die soziale Umwelt von Sexualstraftätern in Kindheit und Jugendalter ganz besonders sexuell restriktiv, prüde und depravierend.

3. *Es gibt keine wissenschaftlichen Beweise dafür, daß die Konfrontation mit Bildern, Filmen und Texten eindeutig sexuellen Inhalts antisoziales Verhalten begünstigt oder dazu führt.*

Wie bereits gesagt sind Sexualstraftäter mit pornographischem Material insgesamt seltener konfrontiert worden als sexuell unauffällige Männer.

Nach allen wissenschaftlichen Mitteilungen, die uns vorliegen (z. B. Ben-Veniste, Groth, Hoffmeyer, Israel, Kutschinsky), ist es nach der Freigabe der Pornographie in Dänemark zu einer Abnahme der registrierten Sexualdelikte gekommen. *Wenn auch ein kausaler Zusammenhang bisher nicht mit hinlänglicher Sicherheit nachgewiesen worden ist, so ist doch wissenschaftlich evident, daß es nach der Abschaffung des Pornographie-Paragraphen in Dänemark nicht zu einer Zunahme der Sexualkriminalität gekommen ist.*

Außerdem gibt es nach den vorliegenden Untersuchungen keine Anhaltspunkte für irgendeinen Zusammenhang zwischen Pornographie und Jugendkriminalität. Es ist belegt worden, daß die Pornographie-Erfahrung von jugendlichen Delinquenten in Umfang und Art ungefähr derjenigen von nicht-delinquenten Jugendlichen entspricht.

4. *Es gibt keine wissenschaftlichen Beweise dafür, daß die Konfrontation mit Bildern, Filmen und Texten eindeutig sexuellen Inhalts psychopathologische Reaktionen bedingt.*

Etliche Männer und Frauen reagieren auf sexuelle Materialien ambivalent und konflikthaft. Bei ihnen kommt es neben einer sexuellen Erregung auch zu Abwehrreaktionen (Antipathie, Aversion, Furcht, Ekel usw.). Solche konflikthaften Erlebnisse führen bei Minderheiten zu einer lediglich passageren und harmlosen emotionalen und vegetativen Labilisierung (z. B. Zunahme der inneren Unruhe, unruhigerer Schlaf, verminderte Konzentrationsfähigkeit usw.). Abnorme psychische Reaktionen sind nicht beobachtet worden.

5. *Es gibt keine wissenschaftlichen Hinweise, die die Annahme stützen, daß Kinder durch die Konfrontation mit Bildern, Filmen und Texten eindeutig sexuellen Inhalts geschädigt werden könnten.*

Die Wirkung von Pornographie auf Kinder und Jugendliche ist bisher nicht systematisch untersucht worden. Die vorliegenden Daten lassen jedoch folgendes Bild erkennen:

Die Mehrheit der Jugendlichen (80% der Jungen und 70% der Mädchen) sind vor Vollendung des 18. Lebensjahres mit Pornographie, insbesondere mit Koitusdarstellungen konfrontiert worden. Die meisten Jugendlichen verlieren sehr schnell das Interesse an Pornographie, wenn sie für sie erreichbar ist; sie meinen, Pornographie sei vor allem etwas für über Vierzigjährige (Mitteilung von Israel).

Systematische Befragungen von fast 800 Psychiatern, Psychologen und

Sozialarbeitern ergaben, daß fast 80% mit Sicherheit verneinten, jemals einen jugendlichen Delinquenten gesehen zu haben, bei dem Pornographie in einem kausalen Zusammenhang mit der Delinquenz stand. 11% konnten die Frage nicht beantworten und 12% vermuteten einen Zusammenhang, zumindest in einigen Fällen. Ich habe bereits darauf hingewiesen, daß in anderen Untersuchungen eine unterschiedliche Pornographie-Erfahrung von delinquenten und nichtdelinquenten Jugendlichen nicht gefunden werden konnte.

Befragungen an über 300 Sexualpädagogen über die Wirkung von Pornographie auf Jugendliche machen deutlich, daß Pädagogen die positiven Effekte der Pornographie (aufklärende Information, harmlose Triebbefriedigung) sehr viel höher einschätzen als die negativen (unerwünschtes Sexualverhalten, Demoralisierung). Andere Untersuchungen haben ergeben, daß die Benutzung der Pornographie von Jugendlichen regelmäßig in einem sozialen Kontext steht und vor allem der gegenseitigen sexuellen Information und Kommunikation unter Gleichaltrigen dient, keineswegs aber zur Initiierung sexueller Kontakte.

Sexualwissenschaftler sind durchweg der Ansicht, daß psychisch gesunde Kinder und Jugendliche, die in geordneten sozialen Verhältnissen leben, durch Pornographie nicht geschädigt werden können. Ebenso unumstritten ist, daß sexuelle Materialien ein positives und effektives Mittel im Rahmen sexualerzieherischer Bemühungen von Eltern und Erziehern sein können.

Bemerkungen zu den §§ 176, Abs. 5, Ziffer 3; 184; 184a des E4. StrRG

Die im vorliegenden Entwurf vorgeschlagene begrenzte Freigabe der Pornographie ist nach allen wissenschaftlichen Ergebnissen als völlig unbedenklich zu bezeichnen. Eine Strafvorschrift, die darauf abzielt, Erwachsenen Pornographie vorzuenthalten, ist wissenschaftlich durch nichts zu begründen.

Aus wissenschaftlicher Sicht wäre vielmehr eine sehr viel weitergehende Liberalisierung in diesem Bereich voll zu verantworten. Ich möchte hier nur einige wichtige Gesichtspunkte nennen:

1. Jugendliche sollten bei der Pornographie-Gesetzgebung Erwachsenen gleichgestellt werden. Die Schutzbestimmungen des Entwurfs, die sich auf Kinder und Jugendliche beziehen, sollten auf Kinder beschränkt werden.
2. Die Schutzbestimmungen für Kinder sollten nur für eine begrenzte Zeit (höchstens drei bis fünf Jahre) fixiert werden, um dann an Hand von systematischen wissenschaftlichen Befunden neu überdacht und gegebenenfalls revidiert zu werden. Die Regierung sollte eine Kommission einsetzen, die die erforderlichen Untersuchungen veranlaßt.

55 Daher kritisiert Bloch an einer frühesten, dieses Thema betreffenden Doktordissertation, «De libris obscoenis» (Leipzig 1688) von Johannes David Schreber, daß der Verfasser das Erotische und Obszöne «durchaus nicht unterscheidet, beide in einen Topf wirft. Nach ihm sind nämlich obszöne Schriften ‹alle diejenigen, deren Verfasser sich in deutlichen unzüchtigen Reden ergehen und frech über die Geschlechtsteile sprechen oder schamlose Akte wollüstiger und unreiner Menschen in solchen Worten schildern, daß keusche und zarte Ohren davor zurückschaudern›. Nun können aber dieselben unzüchtigen Schilderungen in einer Schrift vorkommen, ohne daß diese als obszön bezeichnet werden kann. Obszön ist nur dasjenige Buch, welches einzig und allein, ausschließlich zum Zwecke der geschlechtlichen Erregung verfaßt wurde, dessen Inhalt auf die Erweckung der groben tierischen Sinnlichkeit im Menschen abzielt.» Diese Definition lasse alle Literaturprodukte außer acht, die künstlerische, religiöse oder wissenschaftliche Zwecke verfolgen (Bloch, a. a. O., S. 789).

56 Ebd.

57 Alfred Kind: Zur Psychologie des Obszönen. In: Blätter für Bibliophile, I. Jg. (1908), H. 2, S. 79. – Gekürzt in: Bayle, a. a. O., S. 98.

58 Paul Englisch: Geschichte der erotischen Literatur. Stuttgart 1927, S. 6.

59 Ludwig Marcuse: Obszön. Geschichte einer Entrüstung. München 1962.

60 H. Montgomery Hyde: Geschichte der Pornographie. Stuttgart 1965.

61 Hans Robert Jauss (Hg.): Die nicht mehr schönen Künste. München 1968.

62 Mertner und Mainusch, a. a. O.

63 A. a. O., S. 40.

64 A. a. O., S. 88.

65 In: Der Pornographie-Report, a. a. O., S. 103.

66 A. a. O., S. 101.

67 Hyde, a. a. O., S. 12.

68 Der als Bestseller bekannt gewordene Bildband von Sven Eriksen und Ulla Sørensen «Stellungen. Skandinavische Paare zeigen über 150 Liebespositionen in natürlicher Nacktheit» (Wiesbaden 1969) wurde vom «Verein zur Selbstkontrolle», Bad Godesberg (lt. Schreiben vom 6. Oktober 1969; gez. Möbius, Geschäftsführer), unter anderem mit folgender Begründung als Sexographie anerkannt: «Die Bebilderung ist im ethischen Sinn wertneutral, d. h. sachlich (?) und sexuell nicht stimulierend; die erklärenden Texte sind sachlich richtig und beschränken sich auf die formal-kühle Beschreibung der einzelnen Positionen; eine irgendwie sexuell erregende Note haben sie nicht... Das vorliegende Buch halten wir... vor allem wegen seiner überall deutlich werdenden Wertneutralität für nicht jugendgefährdend im Sinne des Gesetzes.» – Am Rande sei der Zweifel angemeldet, ob die Vereidigung auf formal-kühle Beschreibung und sexuell nicht stimulierende Bildvorlagen als «wertneutral» bezeichnet werden kann. Es handelt sich dabei vielmehr um eine wertende Stellungnahme.

69 Worauf Hans Licht ausführlich hingewiesen hat in seiner Sittengeschichte Griechenlands. Hg. von Herbert Lewandowski. Reinbek 1969.

70 Der Pornographie-Report, a. a. O., S. 103.

71 Einen annähernden Überblick über das heute kaum noch zu übersehende Schrifttum geben Thomas Schroeder bis 1968 in «Song» 8 (1968); J. P. Peters: The Best of the Underground Sex Newspapers. New York 1969; William Teach: Kiss, Screw, Pleasure and Sex. San Diego 1969.
72 Edward Reavis: Groschenpornographie in den USA. Darmstadt 1969, S. 22.
73 Herbert Marcuse: Versuch über die Befreiung. Frankfurt/M. 1969, S. 59.
74 Richard Müller-Freienfels (Stichwort «Kunst») in: Handwörterbuch der Sexualwissenschaft. Hg. von Max Marcuse. 2. Aufl. Bonn 1926.
75 A. a. O., S. 405.
76 Ebd.
77 Ebd.
78 Ebd.
79 A. a. O., S. 406.
80 A. a. O., S. 408. Der späte realistische Picasso, jeder erotische Realist muß dem widersprechen.
81 Bloch, a. a. O., S. 789.
82 Wilhelm Hausenstein: Der nackte Mensch in der Kunst aller Zeiten und Völker. München 1913, S. 2, 10 u. ö. Die erste Illustrierte Kultur- und Sittengeschichte des Proletariats. Berlin 1930 (Nachdruck Frankfurt/M. 1971), verdankt man Otto Rühle.

Kapitel 4

83 Adorno, a. a. O., S. 27.
84 A. a. O., S. 25.
85 Ebd.
86 A. a. O., S. 26.
87 Ebd.
88 Ebd.
89 A. a. O., S. 27.
90 A. a. O., S. 32.
91 A. a. O., S. 33.
92 Ebd.
93 In Erfüllung dieser entideologisierenden Funktion verstand Karl Rosenkranz seine «Aesthetik des Häßlichen» (1853), wenn er einleitend schreibt: «Es ist traurig, daß bei uns auch für die Wissenschaft sich eine gewisse Pruderie einschleicht, indem man namentlich bei Gegenständen der thierischen Natur und der Kunst die Decenz zum exclusiven Maßstab macht. Und wie erreicht man diese Decenz heut zu Tage am Besten? Man spricht gar nicht von gewissen Phänomenen. Man decretirt ihr Nichtdasein. Man secretirt sie gewissenlos, um salonfähig zu bleiben. Man gibt z. B. mit Holzschnitten ... mit mikroskopischen Enthüllungen, eine Physiologie heraus, eine Lehre vom Leben, Vorlesungen, gehalten vor einem Kreise von Damen und Herrn in einer Hauptstadt, und sagt vom ganzen Generationsapparat und von allen sexuellen Functionen kein Wort. Gewiß recht decent. Unsere Deutsche Literaturgeschichte ist durch das Zurechtmachen derselben für Mädchenpensionate und höhere Töchterschulen schon ganz castrirt worden, um nur immer das Edle, Reine, Schöne, Erhebende, Erquickende, Gemüthliche, Liebliche, Ver-

edelnde und wie die Stichworte weiter lauten, für die zarten Jungfrauen- und Frauenseelen herauszustellen. Es ist dadurch eine unglaubliche Falschmünzerei der Geschichte der Literatur in Gang gekommen, die auch schon über die pädagogischen Rücksichten hinaus die Auffassung entstellt und durch höchst einseitig ausgewählte traditionelle Blumenlesen unterstützt» (S. Xf).

94 Vgl. Prolegomena für eine hedonistische Aufklärung. In: Gorsen, Das Bild Pygmalions, Reinbek 1969, S. 9–22.

95 Adorno, a. a. O., S. 35.

96 Maryse Choisy: Kunst und Sexualität (Schriften zur Kunstsoziologie und Massenkommunikation). Köln 1962, S. 9.

97 Vgl. die mit dem Jahre 1870 beginnende Materialsammlung von Ludwig Leiss: Kunst im Konflikt. Kunst und Künstler im Widerstreit mit der «Obrigkeit». Berlin/New York 1971.

Kapitel 5

98 Ausgeführt in: Gorsen, a. a. O., und ders. in: Das Prinzip Obszön, Reinbek 1969.

99 Vgl. Wolf-Dieter Stempel: Mittelalterliche Obszönität als literar-ästhetisches Problem. In: Jauss, a. a. O., S. 187–205, 611–617 (Diskussionsthema «Läßt sich das Obszöne ästhetisieren?»).

100 A. a. O., S. 202. – Vgl. Mertner und Mainusch, a. a. O., S. 150.

101 Bloch, a. a. O., S. 789.

102 Mertner und Mainusch, a. a. O., S. 150.

103 Ebd.

104 Walter Benjamin: Das Kunstwerk im Zeitalter seiner technischen Reproduzierbarkeit. Frankfurt/M. 1963.

105 Michel Butor: Repertoire 1. München 1963, S. 133.

106 A. a. O., S. 122.

107 A. a. O., S. 133.

108 Rosenkranz, Aesthetik, S. 235f.

109 Vgl. z. B. D. J. D. Kayser: Ideen über das Laster der Selbstbefleckung und Vorschläge, wie derselben Einhalt zu thun. Reutlingen 1807.

D. H. Lawrence (in «Pornographie und Obszönität», 1929), ganz im Banne des irrationalen spätbürgerlichen Sexualenergetismus, verlagert den sexualhygienischen Kampf gegen Onanie auf die ideologische Ebene der sphilosophie seiner Zeit: Während die gesunde, kraftvolle, intersubjektive Sexualität auf das jegliches Leben konstituierende Prinzip der schöpferischen Entwicklung zurückweise, repräsentiere die Onanie die unfruchtbare und absteigende Linie des Lebensstroms, eine Abschwächung und Brechung des Lebens zu Vereinzelung, Subjektivismus und Egoismus. Onanie stehe für die sterilen Formen des Narzißmus, nicht für das Schöpferische und Fruchtbare. «Bei der Onanie aber gibt es nichts als Verlust. Es ist keine Gegenseitigkeit da, sondern nur das Vergeuden der eigenen Kraft und keine Gegenleistung. Nach dem Akt der Selbstbefriedigung bleibt der Körper gewissermaßen als Leichnam zurück. Es findet kein Austausch statt, nur ein Absterben. Ein Totalverlust sozusagen. Doch beim Geschlechtsakt zwischen zwei Individuen ist das nicht der Fall. Zwei Menschen können sich vielleicht durch den Geschlechtsverkehr zugrunde richten, aber niemals können sie, wie bei der Onanie, auf einen totalen Nullpunkt absinken. Die einzig positive Wirkung der Onanie liegt darin, daß sie bei manchen Menschen eine gewisse geistige Energie auszulösen scheint. Doch es ist eine geistige Energie, die sich stets auf die gleiche Art äußert: in einem Circulus vitiosus von Analyse und impotenter Kritik oder von falscher und billiger Sympathie und Sentimentalität. In unserer modernen Literatur überwiegen Sentimentalität und eine kleinliche Analyse, die ein Zeichen für Selbstbefriedigung sind... Das hervorstechendste Kennzeichen einer solchen Bewußtheit ist es, daß kein eigentliches Objekt da ist... Daher der Mangel an wahrhaft schöpferischer Arbeit und die ungeheure Menge an bloßer Produktion. Die Produktion ist eine Folge der Onanie im Circulus vitiosus des Selbst. Sie ist Selbstversunkenheit, die vor die Öffentlichkeit tritt» (Obszönität und Pornographie. Zürich 1971, S. 34f).

Demgegenüber hebt Max Hodann (ebenfalls 1929) auf dem Boden der Freudschen Theorie die soziale Bedeutung der Onanie hervor. Er macht deren phantastische, nicht weniger kreative Kompensationsleistung geltend, wenn dem Individuum heterosexuelle oder homosexuelle Kontakte aus welchen politisch-gesellschaftlichen Gründen immer verwehrt sind. Onanie hat einerseits eine konfliktauflösende therapeutische Funktion (unter bestimmten repressiven sozialen Bedingungen) und ist andererseits ein Spiegel der objektiven gesellschaftlichen Lage, die zur Selbstbefriedigung im Sinne einer Ersatzhandlung zwingt (vgl. Onanie weder Laster noch Krankheit. Berlin 1929, S. 84f).

110 Sartre, a. a. O., S. 314.
111 A. a. O., S. 315.
112 Ebd.
113 Ebd.
114 A. a. O., S. 316.
115 Ebd.
116 A. a. O., S. 317.
117 A. a. O., S. 315.
118 A. a. O., S. 317.
119 A. a. O., S. 318.
120 Ebd.
121 A. a. O., S. 315.
122 Eduard Fuchs: Illustrierte Sittengeschichte vom Mittelalter bis zur Gegenwart. Bd. III: Das bürgerliche Zeitalter. München 1912, S. 136.
123 A. a. O., S. 133.
124 A. a. O., S. 133f.
125 A. a. O., S. 136.
126 A. a. O., S. 134.
127 Denis Diderot: Ästhetische Schriften. Bd. II. Frankfurt/M. 1968, S. 587.
128 Vgl. Gert Mattenklott: Bilderdienst. Ästhetische Opposition bei Beardsley und George. München 1970.
129 Siehe Kap. 9, in diesem Teil.
130 Hans Giese: Das obszöne Buch. Stuttgart 1965, S. 27.
131 A. a. O., S. 17, 24, 27.
132 Wilhelm Emrich: Polemik. Frankfurt/Bonn 1968, S. 246.

133 A.a.O., S.218.
134 Ebd.
135 A.a.O., S.232.
136 Ebd.
137 Arnold Gehlen: Moral und Hypermoral. Eine pluralistische Ethik. Frankfurt/Bonn 1970, S. 181: «Bergson trennte offene und geschlossene Gesellschaften und die zugeordneten Moralen der Autorität und des Fortschritts. Wir dagegen nehmen einen pluralistischen Ansatz und stellen in Rechnung, daß Staat und Gesellschaft sich ineinanderschieben, friedliche und latent explosive Zustände in Mischformen eingehen. Dadurch wird der problemlose Alltag durchzogen von halbartikulierten, chronischen Konflikten, und die moralisierende Aggression ist eine der Reaktionen auf diesen bedrückend-extremen Zustand. Andere Reaktionen, wie der Zynismus, die stagnierende Zerstreutheit, der alberne Unernst oder die Rebarbarisierung in Kriminalität oder Pornokratie blieben hier unerörtert.»
138 Ebd.
139 Emrich, a.a.O., S.246–262.
140 A.a.O., S.225.

Kapitel 6

141 Gehlen, a.a.O., S.180.
142 Ebd.
143 A.a.O., S.149.
144 In einem aus dem Nachlaß (1875) veröffentlichten Fragment «La Pornocratie ou les femmes dans les temps modernes», einer Replik auf den Angriff zweier Schriftstellerinnen gegen Proudhons Werk «La Justice» (1858), heißt es: «Man kann die Pornokratie die zweite Weltmacht von heute nennen, denn sie kommt gleich nach dem Geld. Es ist eine geheime Macht, die sich seit langem ankündigt und *die von den Frauen ausgeht*. Seit etwa dreißig Jahren macht sie sich in Schriften und Traktaten bemerkbar. Sie hat sogar eine Partei: die Bohème. Pornokratie und Malthusianismus gehen Hand in Hand, sie sind eines Sinnes und aus dem gleichen Stoff; die eine Lehre folgt aus der anderen wie die Wirkung aus der Ursache. Der Malthusianismus will, daß keine Kinder mehr erzeugt werden; die Pornokratie lehrt, wie man keine bekommt. Unkeuschheit bei Weibern, Vielweiberei bei den Männern, Promiskuität für alle, heißt die Forderung des Malthus. Das Leben ist ein Fest, sagt er. Bravo, erwidert der Pornokrat, da wollen wir uns auch gut amüsieren, das Leben genießen und glücklich sein, d.h. wenig arbeiten, viel verbrauchen – und recht viel Geschlechtsverkehr.» (Pierre-Joseph Proudhon: Von der Anarchie zur Pornokratie. Zürich 1970, S. 13).
145 Gehlen, a.a.O., S.181.
146 A.a.O., S.148f.
147 A.a.O., S.149.
148 Ebd.
149 A.a.O., S.161.
150 A.a.O., S.177.

151 A. a. O., S. 163.

152 Herbert Marcuse: Zur Kritik des Hedonismus [1938]. In: Marcuse, Kultur und Gesellschaft. Bd. I. Frankfurt/M. 1965, S. 147.

153 Ebd.

154 Die obszöne Pornographie war im allgemeinen als Waffe des Proletariats im Klassenkampf ungenutzt. Weil es sie als typisches Verfallsprodukt der Bourgeoisie zuallererst zu durchschauen galt, blieb ihre Umgestaltung in ein Instrument der Denunziation des Klassenfeindes selten. Am ehesten findet sie noch in den tradierten Kunstformen der Karikatur, Satire und des Kabaretts Einlaß. Sie fand in der UdSSR ausnahmsweise Verwendung in den für die Kulturrevolution fruchtbaren Jahren von 1917 bis 1921 (Phase des Proletkults). Im Kampf gegen den religiösen Anbetungskult von Reliquien und Heiligen, gegen orthodox-kirchliche Bräuche nicht nur des Christentums, sondern aller in Rußland damals vertretenen großen Religionen, wurden René Fülöp-Miller zufolge auf dem Land und selbst in entlegenen Dörfern «Nunziaturen der Moskauer atheistischen Reichszentrale errichtet, die für die Veranstaltung antireligiöser Festlichkeiten... zu sorgen hatten» (Fülöp-Miller in: Geist und Gesicht des Bolschewismus. Darstellung und Kritik des kulturellen Lebens in Sowjet-Rußland. 2. Aufl. Zürich/Leipzig/Wien 1928, S. 255). Neben antireligiösen Zeitschriften wie dem «Besboschnik» ([= Der Gottlose] 70000 Expl. Aufl.) entstand in Moskau als feste Einrichtung der antireligiösen Agitation das Theater «Der Atheist» (S. 256). Trotzki, der wohl zuerst die Notwendigkeit ästhetischer bzw. theatralischer Elemente für die Kulturrevolution erkannte, wollte dafür auch belehrende kinematographische Vorführungen verwendet sehen (S. 254, 257). Es galt für eine breitenwirksame Kulturpolitik einem doppelten Zweck Rechnung zu tragen, nämlich Religion und zeremoniellen Pomp der griechisch-orthodoxen Kirche auf eine den analphabetischen Massen verständliche Weise zu boykottieren wie ebenso einen «atheistischen Ersatz» in ästhetisch bzw. theatralisch ansprechender Form zu schaffen, um die schmuck- und symbolbedürftige, wie auch an Feiertage und Zeremonien (Taufe, Eheschließung, Begräbnis, Prozession) gewöhnte Landbevölkerung didaktisch erreichen zu können. Den Gebrauch von Obszönitäten durch antireligiöse Spottprozessionen während der Weihnachts-, Oster- oder Pfingstfeste schildert Fülöp-Miller wie folgt: Es «erschien etwa der ‹Geistliche› in einem Ornat, der eine Karikatur auf das wirkliche Priesterkleid darstellen und damit auf die gottlose Gemeinde belustigend wirken sollte. Man verrichtete ein ‹rotes Gebet› und hielt eine ‹rote Messe› ab, welche beide Verhöhnungen der orthodox-kirchlichen Bräuche bedeuteten. Zum Schluß sang der Chor altbekannte geistliche Gesänge, deren geänderter Text jedoch Christus, die Gottesmutter und die Heiligen in unflätiger Weise verspottete. Bisweilen wurde auch die Melodie selbst durch die unerwartete Einfügung von einigen Takten aus einem Revolutionslied oder gar aus einem obszönen Gassenhauer in den Schmutz gezogen. Als Heiligenbilder verwendete man bei solchen Veranstaltungen entweder Karikaturen der göttlichen Personen oder aber die Portraits kommunistischer Führer. Ähnliche Bilder und bemalte Fahnen wurden auch bei Straßenprozessionen von atheistischen ‹Ministranten› dem Zuge vorausgetragen, in welchem überdies große Puppen in der Maske Gottvaters, Christi, Buddhas und Allahs mitgeführt wurden. Zum Schluß

einer derartigen Spottprozession wurden dann diese Puppen auf ein Kommando des ‹Priesters› von der Straßenjugend begeifert, verprügelt, zerrissen oder öffentlich verbrannt. Manche dieser Spottprozessionen wurden zu großen Festspielen ausgestaltet, für welche die berühmtesten Dichter, Maler und Regisseure das Szenarium ausgearbeitet hatten. Von solchen Vorführungen sei hier das ‹Gottlose Mysterium von der Geburt Konsomols (des Gottlosen)› und das satirische Mysterium ‹Die nicht unbefleckte Empfängnis› aus der Feder Tretjakows angeführt» (S. 255). An den Meetingcharakter derartiger Spottprozessionen erinnern einige Happenings von Jean Jacques Lebel, auf die ich in Kap. IV, 2 eingegangen bin.

In der Weimarer Republik wurde die obszöne Karikatur von einigen satirischen Arbeiterzeitungen wie dem «Knüppel» oder der kommunistischen Wochenschrift «Die rosarote Brille» gepflegt, für die unter anderen L. Griffel, G. Grosz, J. Heartfield und R. Schlichter arbeiteten (vgl. *Abb. 2*). Die von Willi Münzenberg initiierte «Arbeiter Illustrierte Zeitung» (seit 1921: «Sowjetrußland im Bild», 1922–24: «Sichel und Hammer», 1925–36: die eigentliche «AIZ», 1937–39: die «VI» [= Volksillustrierte]) bediente sich der ausgesprochen obszönen Satire und Karikatur äußerst selten. Als die Dezember-Ausgabe 1924 von «Sichel und Hammer» wegen eines entlarvenden Artikels zur «Prostitution in der bürgerlichen Gesellschaft» beschlagnahmt wurde, reagierte die Redaktion mit einer obszönen Karikatur auf diese Beschlagnahme *(Abb. 24)*. Der Staatsanwalt hatte ausgerechnet an der Illustration des Textes durch das Gemälde «Im Bordell» von Jules Pascin Anstoß genommen und damit einen Vorwand gefunden, den politisch unliebsamen Tatsachenbericht über die Ursachen der Prostitution aus dem Verkehr zu ziehen. Die Redaktion machte darauf aufmerksam mit dem Hinweis auf die in bürgerlichen Zeitungen niemals beanstandeten Obszönitäten. – In der «AIZ» fanden Obszönitäten nur als Kunstdarstellungen Einlaß. So griff man auf Pascin zurück, anstatt eine realistische Bildreportage der Bordellmode der Bourgeoisie in der Weimarer Republik zu riskieren. Es war zu gefährlich. Obszöne Pornographie wurde außerdem zuallererst als eine Variante der Verelendung und Verkrüppelung der proletarischen Massen durch die Schundprodukte der Filmindustrie und Boulevardpresse begriffen. Es galt dieser zusätzlichen Ausbeutung einen Riegel vorzuschieben im Hinblick auf fehlende Sexualhygiene (Geburtenregelung, Familienplanung, Fruchtabtreibung und außerehelicher Geschlechtsverkehr nur für die Oberklassen) und mangelhafte Präventivmaßnahmen gegen Geschlechtskrankheiten.

Darüber hinaus aber war die sozialistisch-kommunistische Front nicht frei von einer quasi kleinbürgerlichen Askese-Ideologie. Das ästhetische Bild der Nacktheit, ein Topos der erotischen Befreiung, und die praktische Sexualaufklärung blieben versteckt hinter der Agitation für den proletarischen Gemeinschaftssport. Der Hinweis auf die Entfaltung körperlicher Eigenschaften durch Sport fehlte in fast keiner der wöchentlich erscheinenden «AIZ» (s. die programmatische Nr. 18, Jg. XIII, Mai 1934). Hervorgehoben wurde der natürliche, gesunde, frische Körper in der freien Natur gegenüber der gekünstelten kosmetischen Pose der Körper von Filmschönheiten.

Auf dieser Ebene agitierte auch die sozialdemokratische «Zeitschrift zur Pflege von Film und Foto in der Arbeiterbewegung» «Das neue Bild» (Berlin

1930/31) für die nicht gestellte oder gekünstelte Aufnahme. Die photographische Darstellung des nackten Körpers fällt unter die Kategorie «Sportphotographie» und nimmt weibliche wie männliche Akte im Sinne des FKK an Stränden spielend oder auf Berghöhen stehend auf. Einer der spärlichen Begleittexte solcher Aktphotos lautet: «Die Naturfreundebewegung ist heute aus den Kulturbestrebungen der arbeitenden Klasse nicht mehr wegzudenken... Überall wird rege gearbeitet, um die proletarischen Massen für Wanderfreude und Naturleben zu gewinnen, um Gesundheit und vernünftige Lebensführung zu fördern. Die Schäden der Berufsarbeit... bedrohen den arbeitenden Menschen an seinem einzigen kostbaren Gut (!), an seiner Gesundheit. Den rechten Ausgleich gibt das Wandern und Bergsteigen in guter, keimfreier Luft, in Sonne und bei Bewegung» (2. Jg., H. 3, 1931, S. 8–9).

Doch nicht selten stieß auch die Darstellung des Nackten bei der Arbeiterschaft auf Widerspruch. Explizite Kritik an nacktfeindlicher Sexualerziehung innerhalb der Arbeiterklasse und an deren ideologischer Bevormundung durch kleinbürgerliche Moralen (z. B. bei der Beurteilung von Aktphotographien) übte Max Pfeiffer, ein Redakteur der «AIZ», mit dem Aufsatz «Ein Kochbuch für Aktfotografie» (in: Der Arbeiter-Fotograf [Offizielles Organ der Vereinigung der Arbeiterfotografen Deutschlands] 12 [1929]). Er berichtete von empörten Reaktionen bei Arbeiterfrauen auf eine Bildveröffentlichung zweier nackter Kinder, die spielen. Er klärte über die Ideologie, die sich hinter solcher Empörung verbirgt, auf durch Rezension eines vornehmen Photobildbandes von Dr. W. Warstat: Der schöne Akt. Die darin vertretenen Kriterien der schönen Aktdarstellung idealistisch-klassizistischer Herkunft lauten: Vermeidung bzw. Ausschaltung erotisch-triebhafter Wirkungen, wie sie zum Beispiel von Kleidungsstücken und Haaren ausgehen können, Erhebung des Aktes in die Sphäre der Unwirklichkeit, des schönen Scheins, Beschränkung auf die ‹schöne Ansicht›, Idealisierung des Nackten, keine rohe photographische Naturabschrift. Pfeiffer beschließt seine Rezension mit der Bemerkung: «Der ausgezogene, ungelüftete Bürger ist und bleibt, – gut oder schlecht photographiert – eine verbogene Kruke, eine parfümierte Nudität, – gerade weil er à la Warstat, auf ‹schönen Schein› zurechtgemacht, auf Ideal hingebaut und nachträglich aller Orten rasiert wird. Die Hochschule für Leibeserziehungen sollte dem Dr. Warstat ein junges Mädchen schicken, das ihm Bescheid stößt.»

155 Marcuse, Versuch, S. 60.

156 A. a. O., S. 22.

157 Auf dem Kontrast politischer und pornographischer Inhalte: von realer Unterdrückung und Scheinfreiheiten des Konsums, basieren einige Collagen in: Aktionen. Happenings und Demonstrationen seit 1965 (Reinbek 1970). – Nach dem Prinzip der Kontrastcollage haben auch Paul Thek und Edwin Klein ein Bilderalbum erstellt (Amsterdam 1969).

158 Ulf Miehe: Ab sofort liefern wir folgende Artikel auf Teilzahlung. Eine Politpornografie. Berlin 1969.

159 Briefliche Mitteilung an den Verfasser.

160 Ebd.

161 Marcuse, Kritik, S. 129.

162 Adorno, a. a. O., S. 461.

163 Ebd.

164 Marcuse, a.a.O., S. 141.
165 Adorno, a.a.O., S. 461.
166 Vgl. Deutscher Bundestag, 6. Wahlperiode, Stenographischer Dienst. 28., 29. und 30. Sitzung des Sonderausschusses für die Strafrechtsreform, Bonn, 23., 24. und 25. November 1970, S. 968, 971f.
167 Marcuse, a.a.O., S. 161.
168 Hier auf entwicklungspsychologisch retardierte, nicht-genitale, regressive Erotik bezüglich.
169 Der Versuch, die Utopie *nicht getrennt* vom psychologischen Status quo zu verstehen, nämlich die sexuellen Perversionen als *negative Utopie*, als einen Hinweis auf das gesellschaftlich einzuholende Versprechen zu dechiffrieren, lag schon meiner Theorie des Obszönen zugrunde. Das hat manche Kritiker nicht davon abgehalten, im «Prinzip Obszön» die positive Feier des vollentfalteten bisexuellen, polymorphen, hermaphroditischen Eros zu vermuten. Dies hieße freilich nur, die Kritik an Herbert Marcuse auf die Frankfurter Schule auszudehnen. Doch nicht der idealistische Eros, sondern die Psychopathologie des Erotismus, nicht die rückwärts gewandte, die regressive Utopie, sondern das schmerzende Verharren bei der Phänomenologie der vorgefundenen Regressionen ist der springende Punkt. Transzendenzflucht, nicht Weltflucht ist das freilich nicht weniger gefährliche Thema.

Kapitel 7

170 Stempel über mittelalterliche Obszönität in: Jauss, a.a.O., S. 200.
171 Vgl. dazu ein Gutachten von Prof. Helmut Koopmann, Germanistisches Seminar der Rheinischen Friedrich-Wilhelms-Universität Bonn mit Datum vom 2. Oktober 1970 über den pornographischen Roman von Peer Tarrok (Pseudonym für Gerhard Zwerenz), «Rasputin» (Darmstadt 1970). Die alternative Fragestellung Kunst *oder* Pornographie wurde von der Bundesprüfstelle vorgegeben.
172 Eine typische Indizierung der Pornographie als Nichtkunst folgt zum Beispiel aus dem jüngsten Gerichtsbeschluß der 4. Strafkammer des Landgerichts München vom 18. Februar 1971, der die Beschlagnahme dreier Bücher im Verlag Rogner & Bernhard in München, nämlich
Josefine Mutzenbacher: Die Lebensgeschichte einer wienerischen Dirne, von ihr selbst erzählt;
Josefine Mutzenbacher: Meine 365 Liebhaber;
Guillaume Apollinaire: Die elftausend Ruten
verfügt hat und die erhobene Beschuldigung wegen Verdachtes der Verbreitung unzüchtiger Schriften gem. § 184 StGB wie folgt begründet:

Nach ständiger, auch vom BGH (St 23, 40, 41) und vom Bay Ob LG (R Reg. 8 St 60/70) beibehaltener Rechtsprechung ist eine Schrift dann als unzüchtig im Sinn des § 184 StGB anzusehen, wenn sie geeignet ist, das Scham- und Sittlichkeitsgefühl des normalen Menschen in geschlechtlicher Beziehung erheblich zu verletzen. Der Inhalt einer Schrift ist daher jedenfalls dann unzüchtig, wenn sexuelle Vorgänge in übersteigerter, anreißerischer Weise ohne Sinnzusammenhang mit anderen Lebensäußerungen geschildert werden, etwa durch aufdringliche, verzerrende, unrealistische Darstellung geschlechtlicher Vorgänge oder durch Verherrlichung von Ausschweifungen oder Perversitäten oder durch obszöne Ausdrucksweise (vgl. BGH, a.a.O., S. 44).

Die Überprüfung der beanstandeten Bücher ergibt nach Auffassung des Gerichts, daß nahezu der gesamte Inhalt dieser Druckwerke auch bei weitherziger und aufgeschlossener Wertung nicht nur geschmacklos oder trivial, sondern eindeutig unzüchtig ist. Die Unzüchtigkeit ergibt sich klar aus der besonders abstoßend wirkenden, aufdringlich vergröbernden und anreißerischen Wiedergabe sexueller Vorgänge in einer derart obszönen und zum Teil perversen Art und Weise, daß der Gesamtinhalt der drei Bücher einen unerträglichen Angriff auf den gefestigten Grundbestand gemeinsamer Anschauungen der Gesellschaft auf geschlechtlichem Gebiet bedeutet. Somit werden Belange der Gemeinschaft gestört und gefährdet. Auch steht außer jedem Zweifel, daß die beschriebenen Bücher objektiv nicht nur geeignet, sondern dazu bestimmt sind, von den Erwerbern *nur* um des Geschlechtlichen willen gelesen zu werden.

Der Roman «Die elftausend Ruten» von G. Apollinaire enthält ein völlig verzerrtes Bild zwischenmenschlicher Beziehungen. Der Schmutz und die Gewalt werden geradezu als Grundvoraussetzung der Liebe und der sexuellen Betätigung angesehen. Es geht hier nur darum, geschlechtliche Beziehungen in allen denkbaren und auch gedanklich nicht mehr nachzuvollziehenden Abarten anreißerisch detailliert darzustellen und anzubieten. Die Handlung ist ausschließlich darauf abgestimmt. Der gleichsam aufgezwungene «geschichtliche Hintergrund» bietet nur die Bühne, auf der jeweils einige Beteiligte alle Variationen abartiger Sexualität bis zum Exzeß – für einige Akteure ist die Teilnahme tödlich – durchspielen. Die Peitsche ist ein wichtiges Instrument. Höhepunkt sind die Schilderungen im 4., 6. und 7. Kapitel. (Orgie im Schlafwagenabteil, Vorgänge bei der Belagerung von Port Arthur). Das Buch ist eine einzige Verherrlichung sexueller Ausschweifungen und Schilderungen von Perversitäten aller Art. Die wenigen «geschichtlichen» Passagen wirken fast deplaziert. Die Beteiligten versuchen keinerlei Distanz zu gewinnen, sie steuern plump und direkt in unzähligen Malen jedesmal in perverser Geschlechtlichkeit dem Orgasmus zu. Die Sprache ist verzerrt und vulgär. Es ist ein Buch der Orgie, der Gewalttat, des Blutes.

Der Roman «Josefine Mutzenbacher, die Lebensgeschichte einer wienerischen Dirne» schildert die geschlechtlichen Erlebnisse der Autorin vom 5. Lebensjahr bis zu ihrem Entschluß, der Gewerbsunzucht nachzugehen, der 2. Band «Josefine Mutzenbacher: Meine 365 Liebhaber», die aneinander gereihten Erlebnisse als Dirne. Diese Bücher stellen das Geschlechtliche in unmißverständlicher Form in den Vordergrund. Die sexuellen Schilderungen sind Selbstzweck und sind weder in einen zeitlichen noch in einen echten sozialkritischen Rahmen eingebettet. Der Leser wird praktisch auf jeder Seite eingeladen, sich etwas vorzustellen, was die Akteurin mit ordinären Worten so genau beschrieben hat, daß es keiner weiteren Phantasiearbeit bedarf. Die Romane enthalten eine ganz erhebliche Zahl sexueller Vorgänge und Empfindungen großteils perverser Geschlechtlichkeit. Sei es in Tatbeständen der Blutschande, in Fällen des Flagellantismus oder in der vergröbernden und anreißerischen Schilderung weiblicher und männlicher Geschlechtsorgane und deren

Betätigungsfeld, immer werden sexuelle Fehlhaltungen und Ausschweifungen verherrlicht oder als besonders erstrebenswert hingestellt. Irgendwelche Leute stehen stets miteinander in sexuellem Kontakt. Die Kollektion des Obszönen nimmt jedermann die letzten Illusionen. Alle Niederungen sexueller Verirrungen werden penetrant euphorisiert; Schranken gibt es nicht. Die Sprache ist weitgehend vulgär. Die Absicht ist evident: diese Bücher sind objektiv bestimmt und geeignet, von den Personen, die für ihren Erwerb in erster Linie und überwiegend in Betracht kommen, nur um des Geschlechtlichen willen gelesen zu werden. Einige Stellen, die sich nicht mit sexuellen Verirrungen befassen, sind Tünche, sie leiten nur über zum zentralen Thema, das bewegen soll.

Geschlechtliche Beziehungen von der Art, wie sie in allen drei Büchern geschildert werden, werden von der überwiegenden Mehrheit der Bevölkerung, vom sog. «Durchschnittsempfinden», auch heute noch als unzüchtig i. S. des § 184 StGB angesehen. Es sind auch auf diesem Gebiet nur verhältnismäßig wenige, die hier «die öffentliche Meinung» bestimmen wollen und der Öffentlichkeit, sehr häufig aus rein geschäftlichen Interessen und Motiven, eine bestimmte Ansicht oder bestimmte «Bedürfnisse» aufdrängen oder suggerieren wollen. Der § 184 StGB schränkt dabei nicht die Sexualfreiheit als solche ein, wenn er den Zweck verfolgt, die Allgemeinheit vor gewissen Äußerungen der Geschlechtlichkeit zu schützen. Der § 184 StGB soll verhindern, daß sexuelle Perversionen, die nach der jedenfalls in der zivilisierten Welt herrschenden Kulturordnung sicherlich in die Intimsphäre gehören, sich durch Schrift und Darstellung zu stark in die Öffentlichkeit verlagern, wobei voll berücksichtigt ist, daß die Schilderung geschlechtlicher Vorgänge als solche nicht mehr als unzüchtig nach § 184 StGB angesehen werden kann.

Die Anschauungen darüber, was gemeinschaftsschädlich wirkt und wo demnach die Toleranzgrenze gegenüber geschlechtsbezogenen Darstellungen zu ziehen ist, sind zeitbedingt. Die Rechtsprechung hat sich dabei nicht nach den Auffassungen ungewöhnlich weitherziger Kreise zu richten (BGH St 3, 295; 23, 40ff), die der sexuellen Libertinage das Wort reden wollen. Diese Gruppen sind keinesfalls legitimiert, einen Anspruch auf Artikulierung dessen zu haben, was «unzüchtig» ist.

Allerdings kann die Kammer der Auffassung von Personen nicht folgen, die den hier beanstandeten Büchern den Stempel «Kunst» aufzuoktroyieren bemüht sind, dabei aber übersehen oder übersehen wollen, daß ein allenfalls vorhandener Kunstwert – der einmal unterstellt sei – doch von dem alles überragenden unzüchtigen Gesamtcharakter der Bücher völlig überlagert würde. Das Sexuelle überhöht die etwaige künstlerische Aussage so und sublimiert sie in einem derartigen Maße, daß letztere zum dienenden Bestandteil der sexuellen Aussage wird (vgl. BGH NJW 65, 983; Dreher, 32. Auflage, § 184 StGB, Anm. 2Ab). Die Übertreibung und die entstellende Verzerrung sind Wesenseigenschaften der Pornographie. Dies festzustellen ist Aufgabe des Gerichts, nicht aber literarischer Rezensenten.

Es besteht somit der dringende Verdacht, daß mit der Verbreitung eines jeden dieser 3 Bücher der Tatbestand einer strafbaren Handlung nach § 184 Abs. 1 Nr. 1 StGB gegeben ist.

Da die Bücher im gesamten zu beanstanden sind, war eine allgemeine Be-

schlagnahme erforderlich. Der Grundsatz der Verhältnismäßigkeit ist nicht verletzt. Die Durchsuchung der Geschäftsräume war zur Sicherung des entsprechenden Beweismaterials erforderlich. Die vom Amtsrichter gem. §§ 94ff, 102ff StPO angeordneten Maßnahmen entsprechen der Sach- und Rechtslage.
Die Kostenentscheidung beruht auf § 473 StPO.

gez. Dr. Bayrle	gez. Nagel	gez. Bechert
Landgerichtsdirektor	Landgerichtsrat	Landgerichtsrat

Kapitel 8

173 Müller-Freienfels, a. a. O., S. 400.
174 Vgl. Gunter Schmidt und Volkmar Sigusch: Arbeiter-Sexualität. Eine empirische Untersuchung an jungen Industriearbeitern. Neuwied 1971.
175 Wolfgang Fritz Haug: Zur Kritik der Warenästhetik. In: Kursbuch 20 (1970), S. 157.
176 Ebd.
177 Ebd.
178 Ebd.
179 Vgl. Giese, a. a. O., S. 16: «Den Begriff Pornographie möchte ich nun reservieren: 1. für die perverse Ausfaltung des Pseudolismus [d. i. «versuchte Abwendung von der Wirklichkeit», S. 12], d. h. für das psychopathologische Detail, 2. für die nur vorgetäuschte Perversion, d. h. für ein absichtliches Tun, z. B. aus kommerziellen Gründen.»
180 Es ist üblich, die psychosexuelle Stimulierbarkeit der Versuchspersonen an den auf dem Markt erhältlichen pornographischen Schriften und Bildern zu messen. Vgl. Volkmar Sigusch: Vorwort und Literatur. In: William H. Masters und Virginia E. Johnson: Die sexuelle Reaktion. Reinbek 1970; V. Sigusch, G. Schmidt, A. Reinfeld und I. Wiedemann-Sutor: Psychosexual Stimulation. Sex Differences. In: The Journal of Sex Research, vol. 6, no. 1, 10–24, February 1970 (weitere Literatur s. d.); Sigusch und Schmidt: Psychosexuelle Stimulation in: Schmidt, Sigusch und Schorsch, a. a. O.; The Report of the Commission on Obscenity and Pornography. New York 1970 (gekürzte deutsche Fassung: Der Pornographie-Report, a. a. O.).
181 Diese Art von «Pornographiediagnose» offenbart ihre eigene Unzuständigkeit, wenn sie die unerfüllten und unerfüllbaren erotischen Wünsche, die zum Beispiel von Hans Bellmers surrealistischen Puppen den Betrachter angehen, als Eingewöhnung in die pathische Nichterfüllung von gesellschaftlich versagten Bedürfnissen, als gleichsam masochistisches Ritual erklärt. Indem die erwachten erotischen Wünsche des Betrachters von Bellmers Puppen demnach «zwangsläufig mehr und mehr in ihrer pathologischen Form auftreten, tragen sie selbst zur Stabilität» dessen bei, worauf «das realpolitische Programm des Systems beruht» (Martin Jürgens in: Ästhetik und Gewalt. Gütersloh 1970, S. 24). Tatsächlich aber verweigern sich die surrealistischen Puppenerfindungen Bellmers solcher Interpretation durch die qualitative Differenz, die sie zum Surrogatcharakter, zur «frustrierenden Qualität der Pornographie» (Jürgens) aufweisen. Das «realpolitische Programm» beruht in der Tat auf Versa-

gung und Schaffung von pornographischen Surrogaten, welche die Funktion der Ablenkung vom gesellschaftlichen Status quo haben, während die Bellmerschen Puppenkonstruktionen ihr Formprinzip und ihre Wahrheit gerade darin finden, daß sie die Ablenkungsfunktion der herkömmlichen Pornographie verweigern. Dies wird bei Bellmer Thema probandum seines erotischen Fetischismus, nicht aber reproduziert dieser bloß den neurotischen, gesellschaftlich erzeugten Verzichtsmechanismus der fetischistischen Pornographie. Die abbildrealistische These verkürzt die zur Wirklichkeit sich kritisch konstituierende und distanzierende Erkenntnisleistung der erotischen Kunst Bellmers auf das Moment bloßer Spiegelung der pathologischen surrogathaften Konsumpornographie, um hernach die systemstabilisierende, affirmative Funktion dieses Abbilderotismus als ästhetische Feier und masochistisches Ritual des pathologischen Status quo deuten zu können. Zur weiteren Verdeutlichung vgl. «Die Erotik des hermaphroditischen Bildes. Hans Bellmer und die Puppe» in diesem Band, Teil III, Kap. 2.

Kapitel 9

182 Wolfgang Fritz Haug: Das Ganze und das ganz Andere. Zur Kritik der reinen revolutionären Transzendenz. In: Jürgen Habermas (Hg.): Antworten auf Herbert Marcuse. Frankfurt/M. 1968, S. 71.
183 Vgl. die Ausführungen von P. Fürstenau: «Sublimierung» in affirmativer und negativ kritischer Anwendung. In: Jahrbuch der Psychoanalyse, Bd. IX, Bern/Stuttgart 1967. Ebenso von L. Kubie: The Fallacious Misuse of the Concept of Sublimation. In: Psychoanalytic Quarterly 31 (1962).
184 Theodor W. Adorno: Sexualtabus und Recht heute. In: Adorno: Eingriffe. Frankfurt/M. 1966, S. 105.
185 Vgl. Gorsen, Prinzip, a. a. O., S. 147; ferner in: Sexualität im Spiegel der modernen Kunst. Sonderdruck aus Armand Mergen: Sexualforschung. Stichwort und Bild. Bd. I. Hamburg 1963, S. 505f.
186 William S. Burroughs: Soft Machine (1961). Köln 1971.

Kapitel 10

187 Haug, a. a. O., S. 62.
188 Ebd.
189 Vgl. Gorsen, Prinzip, a. a. O., S. 83f, 127.
190 Im Bereich der Kunst war und ist das für Pornographie bestimmende Moment der sinnlichen Erregung ritual, das heißt es ist in die Erfahrung von der Einmaligkeit und Unwiederholbarkeit der Kunst, ihrer geistigen Autonomie integriert. Diese Ästhetisierung und Intellektualisierung der Pornographie, in der Tradition der obszönen Karikatur und Satire noch intakt, erscheint heute schon als eine beiläufige und sekundäre neben dem außerästhetischen Pornographiekonsum. Er ist auf sinnliche Wiederholbarkeit und Vielmaligkeit angelegt. Unter den neuzeitlichen Produktionsbedingungen im Überbau (Photo, Film, Fernsehen, Video-Kassette usw.) erscheint Sexualästhetik daher unter dem sozialen Aneignungsaspekt in ihrer Gebrauchs- und Ver-

schleißfunktion für die konsumierenden Massen. Von einer einmaligen, autonomen (zweckfreien) Pornographie zu sprechen, wäre unsinnig.

191 Gore Vidal: Über Pornographie. In: Merkur, 23. Jg., H. 10, Okt. 1969, S. 950.

192 Wilhelm Reich: Der Kampf um die neue Moral. In: Zeitschrift für politische Psychologie und Sexualökonomie. Bd. II, H. 3 (1935), S. 146.

193 A. a. O., S. 151.

194 A. a. O., S. 154.

195 A. a. O., S. 159, 163.

196 Gegen biologisierende Sexualaufklärung und die antisexuelle Propaganda der Kirchen, aber indirekt auch zur Korrektur der Askese-Ideologie ‹unter Genossen›, verfaßte Günter Amendt das Manifest «Sex Front» (Frankfurt/M. 1970) als erste Hilfe für Lehrlinge, Schüler, Studenten, für die sexuelle Betätigung unter Schuldgefühlen nicht mehr der Normalfall bleiben soll. Mit der bekannten Propagandathese, die Befriedigung des Geschlechtstriebes so einfach und belanglos zu nehmen wie das Trinken eines Glases Wasser, wird in den konkreten Anleitungen dieser Sex-Fibel erstmals Ernst gemacht.

Zur Frage der hier nicht thematischen sexuellen Kommunikation in der Gruppe unter dem Aspekt der so schwer zu befolgenden Glas Wasser-Theorie vgl. «Gruppensex. Eine Bildreportage» (Berlin 1970).

197 Diese Angst zu beseitigen intendiert schon unter seinem Buchtitel «Wer hat Angst vor Pornografie?» der Verfasser Henryk M. Broder (Frankfurt/M. 1970).

II Eros auf dem Prüfstand

Über Kunst und sexuelle Liberalisierung nach 1945

1 Erotischer Nachholbedarf

Ein Rückblick auf die erotische Kunst der letzten dreißig Jahre zeigt ihre Abhängigkeit vom Stand der sexuellen Liberalisierung, die im Nachkriegsdeutschland nur mühsam in Gang kam. Die sechziger Jahre standen im Zeichen einer Demokratisierung von Rechtsvorschriften, die noch aus dem vorigen Jahrhundert stammten[1], unter dem Faschismus Geltung hatten und im Nachkriegsdeutschland die Freiheit der Kunst ständig mit dem Straftatbestand der Gotteslästerung, der Verbreitung unzüchtiger Schriften, Darstellungen oder Abbildungen und seit 1953 der Verbreitung jugendgefährdender Produkte konfrontierte.

Obwohl das Grundgesetz für die Bundesrepublik Deutschland von 1949 die Freiheit der Kunst nach dem Vorbild der Weimarer Reichsverfassung ausdrücklich garantiert, wurde das Vorhandensein dieser Kunstschutznorm in der Rechtsprechung anfänglich weitgehend ignoriert.[2] Der allmählich einsetzende Lernprozeß der Recht sprechenden Institutionen und der sittlichen Öffentlichkeit, die stets auch das skandalöse Denunziantenpotential stellt, wurde vom erotisch interessierten Teil der Künstler der fünfziger und sechziger Jahre mitgetragen. Sie brachten die veränderten Wertvorstellungen der Nachkriegsgesellschaft am pointiertesten zum Ausdruck und signalisierten dem ‹gesunden Volksempfinden›, einer noch überall anzutreffenden nazistischen Gesinnung, daß Demokratie und Zensur sich ausschließen. Es kam zu einer Reihe von Kunstprozessen. Wie lange der Prozeß der sexuellen Liberalisierung sich hinzog, zeigen die zornigen Beiträge im Sonderheft der «Streit-Zeit-Schrift» zum Thema «Pornographie» und «Kunstzensur». Dort schrieb Horst Bingel 1969 die lapidaren Sätze: «Nicht Busen, nicht Sex schaden Jugendlichen, sondern Sadismus, Militarismus, Revanchismus, die DDR in Anführungszeichen schaden. Wir schützen die Jugendlichen vor Pornographie – und bringen uns fortgesetzt um moralischen Kredit.»

In den sechziger Jahren kam der fortschrittliche Beschluß des Bundesgerichtshofs zur Anwendung, wonach nicht mehr der ‹Durchschnittsmensch›, der ‹normal› empfindende, sondern der künstlerisch aufgeschlossene oder zumindest um Verständnis bemühte, wenn auch

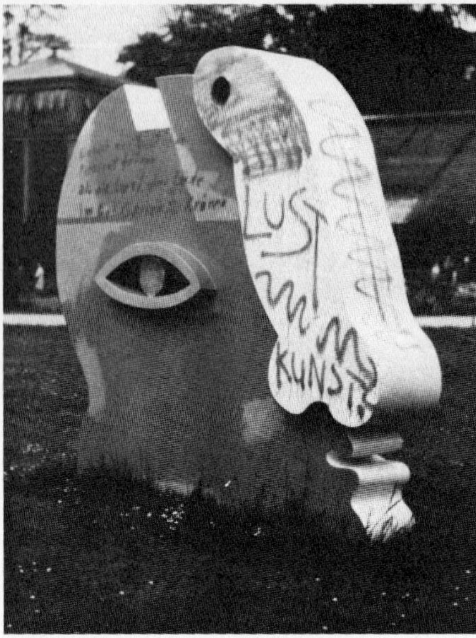

Abb. 23. Horst Antes: Kopf oder die Lust an Adam. Ausschnitt aus «Garten des Malers mit 7 Monumenten der Lüste», Bundesgartenschau Karlsruhe, 1967 (von Betrachtern beschmiert)

künstlerisch nicht besonders vorgebildete Mensch als sittlicher Maßstab herangezogen werden kann. In schlechter Erinnerung waren noch die Verdächtigungen gegen Hauptmanns «Weber», die skandalösen Fälle Wedekind, Schnitzler, Ibsen, Panizza, die Indizierungen der Bilder von Bayros, Dix, Grosz, Klinger, Schiele, Uhde, Zille und der Karikaturen im «Simplizissimus».

Zunächst schien sich in der öffentlichen Meinung und Rechtspflege eine fatale Fortsetzung der Kriminalisierung erotischer Kunst und Literatur anzubahnen.[3] In zahlreichen Nacht-und-Nebel-Aktionen wurden erotische Plastiken und Denkmäler, die dem ‹gesunden Volksempfinden› entartet dünkten, beschmiert und beschädigt – z. B. Antes' Kopfplastik «Lust an Adam» von 1967 *(Abb. 23)* oder Hrdlickas marmorner Torso «Gladiator» von 1962/65. Es gab Indizierungen von Paul Wunderlichs Graphikserie «Qui s'explique» (1960), verschiedener Arbeiten der Münchner Künstlergruppe «SPUR» (1964), der «Selbstbemalung» von Günter Brus (1964), zweier Gemälde von Georg Baselitz (1965) *(Abb. 24)*, der Braunschweiger Muehl-Aktion «O Tannenbaum» (1969); die Beschlagnahme der Kunstsammlung Kronhausen durch die Hamburger Zollbehörde wurde im letzten Augenblick verhindert. Die «Lammkreuzigungen» von Nitsch wurden in Wien und München gleichermaßen strafrechtlich verfolgt. Das Happening «Kunst und Revolution» der «Wiener Aktionsgruppe» (1969) mobilisierte die wütenden Reaktionen sowohl des künstlerischen wie politischen Konservatismus. Auch die Schweiz stand nicht zurück, wie die Indizierung von Konrad Farners Bild einer gekreuzigten Frau (1959) beweist.

Wir erinnern uns ferner des Verbots der Ballettaufführung von Werner Egks «Abraxas» (1949), der Inkriminierungen der Prosastudie «Seelandschaft mit Pocahontas» (1955) von Arno Schmidt, der lyrischen Montage

Abb. 24. Georg Baselitz: Die große Nacht im Eimer.
Öl auf Lwd., 1963

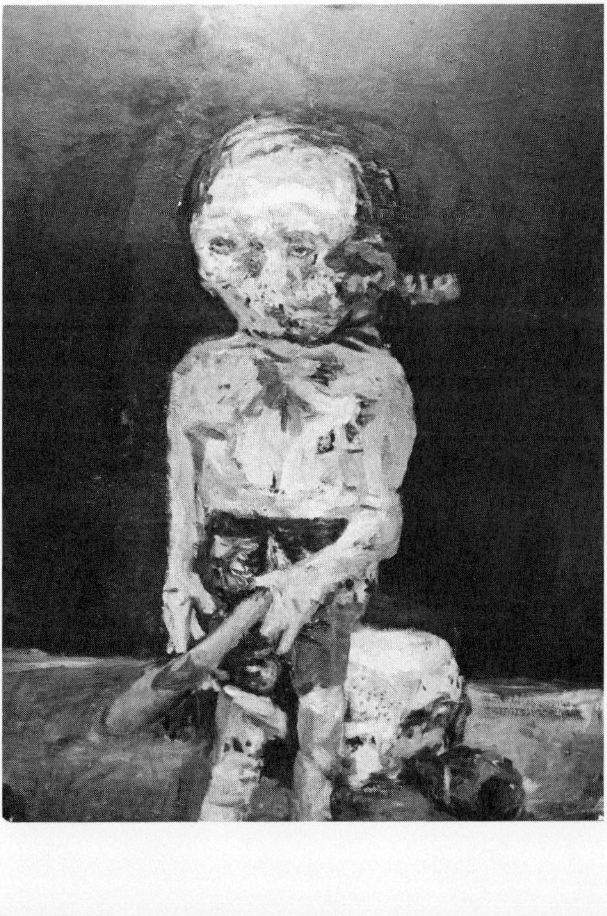

«Missa Profana» (1959) von Reinhard Döhl, des Romans «Notre-Dame-des-Fleurs» (1962) von Jean Genet, der Novelle «Katz und Maus» (1962) von Günter Grass.[4]

Rückblickend wurden um 1960 die Weichen für die heute immer noch oder wieder umkämpften Positionen der sexuellen Aufklärung und Liberalisierung gelegt. Das reduktionistische Geschichtsbild des Faschismus bewirkte einen hektischen Nachholbedarf auch gegenüber den Klassikern der Décadence wie Baudelaire und Huysmans, den Schriftstellern des Schwarzen Humors, des Satanismus und Hedonismus im Umkreis der romantischen Weltinterpretation, den damals noch schwer zugänglichen Texten von de Sade, Gilles de Rais und Fourier, den Texten Georges Batailles und schließlich den Romanen der Zeitgenossen Jean Genet und Henry Miller. Gustav René Hocke und Mario Praz machten mit der kaum gekannten Erotik des Manierismus und der Schwarzen Romantik bekannt. Ludwig Marcuse schrieb eine Literaturgeschichte unter dem Aspekt ihrer seit Jahrhunderten steckbrieflich verfolgten Werke (1962).

Eine Flucht aus der provinziellen Enge der deutschen Nachkriegs-Kunstszene ermöglichte die Entdeckung der surrealistischen Malerei in Frankreich, die viele anlockte, die sich in der Fortführung expressionistischer Stiltendenzen langweilten und im Surrealismus ein erotisches, amoralisches, libertines Reizklima finden ließ. Hier fühlte sich vor allem der von Freudscher Psychoanalyse ‹infizierte› Intellektuelle am besten. Der Sexualfetischismus eines Max Ernst und Salvador Dali, einer Meret Oppenheim und Dorothea Tanning, eines Hans Bellmer und Schröder-Sonnenstern schien zunächst alle kleinbürgerlichen Sexualtabus zu sprengen. Charles Fouriers soziale Utopie der polygamen, von der Institution der Ehe befreiten Liebe gab den philosophischen Rahmen für eine bedeutende surrealistische Ausstellung erotischer Kunst ab, die 1959 in Paris unter dem Titel «Boîte alerte – missives lascives» sich als Briefkasten, als Ablage verheimlichter Perversionen empfahl. Nachdem sich im Nachkriegseuropa allmählich wieder häusliches Familienglück einzurichten begann und die Erotik der Geschlechter bequem wurde, setzte der Surrealismus mit dieser Ausstellung einen einzelgängerischen, anarchischen Akzent, der sie von der bald folgenden Saturiertheit und Langeweile genüßlicher Erotic Art-Spektakel in den USA und Westdeutschland aggressiv und kritisch abhob.

2 Der Triumph der Genitalität – Phallusgrotesken

Gesellschaftskritische Argumente brachte Adorno mit seinem frühen Essay «Sexualtabus und Recht heute» (1963). Er nannte «die von den als pervers geächteten Partialtrieben ganz gereinigte Genitalität arm, stumpf, gleichsam zum Punkt zusammengeschrumpft»[5] und warnte vor einer neuen tieferen Form der Verdrängung, die er in der gesellschaftlichen Ausrichtung des Sexualtriebs auf die bloße Fortpflanzungsfunktion mit Recht auf uns zukommen sah. Die sogenannten «Partialtriebe», also die Gesamtheit der nicht genital gelenkten, sich selbst überlassenen Körpererotik, fallen der Kultivierung, der Sozialisation zum Opfer oder werden – schlimmer noch – in den «mit Reklame fusionierten Massenmedien» sozialisiert.[6]

Im Vorrang der Genitalität sah Adorno ein Stück sexueller Utopie verlorengehen. Er schlug sich daher auf die Seite derer, die am perversen «Überschuß der Partialtriebe über die Genitalität» festhalten und in der Kunst das Gegennatürliche, Raffinierte, das gesellschaftlich Obszöne und Unanständige repräsentieren. «Das erotische Triebleben und die Beziehungen, in denen Lust sich realisiert, ist in Wahrheit nicht jenes healthy sex life, das in den fortgeschrittenen Ländern heute alle Branchen der Wirtschaft, von der kosmetischen Industrie bis zur Psychotherapie, ermuntert. Vielmehr überlebt in der Genitalität die partiale Libido, die in jener sich zusammenfaßt. Alles Glück entflammt an ihrer Spannung.»[7]

Die explizit erotische Kunst befand sich im Nachkriegsdeutschland anfangs in einer Außenseiterstellung, indem sie ihren ‹polymorph perversen› Exhibitionismus gegenüber der gewöhnlichen, genital und auf Fortpflanzung ausgerichteten Sexualform als Schock einsetzte. Hans Bellmers Puppenfetischismus erschien damals vielen als das Arkadien einer von genitaler Selbstbetätigung befreiten Kommunikation mit dem Körper, der in allen seinen Teilen als gleichwertig und austauschbar erlebt werden kann. Bellmers pseudoparanoische Bildwelt fußt auf einer Psychoanalyse der sexuellen Perversionen. Er konnte als Grenzgänger zwischen vielen Disziplinen und Wirklichkeiten mehr und andere Fragen beantworten als die nach den Grenzen zwischen Pornographie und

Kunst, die vor über zwanzig Jahren in der Ära der sexuellen Liberalisierung hierzulande im Vordergrund stand. Es ist verlockend, unter den heutigen Umständen des überall nachwachsenden Bekenntnis-Künstlers und einer nicht einzuschüchternden Coming-out-Literatur, die sich so gern über subjektive Betroffenheit legitimiert, erneut auf einen Bilddichter der erotischen ‹Zwischenstufen› hinzuweisen, der Bellmer – er starb 1975 in Paris – in einem sehr artistischen und obsessionellen Sinne war. Ihm bedeuteten das Männliche und das Weibliche völlig «vertauschbare Bilder...: das eine wie das andere zielen zu ihrem Amalgam hin, dem Hermaphroditen» *(Abb. 94–100)*.

Bedarf es überhaupt einer Erinnerung an Bellmer? Er ist doch heute alles andere als vergessen, wie die große Retrospektive seines photographischen Werkes zeigt[8], das vom Pariser Centre Pompidou über Wien nach Los Angeles und Tokio seine Weltreise angetreten hat *(Abb. 25)*. Bellmers Ruhm, der erst sehr spät und plötzlich einen über Sechzigjährigen erreichte, ist allerdings nicht frei von Mißverständnissen. So wie seine augenblickliche Aktualität sich weitgehend einem angeheizten modernistischen Interesse für feine Photo-Ästhetik verdankt, so beruht der große Erfolg seiner Zeichnungen, Radierungen und Ölbilder in den sechziger und siebziger Jahren vordergründig auf dem handwerklichen Brillieren eines an Altdorfer und Baldung Grien geschulten Manierismus, so daß der Kunstkritiker Werner Spies 1972 schreiben konnte, Bellmer sei mehr noch als Dali ein «Opfer seines spontanen Gutzeichnens» geblieben.

Gegenwärtig sind es hingegen die weiblichen «Nacktphotos nach einem alten, gefesselten Körper», nicht Kunst, sondern vermeintlich triste Dokumente «einer lieblosen sexuellen Not», die auf größere Ablehnung stoßen und den gleichen Kritiker veranlassen, die Bilder des bellmeresk verschnürten welken Körpers der Unica Zürn *(Abb. 26)* als eine «Serie nach Lolita im Ruhestand» zu apostrophieren.[9] Unica Zürn war jedoch nicht irgendein austauschbares Sexualobjekt männlicher Impotenz, sondern bis kurz vor ihrem literarisch vorweggenommenen Freitod (1970) die verrückte Liebe Bellmers in seinen späteren Lebensjahren. André Pieyre de Mandiargues meinte, daß sie der Künstler im Kopf seiner Puppe im voraus modelliert hatte und erst nachträglich ihr im Leben begegnete, ja ihr begegnen mußte, eine paradoxe, typisch surrealistische Bemerkung[10], die aber den pygmalionistischen Beziehungswahn zwischen Phantasie und Wirklichkeit in Bellmers Puppen-Theorem genau trifft. Unica Zürn war die leibhaftige Erfüllung einer Wunschphantasie, die lebendig gewordene erotische Puppe, und auch sie erlebte den Hermaphroditismus, ein merkwürdiges Zusammentreffen mit Bellmer, als Spiegelbild ihrer eigenen Wünsche:

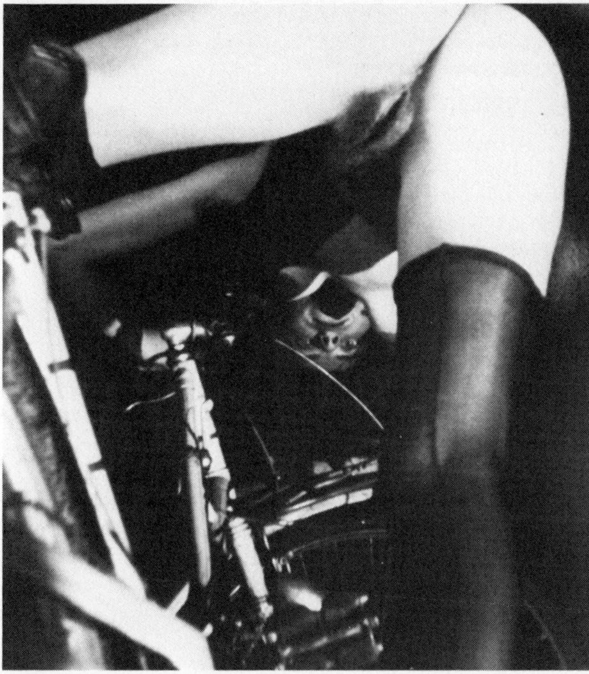

Abb. 25. Hans Bellmer: Ohne Titel. Photo, 1946

Abb. 26. Hans Bellmer: Unica. Photo, 1958. Als Umschlagbild für «Le surréalisme même» mit dem Titel «À tenir au frais», 1958

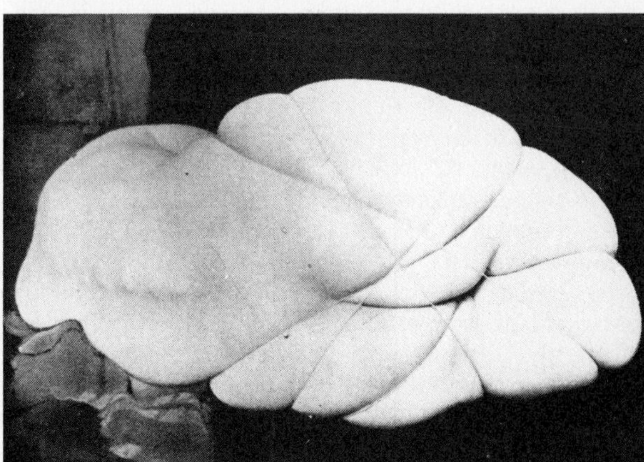

Wie wohl wäre mir, könnte ich etwas
sein, das weder Frau noch Mann wäre. Gäbe es das,
würde ich sogleich darin wohnen möchten. Vielleicht
würde ich dann zu mir selbst – (oder zu Dir)
kommen?
Ich habe meines Wissens weder vom Mann noch
von der Frau zu viel bekommen, jedoch genug,
um es als hinderlich zu empfinden.
Meine zeitweisen Bemühungen, weder das Eine
noch das andere zu sein, führten zu keinem
Ergebnis, Warum? Weil ich mich *allein*
damit abgemüht habe. Allein habe ich
noch keine Sache zu einem guten Ende gebracht.[11]

Heute wie damals wird Hans Bellmer – und dies ist der Grund für den mißverständlichen Ruhm – von seinen anstrengenden Reflexionen und erotischen Obsessionen abgetrennt als reiner Künstler rezipiert. In Wirklichkeit hat er sein aus Photoalbum, Traktat und freien poetischen Assoziationen montiertes Puppentheorem «Die Puppe» (1934), «Die Spiele der Puppe» (1949), «Die Anatomie des Bildes» (1957) stets auch als Anleitung zur androgynen Liebe und der «radikalen Kritik unserer Identitätsbegriffe» verstanden. In diesem Puppen-Theorem ist jedenfalls nicht von Kunst oder von künstlerischer Rechtfertigung eines ganz dem erotischen Fetischismus hingegebenen Werks die Rede. Statt dessen kommt das riskante androgyne Denken dieser Persönlichkeit zur Sprache, ein Denken, das – an der Grenze zur Auflösung der Ichidentität operierend und mit einer besonderen Antenne für das Schizophrene ausgerüstet – dem Formgesetz des künstlerischen Lebenswerks von Anfang an eingeschrieben war und dieses ebenso als eine ästhetisch ausgeführte ‹Selbstanalyse› zu sehen erlaubt.

Das Puppen-Theorem dieses Außenseiters entstand im Umkreis der romantischen Lebensphilosophie, des Surrealismus und der Tiefenpsychologie und in der Wahlverwandtschaft mit Bataille, Freud und de Sade, weshalb Bellmer mit keiner breiten Zustimmung rechnen konnte und zuletzt in die mißverständliche Karriere als «Gutzeichner» und Photo-Manierist getrieben wurde.

«Warum hat Bellmer nie einen Skandal verursacht? Ganz einfach darum, weil er Goldschmiedearbeiten, ja fast Entomologie oder Botanik gemacht hat.» Diese problematische Bemerkung über den unbestrittenen Miniaturmeister der erotischen Zeichnung und Radierung stammt von Pierre Klossowski, der vor allem in Frankreich, Belgien und Italien als erotischer Zeichner geschätzt wird und der Bruder des berühmten Balthazar Klossowski, genannt Balthus, ist. Bei uns kennt man ihn nur als Schriftsteller der Romane «Roberte», «Das Bad der Diana» und «Der

Baphomet». Kleinere Verlage nahmen sich auch der eklektizistischen Essayistik dieses religionsphilosophisch und soziologisch studierten, wie Bellmer im Umkreis von Bataille und den Surrealisten sich profilierenden Theoretikers an.

Seit den siebziger Jahren arbeitet der heute über Achtzigjährige fast ausschließlich an seinem zeichnerischen Werk, das im Unterschied zu dem Bellmers durchweg autodidaktisch ist und im Hinblick auf sein Hauptthema, die erotische menschliche Figur, das lebensgroße Wandbildformat bevorzugt. «Die Dimension zu verkleinern, kommt meines Erachtens einer Art Zensur gleich», einer inneren durch Scham- und Schuldgefühle und einer äußeren Zensur, die den Künstler gegen seine Überzeugung 1953 noch zur bibliophilen Illustration seines erotischen Schlüsselromans «Roberte ce soir» zwang.[12] Für seine heutigen «Farbstiftbilder» sind zwei Meter hohe und breite Formate das Normale. Klossowski glaubt, die «unmittelbare und aggressive Gegenwart» seiner erotischen Figuren und Situationen nur über eine möglichst «realistische Inszenierung des Bildes» erreichen zu können. Der «Nahkampf» des erotischen Bildes mit dem Betrachter vollziehe sich am direktesten durch die Lebensgröße der gezeichneten Körper und Situationen, die vom Ort ihrer Ausstellung durch keine ästhetischen Barrieren getrennt sein sollen. Unter Umgehung der ästhetischen Fiktionen, die das Tafelbild mit seiner verfremdenden, verniedlichenden Dimension mit sich bringt, soll dem Betrachter die gezeichnete erotische Szene unzensiert zugänglich werden können.

Die zwischen 1970 und 1984 entstandenen, fast ausschließlich mit Farbstiften auf Papier gezeichneten Großformate wirken durch ihre blassen, in Tonkontrasten angelegten Flächen wie eine etwas unbeholfene naive Malerei, die aus innerem Drang entstanden ist. Das zeichnerische Detail hat keine graphische, sondern halluzinatorische Qualität, die ihren Ausdruck aus den lebensgroßen, plakativen Figurenumrissen bezieht, die auf einer phantasmagorischen Erlebnisbühne agieren und die von alten Theaterplakaten ausgehende Stimmung wiedergeben sollen.

Klossowski hat seine erotischen Wunschphantasien und Obsessionen in dramatischen Einzelszenen dargestellt, die etwas Somnambules, Alptraum- und Trugbildhaftes (simulacre) haben. Man hat sie nicht zu Unrecht mit Füßlis Szenarien verglichen, der – ganz ähnlich – literarische Vorlagen mit eigenen sexuellen Zwangsvorstellungen vermischt hat. Bei Klossowski ist die Bilderfindung ausgeprägter als in seinen Romanen, die mehr autobiographisch bestimmt sind. Die imaginierten Figuren sind trotz portraithafter Bezüge ohne Eigenleben und vollständig auf die absolut egoistische Tagträumerei des Künstlers zugeschnitten. Er versetzt sich auf den imaginären Standpunkt des die Zensur umgehenden Traums, um zum unerreichten Meister des Traumkitsches zu werden, wie es den Surrealisten immer vorschwebte. Die sadomasochistischen Posen der zentralen Heldin Roberte sind wie die Schock- und Schwindelgefühle der anderen Opfer auf den Augenblick der Befriedigung des Voyeurs berechnet. Man wird den inszenierten Verführungs- und Vergewaltigungsszenen wenig Originalität zubilligen können. Sie gehören zum Traum- und Tagtraum-Inventar der erotischen Männerphantasie.

Fraglos bleibt trotz nüchterner Betrachtung ein Rest an Faszination und Betroffenheit, der Klossowskis sogenannte «Trugbilder» und «Phantasmen» von heutigen pornographischen Wunschträumen unterscheidet. In seinen penibel gezeichneten Traumszenen herrschen der Mummenschanz der zwanziger Jahre oder ein noch älterer Kostümierungszwang aus der Belle Époque, das altmodische Dessous, das die Mutter trug, die mythologische Verkleidung unerfüllbarer Kindheitswünsche, ein aus der Mode gekommener Gestus und Mimus der Verzückung und Bedrohung, die der Zensur und erotischen Versagung den mystischen Zauber eines Archetyps verleihen. Ein intellektueller Gefolgsmann de Sades und Batailles wie Pierre Klossowski schätzt letztlich ebenso das sexuelle Tabu wie seine Verletzung und Überschreitung. Die obsessionellen Phantasmen seiner Bilder sind auf eben jene Zensur angewiesen, die sie zu überwinden vorgeben. Dies gilt nicht nur ebenso für Bellmer, sondern für den surrealistischen Erotismus insgesamt.

Die Symbolsprache männlicher Potenz, erektile Verkörperungen der Zeugungskraft standen wie in der surrealistischen, so auch in der gesellschaftskritischen Erotik der sechziger Jahre in keinem hohen Ansehen. Die grotesken Phalluskarikaturen des frühen Wunderlich oder Ungerer, die Defigurationen Bacons *(Abb. 12)*, Jansens oder Dubuffets, die Körpertorsos Hrdlickas oder Schultzes «Migofs», aber auch die destruktiven, neodadaistischen Tendenzen im «Nouveau Réalisme», in der «Fluxus»-Bewegung oder im Wiener Aktionismus drückten die gereizte Stimmung recht gut aus.

Die vom Hamburger Amtsgericht als «unzüchtig» beschlagnahmte Lithographiefolge Paul Wunderlichs «à ce qui s'explique» (1959)[13] karikierte zur Zeit des blühenden deutschen Wirtschaftswunders das zur reinen Genitalität geschrumpfte Sexualleben der Bundesbürger. Die impotente Hypertrophie des auf Fortpflanzung und Notdurft reduzierten Sexus erscheint als verkrüppelter, ja verwesender und gleichzeitig erigierter, ins Monströse verformter Körper, als Potenz der Impotenz, als phallischer Leichnam *(Abb. 27–30)*. Der Künstler hatte mit der Persiflage seiner Potenz-Grotesken ein Symbol für den beginnenden Zerfall der erotischen Kultur unter dem Leistungsdruck der wirtschaftlichen Prosperität geschaffen. Er hatte den Nerv der Zeit getroffen, einen aus Moral und Tüchtigkeit zusammengesetzten Biedersinn, der den Sexualtrieb für Fortpflanzung und Produktion einzuspannen und sich der Lust der Partialtriebe, die man mit noch ganz anderen Worten buchstabierte, zu schä-

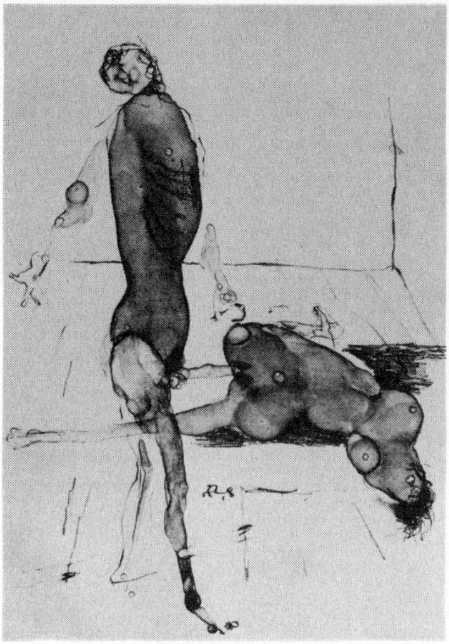

Abb. 27. Paul Wunderlich:
qui s'explique. Lithographie, 1959

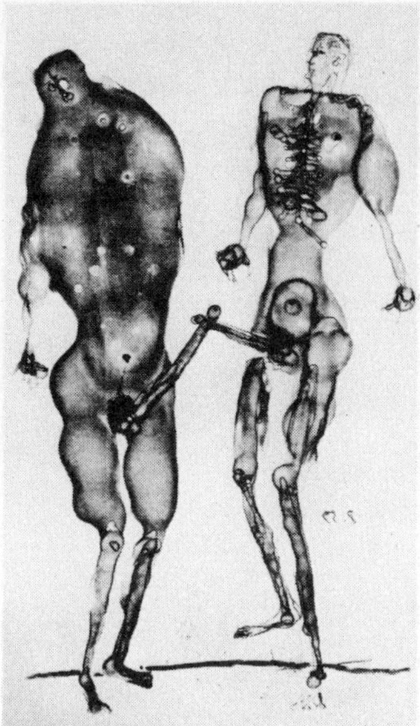

Abb. 28. Paul Wunderlich:
qui s'explique. Lithographie, 1959

men begann. Wer sich öffentlich darüber mokierte oder Libertinage beanspruchte, erregte – ob Künstler oder nicht – Ärgernis und wurde als Pornograph und sittenwidriger Außenseiter behandelt. Wunderlich nahm die gegen ihn verhängte Geldstrafe von DM 200 an – nicht aus Einsicht in den Straftatbestand, sondern weil er es nach eigenen Worten vorzog, «zu arbeiten anstatt zu prozessieren»[14].

So generös und wenig ‹rechthaberisch› gegenüber dem von den Gerichten landauf, landab vertretenen Schamempfinden des Durchschnittsmenschen zeigten sich nicht alle Künstler. Die von ihnen nicht selten unterstützten Liberalisierungskampagnen der sechziger Jahre haben sich mit der moralischen Intoleranz der Majoritätsvertreter immer wieder kritisch auseinandergesetzt. Dies ging bis zur Selbstanzeige, einem wohl einmaligen, nachahmungswerten (und später auch nachgeahmten) Demonstrationsakt in der Skandalgeschichte der erotischen Kunst nach 1945, den Alfred Hrdlicka und der Journalist Günther Nenning sich einfallen ließen. Sie reagierten damit auf die 1973 in Berlin-West und Wien wegen Verbreitung von Pornographie erfolgte Beschlagnahme des (im Münch-

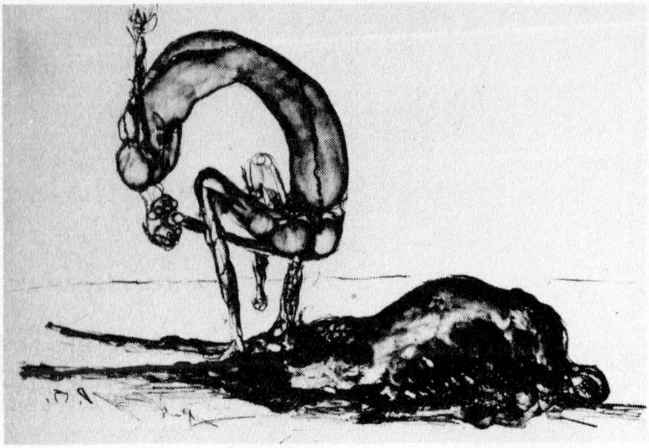

Abb. 29. Paul Wunderlich: qui s'explique. Lithographie, 1959

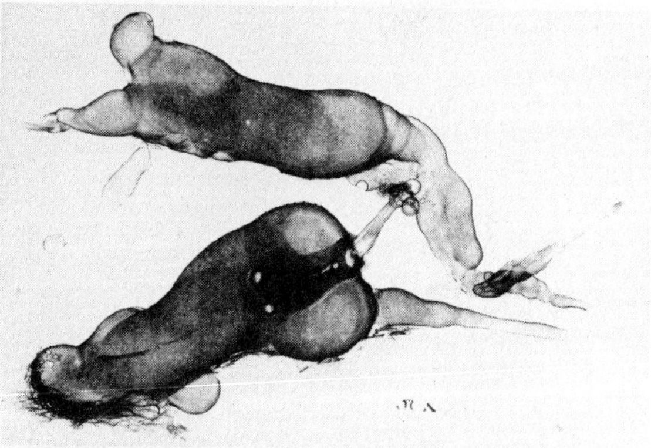

Abb. 30. Paul Wunderlich: qui s'explique. Lithographie, 1959

ner Rogner & Bernhard Verlag erschienenen) Lieder- und Bildzyklus «Wiener Blut» und die Verurteilung des Wiener Buchhändlers Wilhelm Herzog, der wegen dieses Delikts eine bedingte Strafe von drei Monaten Kerker erhalten hatte.

Hrdlicka und Nenning machten ihre Selbstanzeige bei der Wiener Staatsanwaltschaft in der Hoffnung publik, damit eine Diskussion über die Revision des sinnlosen Pornographiegesetzes einleiten zu können. Hrdlicka schuf außerdem einen Zyklus von sechs Farbradierungen, den er ebenfalls «Wiener Blut» nannte und dessen Karikaturenfolge «beginnend mit dem geschlechtsteillosen Geschlechtsverkehr bis zur symbolischen Pervertierung alles Geschlechtlichen» zeigen sollte, «zu welchen Konsequenzen eine buchstabengetreue Auslegung der Pornographiegesetze führen müßte»[15] *(Abb. 31–34)*. In der von den beiden Selbstdenunzianten in der «Neuen Freien Presse» abgedruckten Begründung heißt es:

«Empört über ein Gesetz, das auf solche Weise dem Rechtsstaat Hohn spricht, hat einer der Unterzeichneten einen Zyklus von Radierungen angefertigt, in welchem das Gesetz kommentiert wird. Der andere Unterzeichnete hat Teile dieses Zyklus in zwei Zeitschriften veröffentlicht, für die er als Herausgeber und verantwortlicher Redakteur zeichnet. Wir sind sicher, daß es sich hierbei um Kunstwerke handelt. Dennoch sind wir nicht in der Lage, vor Verwirklichung unserer Tat abzuklären, ob wir ein Verbrechen begehen oder nicht. Daher erstatten wir, als gewissenhafte Bürger und zum Beweis, daß uns jeder böse Vorsatz fehlt, nach begangener Tat Anzeige gegen uns selbst. Wir wollen damit die Diskussion über ein Gesetz in Gang bringen, das eine Schande für Österreich ist.»[16]

Daß eine Diskussion in der Öffentlichkeit tatsächlich zustande kam und Hrdlickas ausnahmsweise sehr didaktische, auf Bild-Text-Montagen zurückgreifende Radierungen als «politischer Zyklus», wie er es wünschte, verstanden wurden, zeigte nicht zuletzt eine auf den Fall «Wiener Blut» bezügliche Presseerklärung des damaligen Bundeskanzlers Bruno Kreisky, die die Republik Österreich in der Phase der sexuellen Liberalisierung sehr gut beleuchtet: «Ich bin nicht so entsetzt über ein bißl Pornographie, weil mir die Pornographie sympathischer ist als Mord und ähnliche Dinge. Die Pornographie dient letztlich doch dem Leben, und das andere dient dem Tod.»[17]

Dieses Hoffnungszeichen übernahm Hrdlicka wörtlich in sein damals für den bestraften Buchhändler geschaffenes Wandfresko, das in dessen ehemaliger Galerie «Pferdestall» auf der Mariahilferstraße 1 noch heute vorhanden ist. Die die Staatsanwaltschaft herausfordernde Selbstanzeige von Hrdlicka und Nenning hatte sonst keine Folgen[18]; doch wird in Österreich seit 1984 durch den neu aufgenommenen Verfassungsartikel 17a die der Freiheit der Kunst und ihre Verbreitung grundsätzlich garantiert, eine Spätfolge nicht zuletzt der Invektiven einzelner Künstler, Schriftsteller und Intellektueller[19], obwohl einschränkend zu sagen ist, daß die nun verfassungsmäßig verankerte Freiheitsgarantie gegen die Einmischungsversuche mit Hilfe des nach wie vor bestehenden Pornographiegesetzes in den Grenzbereich der nicht mehr schönen (erotischen) Künste praktisch kaum Schutz gewährt, sondern den Streit lediglich an die Frage «Pornographie *oder* Kunst» delegiert und damit möglicherweise auf die Ebene von endlosen Expertenkontroversen und fragwürdigen Gutachterprozessen verschoben wird. Das allgemeine ‹Rechtsgefühl› muß sich fortschrittlich entwickeln, wenn die Gesetze sinnvoll angewendet werden sollen.

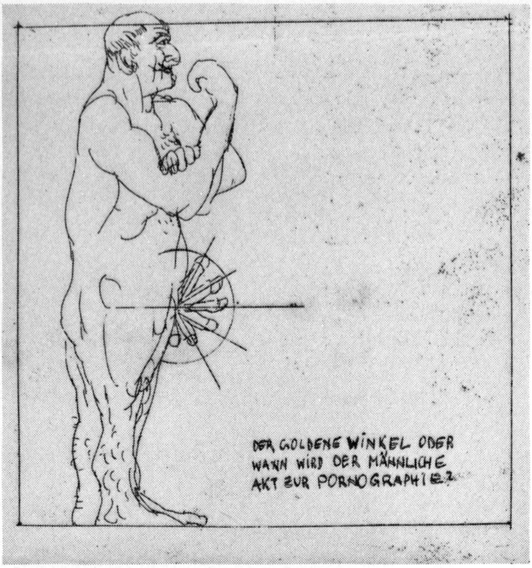

Abb. 31. Alfred Hrdlicka: Wiener Blut.
Radierung aus dem gleichnamigen Zyklus, 1973

Abb. 32. Alfred Hrdlicka: Wiener Blut.
Radierung aus dem gleichnamigen Zyklus, 1973

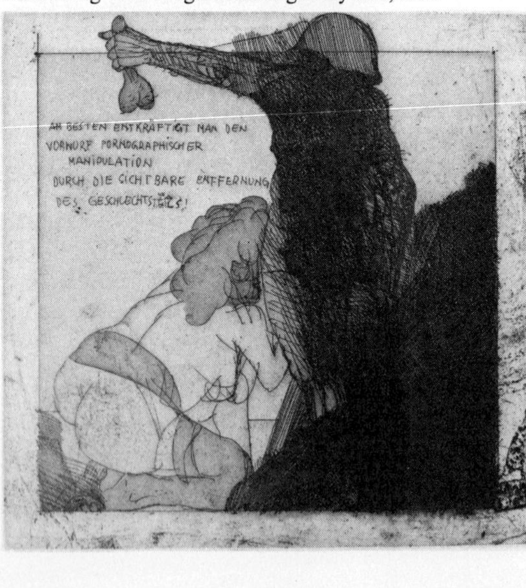
AM BESTEN ENTKRÄFTIGT MAN DEN
VORWURF PORNOGRAPHISCHER
MANIPULATION
DURCH DIE SICHTBARE ENTFERNUNG
DES GESCHLECHTSTEILS!

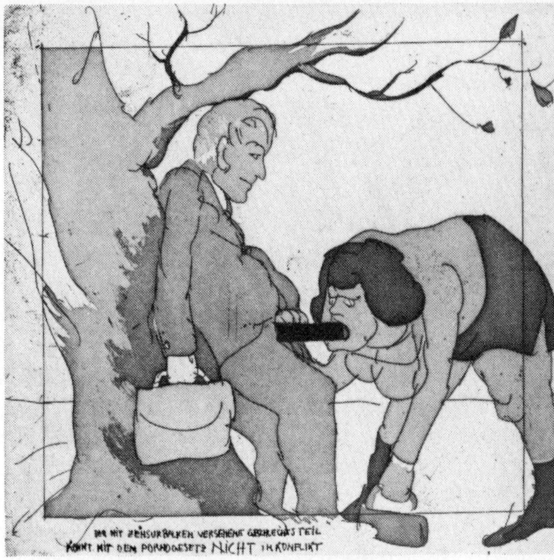

Abb. 33. Alfred Hrdlicka: Wiener Blut.
Radierung aus dem gleichnamigen Zyklus, 1973

Abb. 34. Alfred Hrdlicka: Wiener Blut.
Radierung aus dem gleichnamigen Zyklus, 1973

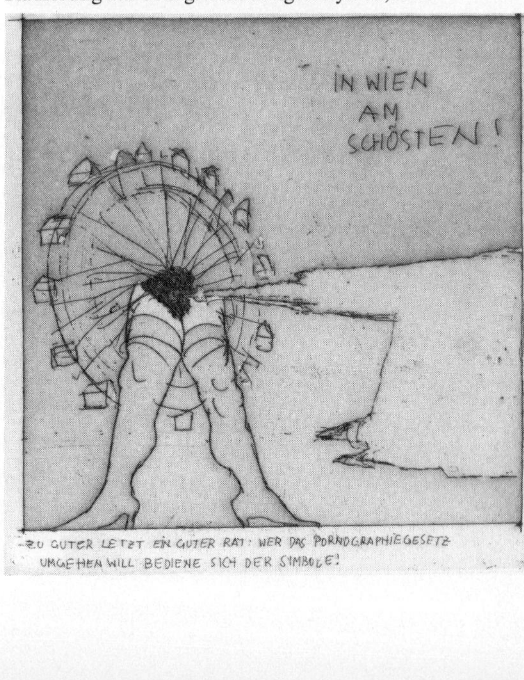

3 Die «Junggesellenmaschine» und andere Apotheosen der unfruchtbaren Liebe

Die Ausgrabung des Junggesellen-Mythos durch Michel Carrouges und Harald Szeemann[20] knüpfte in den siebziger Jahren an die Subversion der unfruchtbaren Liebe im Fin de siècle an. Marcel Duchamps «Junggesellenmaschine» avancierte zu einem Symbol anarchischer Erotik, die den gesellschaftlichen Zielsetzungen der Sexualität sich zu entziehen weiß. Die laufende (prustende, stampfende, schnaubende) Maschine, das «Spiel der Kolben in den Zylindern», von Joris Karl Huysmans in «La Bàs» noch als Begattungsakt zwischen «gußeisernen Julias» und «stählernen Romeos» angedichtet, erfuhr im 20. Jahrhundert eine Metamorphose zur lustbesetzten Selbstbefriedigungsmaschine, einem autoerotischen Symbol. Als solches gibt sie das gesamte sexuelle Phantasiepotential frei, ohne es zugleich in den Dienst der Menschenerzeugung zu stellen. Dieses Sinnbild von sexueller Potenz und narzißtischem Zeremoniell war gleichermaßen gegen Keuschheit und Fruchtbarkeit, die Normen einer verlogenen bürgerlichen Doppelmoral, aufgepflanzt worden. Das sterile Schöpfertum hatte neben seinem Dingaspekt als Lustmaschine eine Reihe weiterer Verkörperungen und Personifikationen erfahren wie der Junggeselle, der Eintänzer, der feminine Schwule – die Femme fatale, die Prostituierte, die zeitgemäße Hexe, die (lesbische) Emanzipierte, die Radfahrerin, die in der zeitgenössischen Karikatur schließlich zum negativen Emanzipationssymbol der alleinstehenden, berufstätigen Frau avancierte, aber auch Priester und Nonne oder sogar der Papst (z. B. durch Panizza in «Das Liebeskonzil»), deren ‹zölibatäre› autistische Sexualität meist als pornographische Kehrseite der bürgerlichen Sexualunterdrückung ausgelegt wurden, waren sinnbildlich in Gebrauch.

Diesem autoerotischen Symbolismus und Metaphorismus, der in den Zeichnungen von Beardsley bis Dali, von Greiner bis Topor *(Abb. 35)*, von Rops *(Abb. 132)* bis Brus *(Abb. 19)*, um nur einige zu nennen, auf künstlerischem Niveau fortgesetzt wurde, entsprach im größeren gesellschaftlichen Lebenszusammenhang eine Opposition zur etablierten patriarchalisch-familialen und klerikalen Autorität. Man muß schon auf die heute veralteten Diskussionen über die Schädlichkeit der Onanie und

Abb. 35. Roland Topor: Paysage polonais. Linolschnitt, 1981

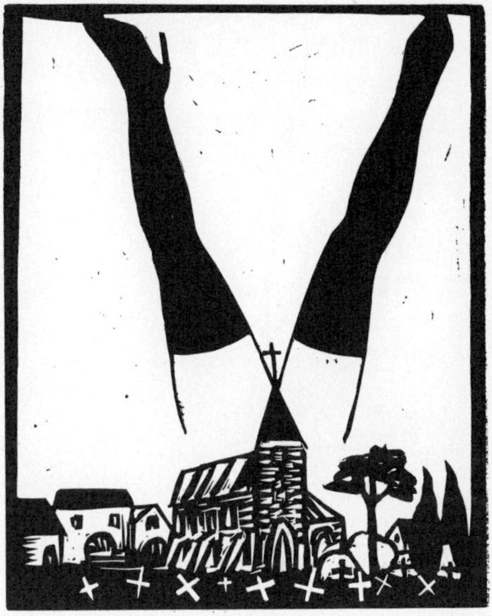

ihre Bekämpfung zurückgreifen, um ermessen zu können, wie die propagandistische moralische Abstinenzbewegung von seiten einer militanten Elternschaft und der Kirche (die Sexualbevormundung im Beichtstuhl) im 19. und noch 20. Jahrhundert dem Autoerotismus zur Aura eines verbotenen Kultes der Libertinage verhelfen konnte. Wer etwa Wilhelm Stekels Krankenbericht über die zeitgemäßen «Zwangshandlungen eines Onanisten» nachliest, wird begreifen, warum die Selbstbefriedigung zum Symbol einer antiautoritären, emanzipativen, ja innerhalb der Familie subversiven Einstellung werden konnte und einen Analytiker wie Stekel unerwartet nicht die Partei der Eltern, sondern die der Pubertät und Adoleszenz ergreifen ließ.

«Onanismus und Atheismus hängen innig zusammen. Jeder Onanist ist der *Autotheos*, denn er anerkennt keinen Herrn über seine Lust. Die Eltern aber wollen die Götter der Kinder bleiben... Die Onanie befreit den Menschen von den sozialen Verpflichtungen der Dankbarkeit. Der Onanist verdankt sich alle Lust. Wir sollen aber alle Lust höheren Mächten verdanken. So kommt es, daß die Onanie das Zeichen der Trotzeinstellung gegen die Eltern wird... Die stärkste Fixierung erhält der Trieb zur Onanie, wenn das Kind fühlt, daß es seinen Eltern damit zuwider handelt und nun aus neurotischem Trotz weiter onaniert.»[21]

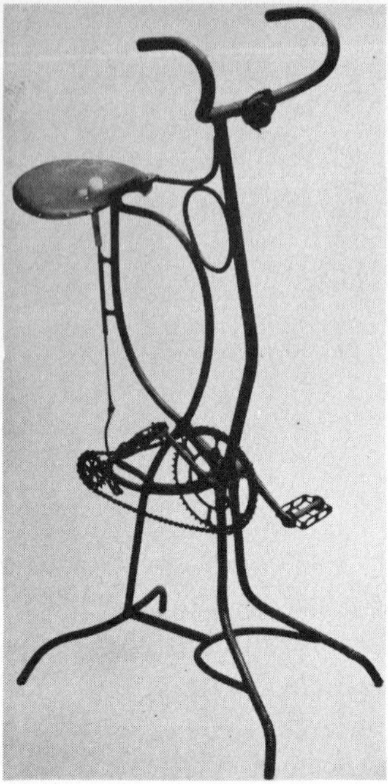

Abb. 36. Robert Müller:
La Veuve du coureur, 1957

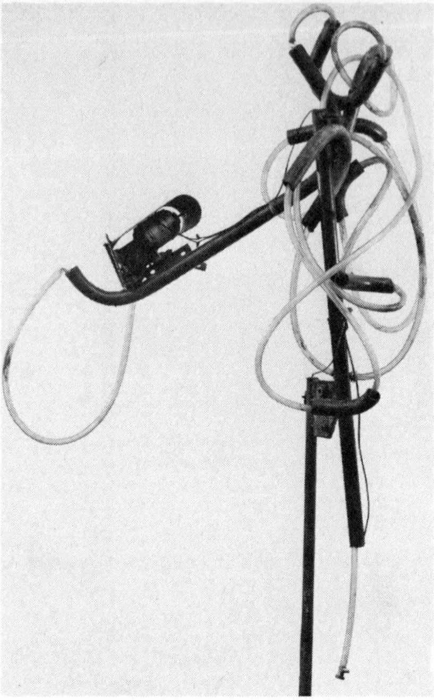

Abb. 38. Jean Tinguely:
Skulptur, 1961

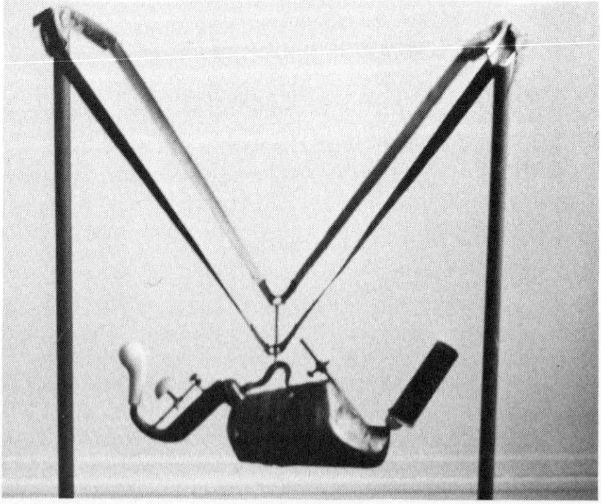

Abb. 37.
Robert Müller:
Tête à Tête, 1958

Der Streit um die Gefährlichkeit der Onanie ist heute nahezu vergessen und von besseren wissenschaftlichen Einsichten widerlegt. Geblieben aber ist die «Revolte gegen das Zweckmäßige der Liebe» (Stekel); immer noch schieben sich teleologische Normen der Fortpflanzung, des Abtreibungsverbotes («Du sollst nicht töten»), der institutionalisierten Ehe und Familienbildung zwischen Subjekt und Objekt der sexuellen Befriedigung. Als Repräsentanz dieser Revolte und des uneingeschränkten Rechts auf freien Lusterwerb haben die tradierten Symbole des Autoerotismus wie die «Junggesellenmaschine» und die «Radfahrerin» überlebt. Ihr historischer Anlaß ist veraltet. Gegen die anhaltende sexuelle Unterdrückung kann sie aber die Phantasie erneut in Funktion nehmen.

Die beiden prominentesten Beispiele aus der Kunst – Marcel Duchamps «Mariée...» und Robert Müllers «Bicyclette» *(Abb. 36, 37)* – wären auch einmal unter diesem Aspekt zu befragen. Oder es werden im Kontext des maschinellen Übermenschen neue, zeitgemäßere Symbole der Selbstbefriedigung hinzuerfunden. In diese Richtung weist die fabulatorische Manipulation des Menschenbildes durch Science-fiction oder in der Nachfolge der erotischen Karikatur die Satire eines Tomi Ungerer. In seinem Album «Fornicon» (1970) zeigt er den sexuellen Befriedigungsmechanismus zur Zwangshandlung verrückt, zeichnet den Roboter als Erotomanen. Da sind, schreibt Walther Killy, Torsi

«von ehemals ganzen Liebhabern übriggeblieben, und die Geliebten sind machbar, wie Kunststoff, auf Blaupausen entworfen und eingebaut in Sauerstoffgeräte und Trockenhauben, Landefähre, Bildröhren, Bohrmaschinen, Metronome, Zahnarztstühle, Gestänge, Kolben, Räder, Teile, Transmissionen. Das alles ist in dauernder Bewegung, saugt, greift, reibt, pumpt, so daß die uralte Vorstellung vom Inferno verständlich wird, als dem Ort der ewigen Wiederkehr des Gleichen. Die Alten hatten den Mythos vom Chiron, der halb Pferd war, halb Mensch, eine Deutung menschlichen Wesens. Hier finden wir ihn wieder. Aber die Ungestalt ist ein künstliches Tier geworden, mit einem Penis als Kopf... Der Entmenschtheit der Froschmänner entspricht die Instrumentalität dieser Figuren, bei denen die sekundären Geschlechtsmerkmale zu den primären und verabsolutierten Kürzeln einer verlorenen Identität geworden sind. Das Zeitalter, das den Orgasmus anbetet, wird entlarvt – die Unsinnigkeit wird sichtbar, die der vergänglichsten aller intensiven Erfahrungen Dauer geben möchte. Gerade die Einsicht in solche Vergänglichkeit war eine Begründung der Humanität.»[22]

Eine neuere Kunst- und Kulturgeschichte der sexuellen Obsession könnte zeigen, daß die moderne Potenzphantasie die Ikonographie der Maschine und des Mechanismus bevorzugt *(Abb. 38)*. Die Konstruktion auch schwieriger Transmissionsmechanismen wird, wie der bei Weimann und Prokop veröffentlichte «Fall von Selbstbefriedigung mit komplizierter Maschinerie» zeigt[23] *(Abb. 39, 40)*, gesucht, um dem assoziierenden Potenzwahn eine möglichst phantastische Gestalt zu geben. Die Übertreibung ist der Sinn der sexuellen Obsession. Die groteskeste Verbindung zwischen Reiz und Reaktion ist die Kettenreaktion oder der *Umweg* über einen durch möglichst viele Zwischenglieder vermittelten präzisen Bewegungsmechanismus *(Abb. 41)*. Der Bastler der «Kaffeemühle», der «Schokoladenreibe» und schließlich des «Großen Glases» («La mariée mise à nu par ses célibataires», 1915–23), Marcel Duchamp, ist der unerreichte Meister dieser paradoxen Komplizierungsstrategie, die sich ebenso an scheinbar entlegenen Orten wie in den mittelalterlichen Foltermaschinen, in den fetischistischen Wunschzeichnungen der Neurotiker und Schizophrenen (z. B. Robert Gie, Heinrich Anton M., im Literarischen bei Artaud, Schreber) und in der fabulierenden Technologie der Science-fiction findet. Duchamps eroto-mechanische Neomorphismen und Erfindungen sind gleichermaßen grotesk wie funktionell, hermetisch wie durchschaubar; sie sind Groteskkoppelungen von Form und Funktion auf der Ebene von gerade noch glaubwürdigen Wahn- und Einbildungen. Verwandte Grenzformen finden sich bei Jules Verne, Wells, Roussel und Pavlovski («Voyage au pays de la quatrième dimension»).[24]

Was die zu Unrecht verachteten ästhetischen Trivialobsessionen der sexuell Perversen anbetrifft, wofür die Folianten der forensischen Medizin, die obsoleten Lehrbücher eines Iwan Bloch, Hirschfeld, Krafft-Ebing, Moll eine wahre Fundgrube abgeben, so ist ihre erfinderische, fetischistische Erotik dergestalt, daß man sie getrost einmal neben Duchamp und eine Reihe nicht weniger ausgefallener Arbeiten von Günter Brus *(Abb. 18, 19)*, Rube Goldberg, Richard Lindner *(Abb. 42)*, Robert Müller *(Abb. 36–37)*, Francis Picabia, Man Ray, Jean Tinguely *(Abb. 38)*, Tomi Ungerer *(Abb. 59–62)* stellen kann. Nicht die Karikatur des verdinglichten, technifizierten Menschen, sondern der rituelle Nachvollzug dieser Verdinglichung und Technifizierung steht im Mittelpunkt dieser Arbeiten. Der menschliche Minderwertigkeitskomplex gegenüber der Maschine ist das antreibende Motiv für die verrückten Erfindungen des maschinellen Übermenschen, seine industrialisierten Sinneswerkzeuge und seine motorische = motorisierte Erotik. Die «Junggesellenmaschine» in der Kunst und die trivialen Fetische der Onanisten stehen so gesehen unter dem gleichen Bann der gesellschaftlichen Fetischisierung und Hypertrophierung der Potenz, dem sie entkommen wollen. «Ein Bild Richard Lindners, *Boy with Machine (Abb. 42)*, zeigt ein Kind, das eine seiner kleinen Spielzeugmaschinen einer mächtigen Industrie-Maschine angeschlossen hat und derart funktionieren läßt.»[25] Dies erinnert an Günther Anders' These von der «Prometheischen Scham» des Menschen. «Gerät zu sein, ist ja seine Sehnsucht, ja sein Pensum; die durch die ‹cartoons› klirrenden Roboter sind für ihn ja keine würdelosen oder erschrekkenden Figuren, sondern die... Verkörperungen seiner Wunschträume und seiner Gleichschaltungspflicht.»[26] Duchamp fand für diese Verkör-

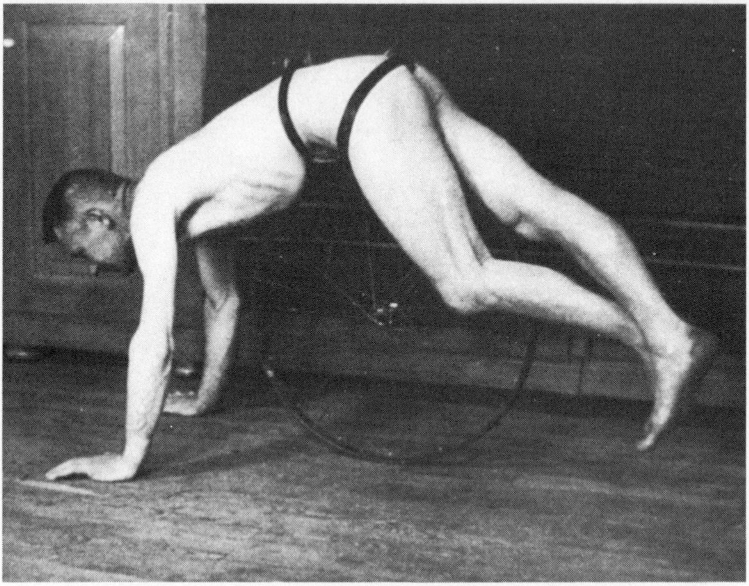

Abb. 39.–40. Fall von Selbstbefriedigung mit komplizierter Maschinerie. Dokumentiert in Weimann/Prokop: Atlas der gerichtlichen Medizin, 1963

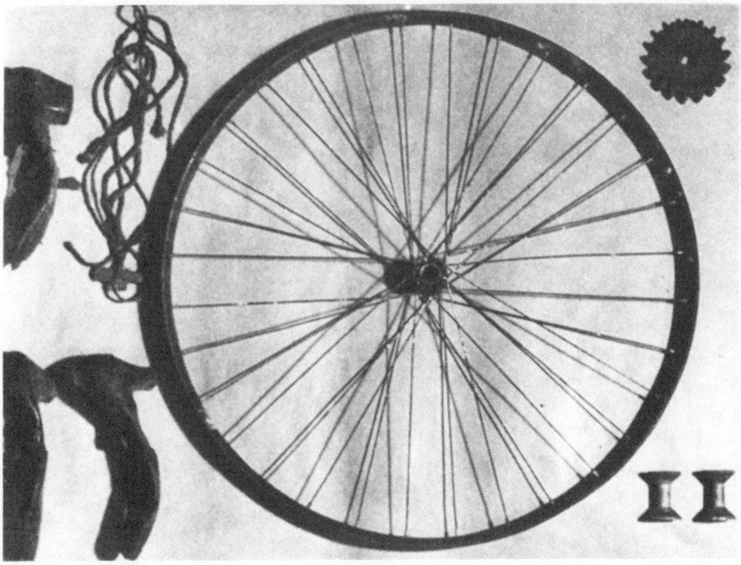

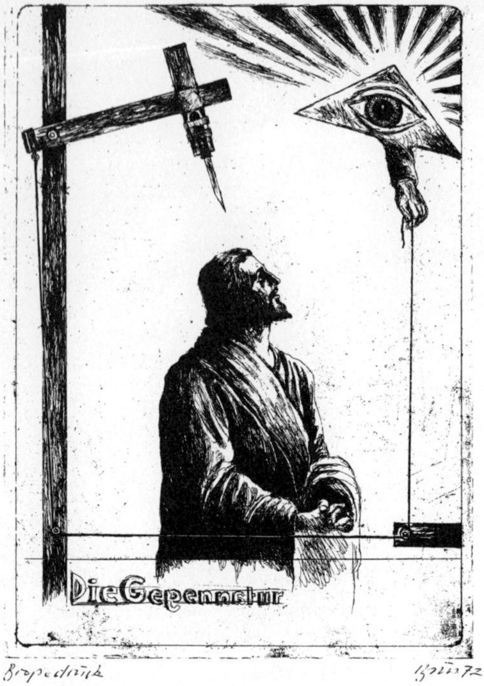

Abb. 41. Günter Brus: Die Gegennatur. Siebdruck, 1972

perungen den zutreffenden Begriff der «bejahenden Ironie», die im Gegensatz zur «verneinenden Ironie, der es bloß auf das Lachen ankommt», die Fetischisierung der Maschine betreibt.

In der künstlerischen Avantgarde hatte sich das Interesse vom Produkt auf das Machen, den Prozeß- und Handlungscharakter in der Zeit verlagert. Der Künstler bezog seine Anregungen aus den Zufällen und Funden im Herstellungsprozeß. Die jetzt übliche halbmechanische Bearbeitung des Materials wie das Stechen, Schlitzen, Ritzen, Kratzen oder Betröpfeln einer Leinwandhaut bei Fontana *(Abb. 165)*, Fautrier, Tàpies, Pollock –, das Verpacken und Verschnüren von Gegenständen oder Körpern bei Bellmer *(Abb. 26)*, Ray *(Abb. 90)*, Conner, Christo *(Abb. 88)*, Levine, Jones *(Abb. 58)*, Ungerer *(Abb. 62)* –, der Körper als Malutensil in den «Anthropometrien» Yves Kleins, der gestische oder automatische Zeichenauftrag bei Twombly, Wols, das (Dé)collagieren, die Abklatschtechnik in der Decalcomanie bei Dominguez, Ernst, das Durchreiben in der Frottage bei Ernst, wurden als ebenso erotische wie künstlerische Tätigkeiten erfahren. Der Tiefenpsychologe könnte hierin eine Ersatzbefriedigung unbewußter Wünsche sehen.

Auf lange Verdrängung und Desexualisierung folgten in den sechziger Jahren Sexualisierung und aggressive Triebabfuhr. Viele Künstler achteten nun selber auf die sexuellen Motivationen ihrer Arbeit und bekannten sich rückhaltlos zu ihnen. In dieser Konsequenz ging wohl der Beitrag Wiens am weitesten, das der erotischen Kunst traditionsgemäß die größten Widerstände entgegenbringt und mit seiner noch lebendigen josephinischen Zensorenmentalität ein Treibhaus obszöner Phantasien ist.[27] Der infantile Ursprung des ästhetischen Lustempfindens in oralen und analsadistischen Befriedigungen ist in der ‹Heimatstadt› Freuds mehr als in jeder anderen europäischen Metropole gegenwärtig. Christian Attersee hat in seinen «Speiselandschaften» wie kein zweiter das regressive freß-

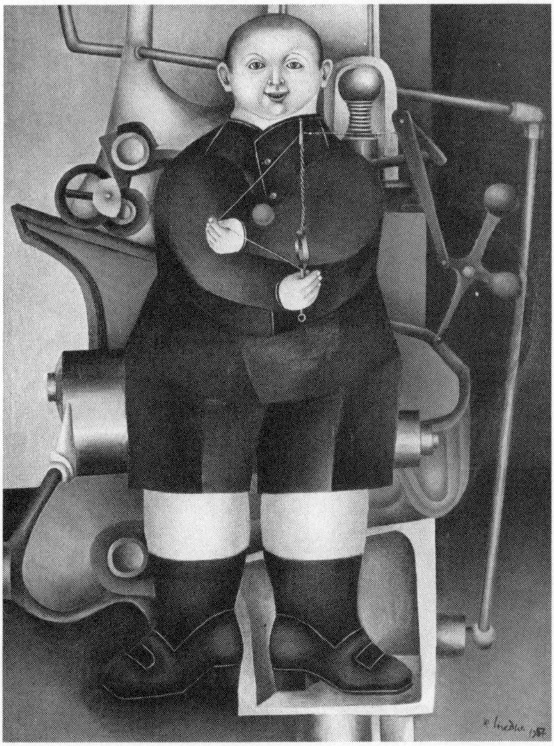

Abb. 42.
Richard Lindner: Boy with Machine. Öl auf Lwd., 1954

lustige Moment der Wiener Erotik auszudrücken verstanden *(Abb. 123, 124)*, Günter Brus in seinen frühen Zeichnungen das kotzerliche und schmerzgeile *(Abb. 19)*.

Die Sinnstiftung des Kunstwerks verlagerte sich in unserem Jahrhundert vom Transzendenten, d. h. von veralteten Weltbildern und nicht mehr gelebten religiösen Anschauungen, von brüchigen Konventionen und Moralen, ganz nach innen, in die Subjektivität und Eigenverantwortlichkeit des Künstlers, der jetzt vor allem aus der eigenen Triebbefriedigung die Kraft zur Gestaltung zog. Diese Umstellung läßt sich für die Kunst des 20. Jahrhunderts bis in die Gegenwart hinein verfolgen. Den Abbau oder Verlust von transzendentem Sinn begleitet eine neue Besinnung und Konzentration auf die *trieb-ökonomische Immanenz*, auf ein individuelles Reservoir von Wunsch- und Affektregungen, die in die Motivation der künstlerischen Arbeit maßgeblich eingehen. Das künstlerische Interesse ist heute vor allem libidinös und triebmäßig motiviert. Diese Spezialisierung im Verein mit einem differenzierteren Wissen vom psychischen Apparat hat die Erotik als Gegenstand der modernen Kunst außerordentlich begünstigt, wenngleich sich diese selbstverständlich nicht in der Darstellung des Sexuellen erschöpft.

4 Die erotische Kunst zwischen Konsumtion und Politisierung

Die Kriminalisierung der erotischen Kunst konnte nicht von langer Dauer sein. In der Werbung erwuchs ihr eine Konkurrenz, die vor der Kommerzialisierung der ‹Partialtriebe› nicht halt machte. Schon in den fünfziger Jahren hatte sich die Situation in der BRD zur Prosperität hin entwickelt. Mit der profitablen Funktionalisierung sexueller Inhalte in der Warenästhetik wurde schließlich auch das gesellschaftskritische Potential der partialen Libido vereinnahmt. Dem Rückgriff auf dysfunktionalen perversen und obszönen Sexus in der Kunst war gesellschaftlich der Boden entzogen. Sexuelle Tabus wurden wirtschaftlich außer Kraft gesetzt. Indem nun auch eine Reihe libidinöser Wünsche dem Warenkörper gestalthaft oder symbolisch eingeimpft wurden, um ihn für den Käufer noch begehrenswerter zu machen, verloren sie ihren Wert für eine Kunst, die sich bis dahin darauf verlassen konnte, daß die gesellschaftlichen Normen jede außergenitale Lustbefriedigung ausschließen. Nun mußte der orale Sadismus, eine Domäne der infantilen Sexualität, dazu herhalten, die Lust am Lutschen, Beißen und Verschlingen für den massenhaften Konsum aufzuschließen. Alle möglichen Waren erhielten von nun ab durch ihre stimulierende Aufmachung den Charakter eines erotischen Genußmittels. Der Surrealismus mit seiner Vorstellung von «eßbarer Schönheit» (Dali), vom verdrängten Komestiblen in jedem Kunstgenuß, ist damals von dieser Entwicklung eingeholt worden und wurde mit Unterstützung eines Abtrünnigen und «Verräters» der surrealistischen Ideologie wie Dali zum Vorbild des «polymorph perversen» Warendesigns.[28] Der symbolische Kannibalismus des «Frühlingsfestes», das Meret Oppenheim für die letzte große surrealistische Ausstellung erotischer Kunst noch 1959 arrangierte *(Abb. 43)*, vermochte nachträglich niemand mehr zu schockieren.[29] Man kann sagen, daß mit und durch Dalis Vorgehen die obszöne Schockproduktion surrealistischer Künstler entgiftet und der Warenästhetik ausgeliefert wurde, aus der sie dann ein subversiver Werbegraphiker und analsadistischer Cartoonist wie Topor nur mühsam und vereinzelt wieder befreien konnte *(Abb. 44–45)*.[30]

Das subversive Ausweichen auf die infantile perverse Lust, die niemand verantwortlich ist und sich jeder Nutzung entzieht, hatte erheblich an Spielraum verloren. In einer kritischen Replik auf Herbert Marcuse machte Wolfgang Fritz Haug gegen den Hedonismus geltend, daß «das regressive Glück durchaus manipulativ einholbar» ist. «Reklame beruht auf nichts anderem.»[31] Die Reklame sei der Lust an den «Partialtrieben» dicht auf den Fersen und habe die moralischen Tabus, die auf ihr lasten, beseitigt.[32]

Reimut Reiche wies auf die Äquivokation im Begriff der sexuellen Liberalisierung hin, als in den Jahren des Wirtschafts- und Konsumwachstums immer deutlicher wurde, daß in den Kampf für mehr sexuelle Freiheit, für Empfängnisverhütung, gleichgeschlechtliche Liebe und Jugend-

Abb. 43. Meret Oppenheim: Festin. Bankett
zur Exposition Internationale du Surréalisme, Paris 1959

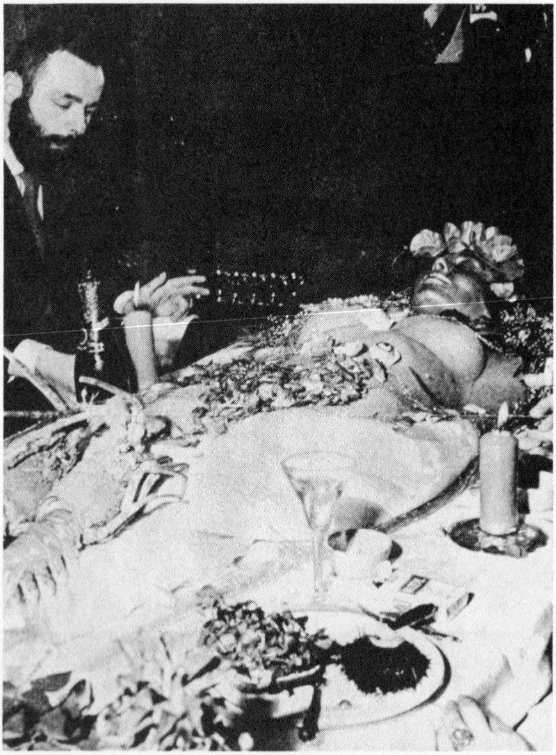

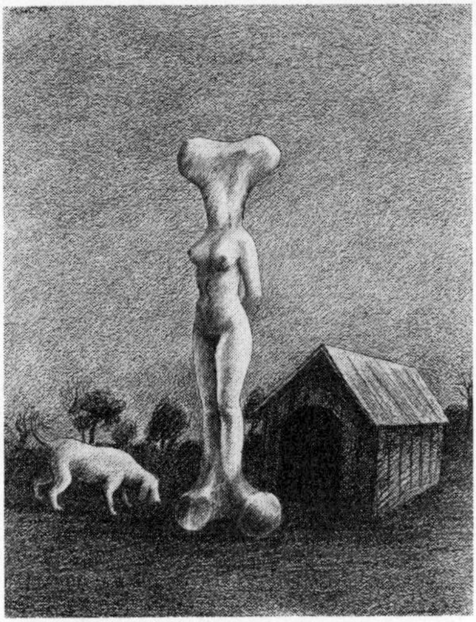

Abb. 44. Roland Topor:
Der wunderbare Knochen.
Farbstiftzeichnung, 1973

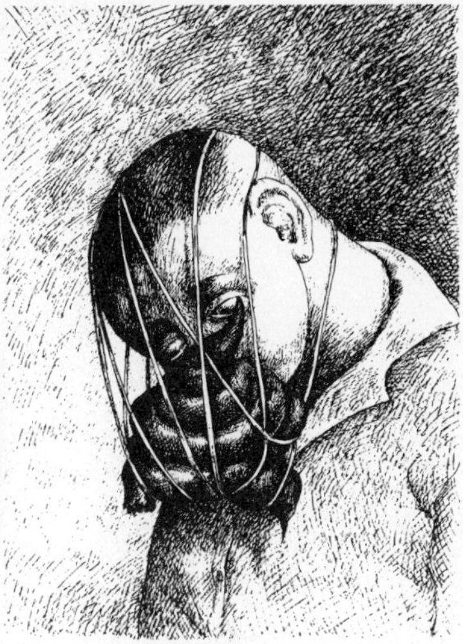

Abb. 45. Roland Topor:
Chanel Nr. 5.
Federzeichnung, 1974

sexualität sich das kapitalistische Verwertungsinteresse massiv eingeschaltet hatte.[33] Einzelne Freiheiten und Reformen dienten jetzt mehr der Verschleierung als der Aufklärung jener gesellschaftlichen Kräfte, die im ganzen eine Befriedigung der Triebansprüche verhunzen. Die Kritik an der Warenästhetik und den Massenmedien versteifte sich auf den Nachweis der allgemeinen «Triebunterdrückung bei gleichzeitiger Scheinbefriedigung des Triebes» (Haug).

Nicht zufällig geriet auch die erotische Kunst unter linken Ideologieverdacht, nachdem sie aus der Phase der Diskriminierung, der Kunstprozesse in die der Zurschaustellung ihrer errungenen Freiheiten und provozierten Skandale geraten oder – wie im Kunstmarktzentrum New York – unter dem innovativen Etikett der *erotic art* zum ungehinderten Konsum freigegeben wurde. Was sich unter dem irreführenden Schlagwort von der Erotic Art als neue Kunstrichtung empfahl, zeigte 1966 die New Yorker Sidney Janis Gallery, die Künstler so unterschiedlicher und unvereinbarer Prägung wie Arman, Dine, Fahlström, Blake, Jones, Kitay, Hockney, Kienholz, Klein, Lindner, Marisol, Rauschenberg, Raysse, Rivers, Rosenquist, Rotella, Segal, Steinberg, Stevenson, Tinguely, Warhol, Watts, Wesselmann, Whitman zu einer Gruppe deklarierte.

DIESE GYMNASTIKPOLITK MUSS EIN ENDE FINDEN!

Genossen!

Aus den auf der Betriebsratsitzung erstatteten Berichten und der Aussprache über sie ist ersichtlich, daß wir es hier mit folgenden drei Haupttatsachen zu tun haben:

Erstens, Die Schädlings- und Diversionstätigkeit von Elementen wirtschaftsordnunggefährdenden Ideologien, unter denen die kommunistische eine ziemlich aktive Rolle spielt,hat in dem einen oder anderen Grad alle bzw. fast alle unsere gewerkschaftlichen sowie sozialdemokratischen Organisationen in Mitleidenschaft gezogen.

Zweitens, die Agenten alternativer Spinnereien, darunter extreme Linke, sind nicht nur in die untere Organisation eingedrungen, sondern auch auf einige verantwortliche Posten gelangt.

Drittens, einige unserer führenden Genossen sowohl in Wien wie auch in den Bundesländern haben nicht nur das wirkliche Gesicht dieser Schädlinge, Aussteiger, übertribenen Umweltschützer und Friedensdemonstrierer nicht wahrzunehmen vermocht, sondern sich als derart sorglos, gutmütig und naiv gezeigt daß sie nicht selten selber dazu beigetragen haben, daß diese Alternativler auf diese oder jene verantwortlichen Posten gelangten.

Das sind unbestreitbare Tatsachen, die sich zwangsläufig aus den Berichten und der Aussprache über sie ergeben.

DER KLARE BLICK, DAS WAHRE WORT!

PULS 8:-

am MONTAG, den 19. April 1982

MORGENAUSGABE

Ägypten	0,750	Jugoslawien	35.–
Australien	0,85	Kenia	19.–
Dänemark	5,20	BRD	1,30
Türkei	135.–	Schweiz	1,30

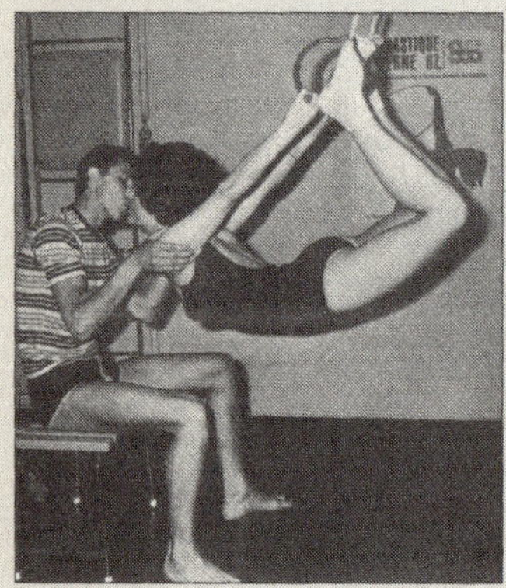

POLITISCHE SORGLOSIGKEIT

Wodurch ist zu erklären, daß sich unsere führenden Genossen, die reiche Erfahrung im Kampf gegen alle Bestrebungen gegen die freie Marktwirtschaft besitzen, im gegebenen Fall derart naiv und blind zeigten, daß sie das wirkliche Gesicht der Wirtschafts- und Gesellschaftsfeinde nicht wahrzunehmen, die Lämmer im Wolfspelz nicht zu erkennen, ihnen die Maske nicht herunterzureißen vermochten?

Kann man behaupten, daß die Schälingsarbeit mit utopischen Friedensvorstellungen auf dem Territorium Österreichs wirkender kommunistischer Agenten für uns als etwas Unerwartetes und nie Dagewesenes gelten kann? Nein, das kann man nicht behaupten. Davon sprechen die Schädlingshandlungen in den verschiedenen Zweigen der Wirtschaft während der letzten drei Jahre, beginnend mit dem Zwentendorf–Desaster, das in den offiziellen Dokumenten festgehalten ist.

Kann man behaupten, daß es in letzter Zeit bei uns keinerlei Warnsignale und mahnenede Hinweise auf die Schädlingstätigkeit gegeben hat? Nein, das kann man nicht behaupten. Es gab solche Signale, und sozialdemokratische Gewerkschafter haben nicht das Recht, sie zu vergessen.

Die ruchlose Gründung der Fraktion „Sozialisten gegen Zwentendorf" war die erste ernsthafte Warnung, die davon sprach, daß die Feinde des Wirtschaftswachstums zum Doppelzünglertum greifen, und, Doppelzünglerei treibend, sich als SPÖ–Mitglieder maskierten, um sich Vertrauen zu erschleichen und sich den Zutritt zu unseren Organisationen zu erschließen.

Der Ausgang des Volksentscheides hat die Lehren der vorhergegangenen Prozesse erweitert und augenfällig gezeigt, daß sie sich in eine internationale, terroristische Umweltschutzagentur der Linken verwandelten, daß Doppelzünglertum und Maskierung die einzigen Mittel der Verweigerer sind, um in unsere Organisationen einzudringen, daß Wachsamkeit und politischer Scharfblick die sichersten Mittel sind, um ein solches Eindringen zu verhüten.

Die Gewerkschaftsspitze und die Führung der Sozialdemokratie haben in einem vertraulichen Brief an ihre Kassierer energisch vor der politischen Gutmütigkeit und spießerhaften Maulafferei gewarnt:

In dem vertraulichen Brief hieß es:

„Es gilt, Schluß zu machen mit der opportunistischen Gutmütigkeit, die von der falschen Annahme ausgeht, daß in dem Maße in dem unsere Wahlerfolge wachsen, der Feind immer zahmer und harmloser werde. Eine solch Annahme ist grundfalsch. Sie stellt Nachwehen der linken Abweichung dar, die allen und jedermann versichert, daß ihre Vorstellung von Sozialismus eine humanere Wirtschaft darstelle, mit diesem Argument in die Sozialdemokratie hineinkriechen, daß sie letzten Endes wirkliche Parteibuchsozialisten werden würden. Es ist nicht Sache der SPÖ–Mitglieder auf Lorbeeren auszuruhen und Maulaffen feilzuhalten. Nicht Gutmütigkeit brauchen wir, sondern Wachsamkeit. Man muß bedenken, daß die Umweltschützer, linken Radikalen und Friedensbewegten, je hoffnungsloser ihre Lage ist, um so lieber zu den äussersten Mitteln greifen werden. Man braucht ja nur nach Frankfurt zu schauen. . . ."

Und in einem zweiten Brief an die Frauenorganisation hieß es:

„Jetzt da bewiesen ist, daß die Umweltterroristen im Kampf gegen die Arbeitsplatzsicherung alles um sich scharen und die Grenzen zwischen diesen Elementen und den Kommunisten verwischt sind, müssen alle unsere Parteiorganisationen begreifen, daß Wachsamkeit der Sozialdemokraten in jeder Situation notwendig ist. Unveräußerliche Eigenschaft einer jeden Frau in der SPÖ unter den gegenwärtigen Verhältnissen muß die Fähigkeit sein, den Feind zu erkennen, mag er auch noch so gut maskiert sein. . . ."

Also gab es Signale und Warnungen.

Wozu riefen diese Signale und Warnungen auf?

Sie riefen dazu auf, die Schwäche der Partei– und Gewerkschaftsorganisation zu liquidieren und die Partei in eine uneinehmbare Festung zu verwandeln, in die nicht ein einziger Grüner, Alternativler, Aussteiger oder Friedensschwärmer einzudringen vermag.

Sie riefen dazu auf, Schluß zu machen mit der Unterschätzung der parteipolitischen Arbeit und eine entscheidende Wendung in der Richtung allseitiger Verstärkung dieser Arbeit, in der Richtung der Steigerung der Wachsamkeit durchzuführen.

Und was geschah? Die Tatsachen haben gezeigt, daß unsere Genossen sich diesen Signalen und Warnungen gegenüber mehr als schwerhörig verhielten.

Davon sprechen beredt die allen bekannten „Einwände" zur Lieferung unserer Panzer nach Argentinien oder die „Einwände" zum geplanten Bau des UNO–Konferenzzentrums.

Wodurch ist zu erklären, daß unsere Gewerkschaftsgenossen, trotz ihrer Erfahung im Kampf um die Arbeitsplätze, trotz einer ganzen Reihe von Warnungen und mahnenden hinweisen, sich angesichts der Schädlingsarbeit der Linken als politisch kurzsichtig erwiesen?

Sind vieleicht unsere Parteigenossen schlechter geworden als sie früher waren, sind sie minder bewußt und diszipliniert geworden? Nein, natürlich nicht!

Begannen sie etwa zu entarten? Auch das nicht! Es gibt keinen Grund zu einer solchen Annahme.

Woran lag es also? Woher eine solche Maulafferei, Sorglosigkeit, Gutmütigkeit, Blindheit?

Es lag daran, daß unsere Parteigenossen, hingerissen von der bis jetzt zwölfjährigen Regierungszeit und den wirtschaftlichen Erfolgen, einige wichtige Tatsachen vergessen haben, die zu vergessen Sozialdemokraten nicht das Recht haben. Sie haben die grundlegende Tatsache vergessen, daß man für den Frieden rüsten muß und von Sicherung der Arbeitsplätze nicht nur reden kann, sondern daß man darum gegen jeden Feind kämpfen muß.

Jetzt, da bewiesen ist, daß sich jede Grenze zwischen den Elementen der Umweltschützer, Hausbesetzer und sonstigen Aussteiger und den Kommunisten verwischt hat, müssen alle unsere Gewerkschaftsgenossen und auch alle Parteimitglieder begreifen, daß die Wachsamkeit der Sozialdemokraten an jedem Abschnitt und in jeder Situation notwendig ist.

KINDER EHREN IHRE ELTERN

wenn sie dieselben als ihre größten Wohltäter betrachten, von ihnen nur Gutes denken und ihre Fehler und Schwächen möglichst entschuldigen.

Dieses Gebot ist von großer Wichtigkeit, weil von der genauen Beachtung desselben das Wohl der Familien, die Erziehung und das Glück der Kinder, aber auch der Bestand der gesellschaftlichen Ordnung, das Heil der Menschheit abhängt.

Kinder sollen den Eltern in allem, was nicht gegen den Willen Gottes ist, schnell, willig und pünktlich gehorchen. Sie sollen nicht bloß den ausdrücklichen Befehlen gehorchen, sondern auch auf die Wünsche, die Ermahnungen und Warnungen der Eltern achten und denselben gerne nachkommen.

In einem ganz ähnlichen Verhältnis wie die Kinder zu den Eltern stehen die Schüler zu ihren Erziehern und Lehrern, welche nach den Eltern ihre größten Wohltäter sind. Deshalb haben Schüler dieselben Pflichten gegen ihre Lehrer.

Auch soll die Jugend Ehrfurcht vor dem Alter haben, wie dies selbst bei manchen heidnischen Völkern Sitte war.

Was die Familie im Kleinen ist, das ist die bürgerliche Gemeinschaft im Großen. Darum hat der Bürger gegen den Staat und gegen die Obrigkeit ähnliche Pflichten wie das Kind gegen seine Eltern.

Der Bürger soll um Gotteswillen die weltliche Obrigkeit ehren, lieben und ihr gehorsam sein. Er soll von der Obrigkeit und den vaterländischen Einrichtungen achtungsvoll reden und offenbare Mängel nur, wenn es notwendig und dem Gemeinwohle förderlich ist, mit schuldiger Rücksicht besprechen.

Der Bürger soll die Regierung, das Vaterland und sein Volk lieben, indem er ihnen aufrichtig zugetan und anhänglich ist und an ihrem Wohl und Wehe innigen Anteil nimmt; er soll für sie eifrig arbeiten und das Gemeinwohl nach seinen besten Kräften durch treue Erfüllung seiner bürgerlichen Pflichten, sowie durch gewissenhafte Ausübung seiner bürgerlichen Rechte, z.B. des Wahlrechtes, zu fördern suchen; er soll endlich bereit sein, für das Wohl des Vaterlandes die erforderlichen Opfer zu bringen und, wenn es notwendig ist, sein Leben einzusetzen.

Diese Liebe zum Vaterland nennt man Patriotismus. Derselbe ist darum auch eine Pflicht und wird auch von wahrhaftigen Untertanen am vollkommensten geübt.

Der Lehrer insbesondere hat auch die Pflicht, seinen Schülern die Achtung vor der Obrigkeit und vor dem Gesetze, die Liebe zum Vaterlande einzupflanzen und in ihnen zu pflegen.

Den Pflichten der Untergebenen gegen ihre Vorgesetzten entsprechen auch Pflichten gegen ihre Untergebenen, der Eltern gegen die Kinder, der Lehrer gegen die Schüler, der Obrigkeit gegen die Untertanen. Die Eltern sollen die Kinder von verderblichem Umgange und bösen Beispielen sorgfältig bewahren, ihre Fehler mit Liebe und Ernst bestrafen.

Durch dieses Gebot wird alles verboten, was gegen die den Eltern und Vorgesetzten schuldige Ehrfurcht und Liebe und gegen den schuldigen Gehorsam ist.

Man sündigt gegen die Obrigkeit schuldige Ehrfurcht, wenn man die Obrigkeit und ihre Anordnung mißachtet oder verachtet, wenn man die Fehler der Obrigkeit ohne Not und Zweck bespricht oder verbreitet, die Einrichtungen des Staates herabsetzt und schmäht oder den Schmähungen anderer zustimmt, endlich wenn man die den obrigkeitlichen Personen gebührenden Ehrfurchtsbezeigungen verweigert, oder sie beleidigt.

Man sündigt gegen den schuldigen Gehorsam, wenn man die bestehenden Gesetze nicht beachtet, sich den obrigkeitlichen Anordnungen widersetzt, sich gegen die Obrigkeit empört, die bürgerliche Ordnung umzustürzen strebt oder solche Bestrebungen begünstigt.

Dieses Gebot verbietet jede Empörung gegen die Obrigkeit, andererseits auch jede Bedrückung der Untergebenen. Es ist darum eine Stütze, und zwar die festeste, der staatlichen und gesellschaftlichen Ordnung.

Diese Sünden widerstreiten schon dem natürlichen Gefühle, sie werden meist schwer bestraft.

Abb. 46. Erwin Puls: Der klare Blick, das wahre Wort! Bild-Text-Montage, 1982

Der Warencharakter der erotischen Auszeichnung von Kunstwerken war damit erwiesen. Hier wollte man erotische Inhalte und Formen, die sich bei allen Künstlern mehr oder weniger finden und als Stilkriterium völlig ungeeignet sind, als neue Kunstrichtung interessant machen und vielleicht auch gegenüber dem amerikanischen Puritanismus rechtfertigen.

Eine kritische Reaktion auf den Erotikmarkt führte dazu, daß man das Erotische in der Kunst aus seiner kulinarischen Entgiftung im Konsum wie aus seiner moralischen Verurteilung in der Zensur heraussprengte und nun zur politischen Anklage und Verleumdung der repressiven Lebensverhältnisse einsetzte. Das Erotische in der Kunst hatte eine neue entästhetisierende Funktion erhalten. In den Montagen, Décollagen und Happenings jener Zeit, z. B. bei H. P. Alvermann, K. P. Brehmer, Jörg Immendorf, Uwe Lausen, Jean Jacques Lebel, Paul Thek, Otto Muehl, Wolf Vostell, in den anstößigen, schon von Topor gesammelten[34] Graffiti des Anti-Gaullismus und der Mai-Revolte in Paris (wie heute bei den Großstadt-Sprayers), wurden politische Führer, Institutionen, die Gewalt von Law and order mit pornographischem und obszönem Material dekoriert, die Verdikte sexueller Unterdrückung gegen ihre Verursacher in politischen und ökonomischen Schaltstellen gerichtet. Herbert Marcuse registrierte 1969 in der nonkonformistischen Jugend- und Studentenbewegung eine «linguistische» Umkehrung des konventionellen Wortsinnes von «obszön» und deklamierte: «Nicht das Bild einer nackten Frau, die ihre Schamhaare entblößt, ist obszön, sondern das eines Generals in vollem Wichs, der seine in einem Aggressionskrieg verdienten Orden zur Schau stellt; obszön ist nicht das Ritual der Hippies, sondern die Beteuerung eines hohen kirchlichen Würdenträgers, daß der Krieg um des Friedens willen nötig sei.»[35] Im Anschluß an Karl Kraus und auch Intentionen von Klaus Staeck hat Erwin Puls in seiner Zitat-Montage «Der klare Blick, das wahre Wort» (1982) das friedfertige Nebeneinander von Sittlichkeit und Kriminalität in unseren Tageszeitungen als in Wahrheit pornographischen Kriegszustand aufgezeigt *(Abb. 46)*.[36]

Der in den sechziger Jahren erfolgte «Einbruch des Ästhetischen ins Politische» (Marcuse) ist ein irreversibler Vorgang, der Pornographie und Obszönität als Abgrenzungsbegriffe des Trivialästhetischen von der Kunst heute nicht mehr recht sinnvoll erscheinen läßt. Vorausschauend veranlaßte schon Henry Miller in den vierziger Jahren die Abgrenzung des Obszönen in der Kunst vom herkömmlich Pornographischen zu der Feststellung, daß «Obszönität in der Kunst ... nichts mit sexueller Aufreizung zu tun hat, wie das bei der Pornographie der Fall ist. Wenn ein Hintergedanke dabei verfolgt wird, so geht er über die Sexualität hinaus. Das Ziel ist wachzurütteln, ein Gefühl der Realität zu vermitteln.»[37] Diese methodische Obszönitäts-Definition, der Miller in seinen «Wendekreis»-Romanen freilich keinen wirklich politischen Inhalt gab, ist heute noch

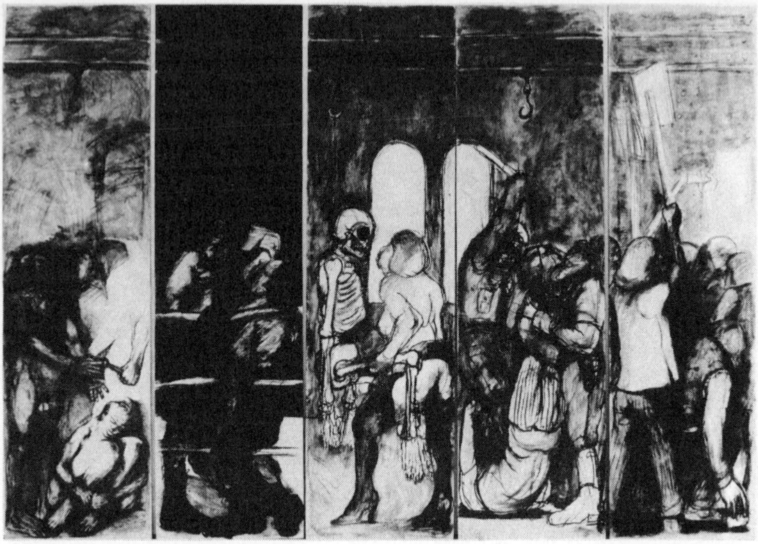

Abb. 47. Alfred Hrdlicka: Studie zu Plötzenseer Totentanz. Zeichnung, 1969

aktuell. Wo die erotische Gegenwartskunst wachrütteln und etwas bewirken will, muß sie in der Tat über das sexuell Stimulierende hinausgehen und einen mehr als sinnlichen Zusammenhang mit der Realität herstellen. Menschliche Lust erschöpft sich nicht in der Stillung eines sinnlichen Bedürfnisses, sie ist gesellschaftlich entfremdet, sie ist schmerzgeil und hirnselig und damit wider die Natur. Es gibt daher für einen realistischen Beobachter wie beispielsweise Alfred Hrdlicka kein ‹Zurück zur Natur›, sondern nur ein Vorwärts und Hinein in die unmenschliche Geschichte von Gewalt und Aggression. In seinen extrem sozialkritischen, antifaschistischen Arbeiten wie den Zyklen über Haarmann (1965), den «Plötzenseer Totentanz» (1969 und 1974) *(Abb. 47)*, «Richard Wagner – Adalbert Stifter» (1984), wo der Schuldzusammenhang von Trieb und Fleischlichkeit mit Masse, Macht und Gewaltanwendung offensichtlich ist, hat sich Hrdlicka nie zum Zensor und Sittenrichter menschlicher Triebschicksale aufgeschwungen. Die entfremdete Sexualität ist nur Symptom, nicht Ursache des menschlichen Leidens. Der Künstler, der Pornographie und Lustmord geißelt, ist allenfalls Moralist, kein Analytiker der Gesellschaft. In einem Begleittext zu seinem «Wiener Blut»-Zyklus (1974) *(Abb. 31–34)* steht die Definition, die Henry Miller sinngemäß weiter-

Abb. 48.
Bruno Gironcoli:
Große Säule
mit eingesetzten
Augenprothesen.
Aluminiumguß, 1976

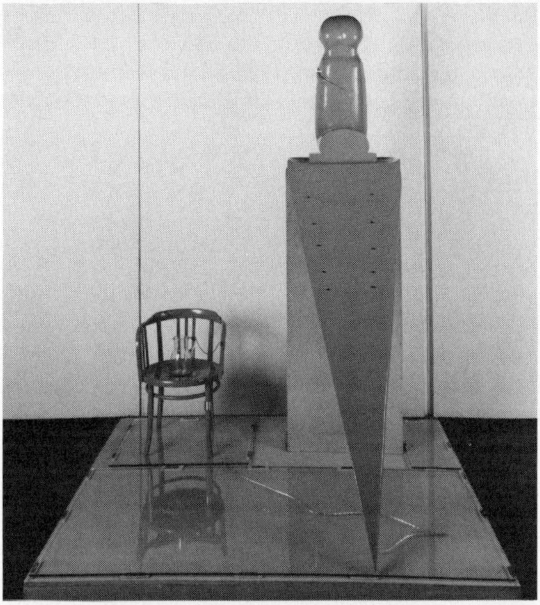

Abb. 49.
Walter Pichler:
Reliquie
(Interpretation einer
Aggression).
Objekt, 1970

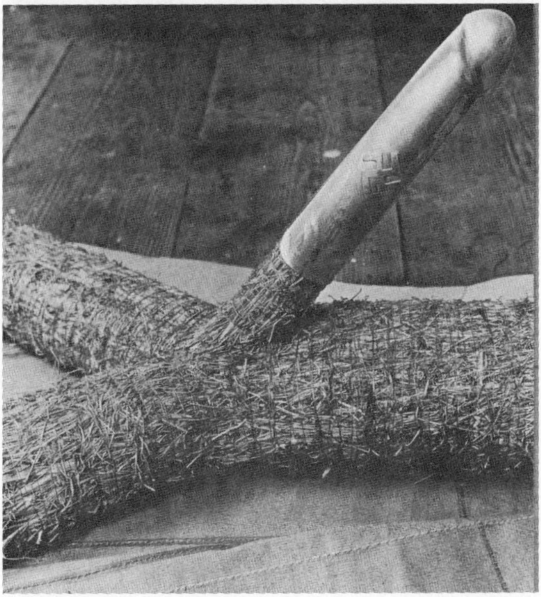

denkt: «Das Obszöne ist die Intellektualisierung des Sexuellen, und die Pornographie ist die obszöne Sprache des bildenden Künstlers. Daran ändert auch die Kommerzialisierung der Pornographie nichts, denn kommerzialisiert sind schließlich alle Künste, Politik, Religion, Wissenschaft und so weiter.»[38]

Auch Bruno Gironcoli, als der «Marquis de Sade von Österreich» in der Kunstpublizistik verulkt, zeigt in seinen «Umwelt-Plastiken», wie der fließende Übergang von Erotik und Gewalt, Lust und Folter, Aggression und Angst im Alltagsbewußtsein verankert ist. In seinen altarartigen Aufbauten der siebziger Jahre *(Abb. 48)* thront der Phallus als monumentale Reliquie, bestimmt für ein Ritual, das aus einer Abfolge grausamer Unterwerfungen, Verletzungen und Hinrichtungen in einer kafkaesken Strafkolonie zu bestehen scheint. Elektrische Kontakte, Brechschüsseln und Ketten, Blutrinnen und Gucklöcher, Hoheitszeichen und schäbige Holzstühle sind in Gironcolis Arbeiten zu Mahnmalen des malträtierten Lebens geronnen. Als realer gesellschaftlicher Kern dieser Zwangsvorstellungen erscheint der unbewältigte Faschismus. Schon Walter Pichler funktionalisierte die Phallus-Reliquie zur «Interpretation einer Aggression» *(Abb. 49)*.[39]

5 Der Konsumhedonismus in der Pop Art

Die obszöne Kunst will ein Gefühl der Realität vermitteln. Sie verfolgt einen Hintergedanken: Sie geht auf die Problematisierung, nicht Befriedigung vorhandener Bedürfnisse aus. Demgegenüber erwies sich die nach Europa exportierte Pop Art, nachdem die Momente der Überraschung und des Schocks verflogen waren, als getreue Reproduktion des healthy sex life. Im wesentlichen handelte es sich um formale Verfremdungen des industriell überall verbreiteten Massensex. Die monumentalen Vergrößerungen nicht zufällig vor allem weiblicher Körperteile, das emblematische Shape einer Brustspitze, eines geschminkten Mundes, eines tränenden Auges, eines enthaarten weiblichen Genitals, signethafte Vergröberungen, die uns Lichtenstein, Mel Ramos *(Abb. 51, 53)*, Rosenquist, Warhol, Wesley und Wesselmann in ihren Werken hinterlassen haben, sind durch den sozialen Voyeurismus und Exhibitionismus bereits gefilterte Sehweisen, deren Fetischismus den normativen Reizhunger einholt und bestätigt. Die amerikanische Pop Art hat niemals die obszöne Qualität des Erotischen in der europäischen Kunst angestrebt. Sie wirkt auf uns steril, weil ihr die problematisierende und satirische Distanzierung gegenüber dem Leben fremd ist und sie nichts mehr fürchtet als die traditionsgemäß romantische, zum Teil selbstzerstörerische und todessehnsüchtige Außenseitermentalität der mitteleuropäischen Erotik. David Hockneys bekenntnishafte Obsession für homoerotische Interieurs ist eher die Ausnahme und symbolisiert die ‹perverse› Brechung des amerikanischen healthy sex life in der europäischen Tradition.

Die amerikanische Pop Art ist im wesentlichen inspiriert vom Warenkonsum, wo jedes Angebot zum Echo eines Bedürfnisses des Käufers versinnlicht erscheint und diesem die Freiheit zum Objekt raubt. «Als tabula rasa subjektiver Projektionen jedoch wird das Kunstwerk entqualifiziert. Die Pole seiner Entkunstung sind, daß es sowohl zum Ding unter Dingen wird wie zum Vehikel der Psychologie des Betrachters.»[40]

Nicht zufällig sprechen wir heute in Analogie zum Warenkonsum von Kunstkonsum, wir übertragen nämlich eine subjektive, von unseren entfremdeten Bedürfnissen abhängige Sicht auf den Bereich der kunstästhetischen Objektivationen. Die Rezeption von Kunst und ihrer Geschichte ist unverkennbar in diesen Nivellierungsprozeß durch Konsum und den Konsumhedonismus, ein ichzentriertes projektives Glücksverlangen einbezogen. Dies läßt das Problem einer differenzierten, sinnadäquaten Vermittlung künstlerischer Objekte um so dringender erscheinen, also einer anderen Vermittlung der Kunst als durch ihren Konsum. Eine griechische Darstellung der Aphrodite ist kein Pin-up-Poster, und es fragt sich, was der gegenwärtige Betrachter von ihrem geschichtlichen Bedeutungshorizont heute noch realisiert.

François Bouchers «Ruhendes Mädchen» (1751), ein Aktportrait der Marie-Louise O'Morphie *(Abb. 50)*, der Mätresse von Louis XV., ist kein Playmate, dessen Stereotypen uns aus der Kommerzialisierung des weiblichen Aktphotos in den Herrenzeitschriften «Playboy» oder «Penthouse» bekannt sind. Mel Ramos, ein Künstler der Pop Art, malt nach dieser Vorlage seine Auffassung «Touché Boucher» (1973) *(Abb. 51)*. Seine Einfühlung erstarrt zu einer Betrachtungsweise, die das Vorbild enthistorisiert und auf den aktmäßigen Reiz reduziert, den man aus den erotischen Photographien der Massenmedien kennt. Die mythologische Einkleidung des Akts in der Figur der Venus ist schon bei Boucher selber sehr dünn und auf einen stimulierenden Zweck hin durchsichtig, was Kenneth Clark für das 18. Jahrhundert von aphrodisischer Aktkunst sprechen ließ. Der Oberflächenreiz des Aktbildes wird bei Mel Ramos aber derart verstärkt, daß der verkleidete ursprüngliche Mythos und die Portraithaftigkeit des Originals, der geschichtliche Zusammenhang von Feudalität und Bürgertum im 18. Jahrhundert vor der Revolution ganz wegfallen und wir ein leeres erotisches Posenphoto der heutigen Plakatproduktion vor uns zu haben glauben. Ingres' «La Grande Odalisque» (1814), deren Schönheitskult noch bürgerlich-klassizistisch genannt werden kann *(Abb. 52)* und von Poussin über Ingres bis zu Feuerbach, Marées, Renoir in die Moderne hinein zu verfolgen ist, erhält in der Pop Art von Mel Ramos selbst noch im Attribut des kleinen Tischchens mit dem Champagner die abgefeimte Note des sexographisch aufbereiteten Reklamebildes «Plenti-Grand Odalisque» von 1973 *(Abb. 53)*. Und «La Source», ebenfalls von Ingres (1820/21, 1856), ein volkstümliches Mädchen mit Wasserkrug, für dessen Motiv eine Venusdarstellung der hellenistischen Kunst (die «Venus Anadyomene», die aus den Wellen emportauchende Göttin) Pate stand[41], wird in Mel Ramos' «Ode to Ang.» von 1972 ebenfalls zu einem Pin-up-Typus abgewandelt, der die Parodie der ikonographischen Vorlage streift. Mel Ramos beschreibt seine Transformation kunsthistorischer Vorlagen in leicht konsumierbare Reklamebilder so: «Ich habe diese alten Bilder einer Reinigung unterzogen – als Bilder haben sie sich nicht verändert, ich habe nur die kunsthistorische Patina beseitigt.»[42]

Worauf es diesem idealtypischen Vertreter der Pop Art ankommt, ist nicht die Tradierung und Interpretation erotisch-mythologischer Themen in der Geschichte der Aktkunst, sondern die radikale Reinigungsprozedur, der das Gemälde von Mel Ramos zugegebenermaßen ausgesetzt wird. Seine «kunsthistorische Patina» wird entfernt, das Bild wird sozusagen auf Hochglanz gebracht, was ja soviel heißt, daß alles, was an Bedeutung im Laufe der Zeit in diesem Gemälde aktualisiert worden ist, beseitigt und der herrschenden ahistorischen projektiven Rezeptionsform im Konsum angepaßt wird. Es ist demnach völlig gleichgültig geworden, was die geschichtliche Kausalität von Produktion und Rezeption in diesem Gemälde an Darstellungssinn realisiert hat, wenn es nur sinnlich uniformiert, nämlich auf die gleiche alltägliche Weise wahrgenommen werden kann, wie die industrielle Bilderwelt der Massenmedien wahrgenommen wird. Die Bedeutung dieses Akts und vergleichbarer Aktbilder, die historische Bedingtheit und Metamorphose ihres erotischen, mythologischen, weltanschaulichen Gehalts werden ganz auf die impressive Oberfläche des Körpers, seine haptische Qualität, die Farbe der Haut, die helleren Partien der Brust- und der Schamgegend in «Playboy»-Manier heutiger Aktphotographien reduziert. Ist die Sexualästhetik der Körperposen, Nacktheit oder Gewandung des «kosmetischen Menschen» in der Kunstgeschichte (Hausenstein) weitgehend mit historischer Bedeutung imprägniert, so erscheint die gleiche Ästhetik in der Pop Art als völlig enthistorisiertes und entmythologisiertes Phänomen. Der erotische Akt der Feudalität bei Boucher erstrahlt nach dieser Reinigungsprozedur im healthy sex life-Glanz des jedermann bekannten Pin-up-girls.

Die große Popularität der Pop Art, die Mel Ramos exemplarisch vertritt, ist in der ‹demokratisierenden› Stilisierung zu finden, die sich im bewußten Einklang mit der Warenästhetik des vermarkteten Körpers und der Massenpsychologie seiner projektiven Besetzung für den konsumierenden Betrachter befindet. Wo der Konsum der ästhetisch gefaßten Waren auf die Erweckung und Befriedigung ständig wechselnder, augenblickszentrierter Bedürfnisse ausgerichtet ist, fehlt ihm eine wesentliche Dimension der Rezeption, es fehlt das Verständnis für den historischen, vielschichtigen Bedeutungs- und sozialen Wirkungszusammenhang, in dem das Kunstwerk steht und der seinen häufig visuell verborgenen, versteckten oder verkleideten Gestaltungssinn konstituiert.

Man muß nicht so weit gehen, wie manche kunsthistorische Verfechter der «ikonologischen Analyse» (Panofsky) gegangen sind, die bei jedem Artefakt eine verschlüsselte Botschaft, eine Geheimschrift oder ein apokryphisches Sinnbild voraussetzen, die erst der Dechiffrierung durch den gelehrten Betrachter bedürfen, um gesehen und verstanden werden zu können. Ein großer Teil der kunsthistorischen Bilderwelt besteht vielmehr aus anschaulich nachvollziehbaren Darstellungen vergangener Lebenswirklichkeit. Andererseits wäre es eine unzulässige Simplifizierung

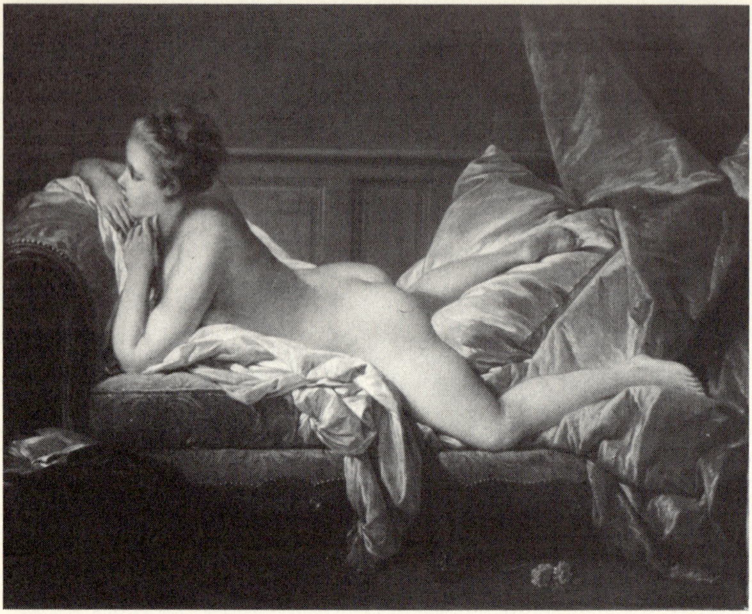

Abb. 50. François Boucher: Ruhendes Mädchen.
Öl auf Lwd., 1751 (Wallraf-Richartz-Museum, Köln)

Abb. 52. Jean Auguste Ingres: La grande Odalisque.
Öl auf Lwd., 1814 (Louvre)

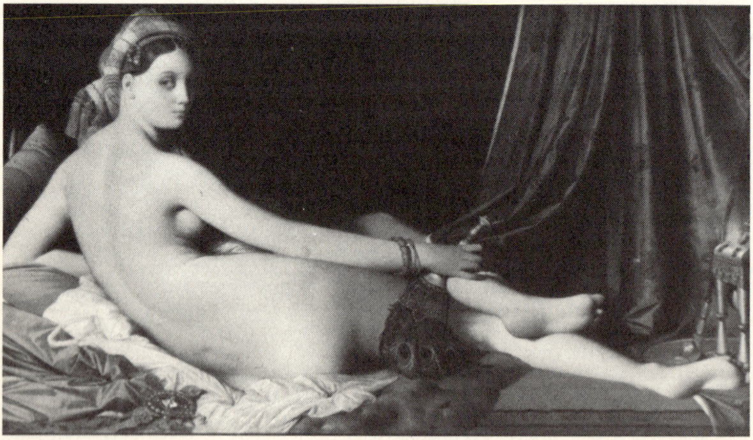

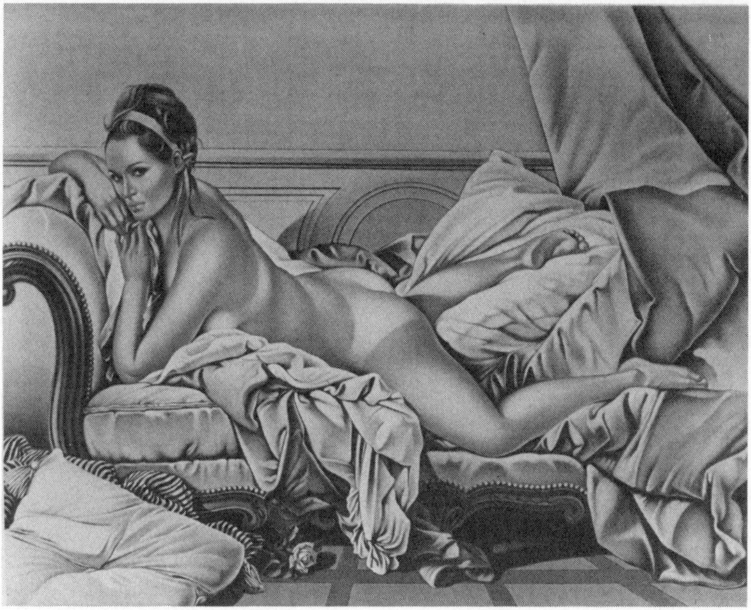

Abb. 51. Mel Ramos: Touché Boucher. Öl auf Lwd., 1973

Abb. 53. Mel Ramos: Plenti-Grand Odalisque.
Öl auf Lwd., 1973

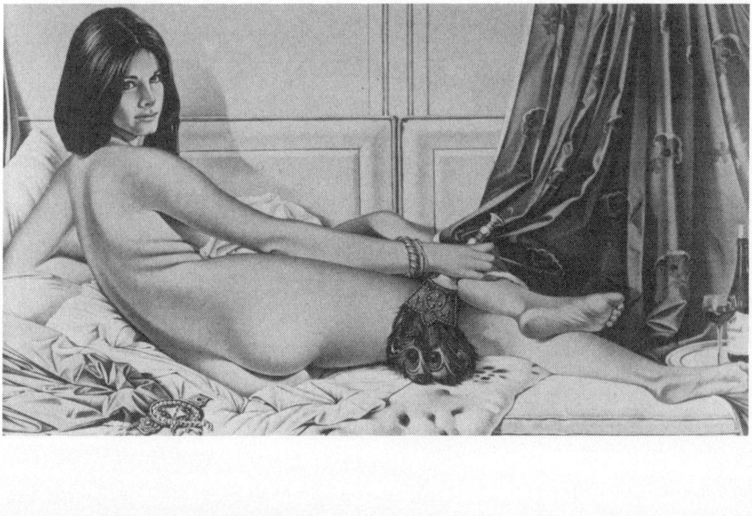

des Kunstwerks, es seiner zufälligen Rezeption, der jeweiligen Anschauung und dem Geschmacksurteil einer Zeit, also dem jeweils herrschenden Manipulationsmechanismus der Wahrnehmung, zu überlassen. Nicht nur der erotische Darstellungssinn vieler Kunstwerke verschließt sich auf der heute weitgehend ahistorischen, eindimensionalen sinnlichen Ebene des alltags- und warenästhetischen Konsumierens. Dazu gehört mehr Wissen und Kennerschaft, als das kulturelle System dem Normalverbraucher der Kunst gegenwärtig zur Verfügung stellt.

Kunstgeschichte, auch die stilgeschichtlich und nicht nur die ikonologisch orientierte, geht davon aus, daß Kunstwerke Träger von Bedeutungen sind, die zusammen mit der Anschauung der Werke vom Betrachter entschlüsselt werden. Unter Bedingungen der industriell produzierten, massenspezifischen Wahrnehmung, die an Informationen optischer Medien wie Photographie, Film, Fernsehen sensibilisiert und trainiert wird, ist zu erwarten, daß der Anteil unklarer, unbewußter und nicht gewußter Bedeutungen in der Anschauung beispielsweise eines erotischen Renaissancegemäldes sehr hoch ist, weil das Wissen der Renaissancegesellschaft als Bedeutungsträger dieses Gemäldes nicht mehr in Funktion ist. Die bildungsmäßigen, musischen Voraussetzungen zum Verständnis eines Kunstwerks können selbstverständlich altern oder absterben. Der Bedeutungskomplex ganzer Religionen, Mythologien, erotischer Konventionen, weltanschaulicher Programme aus dem Humanismus, Platonismus, der Reformation und der Geschichte der Revolutionen kann vergessen werden. Und in dieser Situation, vornehmlich der unsrigen, wo Geschichtsvergessenheit und Konsumhedonismus im massenmedialen Konsum auch der Kunst vorherrschen, müßten sich Kunst- und Museumsdidaktik, Kunstkritik und Kunstwissenschaft ihrer verantwortlichen Rolle für das Überleben der Kunst bewußt sein. In Anbetracht der ubiquitären Geschichtslosigkeit oder Versinnlichung (Pseudoerotisierung) historischer Stoffe, in der die Menschen unter dem Kapitalismus künstlich gehalten werden, postulierte Habermas für die Rückerinnerung der auratischen Kunstwerke sogar eine subversive Sprengsatzfunktion.

Die wesentliche Funktion der Kritik an heutiger Versinnlichung kann also nur die Rückerinnerung, ein «soziales Gedächtnis» (Warburg) für alternativen Sinn oder ein Differenzwissen sein, das der gesellschaftlichen Nivellierung von Kunst- und Alltagsästhetik, von Kunst und falscher Lebenspraxis widersteht. Ohne Rekonstruktion von Sinn ist eine Renaissance in der Kunst, die in der Geschichte immer auch Abgrenzung, Abwehr, Utopie, Differenz im sozialkritischen Sinn war, nicht möglich. Im Interesse von mehr Objektivität und Utopie, aber auch von mehr Eros sollte der ursprünglich gemeinte Sinn der Kunstwerke im Vordergrund stehen. Wo er vergessen oder mit Bewußtsein amputiert wird wie in der Pop Art eines Mel Ramos, bleibt die Rezeption oberflächlich und rein formal, so wie in gewisser Weise die künstlerische Rezeption der Negerkunst im Kubismus, des Japonismus im Jugendstil, der Südsee-Kultur im Vorimpressionismus, der ‹Bildnerei der Geisteskranken› im Expressionismus mehr oder weniger äußerlich und dem kolonialistischen Interesse der modernen Kunst nach unverbrauchten, vitalen, archaischen und exotischen Formen untergeordnet war.

6 Die Kritik von links und der Feminismus

Gerade als die Pop Art-Mode den Kunstmarkt weitgehend uniformierte, erfolgte die Abrechnung mit dem obszönen Wiener Aktionismus – diesmal aber von links und bald darauf mit feministischen Vorzeichen. Auf dem Hintergrund der Pariser Barrikadennächte von 1968 wurde der ohnmächtige, nur skandalöse Pressekampagnen und anonyme Morddrohungen auslösende, rein ästhetische Individualanarchismus der Wiener um Brus, Muehl, Nitsch und Schwarzkogler überdeutlich.[43] Im Rückblick erscheinen die destruktiven «Materialaktionen» und aggressiven «Abreaktionsspiele» zweifellos als ein negatives Spiegelbild der geschlossenen Wiener Hochkultur-Gesellschaft; der Aktionskünstler posierte auf verlorenem Posten in der Rolle des anmaßenden Märtyrers, der seine Unterdrückung provokativ zur Schau stellt. Er war ein weiteres Glied in der Skandalgeschichte der künstlerischen Moderne.

Leider verlor die Kritik den lokalhistorischen Ursprung des Wiener Aktionismus aus den Augen und diskriminierte beispielsweise das «Orgien-Mysterien-Theater» von Hermann Nitsch als «durchkalkulierte Kriegführung in Theaterproportion»[44]. Die diversen Vorwürfe liefen glatt auf den Faschismusvorwurf hinaus. Nitsch hingegen hat die kriegsmäßige Ausrichtung der Aggressionslust, der unser Alltag schon beträchtlich nahekommt, verurteilt und in seiner therapeutisch orientierten Dramaturgie versucht, durch noch so fragmentarische Bewußtmachung der Sexualtriebe ihr (selbst)zerstörerisches Potential etwas in den Griff zu bekommen. Wie einmal Otto Gross, Otto Rank und heute wieder Norman O. Brown wünschte er sich in den sechziger Jahren eine Übereinstimmung von Psychoanalyse und Kunst ebenfalls mit dem Ziel, «das Unbewußte bewußt zu machen: etwas mehr Eros und weniger Streit» (Brown).

Man kann dem messianischen Orgien- und Mysterientheater vorhalten, daß es – gefangen inmitten der vergesellschafteten Aggressionslust – sich niemals selbst wird erlösen können. Der globale Faschismusvorwurf an das Abreaktionstheater geht hingegen an seinem Katharsis-Gedanken vorbei, ignoriert seine rationale Montage von Feier *und* Analytik. Das hier reichlich fließende Blut symbolisiert keine neuen Grausamkeiten, sondern wie in der christlichen Mystik die Erlösung vom Übel. (Auf die problematische Grenzüberschreitung des Aggressionstheaters von Artaud bis Nitsch gehe ich an anderer Stelle gesondert ein.)

In den siebziger Jahren erfuhr das Prädikat der sexuellen Liberalisierung eine weitere Relativierung durch die feministische Kritik. Hatte schon die gesellschaftskritische Studentenbewegung den Abbau von Sexualtabus als ökonomische Erschließung neuer Absatzmärkte dekuvriert, so wurde der vermeintliche Liberalisierungsprozeß jetzt auch noch als Phrase der herrschenden patriarchalen Kultur entlarvt. Der Abbau der Schamgrenzen, der Sexualtabus und Moralvorschriften zwischen den Geschlechtern erwies sich als fortschrittlich und lobenswert vor allem für die männliche Emanzipation. Die durch die große Strafrechtsreform bewirkte Liberalisierung des Pornographiekonsums hatte zu einer nachträglichen Legalisierung der in der Waren- und Medienwelt bereits vorhandenen pornographischen Formen und Inhalte geführt. Sie war die ohnmächtige Reaktion auf die längst kommerzialisierte Sexualität, den großen Markterfolg der ‹Sexwelle›, die von Sexualreformern wie Alexander Mitscherlich zunächst noch leichtfertig als «Nachholbedürfnis» gegenüber der «Werterniedrigung» und «langen Unterdrückung der Sexualität als Lustquelle» interpretiert wurde.[45]

Das Ineinander von sexuellen und aggressiv-gewaltförmigen Darstellungsaspekten in der Pornographie wurde auch schon von Mitscherlich als ein mit Sexualreformen allein nicht zu sanierendes gesamtgesellschaftliches Problem erkannt; doch erst die feministische Kritik hat den aggressiven Untergrund der pornographischen Triebmodellierung in seiner ganzen Tragweite für den weiblichen Lebenszusammenhang gesehen. In einer von patriarchalen Wertvorstellungen dominierten Gesellschaft ist es zwangsläufig die Frau, die als hauptsächliches Objekt der Aggression, und der Mann, der als hauptsächlicher Aggressor erscheint. Die Triebmodellierung der Geschlechter im kapitalistischen Verwertungsprozeß trifft daher die Frau besonders hart, da sie zusätzlich der Befriedigung spezifisch männlicher Bedürfnisse zu dienen hat.

Vor dem Hintergrund einer geschlechtsspezifischen Gesellschaftskritik wurde der emanzipatorische Anspruch der sexuellen Liberalisierung neu überprüft. Die Analyse des Frauenbildes in der körpersprachlichen Interaktion, in den Massenmedien und der Werbung, aber auch in der Kunstgeschichte und vor allem der zeitgenössischen Kunst ergab, daß die Frau «nicht als autonomes Wesen» (Simone de Beauvoir), sondern nur in Beziehung auf den sie definierenden Mann und seine Bedürfnisse erscheint. Auch in nicht sexuellen Lebensbereichen wurde die von Firestone, Janssen-Jurreit, Millett, Schrader-Klebert, Schwarzer und anderen konstatierte Objekthaftigkeit und Instrumentalisierung der Frau im

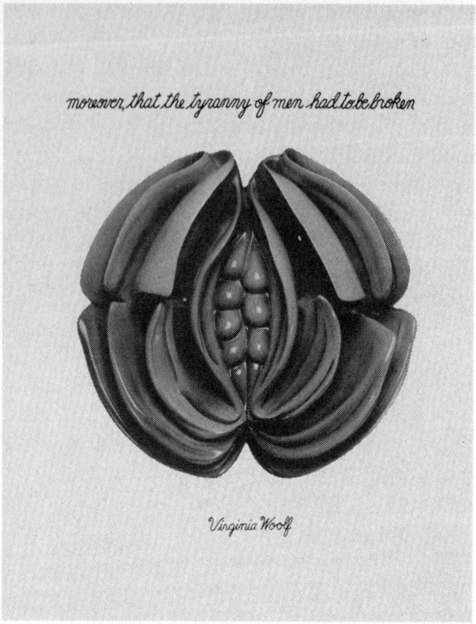

Abb. 54.
Judy Chicago: Virginia Woolf. Bemalte Keramik, aus «The Dinner Party», 1977

Geschlechtsakt festgestellt, so daß dieser ‹Sexismus› zu einem allgemein kulturellen Phänomen der patriarchalen Gesellschaft und die ihr Geschlecht verkaufende Prostituierte zum Paradigma der sozialen Situation der Frau im ganzen stilisiert werden konnte.[46]

Die Kunstgeschichte – unter feministischer Lupe neu erforscht – könnte zeigen, daß viele Künstlerinnen durch Überanpassung an die ihr vorgeschriebene Rolle auch sexistische Inhalte übernehmen und den männlichen Fetischismus verinnerlichen, während andere zu subversiver Selbstbestimmung vordringen, die den männlichen Bedürfnissen entgegensteht. Hält man sich an dieses Interpretationsschema[47], wird in der Darstellung des Sexuellen vor allem zeitgenössischer Künstlerinnen eine gravierende Unterscheidung möglich, auf die Gislind Nabakowski hingewiesen hat. «Der Phallus, als falsches Symbol, auf das die Frauen unbewußt fixiert bleiben, wird von den Klitoris- und Menstruationsbildern» der Hannah Wilke, Judy Chicago *(Abb. 54)*, Yeheved Weinfeld, Deena Metzger, Nil Yalter, Diane Datsiaficas, Friederike Pezold, Gina Pane, Mary Beth Edelson abgelöst.[48] Das Fehlen von phallischen Formen und Symbolen bedeutet hier ihr bewußtes Auslassen, eine kritische Gegen-

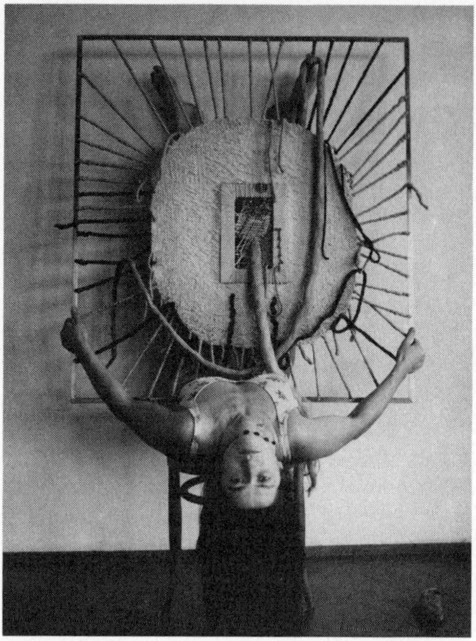

Abb. 55.
Edda Seidl-Reiter:
Lebendiges hält Totes.
Textiles Objekt, 1976

position zur sexualistischen Fremdbestimmung des Weiblichkeitsbildes durch den Mann, worauf bereits Judy Chicago und Lucy Lippard im Konzept der «women's art» insistierten.[49]

«In den Klitoris- und Menstruationsbildern bejahen die Feministinnen ihr eigenes Geschlecht. Sie versuchen, die leibhafte Sprache ihrer sexuellen Erlebnisse bildhaft darzustellen.» Ihrer Bildproduktion liegt «keine Verdrängung, sondern die Aufhebung des mystischen Schweigens», aber auch die Abwehr der Freudschen Weiblichkeitsinterpretation zugrunde.[50] «Was ist der geheime Ort in mir, der so lange eine Träne gehalten hat?» fragt Judy Chicago, die Urheberin der angefeindeten Klitorisbilder *(Abb. 54)*. Es ist der «Ort, der vom Leistungssex frei wird. Er weist dem Trieb den Weg von der Klitoris zum Vagina-Inneren»[51], wie ihn beispielsweise auch Edda Seidl-Reiter in einer Selbstdarstellung mit textilem Objekt anschaulich beschreitet *(Abb. 55)*. Es soll nicht mehr der Ort sein, der bisher mit Rücksicht auf die männliche Penetrationslust oder Verschlingungsangst als «vagina dentata» bestimmt und künstlerisch gestaltet wurde. Es soll vielmehr ein Ort sein, der nicht mehr in Sexualsymbolen und sozialen Stereotypen über weibliche Sexualität rezipiert wird, sondern autonomer Ausdruck der Selbsterfahrung der Frau ist.[52]

Die feministische Rehabilitierung von Klitoris *und* Vagina[53], deren ‹Häßlichkeit› und ‹Obszönität› in den kulturellen und künstlerischen Darstellungen des ‹schönen Geschlechts› bekanntlich ausgeblendet oder von der Ästhetik des männlichen Organs abgedrängt wurde, ermöglicht der erotischen Kunst der Gegenwart eine neue, wahrscheinlich nur verschüttete Sichtweise und Freiheit. Künstlerinnen müssen nicht mehr die Selbstdarstellung ihrer Sexualität verdrängen[54], sondern insistieren in Aktbildern, in Self performances, in Vagina-, Klitoris- und Menstruationsbildern auf das Recht, in «ihrem eigenen erotischen Territorium»[55] zu bestimmen. Die Aktdarstellungen einer Suzanne Valadon oder Maria Lassnig, die «body sign action» von Valie Export, die Body experiences von Marina Abramović, Renate Bertlmann, Rebecca Horn, Joan Jonas, Gina Pane, Friederike Pezold *(Abb. 68)*, Carolee Schneemann *(Abb. 160)* haben sich dieser Sichtweise auf die eigene Sexualität und Sinnlichkeit bereits vergewissert. Die menschliche Absurdität einer erotischen Kunst, in der sich weibliche Körpersprache, weibliche Organlust nur in der Brechung durch den sexuellen Fetischismus und Voyeurismus des Mannes mitteilen, wurde offensichtlich. Die bisherige Ideologie der sexuellen Liberalisierung hat damit einen weiteren Knick erfahren. Sie ist als «Machination des Kapitals» (Reiche) und nun auch des Patriarchats durchschaut.

Die feministische Kunstkritik requirierte eine Ahnengalerie fremdbestimmter Frauenbilder und -rollen, Fruchtbarkeitsidole, desexualisierte Mütter und schöne Madonnen, aphrodisische Akt- und Venusfiguren, reizvolle Nymphen, Hexen, fragile Kindfrauen oder männerverschlingende Monster, Angst erregende phallische Hetären oder perfekt funktionierende Lustmaschinen, Pin-ups und Puppenfetische.[56] Die mythologischen Abziehbilder des weiblichen Geschlechts waren um die konkrete historische Gestalt der Frau wenig besorgt. Ihre künstlerische Interpretation glitt häufig genug ins Reich «pornographischer Idealistik» (Franz Blei) ab oder verlor sich – wie in der weiblichen Allegorik – in poetische Abstraktionen, die von der gesellschaftlichen Ohnmacht und Rollenzuweisung der Frau ablenken. Cäcilia Rentmeister wies auf den Widerspruch zwischen der «scheinbaren Machtfülle der Frau», den die Allegorie suggeriert, mit der Realität hin. Denn was hätte die grassierende weibliche Symbolisierung der Gerechtigkeit, Wahrheit, Tugend, Kunst, Wissenschaft, Aufklärung, Technik, Industrie mit der tatsächlichen Situation der Frau zu tun, außer daß sie diese zu verschleiern und die Betroffenen zu besänftigen sucht.[57]

7 Erotische Sinnbilder zwischen Satire und Anmaßung

Das sexographische Image der Frau in der zeitgenössischen Kunst bot und bietet der feministischen Kritik genügend Anknüpfungspunkte. Obwohl hier bisher mehr Polemik als differenzierende Analyse zu finden ist, erotische Gemälde manchmal wie ‹sexistische› Titelbilder von Illustrierten abgefertigt und gescholten werden, wird doch niemand die Präsenz sexualfetischistischer und sadomasochistischer Darstellungen in der erotischen Gegenwartskunst leugnen können. Die betroffenen Künstler können meistens ihre tiefsitzende kulturelle Befangenheit in die männlich-chauvinistische Weltanschauung noch nicht einsehen. Sie halten sich für Anhänger der sexuellen Liberalisierung, ohne das egoistische patriarchale Motiv der Befreiung darin selbstkritisch wahrzunehmen. Sie brauchen etwas mehr Zeit. Auch die feministischen Künstlerinnen schaffen nicht von heute auf morgen Utopien und konstruktive Gegenbilder der Befreiung, sondern selbst die fortschrittlichsten unter ihnen wie Ulrike Rosenbach *(Abb. 157)*, Carolee Schneemann und Valie Export begannen mit der Aufarbeitung der Geschichte weiblicher Unterdrücktheit.

Die feministische Kunstkritik hat die soziale und ökonomische Benachteiligung von Frauen im Kunstbetrieb gesehen und hier Änderungen bewirkt, die manche Künstlerinnen schon nicht mehr für unbedingt erstrebenswert halten, weil sie nicht nach den Regeln des Marktes arbeiten wollen. Der Feminismus hat auf die gönnerhafte patriarchale Optik aufmerksam gemacht, wobei das Auswechseln der Optik allein noch nicht jene Verhältnisse herbeiführen wird, unter denen sich Frauen kreativ entfalten können. Die verständliche Gereiztheit gegenüber der sexualsymbolischen Vereinnahmung und Fragmentierung der zum Ganzheitlichen tendierenden weiblichen Erotik hat gleichzeitig zu unhaltbaren Verallgemeinerungen geführt, die im erotischen Kunstwerk nur mehr den Transfer der Geschlechtspropaganda herauslesen. Vorsicht ist geboten. Nicht jedes Bild einer gefesselten Frau fällt schon unter das sexistische Verdikt, sondern das ernsthafte feministische Argument dringt in den sinnhaften Gesamtzusammenhang, in dem einzelne aggressive Sexualsymbole in einem Kunstwerk stehen, ein und vergewissert sich, ob die Fesselung des

Frauenkörpers affirmierend wie ein magisches Idol oder kritisch relativierend, der Karikatur und Satire ähnlich, gestaltet ist. Skepsis ist geboten vor pauschalen Urteilen, die uns die exhibitionistischen Erotiker in der Kunst als «Satiriker der kapitalistischen Sexualität» (Hilton Kramer über Richard Lindner) einreden wollen. Wie hauchdünn der Unterschied zwischen Satire und Anmaßung heute in der Kunst sein kann, wie häufig ein unbewußter Zynismus die ernst gemeinten Sinnbilder sexueller Unterdrückung durchkreuzt, möchte ich an vier Beispielen erläutern.

1. Richard Lindner verliert in den späten sechziger Jahren, was man als die Proustsche Qualität seiner Arbeiten geschätzt hat: ihren spielerischen Infantilismus, ihr langes, in die Kindheit reichendes Gedächtnis und die motivische Fixierung des einstigen Knaben auf die hier immer noch gute ‹phallische› Mutter *(Abb. 107)*. Deren ‹böser›, männerverschlingender, aggressiver, kastrierender Phänotyp *(Abb. 108–110)* dominiert im Spätwerk über die Gestaltung des passiven weiblichen Lustobjekts, der Sexualpuppe, die in den früheren Arbeiten bevorzugt wurde. Die Erotik der Frau erscheint in beiden Versionen rückgebunden in ihre vermeintlich ewige Naturbestimmung, sei es als verführtes oder verführendes Weib im Kampf der Geschlechter. Für die darwinistische Weltanschauung Lindners stehen im Spätwerk vor allem seine verschiedenen Adam- und Eva-Darstellungen.

Hat Lindner, wie behauptet wird, eine «Parodie konventioneller gesellschaftlicher Werte» geschaffen, die einen Vergleich mit der Satire Brechts in «Aufstieg und Fall der Stadt Mahagonny» rechtfertigt?[58] Das Spätwerk zeigt mit aller Deutlichkeit, wie die Lindners erotische Malerei durchziehende Unsicherheit zwischen Parodie und Idolatrie, zwischen distanzierter Ironie und blanker Anbetung des Sexualfetischismus von der sexistischen Affirmation ausgelöscht wird. Stellt das Frauen- und Mutterbild des frühen Lindner noch eine Differenz zur alles vereinnahmenden unbewußten Kastrationsphantasie des Knaben und neurotischen Mannes her, so hat die Phallokratie der späten Bilder alles Abweichende zugedeckt und die Frau zum Symbolmonster der männlichen Sexualangst verfremdet *(Abb. 109)*. Angst ist aber der schlechteste Bündnispartner der Ironie, der Satire und Karikatur.

2. Allen Jones läßt sich von der «Bondage Art» John Willies und versierter Fesselungsdarstellungen aus Irving Klaws pornographischem Photomagazin «Bizarre» (1946–1956) anregen. Er ist immer auf der Suche nach jenen perversen «partialtrieb»-spezifischen Reizen, die – wie der Latex-Gummi – seiner Meinung nach «noch immer einem sozialen Tabu» unterliegen.[59] Wichtiger als die Frage, ob Gummikleidung und andere bizarre Sexualfetische noch sozial tabuiert sind, ist die Tatsache, daß Jones das Bild der Frau mit dem aggressiven Bild der Fesselung verknüpft. Die Kostümphantasien für die Serviermädchen von «A Clockwork Orange»

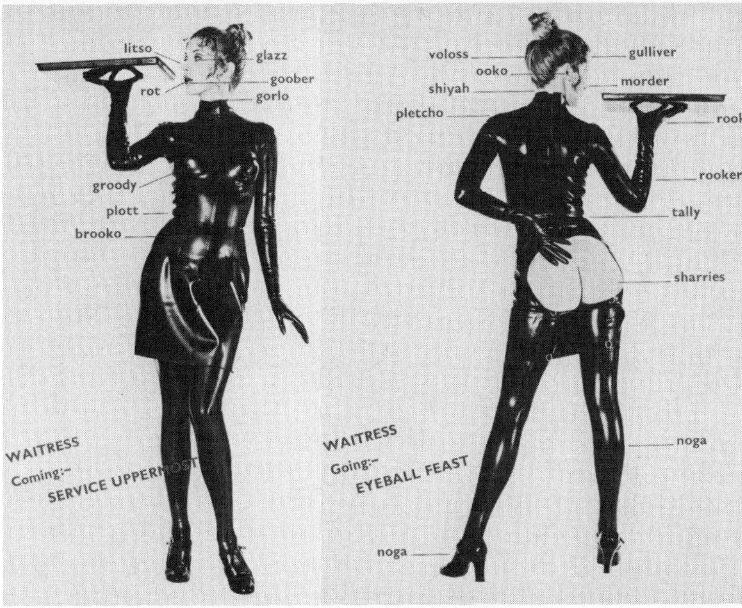

Abb. 56. Allen Jones: Waitress Coming – Service Uppermost.
Abb. 57. Allen Jones: Waitress Going – Eyeball Feast.

Für Stanley Kubricks Film «A Clockwork Orange», 1970

(Abb. 56, 57), die zu Hutständer, Tisch und Sessel stilisierten Frauenkörper, die «Figures» von 1969 vermögen als Kunstgriffe ironischer Verfremdung und Abwehr weiblicher Unterwürfigkeit, wie diese von zahlreichen Illustriertenphotos und Pornomagazinen zelebriert wird und dem Künstler als Vorlage dient *(Abb. 58)*, nicht zu überzeugen. Sie sind wie die meisten Gemälde der siebziger Jahre zu tief in die Rolle des einsamen Voyeurs verstrickt, als daß sie im kritischen Widerspruch zur normativen Sexualrolle des Mannes gesehen werden könnten. Jones zieht ein tiefenpsychologisch sehr bekanntes fetischistisches Ritual ab. Er möchte die Frau in Gummi verpacken, einschnüren und fesseln, damit sie ihm wehrlos zu Füßen liegt. Gleichzeitig möchte er selber diese Rolle einnehmen und seine verdrängte sadistische Aggressionslust masochistisch ausleben.

Jones verinnerlicht daher wie Lindner die männlich dominante «phallische» Frau, die im strengen korsettierten Kostüm mit imponierenden Gamaschen, hohen Stiefeln und Stöckelabsätzen, Handschuhen und Peit-

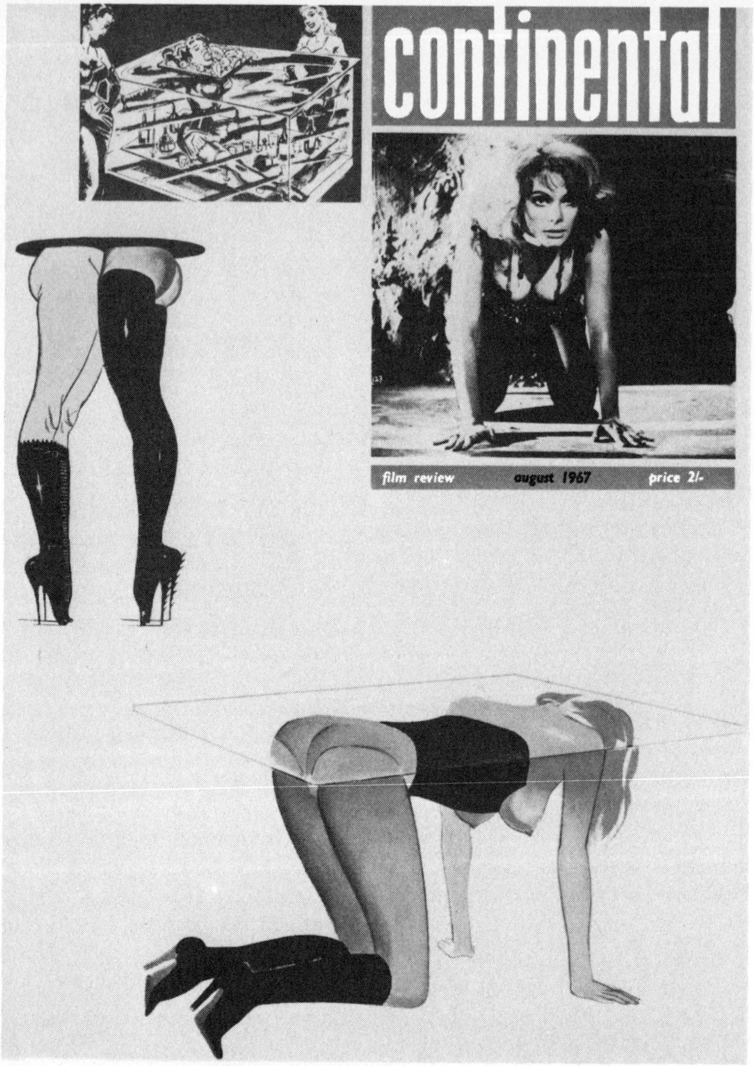

Abb. 58. Allen Jones: Entwurfszeichnung für «Figures». Nach Vorlagen von Jim in «Nutrix magazine», von Eneg in «Exotique Magazine» und vom Cover in «Continental magazine», 1969

sche auf den Mann unnahbar und erbarmungslos heruntersieht. Die Partnerin in diesem Ritual ist jederzeit austauschbar und genaugenommen nur anonyme Kulisse und Staffage der psychosexuellen Selbstverwirklichung des Mannes. Es mutet daher geradezu grotesk an, wenn über Allen Jones behauptet wird, er kämpfe «in Wirklichkeit... für die gleichen Ziele wie die Feministinnen, da seine ganze Philosophie der Kreativität – fußend auf Nietzsche und Jung – eine Zurückweisung der von außen auferlegten Standards in der Suche nach dem Selbst notwendig macht».[60] Die entscheidende Frage nach der libidinösen Transzendenz dieses Selbst im Ich des anderen, der Partnerin, wird überhaupt nicht gestellt, was den emanzipatorischen Wert dieser Zurückweisung von Standards sehr einschränkt.

3. Tomi Ungerer veröffentlichte 1976 einen Band erotischer Zeichnungen aus den Jahren 1968 bis 1975, dem er den Namen «Totempole» gab.[61] In diesem Konvolut kommen fetischistische und sadomasochistische Wunschvorstellungen völlig unverhüllt und unzensiert zum Ausdruck. Ungerer empfiehlt sich hier nicht mehr als entwaffnender Karikaturist des sexuellen Potenzwahns und phallischen Narzißmus wie in seinen zu Recht weltberühmten Zeichnungen aus dem Zyklus «Fornicon» von 1970. Chamäleonartig verschwindet er jetzt in einer Reihe pornographischer Klischees, die das Lachen und die karikierende Ironie von einst ausschließen.

Aus dem pornographischen Genre kennen wir immer wiederkehrende sadistische Phantasien wie Fesselungen und Knebelungen, Torturen, die den weiblichen Körper wehrlos und objekthaft den Blicken und sexuellen Handlungen des Mannes aussetzen. Dieser Deformitätsfetischismus wird bei Ungerer Gegenstand der zeichnerischen Manipulation und Assoziation. Die gewählten Bildtitel wie «Kopflos mit Lederhöschen», «Spitze Absätze», «À genoux», «Mode d'emploi», «Sous côntrole» sorgen dafür, daß der Bezug zur krassen photonaturalistischen Vorlage zumindest emotionell gewahrt bleibt. Ungerer strebt hier offenbar die Allgemeinverständlichkeit und den Sozialcharakter einer zeichnerischen Formulierung an, die, den Comics vergleichbar, eine populäre, alltägliche, beinahe voraussetzungslos verständliche Emblematik für das Sexuelle aufweist. Diese Intention steht sicher hinter seiner künstlerisch selbstmörderischen Absicht, jene Glätte und Anonymität von optischen Zeichen zu erreichen, die die massenmediale Gebrauchsgraphik aufweist und die auch von Jones, Lindner und der Pop Art angestrebt werden.

Das hierfür gewählte Thema der Fesselung läßt Ungerer zu Recht hoffen, an einen verbreiteten sadomasochistischen Phantasiemechanismus im Pornokonsum anschließen zu können, der auf ein größeres Interesse stößt. Sein unübertroffenes Vorbild ist wie für Jones der erotische Comics-Zeichner, Photograph und «Bizarre»-Verleger John Willie, dessen bei uns kaum bekanntes Werk «The Adventures of Sweet Gwendoline» (1958) bei der heutigen Generation der Comics-Zeichner unvergessen ist. Mit der Orientierung an diesem Vorbild wird der zweifellos elitäre und intellektuelle Karikaturtypus von «Fornicon» verabschiedet. Das Ziel ist jetzt, den pornographischen Trivialmythen und der entfremdeten Sexualität von jedermann näher zu kommen, für den Konsumenten brauchbarer zu werden und an seine unterdrückten Sexualphantasien anzuschließen. Diese Umstellung auf ein breites soziales Phantasiepotential bleibt aber unkritisch, weil Ungerer den Herrschaftscharakter der Sexualität nicht problematisiert und den sexuellen Fetischismus wohl für eine Begabung, eine Naturanlage hält. Die Frau erscheint als ergebenes Totemtier einer geschlossenen Gesellschaft männlicher Bedürfnisse. In «Kitchen Help», «Petit Ruban», «Kaffeetante» und der «Kartoffelschälerin» *(Abb. 59)* glaubt der Künstler den Hochgenuß an der gefesselten, wehrlosen Objektfrau dadurch steigern zu können, daß sie außerdem als bestrumpftes und beschürztes Serviermädchen oder als Küchenmagd posiert. Im «Glockenspiel» zeichnet Ungerer den Kopf der Frau vollkommen vermummt. Auf allen vieren kriechend, um Hals und Taille von einem Geläut umgürtet, das mit den Buchstaben A und B ausgezeichnet ist, mutet dieses Bild wie die Entwurfszeichnung zu einem Experiment an *(Abb. 60)*. Die Frau als Versuchsobjekt männlicher Emanzipation hat hier und in anderen Folterspielen wie «Take the Cactus Upstairs» *(Abb. 61)*, «Dans la boîte» *(Abb. 62)* ihren allegorischen Meister gefunden. Soviel zynisches Styling muß gerade bei einem Künstler erschrekken, der im Karikaturen-Zyklus von «Fornicon» ein kritisches Bewußtsein von der Beschränktheit der männlichen Sexualrolle verriet.

4. Auch Adolf Frohner, der die Erotik der adorierenden Körpersprache eines Schiele fortsetzt, hat den Frauenkörper zum Hauptthema seiner Malerei gemacht. Sein Menschenbild ist weiblich. Obwohl es bei ihm etliche männliche Aktdarstellungen gibt, erscheint ihr Ausdruck recht pathetisch und rhetorisch, an der Grenze der spöttischen Karikatur, wie die ironische Nachzeichnung von Michelangelos Heros David zeigt. Die Spezialisierung auf den weiblichen Akt hat ihre Gründe in einer Sozialgeschichte der Menschheit, die Mann und Frau in zwei einander fremde Kulturen, in bloßes Subjekt und bloßes Objekt der Erotik gespalten hat. Obwohl Frohner gegen die polemischen Vereinfachungen feministischer Kunstkritik, die ihn in eine sexistische Reihe mit Jones und Lindner stellen, in Schutz zu nehmen ist und ihm im Unterschied zu diesen der harte sadomasochistische Unterwerfungsgestus gänzlich abgeht, bleibt seine Einstellung zur Frau dennoch begreiflicherweise ambivalent und gebrochen. Gerade weil der kritische Realist die ubiquitäre neurotische Verformung männlicher Bedürfnisse und Phantasien in der kapitalistischen Werbung und Pornoindustrie vor uns offen ausbreitet, wird das projek-

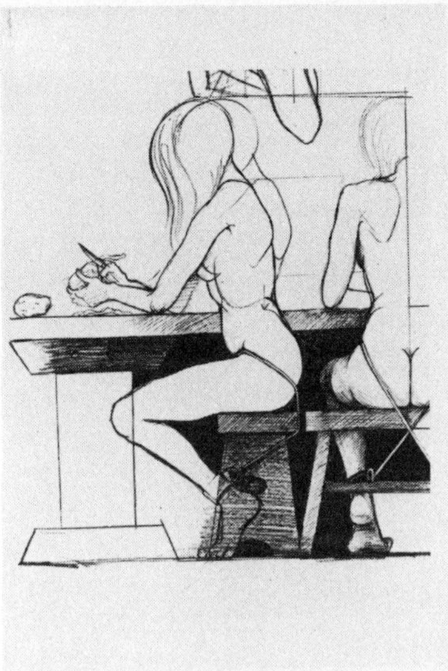

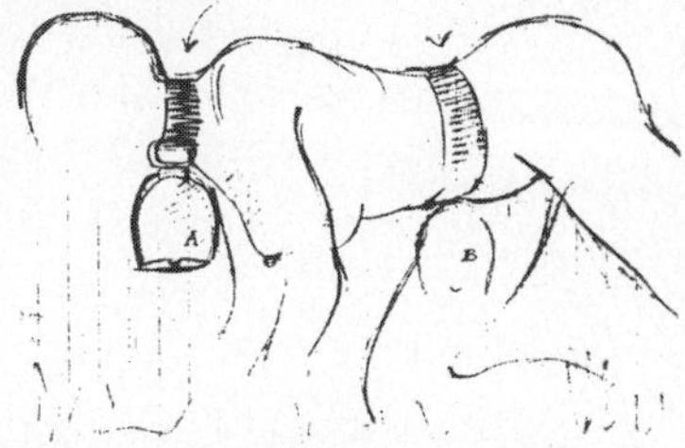

Abb. 60. Tomi Ungerer:
Glockenspiel. Mischtechnik, 1972

Abb. 59. Tomi Ungerer:
Kartoffelschälerin. Fettstift, 1973

Abb. 61. Tomi Ungerer: Take the Cactus Upstairs. Fett- und Bleistifte, 1973

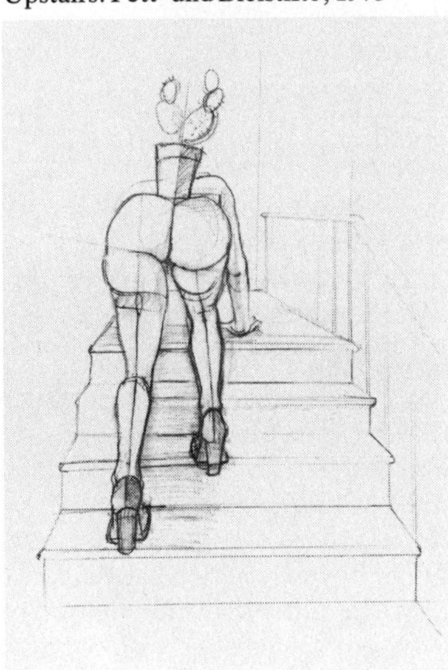

Abb. 62. Tomi Ungerer: Dans la boîte II. Bleistift und Tusche, 1972

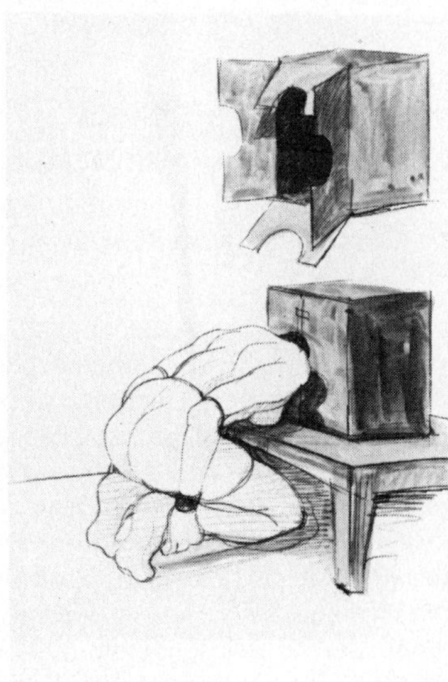

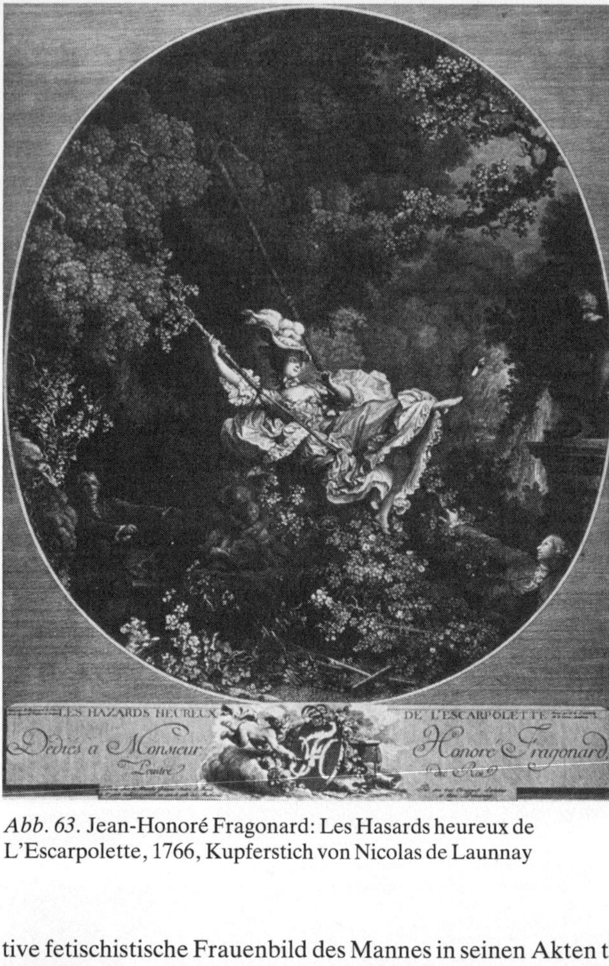

Abb. 63. Jean-Honoré Fragonard: Les Hasards heureux de L'Escarpolette, 1766, Kupferstich von Nicolas de Launnay

tive fetischistische Frauenbild des Mannes in seinen Akten thematisiert.[62] Der Künstler arbeitet nicht nur nach pornographischen Vorlagen und den Einfällen der «Bondage Art», sondern findet seine Modelle ebenso in den Deformierungen und Körperverstümmelungen des Alltagsmenschen. Werke wie «Torso einer Venus», «Der Gartenzaun», «Das Malheur», «Stilleben im Vorzimmer», die Illustrationen zu Qualtingers «Wiener Schwarze Messe» haben die «pornographische Idealistik» des männlichen Blickwinkels fast schon wieder überwunden. Ihr Realismus sperrt sich gegen den erotischen Genuß. Die Analyse des Zyklus «Bindungen» (1972–1973) hat gezeigt, daß kritischer Realismus und humane Utopie des Menschenbildes bei diesem Künstler im offenen Dialog dargestellt sind. Er ist Entlarver und Entlarvter des chauvinistischen männlichen Weltbildes zugleich, wie die sinnbildhafte Paraphrase des berühmten Fragonard-Gemäldes «Die Schaukel» (1766) exemplarisch zeigt *(Abb. 63)*. Das klassische erotische Motiv erscheint bei Frohner nicht mehr als Apotheose des koketten feudalen Lustobjekts, sondern in der Kompilation mit dem exhibitionistischen Photo eines wehrlosen Mädchens als ein weiblicher Märtyrer, der auf seinem traditionellen Hochsitz nun ohne lustvolles Schaukeln gefesselt und geknebelt, bewegungslos und stimmlos verharren muß *(Abb. 64)*. Vermeintlich grausamer als seine Vorlage liest sich dieses Bild wie ein desillusionierender, warnender Kommentar zu Fragonards voyeuristischer Pikanterie, die von der Unfreiheit und Gefangenschaft weiblicher Lust und List (der Dialektik der Koketterie) noch keine Ahnung hat. Die Saubermänner an allen ideologischen Fronten werden trotzdem nicht aufhören, Frohner als einen sadistischen Pornographen zu schelten und ihm eine positive Symbolisierung des Menschenkörpers abzuverlangen. Im Vergleich mit Jones, Lindner und Ungerer ist er der am wenigsten geeignete Adressat der feministischen Kunstkritik.

Abb. 64. Adolf Frohner: Die Schaukel. Acryl und Graphit auf Lwd., 1973

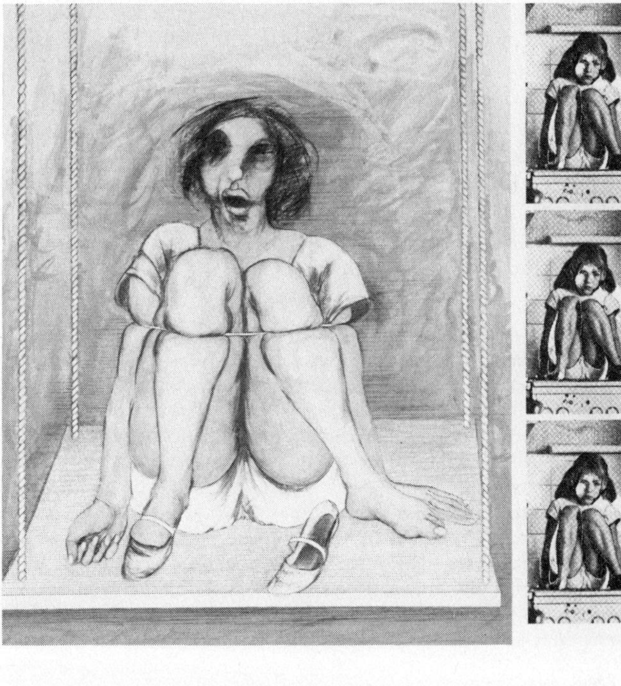

8 Männliche und weibliche Androgynität

Die gegebenen Beispiele haben schon anklingen lassen, daß der erotische Künstler das weibliche Sexualobjekt nicht nur wie eine Zielscheibe vor sich aufrichtet, sondern über eine psychische Projektion ebenso wünscht, seine Stelle einzunehmen. Was hierüber für Jones ausgeführt wurde und bei Lindner seine künstlerische Ausformung erfährt, findet sich als sadomasochistischer Charakter überall in der Kunst, wo der Mann die Frau zum einzigen oder doch hauptsächlichen Thema der erotischen Darstellung erhoben hat.

Dies gilt sicher auch für das herausragende erotische Alterswerk Picassos, das im den Kubismus überspringenden Rückgriff auf seine narrativen Anfänge noch einmal die Unausweichlichkeit vor der Omnipotenz der phallischen Frau und Mutter vergegenwärtigt. In der Beschränkung auf das ebenso fruchtbare wie furchtbare Bild der Frau, d. h. in Wahrheit auf ihre prothetische, Kraft spendende und sexuell anregende Funktion für den impotenten Maler-Voyeur, hat Picasso das patriarchale Vorurteil bestätigt.[63] Die vitale Überlegenheit und Omnipotenz der Frau in seinem Spätwerk, das sich mit dem Thema «Maler und Modell» aus allen «Gruppenaktivitäten ins Atelier zurückgezogen hat»[64], ist reine Projektion *(Abb. 65–66)*. Im Spätwerk wird

«die sexuelle Emphase... auf obsessionale Weise präsent. Aus einem einsamen Voyeur wird eine ganze Anatomiesitzung über das Schöne. Notable, Pfaffen, der Papst – Hinweis auf Ingres' ‹Raphael und die Fornarina› – Voyeure beiderlei Geschlechts treten auf, um die Virilität des Künstlers zu bestaunen. Die Kunstverständigen vermengen sich mit den Potenzverständigen. Kunst und Erotik erfahren hier ihre letzte, oft kaum erträgliche, schmerzliche Apotheose. Unerhört sinnliche Entkleidungsszenen, Positionen, Liebesakte tauchen auf, in denen die Körper, um verschiedene Achsen rotierend, sämtliche erotischen Accessoires feilbieten... Der universalistischen Bildsprache, die jeden Körper, jedes Objekt in ihrer Totalität zeigen möchte, antwortet die unendliche Umarmung. Apotropäisch setzt sie Picasso dem Verfall und dem Tod entgegen. Dies verleiht diesen Arbeiten den erschütternden Ausdruck vitalistischer Utopie.»[65]

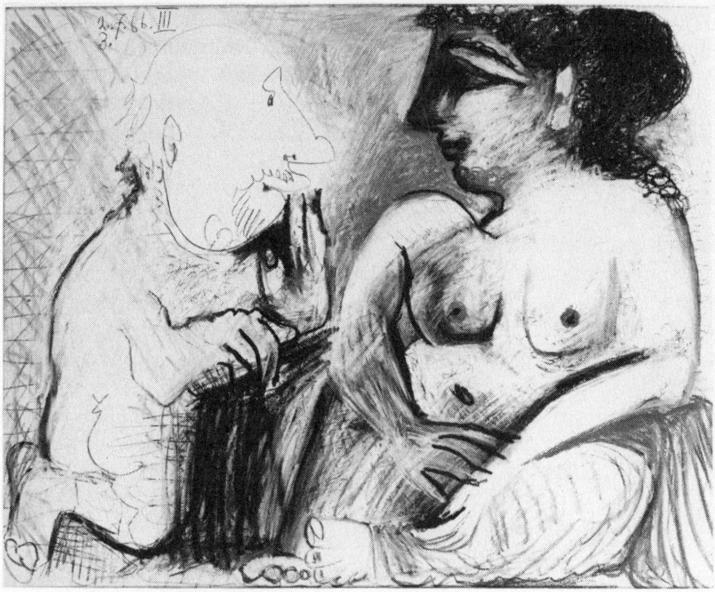

Abb. 65. Pablo Picasso: Kniender Mann vor einem weiblichen Akt. Farbstift, 2./3. Juli 1966 (III)

Es ist fast unbegreiflich, wie Picasso bis zum Ende jeder huldigenden Tendenz zur Selbstzerstörung oder zum Tode, die eine nur zu verständliche Anpassungsleistung seines Alterswerks hätte sein können, widerstand. Es gibt wenige Œuvres der modernen erotischen Kunst, die nicht wenigstens in einer Entwicklungsphase auch eine masochistische Änderung der Aggressionsrichtung aufweisen.

Frohner, Jones und Ungerer zeichnen die erotische Frau mehr oder weniger als Objekt ihrer Aggression, doch der Umschwung ist jeweils einprogrammiert. Lindner malte den Aggressionsakt deutlich mit umgekehrten Vorzeichen: die Frau als Beherrscherin des Mannes. Jones ist in seinen Striptease- und «Command Performance»-Bildern Mitte der siebziger Jahre [66] auf der gleichen Spur, und Frohner rekurriert in seinen neuen Figurenkompositionen auf mittelalterliche Totentanzdarstellungen, wo die Verkörperungen von Tod und Eros in auswegloser Umarmung wie bei den vorbarocken Gotikern Baldung Grien und Nikolaus Manuel Deutsch verschlungen sind. Das männliche Prinzip erscheint nur mehr als Torso und Wunde. [67] Die erotische Aggression dieser Künstler ist zweipolig, sowohl sadistisch auf den Körper der Frau wie masochistisch auf das eigene Ich gerichtet, das damit passive weibliche Züge annimmt und zum Hermaphroditischen tendiert. Das nicht nur in der Kunst, sondern auch in den Massenmedien verbreitete Wunschbild der dominanten, womöglich grausamen ‹phallischen Frau› ist häufig gleichzeitig Ausdruck eines psychischen Geschlechtsrollentausches beim Mann. (Man vergegenwärtige sich den großen Erfolg der zwittrigen Comics-Helden «Barbarella», «Jodelle», «Pravda» von Guy Peellaert oder der wehrhaften Emma Peel in der Krimi-Fernsehserie «Mit Schirm, Charme und Melone».) Der männliche Phantasieproduzent, der Künstler oder Kunstbetrachter, schlüpft in die ohnmächtige sexistische Rolle der Frau und genießt seine Aggression unter passiv-masochistischem Aspekt, in der phantasierten Rolle des weiblichen Objekts. Fast ist es überflüssig zu sagen, daß dieses Aufopferungsritual zu keiner Identifikation mit der realen sozialen Weiblichkeitsrolle führt, sondern im freien Assoziieren und Ausmalen der gegengeschlechtlichen femininen Anteile der männlichen Psyche befangen bleibt.

Das extreme Ausagieren einer ambivalenten, androgynen Männlichkeit ist Inhalt des ästhetischen Transvestismus in den Arbeiten von Ac-

Abb. 66. Pablo Picasso: Die Umarmung. Bleistift, 4. Sept. 1969 (IV)

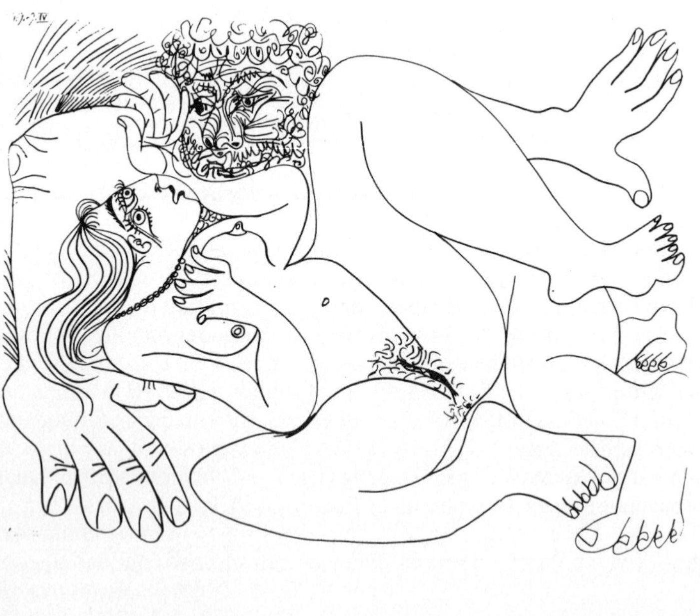

conci *(Abb. 136)*, Castelli *(Abb. 140)*, Klauke *(Abb. 144–145)*, Lüthi *(Abb. 146–147)*, Molinier *(Abb. 142, 143, 148)*, Salome, Silber, beim frühen Attersee *(Abb. 135)* und Brus *(Abb. 137)* sowie in vielen Produkten der Hippies, der Pop Culture *(Abb. 138–139)*, des Velvet Underground der fünfziger und sechziger Jahre, in Teilen der Body Art und Performance, der Disco-Szene der siebziger Jahre.[68] Das Bild androgyner Weiblichkeit zelebriert die Photographin und Performerin Manon. In ihren seit 1974 entstehenden Selbstdarstellungen und Photo-Geschichten wie der «Dame au crâne rasé» *(Abb. 67)* versteht sie sich als «Schaustellerin von Gefühlen, Situationen, Erfahrungen», eines Lebenszusammenhangs, der ebenso körpersprachlich wie vom wandelbaren Styling, Outfit (Farbe, Form und Geruch), den Requisiten, Fetischen, Insignien der Kommunikation bestimmt ist.

> «Ich bin zugleich meine eigene Leinwand wie auch Projektionsebene der Umwelt... Mein *Image*, das ist die dünne Kruste, die meine Psyche zusammenhält, wofür ich stehe, wofür ich gelte, was man von mir wahrnimmt. Hier stellt sich die Frage nach der Veräußerlichung des eigenen inneren Bildes, das man in sich trägt. Es geht um den Versuch einer Übereinstimmung von Selbsterlebnis und körperlicher Aussage. Es geht auch um das Ritual der Formgebung an sich, das mit Lustgefühlen verbunden sein kann. In der *Foto-Performance* fand ich ein ideales Stilmittel, um mich verstecken, aber auch die gerade aus diesem Versteck-Spiel (oder Zwang?) resultierenden, exhibitionistischen Komponenten erarbeiten zu können. Und dabei gleichzeitig auch immer wieder in die Rolle des Voyeurs meiner Szenerien zu schlüpfen.»[69]

In einem einzigen, aber wesentlichen problematischen Punkt sind die genannten Protagonisten des Androgynen sich alle ähnlich. Ihre erotischen Darstellungen sind in einem nicht geringen Grade Selbstdarstellungen, die das Verschmelzungstabu mit dem antagonistischen Körperbild der Frau bzw. des Mannes überwunden haben. So erscheint das eigene männliche Erscheinungsbild in den «polymorph-perversen» Manipulationen des ästhetischen Transvestismus liebevoll verweiblicht und «vulviziert», das weibliche Erscheinungsbild hingegen vermännlicht und «phallisch» verfremdet wie im kahlgeschorenen Frauenkopf der Manon. Die gewaltsamen, sadistischen, «phallischen» Formen sind in jedem Fall «aufgeweicht» und relativiert. Die transvestitische Metamorphose verrät eine zärtliche und laszive (masochistische) Einfühlung in den Körper des anderen Geschlechts.

Dennoch hat sich der Künstler-Transvestit durch die masochistische Identifikation mit dem Weiblichen noch nicht zwangsläufig von seiner sexuellen Aggression und Isolation gegenüber der realen Frau befreit. Es besteht nach wie vor ein Unterschied zwischen dem fetischistischen Zeremoniell, das den autonomen weiblichen Partner aus der Travestie nach wie vor ausklammert, und dem emanzipatorischen Akt, der die Verwand-

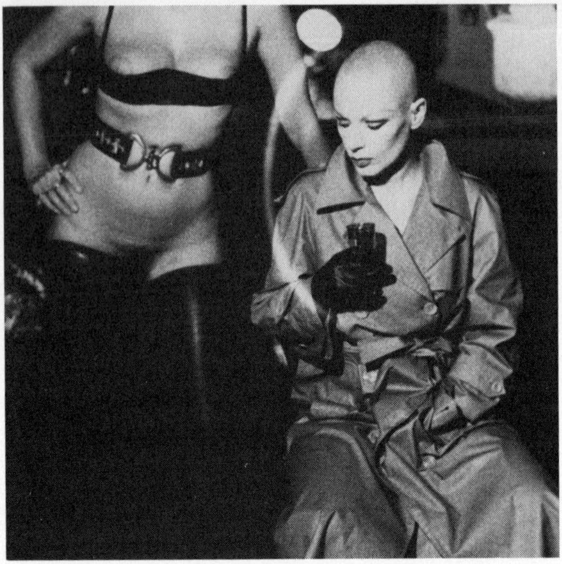

Abb. 67. Manon: Selbstdarstellung aus «Dame au crâne rasé». Photo-Performance, 1978

lungskünste des Künstler-Transvestiten auf den Partner selbst ausdehnen würde. Der ästhetische Transvestismus verliert erheblich an Wert, wo die «phallische Frau» und der «androgyne Mann» projektive Ziele nur der männlichen Befreiung sind, und dies ist die kulturelle Norm. Die Travestie bleibt dort tautologisch auf das Gegengeschlechtliche, das Weibliche *im Mann* bezogen. Friederike Pezold hat dagegen in ihrer transvestitischen Photo-Performance «Friedrich und Friederike» (1973) das Männliche der Frau geltend gemacht *(Abb. 68)*.

Die feministische Kritik an der sexuellen Emanzipation durch und für den Mann hat auch im Produzieren und Rezipieren erotischer Kunst eine Verunsicherung oder Umorientierung bewirkt, deren positive Folgen heute, nachdem das Androgyne als Modestil nicht mehr aktuell ist, schon absehbar sind – nicht allein bei den Künstlerinnen, die zunehmend mehr sich einer «anderen erotik» zuwenden, «die nicht so mechanisiert und funktionalistisch ist, wo nicht... der kitzler als knopfdruck verstanden wird, damit die sexmaschine explodiert»[70]. Auch die Künstler und Verkleidungsakrobaten lernen dazu, hoffentlich. Keine tagespolitischen Reformen, keine abgesonderte Atelierkunst, keine neue Stilrichtung werden uns dabei helfen, den neuen befreiten Körper und die Entfaltung der

Sinne zu erreichen. Eine künstlerische ‹Sendepause› und ein zeitweiliger Separatismus der Künstler auf beiden Seiten der Geschlechterbarrikade können für die sexuelle Emanzipation mehr bewirken. Vorschnelle ästhetische und künstlerische Annäherungen zwischen den Geschlechtern im Zeichen eines überindividuellen hermaphroditischen Eros und eines versöhnlichen Leitbildes vom mann-weiblichen Gesamtmenschen, das die Konsumgüterindustrie modisch im Griff hat, decken die bestehenden gesellschaftlichen Widersprüche zwischen männlicher und weiblicher Emanzipation zu, anstatt sie durch sozialpolitische Kooperation der differenten Geschlechter abzubauen. Insofern liegt die Zukunft der erotischen Kunst weder im Ausweichen in den Unisex noch in einer neuen esoterischen Erotik für jedes der beiden Geschlechter. Nur Diskurs und Kritik zwischen den Geschlechtern, zwischen weiblichen und männlichen Künstlern und Intellektuellen verspricht Annäherung.

Abb. 68. Friederike Pezold: Friedrich und Friederike.
Photo-Performance, 1973

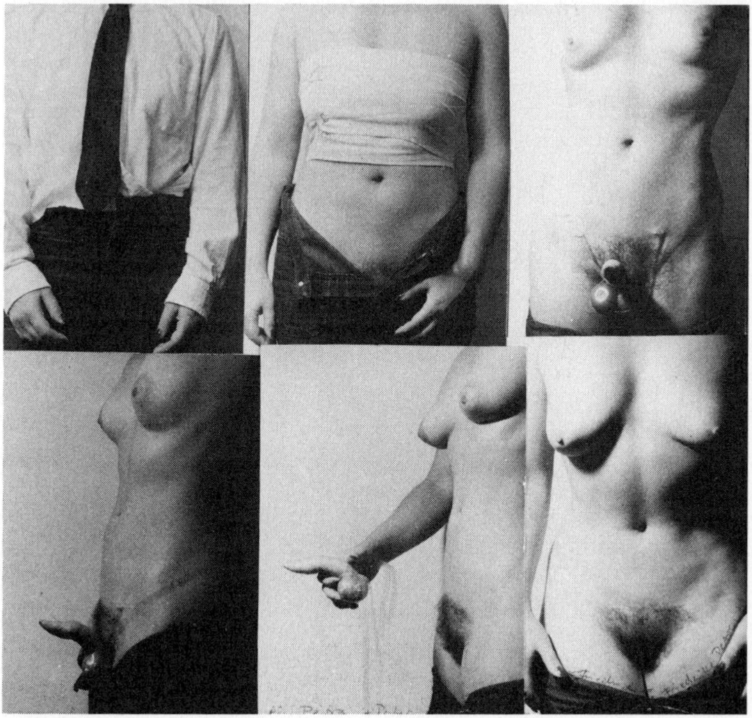

9 Die Inflation des Frauenbildes in der Aktkunst

Niemand wird im Ernst die Verzerrung und Ausbeutung weiblicher wie männlicher Phantasien und Bedürfnisse durch kommerzielle Werbung und Sex-Industrie bestreiten. In der Kunst erscheinen die Herrschaftsverhältnisse zwischen Mann und Frau schon komplizierter, verdeckter, und mit einer bloßen Inhaltsangabe oder Ikonographie, die nicht ins Formgesetz der einzelnen Kunstwerke vordringt, ist wenig getan. Daß subjektive Frauenbilder aus dem Inventar des erotischen Künstlers nicht wegzudenken sind und dort bis ans Ende der Kunst verbleiben werden, ist eine Selbstverständlichkeit. Der Künstler müßte sich schon von jener Vitalität abnabeln, die ihn überhaupt zur Arbeit mit dem Eros und Sexus motiviert. Nicht ein neues Bilderverbot steht heute zur Diskussion, sondern die Frage, worin die kompetente ästhetische Aneignung des Frauenkörpers besteht. Kann es im authentischen Kunstwerk überhaupt Gewaltanwendung gegenüber Frauen geben, und wie wären die ästhetischen Äquivalente pornographie- und gewaltloser Erotik, die nicht langweilig wird, zu bestimmen? Erliegen wir nicht häufig einer dilettantischen moralisierenden Analogisierung realer gesellschaftlicher Gewalt mit der Subsumtionslogik im Kunstwerk? Welche sinnlichen Alternativen ergeben sich zum sexualisierten Frauenbild in den Massenmedien und dem herrschenden Pornographiekonsum? Was sind die gesellschaftlichen Voraussetzungen für das Entstehen einer Erotik, die durch die Geschlechterbarrikade nicht wieder in feindliche männliche und weibliche Einzelansichten zersplittert wird? Und die vielleicht wichtigste Frage im Vorfeld wohlfeiler Debatten über die Gleichberechtigung der Geschlechter, die sich Künstler stellen könnten: Wie läßt sich die Inflation offensiver männlicher Frauenbilder in der Öffentlichkeit durch mehr erotische Bilder ausgleichen, die der Mann und Künstler von seinem eigenen, gern verheimlichten und gepanzerten Körper-Ich preisgibt?

Von der patriarchalen Majorität der Künstler werden vor allem erotische *Frauen*bilder geschaffen. Wenn man sie nach erotischen Männerbildern fragt, müssen sie meistens kapitulieren. Selbst von einem gesellschaftskritischen, realistischen Maler des Nackten wie Georg Eisler gibt es fast nur weibliche Aktbilder, während der Mann nur als Kopfgröße und bekleideter Mensch bildwürdig wird. Zum männlichen Aktbild hat der Maler ein gespaltenes Verhältnis; es erscheint ihm viel weniger lustbetont als das weibliche. In einem aufschlußreichen Album ausgewählter künstlerischer Aktzeichnungen («From Naked to Nude», London 1977) meint Georg Eisler, paradigmatisch für die begründete konservative Einstellung der meisten Gegenwartskünstler zum männlichen Akt, es sei wahr,

«that the female body offers a greater variety of forms and contours to draw, and light and shadow have more differentiated forms and surfaces to define. This does not of course rule out the motive of sexual interest on the part of the artist, as well as on that of the viewer, in a dominantly masculine society.»

Das männliche Geschlecht erscheint vielen Künstlern, soweit sie überhaupt noch oder wieder am menschlichen Akt interessiert sind, mehr oder weniger als das uninteressante, häßliche Geschlecht. Zumindest werden Mimus und Gestus des Mannes für ästhetisch angemessener gehalten als sein nackter Körper. Man müßte heute schon auf die homoerotischen Interessenten, eine gesellschaftlich und ästhetisch stigmatisierte Randgruppe, zu sprechen kommen, um die allgemeine Aversion des zeitgenössischen Künstlers vor dem Männerakt zu widerlegen. Dies war nicht immer so, was die feministisch orientierte Margaret Walters zu einer Neusichtung des kunsthistorischen Aktmaterials veranlaßt hat. Man ist wie sie versucht, im Desinteresse des Künstlers für den Männerakt eine sublime Spiegelung der Vergegenständlichung und Unterwerfung des weiblichen Körpers unter die männliche Phantasietätigkeit zu sehen. Unser Jahrhundert kennt keine Aktdarstellung, die es mit der bekenntnishaften Monumentalität Michelangelos aufnehmen könnte. Der italienische Renaissance-Künstler war der Berührungsangst vor dem gleichgeschlechtlichen Körper noch nicht erlegen, wofür er mit einer Aktkunst von Rang belohnt wurde.

Die Kraft der Aktkünstler unseres Jahrhunderts scheint ausschließlich vom Interesse am weiblichen Körper absorbiert zu sein. Eislers aufschlußreiche Auswahl künstlerischer Aktzeichnungen verweist bei insgesamt siebenundsiebzig Bildbeispielen auf nur acht, zum Teil homoerotische Darstellungen männlicher Akte, was das Ausmaß der Inflation von Frauenbildern in der Kunst unseres Jahrhunderts ungefähr wiedergeben dürfte. Dieses ungleiche Verhältnis wäre einmal mit der gestörten, ablehnenden Einstellung des Mannes zur Ästhetik des gleichgeschlechtlichen Körpers in Beziehung zu setzen. Seiner Abwehrhaltung gegenüber der eigenen männlichen Nacktheit und Sexualität, so scheint es, korrespondiert zwangsläufig eine gesteigerte Neugierde und Intuition für den Mimus und Gestus des weiblichen Akts. Spätestens seit dem 18. Jahrhundert versteht man unter Aktkunst überwiegend die Darstellung der nackten oder vielmehr entblößten Frau, die vom sexualästhetischen Minderwertigkeitskomplex des ‹häßlichen Mannes› kompensatorisch idealisiert wird und als das reizvollere der beiden Geschlechter erscheint. In dieser Einseitigkeit spiegelt sich eine tendenziöse Einstellung, die den Frauenkörper zum Objekt und Produkt der Einbildungskraft des Mannes verfälscht, während männliche Nacktheit sich eher ängstlich bedeckt und dem öffentlichen Voyeurismus entzieht. Die Realisten des 19. Jahrhunderts wie Manet, Courbet, Degas bevorzugten das weibliche Modell, und wo sie sich ausnahmsweise des männlichen Akts annahmen, war das patriarchale Publikum zutiefst verletzt. Die Peinlichkeiten und Schocks, die Manet mit seiner «Olympia» und dem «Frühstück im Freien», dessen Blickfang abermals ein weiblicher Akt in bekleideter Männergesellschaft ist, den Zeitgenossen bereitete, waren leichter zu verkraften als jene, die an das männliche Selbstwertgefühl und seine patriarchale Empfindlichkeit rührten. Trotz der religiösen Einkleidung der Akte «Toter Christus» und «Verspottung Christi» erntete Manet für seine kränkende Indiskretion nur Spott und Hohn. Nicht anders erging es Schiele. Die gesellschaftlich verurteilte Obszönität seiner Kunst basierte auf deren absoluter Ehrlichkeit zur Sinnlichkeit des Körpers und der unerhört mutigen Freiheit zur Scham, die uns aus seinen erotischen Selbstportraits wie aus den verurteilten Aktzeichnungen Minderjähriger anspricht und jeden Gedanken an Zensur entwaffnet. Erschwerend für das verletzte Sittlichkeitsgefühl seiner Zeit kam hinzu, daß Schiele dem männlichen Akt (sich selbst) so viel Platz einräumte und ihn mit dem weiblichen von Halbwüchsigen und Kindfrauen künstlerisch auf eine Stufe stellte.

Die Entfremdung des Künstlers von der Darstellung des eigenen und überhaupt männlichen Körpers bleibt, von wenigen Ausnahmen abgesehen, die Kehrseite einer gleichzeitigen Privilegierung und Anbetung des Frauenkörpers auch in der sexuell liberalisierten Kunst nach 1945. Die Bevorzugung des Frauenkörpers in der erotischen Kunst haben Feminismus und feministische Kunstkritik, feinfühlig für Übertreibungen, als eine zweifelhafte Auszeichnung abgewehrt, die letztlich auf Kosten der Frau stattfindet. Sie wurde ja bisher weder danach gefragt, wie sie sich selbst sieht, noch war sie frei genug, sich dem patriarchalen Götzenkult des ‹schönen Geschlechts› zu widersetzen. Die Geschichte (auch der Künstlerinnen) zeigte vielmehr bis vor kurzem einen fatalen Anpassungsprozeß an die Frauenbilder und Weiblichkeitsvorstellungen der ‹männlichen Kultur›.

Auf diesem Hintergrund wird heute verständlicherweise der wie immer auch begeisterten, positiv gemeinten Frauenbild-Produktion der Aktkünstler mißtrauisch begegnet. Inwieweit sind diese bereit, sich selbst zum Objekt für andere zu machen, die eigene Intimsphäre in Frage zu stellen und in den pornographischen Voyeurismus einzubeziehen? Eine ehrliche Korrektur am sexistischen Frauenbild wäre doch männlicherseits nur möglich, wenn der Künstler am eigenen Verdrängungsmechanismus, bei der von ihm unbewußt gelebten männlichen Kultur ansetzt und das menschliche Defizit einer auf Frauenkörper und Frauenschönheiten fixierten Aktkunst sichtbar macht. Statt dessen ist man überall dort, wo feministisch und emanzipatorisch angehauchte Künstler arbeiten, geschickt in der Lage, sich durch unernste Travestie und Verkehrung weiblicher Rollenbilder in männliche aus dem Schußfeld der feministischen Kritik zurückzuziehen und Sympathie zu verbreiten. Der parodierende, ironische Rollentausch läßt das unentschiedene, krisenhafte Image eines Mannes entstehen, der seinen Körper nur mehr in Analogie zum weiblichen positiv zu erleben und anzunehmen vermag. Wie gezeigt, akzeptieren nicht wenige Aktkünstler den männlichen Phänotyp heute nur auf dem Umweg seiner androgynen, hermaphroditischen oder transvestitischen Inszenierung. Dagegen hätte eine wirklich emanzipatorische Aktkunst Protest anzumelden, weil sie eine genau entgegengesetzte Entwicklung anstrebt, die den Mann wieder animiert, die erotische Abgrenzung seines Körpers zum Fokus seiner Phantasien zu machen, und dafür motiviert, die negative (sadistisch-masochistische) Symbolisierung des männlichen Körpers aufzulösen. Selbstverständlich soll diese Umorientierung zu keiner Neuauflage des fatalen heroischen Männlichkeitsideals führen, das schon einmal der Körperkult des Faschismus heraufbeschwor, noch wird den destruktiven Leitbildern von virilen Athleten, männlichen Sexbomben und potenten Militärs Beifall gespendet, die heute mit großem Erfolg den männlichen Menschen gegen seine unleugbaren weiblichen Eigenschaften und Qualitäten stumpf und hart machen.

10 Wie Künstlerinnen Männer sehen

Dem liberalen bis enthusiastischen Frauenbild des Künstlers, der sinnlichen Auszeichnung und Adoration des Frauenkörpers in der Kunst, stehen viele Künstlerinnen heute begreiflicherweise abwehrend und skeptisch gegenüber. Sie fühlen, daß die auf Frauen gerichteten Männerphantasien sowohl in der erotisch interessierten Kunst wie in der massenspezifischen Sexualästhetik kapitalistischer Werbung reine Projektionen sind und sich auf Kosten eines realistischen, durch und für sich selbst erfahrenen Frauenbildes etablieren.

Noch empfindlicher reagiert das patriarchale Tabu, wenn Frauen sich das Recht auf eigene Männerbilder herausnehmen und ihre womöglich ebenso dringenden Wunschphantasien mit den etablierten Images und Rollenbildern der männlichen Kunst kollidieren. Dies ist heute vor allem der Erfahrungsbereich der selbstbewußten Künstlerin, die – jede auf ihre Weise – mit dem Tabu der Frauenphantasie in Berührung kommt. Viele männliche Beschauer werden mit dem Phänomen der narzißtischen Kränkung peinlich konfrontiert, wenn sie merken, daß die erotische Kunst von Frauen nicht mehr den braven, sich bescheidenden Manifestationen der traditionellen ‹Frauenkunst› zuzurechnen ist.

Ich möchte dies an den Arbeiten einiger Künstlerinnen verdeutlichen, die anläßlich einer Wiener Ausstellung zum Thema «Frauen sehen Männer» (1983)[71] beigetragen haben. Elisabeth Ernst verwies zweifelnd auf das Bedenkliche, das in der alleinigen Präsentation ihrer erotischen Tableaus wie «Mann mit Blumen», «Mitesser» (beide 1979) *(Abb. 69–70)* liegen würde. Sie wolle nicht als Malerin selbstzweckhafter pornographischer Männerbilder mißverstanden, sondern im Kontext ihrer gesamten, auf die entfremdeten Lebensverhältnisse im Kapitalismus zielenden Aussage gesehen werden. In der Tat haben ihre zahlreichen sozialkritischen «Familienbilder» es nicht auf die obszöne Einzelkarikatur des herrschenden Mannes angelegt, sondern sie symbolisieren einen Unterdrückungszusammenhang, in den Männer, Frauen, Kinder und Alte miteinander verstrickt sind. Der Vergewaltiger und Nutznießer der Frau ist als Arbeitender selber Objekt von Ausbeutung und Gewalt. Die sozialkritische

Abb. 69. Elisabeth Ernst:
Mann mit Blumen.
Öl auf Lwd., 1979

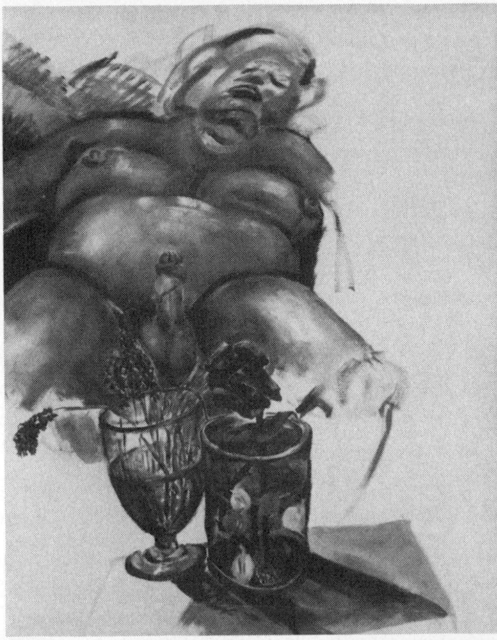

Abb. 70. Elisabeth Ernst:
Der Mitesser.
Öl auf Lwd., 1979

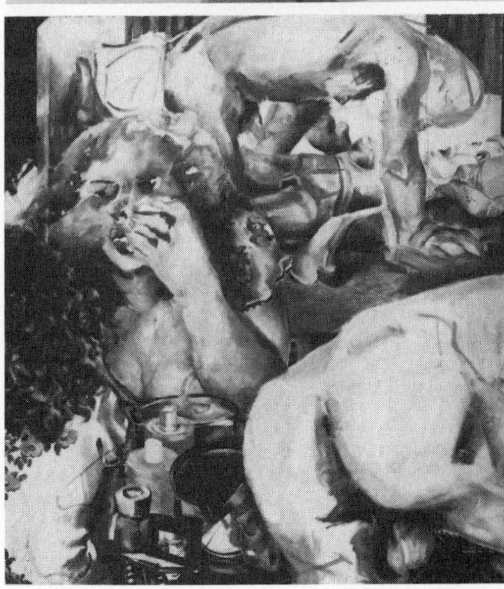

Darstellung des Männerbildes muß differenzieren können. Elisabeth Ernst legte daher Wert darauf, daß ihre vereinzelten Bildbeispiele obszöner Männlichkeit auf dem Hintergrund ihrer zahlreichen Zeichnungen von schuftenden Männern an ihren Arbeitsplätzen gesehen werden.

Das Thema Männerbilder ist im Grunde nicht sinnvoll von dem der Frauenbilder abzutrennen. Insofern erweist sich die einfache Verkehrung des Frauenbild-Themas von Künstlern zum Männerbild-Thema von Künstlerinnen als – freilich lehrreiche – Sackgasse, als ein Auswahlraster, das aus verschiedenen Gründen mit der gegenwärtigen Aufgabenstellung der Künstlerin nicht übereinstimmt und auch als Ausstellungsthema viel weniger ergiebig ist als die Selbstdarstellung von Künstlerinnen. Florentina Pakosta hat in ihrem Katalogbeitrag der Wiener Ausstellung einige Gründe dafür namhaft gemacht, warum die Malerin des männlichen Geschlechts immer noch ungleich mehr Hemmungen und Selbstzensur zu überwinden hat als ihre Kollegin in Photographie und Literatur.

«Es ist besonders peinlich, wenn Frauen sich selbst mit ‹Männeraugen› sehen. Darstellungen von dienenden Vergnügungswesen für Männer wirken dümmlich, wenn sie von Frauen stammen, da sie den Beweis liefern, daß hier der Gedanke der Gleichwertigkeit und des Selbstgefühls noch nicht wahrgenommen wurde... Es ist nicht lange her, keine zehn Jahre, als ich Akt-Zeichenkurse leitete, um meine finanzielle Lage zu verbessern. Zur Verwunderung der Teilnehmer ließ ich auch männliche Aktmodelle posieren. Zu meiner Verwunderung mußte ich erfahren, daß sich die Anzahl der Zeichnenden verringerte, denn einigen Kursteilnehmerinnen wurde das Zeichnen des männlichen Körpers von ihren Ehepartnern verboten, andere weigerten sich aus eigenem Willen, und Männer begehrten mehr weibliche Modelle. Um den Kurs zu retten, mußte ich auf den männlichen Akt verzichten. Selbstverständlich ging es hier um brave Bürgerinnen, und nicht um privilegierte Individualistinnen, wie es zum Beispiel Malerinnen sind... Ich verstehe... gut, daß Selbstdarstellungen von Künstlerinnen häufiger gemalt und gezeichnet werden als Männerbilder, die aus einem neuen Rollenverhalten resultieren... Männerbilder von Frauen, die ein neues Verhaltensmodell aufzeigen, sind... Neuland in der bildenden Kunst. Es gibt hier kaum die Möglichkeit, sich auf Vorbilder zu stützen oder sich daran zu orientieren. Außerdem wird in diesem Fall besonders gründlich angeeckt, zwar mit wenig Resonanz, aber um so tiefgreifender und auf alle Fälle intensiver, als es die meisten sogenannten umstürzlerisch-avantgardistischen Kunstrichtungen bewirken... Logischerweise müßte eine Ausstellung mit dem Thema ‹Frauen sehen Männer› auch Sexuelles und Erotisches umfassen. Es wäre naiv anzunehmen, daß es derartige Bilder von Frauen nicht gibt. In unserer Kultur wird der Sexualität und der Erotik einerseits ein niedriger Stellenwert zugesprochen, andererseits erfährt beides, allerdings auf das Lustgefühl des Mannes abgestimmt, zum Beispiel in den Medien Photographie und Film, große Verbreitung... Der Mut der bildenden Künstlerin, das besondere Mißfallen zu überwinden, das ihr ihre Arbeiten mit erotischer Thematik einbringen, findet nicht das entsprechende Klima, ohne das ihre emotionale Belastbarkeit überschritten wird.

Diese Bilder sind meist private Tagebucheintragungen, die selten veröffentlicht werden. Die hier vorhandene imaginäre Zensur stellt die Vorstellung von der Größe des Freiraumes der Kunst in Frage.»[72]

Ebensowenig ergiebig wie das neue Männerbild der Frauen ist eine künstliche Abtrennung der ‹Frauen-› von den ‹Männerphantasien›, die einer heute beliebten Problemstellung folgt. Die magere Ausbeute der Ausstellung «Frauen sehen Männer» (nach Möglichkeit erotisch) hat die Vermutung bestätigt, daß Künstlerinnen – ausgenommen im Portrait – nur sporadisch ihr Männerbild offenlegen, auf reine Männerakte und fetischistisch isolierte, voyeuristische Interieurs nicht erpicht sind und die Charakterisierung des Mannes in der Darstellung seiner Interaktion mit der Frau, also im Grunde Paardarstellungen, bevorzugen.

Der Wille, die Geschlechterbeziehung in einzelne Aktdarstellungen zu atomisieren, die Freude an der stillebenhaften Sistierung des nackten Körpers zum Ding unter Dingen ist auch oder erst recht historisch viel weniger von Künstlerinnen als Künstlern bezeugt. Suzanne Valadon, mit der die Geschichte einer expliziten weiblichen Aktkunst überhaupt erst beginnt, hat nur einmal den männlichen Körper als separaten Akt gemalt, als sie ihren Lebensgefährten André Utter zum Modell ihres Fischer-Bildes «Les lanceur de filets» (1914) brauchte. (Ihr Liebhaber stand auch für das fünf Jahre früher entstandene Doppelportrait «Adam und Eva» Modell.) Und von Käthe Kollwitz, die den Ausdruck des Nackten an verarbeiteten, Not leidenden Körpern von Müttern und Kindern so häufig behandelt hat, sind nur ganz wenige Liebespaare und Skizzen von Knabenakten überliefert. Feministische Invektiven gegen die geschlechtsspezifische weibliche Opferhaltung sind ihr, wie die seltenen erotischen Zeichnungen zeigen *(Abb. 71)*, absolut fremd. Ihr symbolisches Frühwerk «Zertretene» (1900) thematisiert den nackten männlichen Leichnam, der noch wie eine Säkularisierung des toten Christus erscheint, allegorisch als ‹das Volk›. Später begnügt sie sich für den Männerakt mit Andeutungen, wie in jener an Michelangelos «Pietà Palestrina» erinnernden berühmten Kreidezeichnung von «Tod und Jüngling, aufschwebend» (1922/23), die in Erinnerung an den 1914 gefallenen Sohn Peter entstand. Nur einmal hat sie den Männerakt für eine «impulsiv vorwärtsstoßende, über ... wehende Fahnen hinwegfliegende ... Figur» eher agitatorisch benutzt. In der Kohlezeichnung «Fahnen» (1925) ist er als Allegorie revolutionärer Veränderung eingesetzt und erinnert an ein männliches Seitenstück zur Schwarzen Anna im Zyklus «Bauernkrieg» (1903–1908).

Für eine heute herausragende Malerin des Nackten wie Maria Lassnig stellt sich das ‹Männerbild›-Thema – von gelegentlichen Portraitskizzen abgesehen – gleichfalls nicht. Ihre zahlreichen Akte und Portraits gelten der körpersprachlichen Selbsterfahrung der Frau und werden durch eine

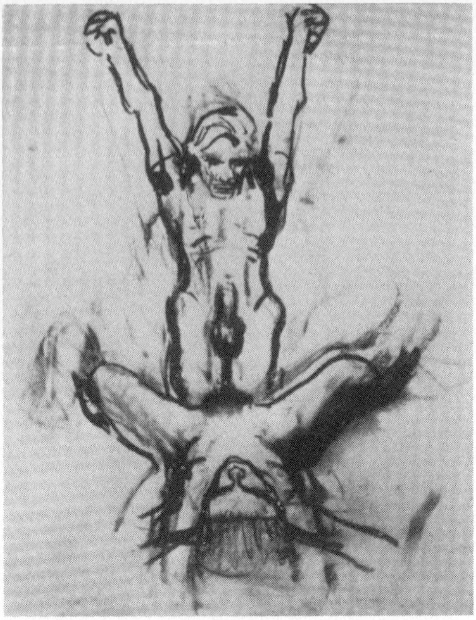

Abb. 71. Käthe Kollwitz: Liebesszene III. Schwarze Kreide, 1909/10

Reihe von mann-weiblichen Paar- und Gruppendarstellungen allenfalls ergänzt, so daß ihr eingerollter «konservenmann», ein Siebdruck von 1970, die Ausnahme ist *(Abb. 81)*.

Für die Ausstellung «Frauen sehen Männer» und deren Auswahl war der Gesichtspunkt maßgebend, inwieweit Künstlerinnen in ihren Arbeiten das Tabu des Männerkörpers für die weibliche Gestaltung abgebaut und den männlichen Akt mit all seinen mitgewußten erotischen Eigenschaften thematisiert haben.[73] Erwartungsgemäß bedeuten für die Künstlerin Karikatur und karikaturnahe Darstellungen des männlichen Akts den ersten befreienden Schritt in ein für sie ungewohntes und, wie die Kunstgeschichte zeigt, sogar verbotenes Terrain. «Ironie und Sarkasmus (als Merkmale der Karikatur) waren mir nie fremd», eine Bemerkung Pakostas, die von ihren beschwingten Bister-Zeichnungen schwankender Männerakte aus den sechziger Jahren bestätigt wird. Hier ist gleichwohl noch viel anerzogene Freude am faunischen Genußmenschen, den die Künstlerin in der deftigen Malerei eines Brouwer, Hals, Jordaens, Ostade vorgeformt fand, in die karikierende Darstellung kaputten männlichen Potenzgehabes eingeflossen.

Elisabeth Ernsts Öl «Stammtisch» (1974) wirkt im Vergleich dazu schon viel kompromiß- und rücksichtsloser *(Abb. 72)*. Während der Mittelpunkt der Stammtischrunde, ein zum kopflosen Schaustück hergerichteter Frauenkörper, nackt und verletzbar erscheint, bleiben die Männer der Runde – das gehört zum Ritual des Voyeurismus – bekleidet. Zum herrschenden Männerbild gehört nicht zuletzt die Panzerung der eigenen Nacktheit und Sexualität, eine Ängstlichkeit, die vielleicht auch in der künstlerischen Minorität männlicher gegenüber weiblichen Aktdarstellungen ihren zeitgemäßen Ausdruck findet. Aus freilich verschiedenen Gründen rührt der demaskierend gezeichnete oder gemalte Männerakt an ein Tabu, zu dessen Verletzung Mut sowohl auf der Seite des Künstlers wie der Künstlerin erforderlich ist.

Die Gruppenportraits und «Familien-Bilder» von Elisabeth Ernst haben die Begrenztheit der inhaltlichen Aussage in der Aktmalerei hinter sich gelassen. Die isolierte Zurschaustellung des Männerakts in der Kolossalkarikatur eines erigierenden Monstrums «mit Blumen» (1979) ist eine Ausnahme *(Abb. 69)*. Häufiger bleibt das Bild der Frau in den negativen oder auch positiven Steckbrief des Mannes – hier muß das wohlge-

Abb. 72. Elisabeth Ernst: Stammtisch. Öl auf Lwd., 1974

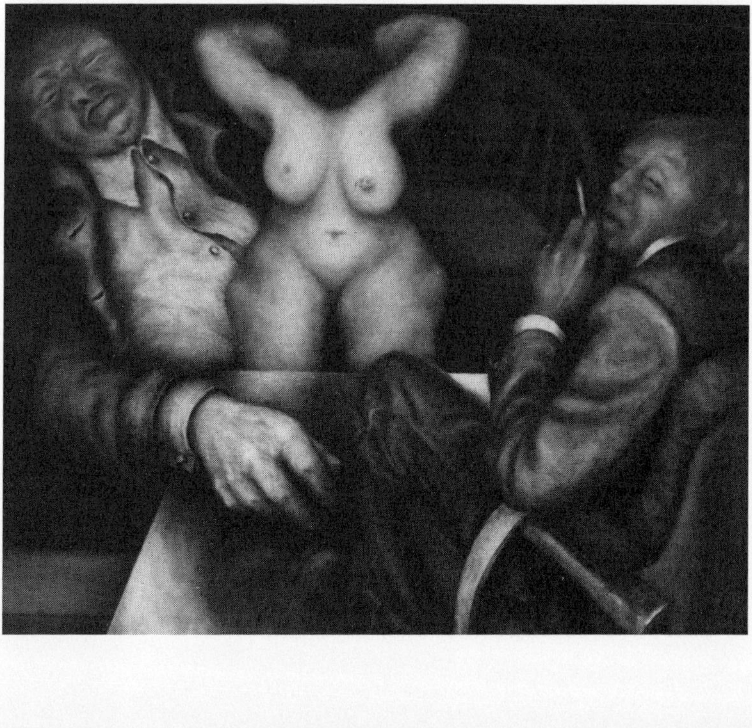

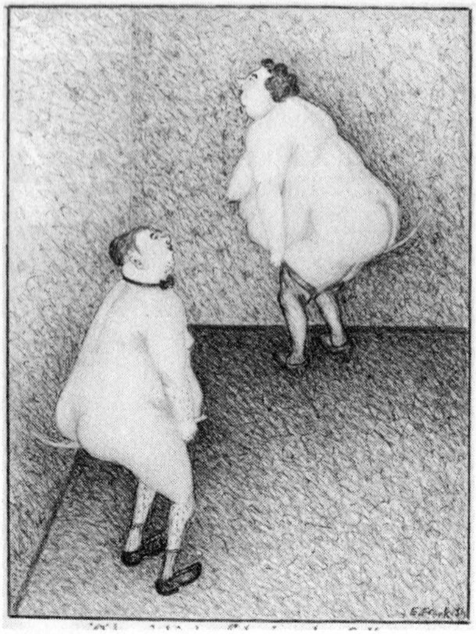

Abb. 73. Erna Frank:
Österreichischer Schweinsschwaferltanz.
Feder- und Farbstiftzeichnung, 1983

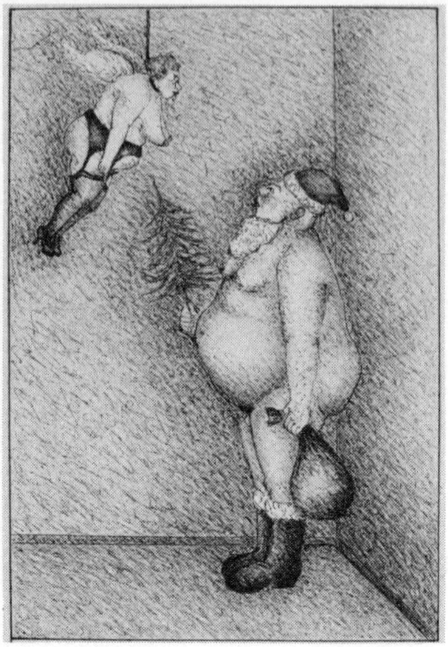

Abb. 74. Erna Frank:
Weihnachtsmann und Weihnachtsengel.
Feder- und Farbstiftzeichnung, 1983

sinnte Gruppenportrait der Familie von Heiner Kipphardt (1982) erwähnt werden – einbezogen.

Die Künstlerinnen thematisieren darüber hinaus das weibliche Geschlecht als Opfer einer Vergewaltigung oder eines Lustmordes, als Phantasievorstellung des narzißtischen Mannes oder als Partner eines grotesk-komischen Dressuraktes zwischen den Geschlechtern. Das Männerbild wird nur über die zugrunde liegende vergesellschaftete Geschlechterbeziehung annähernd beschreibbar, über deren krisenhaften Zustand die vier Satirikerinnen sich einig sind.

Humor und fröhliche Aggression verrät Erna Frank in ihren drollig-traurigen Karikaturen des proletarisierten Wiener Spießbürgers, der, in zwielichtigen Kellerwohnungen lebend, wie ein Delinquent mit dem Kopf zur nackten Wand stehend oder kniend Sexualität wie einen Strafvollzug erlebt. Zum Zeichen seiner gestörten Potenz, seiner Verweiblichung oder «Fehlidentifikation» hat ihm die Künstlerin einige transvestitische Utensilien angezogen; sie verdickt ihn bewegungsunfähig zu einer wurst- und strudelförmigen Knetmasse, die männlichen wie weiblichen Figuren nehmen manchmal die Form ihrer Lieblingsspeisen an, Korpulenz wird zum Hauptsymbol der Impotenz *(Abb. 73)*. Männliche

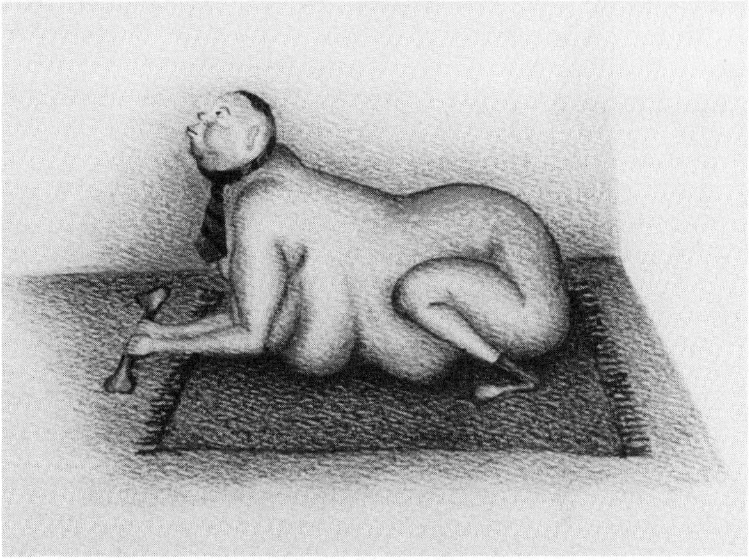

Abb. 75. Erna Frank: Seltsame Rasse. Farbstiftzeichnung, 1983

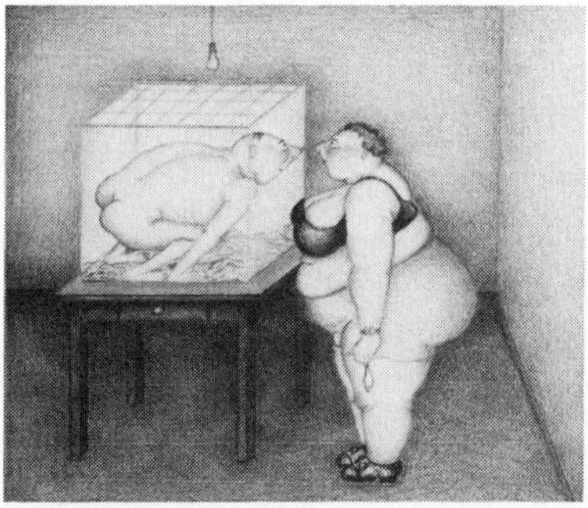

Abb. 76. Erna Frank: Wo der Tierschutzverein nicht helfen kann. Farbstiftzeichnung, 1983

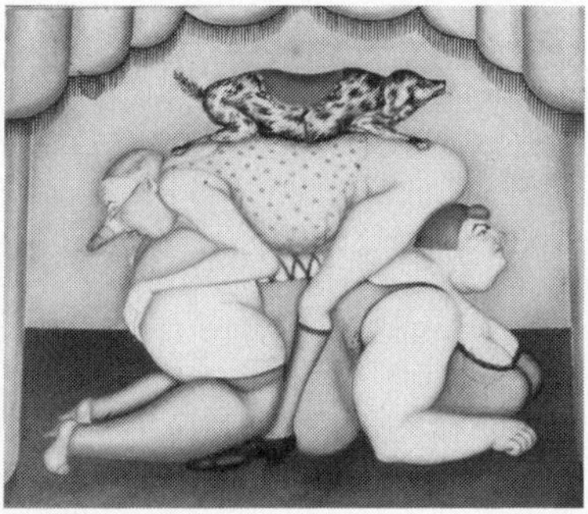

Abb. 77. Erna Frank: Familienbande. Öl auf Lwd., 1974

Phantasie sieht Erna Frank sich in sadomasochistischen Ritualen ausleben. Der weibliche Partner erscheint auch in verkitschter Tiergestalt, als liebes Schweinchen, als mißbrauchte Henne und dressiertes Hündchen mit Reizwäsche oder als Engel an einem Strick hängend *(Abb. 74)*. «Tierliebe» (1979) und Tiere symbolisieren im mittelalterlichen Bestiar wenig

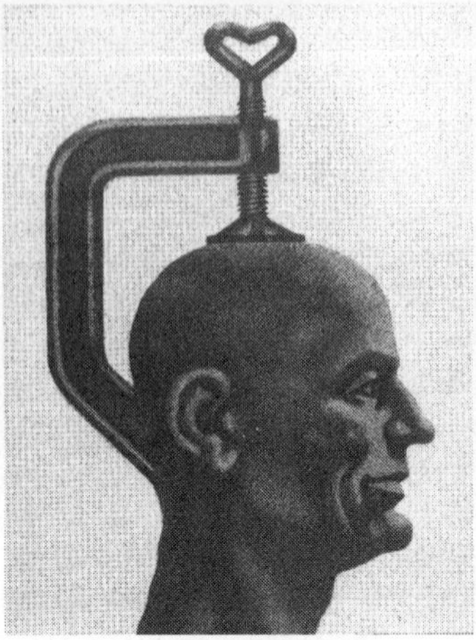

Abb. 78. Florentina Pakosta: Masochistisch. Kreide mit Wasserfarbe gespritzt, 1983

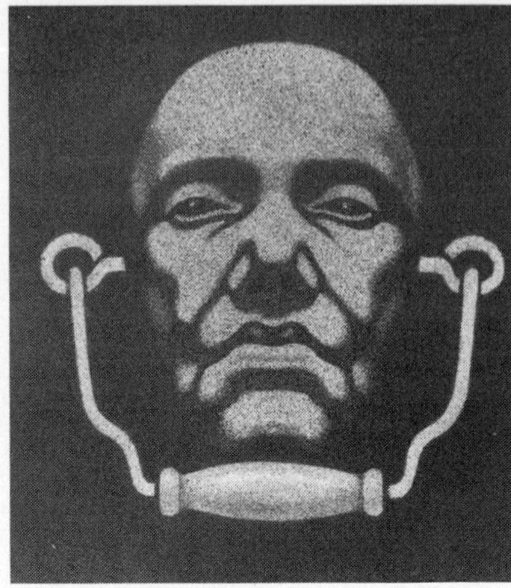

Abb. 79. Florentina Pakosta: Ohne Titel. Kreide mit Wasserfarbe gespritzt, 1983

schmeichelhafte menschliche Eigenschaften, bei Erna Frank die perverse Verfügbarkeit und Unterwürfigkeit des weiblichen Körpers. In den Farbstiftzeichnungen «Seltsame Rasse» *(Abb. 75)* und «Wo der Tierschutzverein nicht helfen kann» *(Abb. 76)* dreht sie den Spieß um und zeigt den Mann als bettelnde, unterwürfige Tiernatur des häuslichen Dressurakts. In der neubiedermeierlichen «Familienbande» (1974), die an Peter Fendis gemalte Pornographien erinnert, erscheinen Mann, Frau und Haustier als negative (korpulente) Helden erotischer Akrobatik *(Abb. 77)*.

Ironie findet sich auch bei Florentina Pakosta, aber sie ist hier kaum durch Humor und Mitleid gemildert. In den gezeichneten und radierten Kopfzeichnungen der siebziger Jahre hat sich der sinnenfrohe Sarkasmus ihrer Aktzeichnungen so weit abgekühlt, daß die dekuvrierende, destruktive Absicht der Karikatur allein bestimmend wird. Das Männerbild wird jetzt nur noch über seine Herrschaftsfunktionen und negativen Eigenschaften attributiv charakterisiert, sei es als kahler Frust-Kopf mit Säge, mit Klappmesser, Schraubstock *(Abb. 78)*, Papierrolle, Henkel *(Abb. 79)* oder bekrönendem Wasserhahn, als «Revolverkopf» oder Marionette. Auch der Chefideologe, der «Logische Denker» oder Systemphilosoph, dessen Denkapparat jederzeit aufziehbar wie ein Uhrwerk oder ein me-

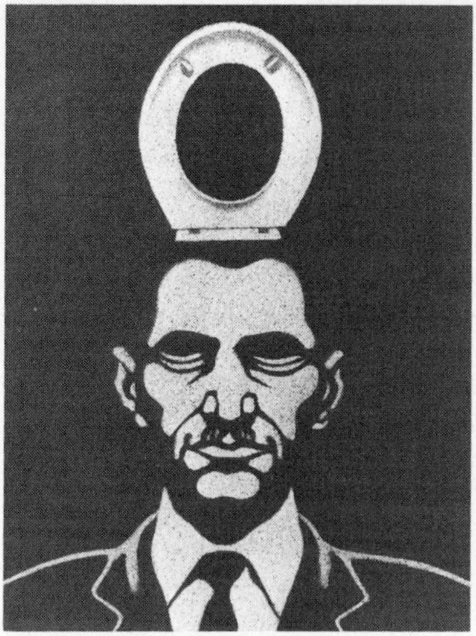

Abb. 80. Florentina Pakosta: Heiligenschein für Unterdrücker. Kreide mit Wasserfarbe gespritzt, 1980

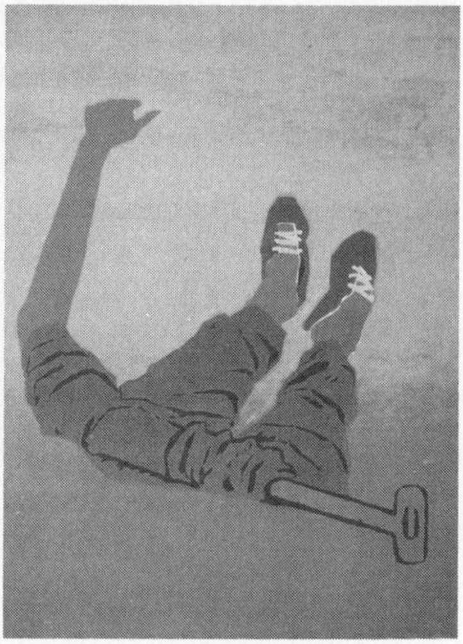

Abb. 81. Maria Lassnig: Konservenmann. Siebdruck, 1970

chanisches Spielzeug erscheint, wird nicht verschont. Im «Heiligenschein für Unterdrücker» (1980) verwandelt sich der herrschaftliche Nimbus des Mannes in das Emblem des Klodeckels *(Abb. 80)*. Dieser obszöne «Klomann», ein provokantes Seitenstück zu Lassnigs «Konservenmann» *(Abb. 81)*, war eine Reaktion der Künstlerin auf die zynischen Metamorphosen des Frauenkörpers zu Möbelstücken und Kleiderablagen bei Allen Jones.[74]

11 Die Karikatur der männlichen Sexualität unter weiblicher Kompetenz

Die Karikatur der männlichen Sexualität unter weiblicher Kompetenz ist eine späte Errungenschaft der sexuellen Liberalisierung, die der moderne Feminismus nach 1945 mit ermöglichte. Wie wir wissen, sind der pornographische oder obszöne Witz und die Zote seit jeher eine Domäne des Mannes. Man amüsiert sich über ‹Männerwitze›; aber der ‹Frauenwitz› hat noch kein gesellschaftliches Äquivalent erlangt und wird unter patriarchalen Lebensbedingungen nur eine subversive Außenseiterrolle erringen können. Denn wie Freud für unsere Kultur richtig erkannte, sind der immer tendenziöse, schmutzige, pornographische Witz und die Zote «ursprünglich an das Weib gerichtet». Der witzige Mann erscheint als der hauptsächliche Angreifer, während die Frau konservativer, hauptsächlich als Objekt dieses Angriffs erscheint. Sie ist Objekt, der Mann Subjekt einer sexuellen Entblößung und Aggression, die vor allem Lust bereitet. Die Lust, das Sexuelle entblößt zu sehen, ist für Freud das ursprüngliche Motiv des Witzes und der Zote. Sie stehen im Dienst der «Befriedigung eines Triebes (des lüsternen...)» gegen die «Verdrängungsarbeit der Kultur». Im Witz und in der Zote verschafft sich das Individuum ein Ventil gegen den kulturell herrschenden Lustverzicht und Leidensdruck. Im Gegensatz zu seiner allgemeinen Kulturtheorie der Sublimation bestimmt Freud (in seiner Schrift über den «Witz und seine Beziehung zum Unbewußten», 1905) Witz und Zote positiv als Mittel, die Verdrängung und Zensur des Sexuellen und damit «den Verzicht rückgängig zu machen, das Verlorene wieder zu gewinnen».[75]

Wer der Ausdrucksform des Witzes und der Zote nicht mächtig ist oder sie verschmäht, ist auch in seiner Lust eingeschränkt. «Lachen ist ein Mißlingen der Verdrängung... Ernstbleiben ist gelungene Verdrängung» (Sandor Ferenci)[76]. Das letztere betrifft die weiblichen Menschen unserer Kultur in einem ungleich höheren Ausmaß als die männlichen. Der kulturelle Verdrängungsprozeß gegenüber dem Sexuellen ist allerdings auf beide Geschlechter verteilt; aber wie das Defizit an Frauenwitzen oder vielmehr ihr gänzliches Fehlen zeigt, sind in erster Linie die Frauen die Träger und Opfer der allgemeinen Verdrängung.

Renate Bertlmann gehört zu den zeitgenössischen Satirikerinnen unter den Künstlerinnen, die auf dem Hintergrund dieser Reflexion unsere besondere Aufmerksamkeit verdienen oder zumindest provozieren. Ihre antipornographischen Objekte und Montagen regen zum Lachen an, zunächst weniger oder kaum die Männer, die hier ausnahmsweise einmal die Objekte der sexuellen Entblößung geworden sind und bei dieser Gelegenheit lernen können, über ihren eigenen Schatten zu springen: ihr gekränktes Selbstgefühl zu verleugnen und sich vom ungewohnten ‹Frauenwitz› entwaffnen zu lassen.

Angesichts der vielen phallischen Karikaturen, der treffsicheren Satire auf den männlichen Narzißmus und seine Omnipotenzphantasien *(Abb. 85–86)* fragt sich, ob Renate Bertlmann dem Witz und der Zote nicht ein neues Terrain erobert hat, das der Frau ermöglicht, die lustbetonte Aggression des Mannes ebenso lustvoll und eigensinnig zu beantworten. Die Künstlerin geht hier mit gutem Beispiel voran in gänzlich respektlosen, die selbstbewußte virile Genitalität bloßstellenden Objekt- und Bildmontagen, denen man nichts mehr von der noch bei Freud diagnostizierten, für ihn kulturell durchaus wertvollen, sensiblen «Unfähigkeit des Weibes, das unverhüllte Sexuelle zu ertragen», anmerkt. Bertlmanns Vertreterkoffer mit «Präservativwurfmessern» *(Abb. 82)*, die zwei Penisschäften nachgebildete Steinschleuder, der mit ausgestopften Gummipräservativen bestückte «Patronengürtel» *(Abb. 84)*, die zum Votivbild erkorene «Reliquie des Heiligen Erectus» sind eine doppelte Kampfansage gegen die pornographische Gewalt des Mannes und sein Lustprivileg in der patriarchalen Gesellschaft.

Im allgemeinen gibt sich die Frau dem anzüglichen Männerwitz gegenüber völlig passiv, sprach- und ausdruckslos. Der weibliche Mensch reagiert gewöhnlich in der für ihn kulturell vorgesehenen Märtyrerhaltung des weiblichen Objekts, das indigniert oder peinlich berührt zur Seite blickt und sich vom Ort der obszönen Provokation zurückzieht. Gegen diesen Rückzug meldet Renate Bertlmann den Protest der feministischen Frauen an; aber sie tut als Künstlerin auch etwas dafür, daß dieser Protest sich nicht zur Abwehr des Lustgefühls verhärtet, nicht im theoretischen und moralischen Argument steckenbleibt, sondern ebenso dem Erleben der Lust dient.

In den Karikaturen, welche die obligate Herrengesellschaft in ihren maßgeblichen Repräsentanten aufs Korn nehmen *(Abb. 85)* und den Manager, den Kleriker, das Militär *(Abb. 86)*, die grauen Eminenzen und religiösen Propheten ebenso wie die ganze herangezüchtete Brut der maskulinen Stammhalter auf einen gemeinsamen phallischen Nenner bringen, schwingen trotz zorniger Beschwerde und Kritik auch pointierter Witz und die Lust am Austeilen, ein gesunder Sadismus mit. Diese Zweigleisigkeit der Karikaturen macht sie überhaupt erst künstlerisch genieß-

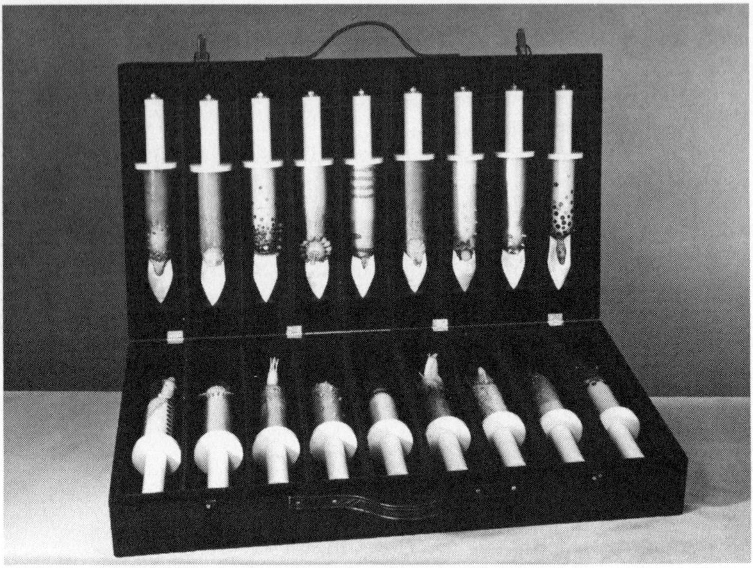

Abb. 82. Renate Bertlmann: Vertreterkoffer für Präservativwurfmesser. Objekt, 1980

Abb. 83. Renate Bertlmann: Fleurs du mâle Mal. Objekt, 1981

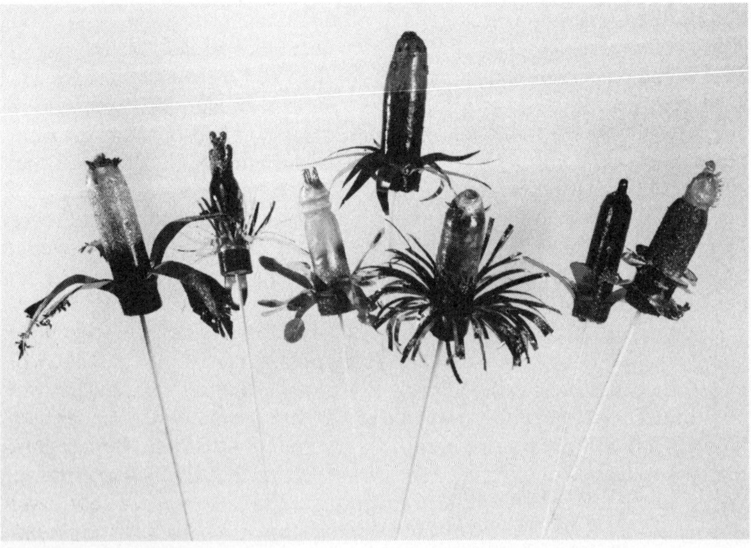

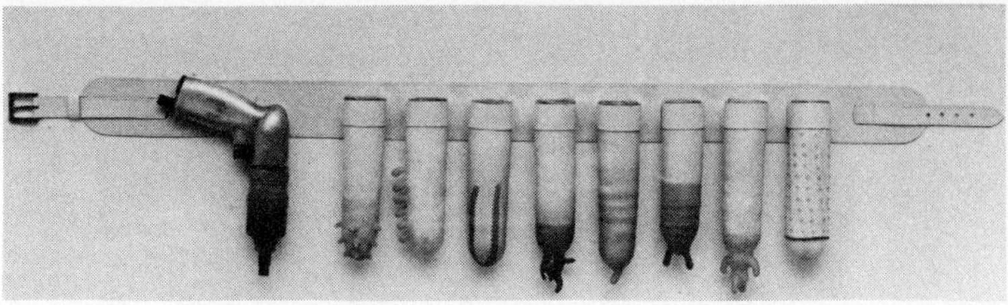

Abb. 84. Renate Bertlmann: Patronengürtel. Objekt, 1976

bar und von verbissener feministischer Rhetorik unterscheidbar. In dem Maße, wie die Karikatur bei Bertlmann in ihr Objekt, den Mann und seine obszöne Sphäre, eindringt, werden Respekt und Angst vor ihm geringer, wird ein Stück mehr an Verdrängung und Zensur unbewußter weiblicher Lust rückgängig gemacht. Diese befreiende Wirkung ist das Entscheidende, nicht das Erlernen einer Aggression, die dem ubiquitären Männerwitz nachgebildet ist und mit gleicher obszöner Münze zurückzahlt, was den Frauen angetan wird.

Das alternative Terrain, das Renate Bertlmann dem ‹Frauenwitz› in der Männergesellschaft erschlossen hat, strebt keine Rivalität mit der rüden, gewaltförmigen, im Grunde humorlosen Pornographie an. Es erlaubt vielmehr den Rückschluß auf einen sehr ausgeglichenen Gemütszustand der lachenden Künstlerin, den man – wie dies Valie Export für den erotischen Aktionismus einer Carolee Schneemann eingefallen ist – als ‹fröhliche Aggression› umschreiben könnte. Dafür bürgt die poetische Verfremdung, mit der Renate Bertlmann die Artefakte und Relikte männlicher Lust, voran eine zum imposanten, herrschaftlich dekorierten Folterinstrumentarium erweiterte Präservativsammlung, auseinandernimmt und neu zusammensetzt. Diese Demontage hält kein Mann aus, der das Lachen über sich selbst noch nicht gelernt hat. Sie bewirkt, darin dem obszönen Witz vergleichbar, eine Entblößung der sexuell differenten Person, die nach Freud einer sexuellen Handlung, einem Angriff auf den Gegenstand der Aggression gleichkommt. Die Künstlerin bringt dies zum Ausdruck, wo sie den richtigen Gebrauch ihrer Sexualartefakte in einer Performance vorführt. Die bereits erwähnte Doppelpenis-Schleuder diente in der New Yorker «Sling-shot-action» (1980) zur Beschießung zweier Adam und Eva vorstellender Beischlafpuppen («rubber-dolls»), wie sie heute jeder gut sortierte Sexshop anbietet.

Andere Sexualartefakte werden wie Waffen und Munition oder Accessoires am Körper getragen oder in Glasvitrinen wie Schmuckstücke zur Schau gestellt. Die Verdichtung von Godemiché und Skalpellmesser, Flit-

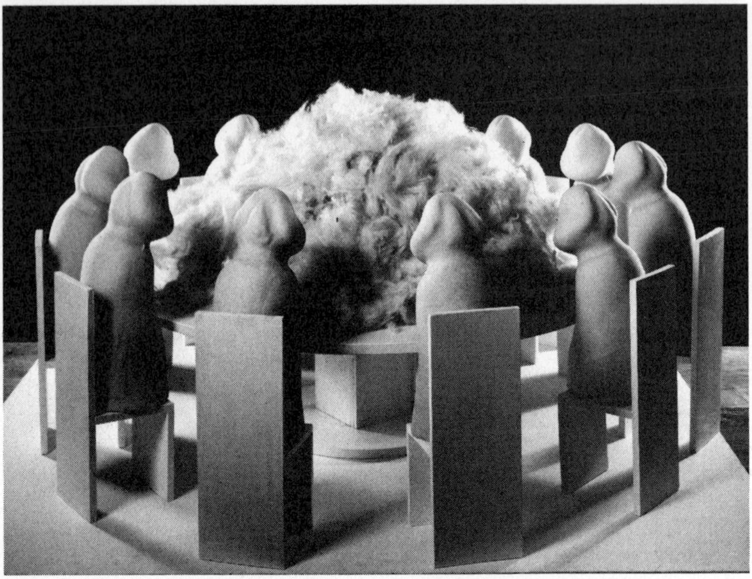

Abb. 85. Renate Bertlmann: Die Konferenz. Objekt, 1980

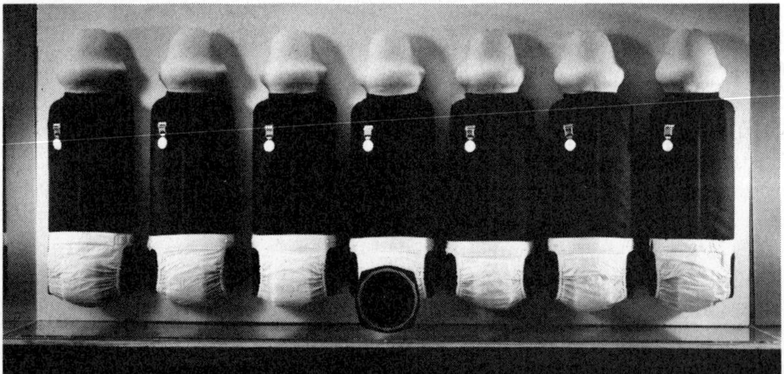

Abb. 86. Renate Bertlmann: Die 7 Generäle. Akustisches Objekt, 1981

ter und Nadeln, «Männerschwanz» und Schmetterlingsform («Diverse Farphalle Impudiche»), der zum Luftballon aufgeblasene oder auf der Wäscheleine trocknende Männerschutz («Der Waschtag»), die zu bunten Kunstblumen aufgesteckten, ohnedies bizarren, als Händchen oder Hahnköpfchen stilisierten «Rauhpräservative» («Fleurs du mâle Mal») *(Abb. 83)*, und nicht zuletzt der von allen Materialmontagen ausgehende Appell an die infantile Berührungslust des Betrachters lassen die virilen Allmächtigkeits-, Potenz- und Penetrationsphantasien in einem anderen Licht erscheinen. Ihre Karikaturen biegen das selbstherrliche sexuelle Prestige des Mannes zu Metaphern seines Versagens um. Sie verlachen und entwaffnen aber auch im Hinblick auf das gewöhnliche Ziel, das hinter der Strategie männlicher Annäherungsversuche, aufmunternden Zoten, Witzen oder Anspielungen auf sexuelle Vorgänge die Frau erwartet: der tiefernste, von Schweiß triefende Koitus.

Die Karikatur des Mannes muß nicht zwangsläufig mit Asexualität, weiblicher Prüderie und moralischer Entrüstung verbunden sein. Bertlmanns unanständige Pornographie-Witze machen exemplarisch für die beginnende feministische Sexualitätsdebatte in Deutschland und Österreich bewußt, daß die wachsende Anti-Pornographiebewegung vor allem amerikanischer Feministinnen (unter der Reagan-Regierung) eine Sackgasse in der weiblichen Emanzipation ist und viele Positionen der sexuellen Liberalisierung, die sich der feministischen Selbstverteidigung gegen patriarchale Moral und repressive Familienideologie verdanken, wieder aufs Spiel setzt. Die pornographische Karikaturistin weiß, daß die sexuelle Befreiung nach 1945 ein Nachholbedarf der Männersexualität und mitsamt ihrem organisierten Porno-Monopol alles andere als frauenfreundlich ist; andererseits will sie sich aggressiv und libertär ausdrücken dürfen und erteilt dem friedlichen, infantilen «Kuschelsex» (Alice Schwarzer) ebenso wie dem neuen Anti-Sex-Feminismus eine Abfuhr. Es geht der fortschrittlichen feministischen Karikatur des pornographischen Mannes gerade darum, *nicht* aus dem zugegeben sehr ambivalenten (Ausbeutung und Befreiung verklammernden) Liberalisierungsprozeß auszusteigen, um das sexualfeindliche Klima der fünfziger Jahre wiedererstehen zu lassen, sondern die begonnene Befreiungspolitik soll fortgesetzt und endlich auf beide Geschlechter verteilt werden.

Wer sich als Künstlerin bemerkbar gegen Pornographie zur Wehr setzen will, kann dies schlecht mit Glacéhandschuhen und durch Verweigerung der Sex-Debatte tun. Dennoch geht es bei diesem zwischengeschlechtlichen Schlagabtausch nicht darum, Pornographie mit Pornographie, Gewalt mit Gegengewalt zu beantworten; «es geht nicht darum, die Männer zu vernichten, sondern sie zu verändern», wie Friederike Pezold in ihrem bewußt epigonal obszön gezeichneten «negativen Beispiel zur Lösung der Frauenfrage» (1973) zu bedenken gibt *(Abb. 87)*. Eine

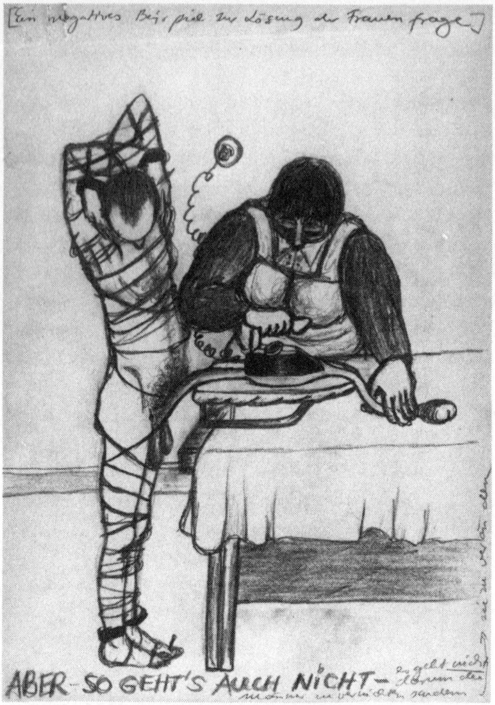

Abb. 87. Friederike Pezold: Aber so geht's auch nicht. Bleistiftzeichnung, 1973

neue Front zwischen weiblicher Prüderie und männlicher Pornographie, wie sie sich in der Forderung nach staatlicher (gesetzlicher) Kontrolle der Pornoindustrie bei der konservativen «Women Against Pornography»-Bewegung in Amerika abzeichnet[77], begünstigt zweifellos einen neuen Separatismus und Kalten Krieg der Geschlechter anstatt die Befreiung der einen Sexualität.

Anmerkungen

Kapitel 1

1 Sieghart Ott: Zur Freiheit der Kunst in der deutschen Rechtsprechung. In: Littera, Bd. 4, «Kunst vor dem Richter». Hg. von Walter Böckmann. Frankfurt/M. 1964; Ludwig Leiss: Kunst im Konflikt. Berlin/New York 1971; Hans-Rolf Ropertz: Freiheit der Kunst nach dem Grundgesetz. Neuwied 1966.
2 Ott, a. a. O., S. 122.
3 Littera, Bd. 1–6. Frankfurt/M. 1963–66; Streit-Zeit-Schrift, H. VII/1 (1969) zum Thema Pornographie und Kunstzensur, hg. von Horst Bingel; Spartakus, Nr. 3 (1969) zum Thema Eros und «prüde Linke» (Peter-Paul Zahl); Edgar Mertner/Herbert Mainusch: Pornotopia. Das Obszöne und die Pornographie in der literarischen Landschaft. Frankfurt/Bonn 1970; Rudolf Steffen: Massenmedien und Jugendschutz. H. 7 der Schriftenreihe der Bundesprüfstelle für jugendgefährdende Schriften. Bonn 1976.
4 Die Liste kann fortgesetzt werden. Vgl. Leiss, a. a. O.

Kapitel 2

5 Theodor W. Adorno: Sexualtabus und Recht heute. In: Sexualität und Verbrechen. Beiträge zur Strafrechtsreform. Hg. von Fritz Bauer, Hans Bürger-Prinz, Hans Giese, Herbert Jäger. Frankfurt/M. 1963, S. 302 f.
6 Adorno, a. a. O., S. 299.
7 A. a. O., S. 302.
8 Hans Bellmer photographe, publié à l'occasion de l'exposition Hans Bellmer au Musée national d'art moderne. Centre Georges Pompidou, du 21 décembre 1983 au 27 février 1984.
9 Werner Spies in FAZ vom 24. 1. 1984.
10 Mitgeteilt von Alexander Koval nach unveröffentlichten Aufzeichnungen Zürns im Katalog der Galerie Werner Kunze «Hans Bellmer und Unica Zürn» vom 4. Mai–15. Juni 1974, S. 6 f (hektographiert).
11 Unica Zürn: Das Weisse mit dem roten Punkt (1959). Unveröffentlichte Texte und Zeichnungen. Hg. von Inge v. Morgenroth. Berlin 1981, S. 83.
12 Pierre Klossowski: Simulacra. Kunsthalle Bern 1981. Dort ein aufschlußreiches Gespräch zwischen Rémy Zaugg und Pierre Klossowski, dem alle Zitate entnommen sind. Bernard Lamarche-Vadel: Klossowski, l'énoncé dénoncé. Paris 1985.
13 Vgl. Paul Wunderlich: Werkverzeichnis der Lithographien von 1949–1965. Hg. von Dieter Brusberg. Hannover, o. J., S. 42–49.
14 A. a. O., S. 48.
15 Alfred Hrdlicka: Schaustellungen. Bekenntnisse in Wort und Bild. München 1984, S. 255.
16 A. a. O., S. 277.
17 Zit. a. a. O., S. 276.
18 «Die Wiener Staatsanwaltschaft hat die Anzeige ad acta gelegt, die Berliner Staatsanwaltschaft den Zyklus kurzfristig beschlagnahmt, Günther Nenning

wurde beim Wiener Jugendgericht von einem Gewohnheitsdenunzianten angezeigt, mir, dem Hersteller jugendgefährdender Werke, wird vorerst künstlerische – oder besser gesagt: Narrenfreiheit zugebilligt. Offenkundig bin ich gar nicht in der Lage, Pornographie herzustellen, alles unter meinen Händen wird zum Kunstwerk» (a. a. O., S. 256).

19 Vgl. Kulturkontakte Nr. 18, Dez. 1983 und Nr. 23, Dez. 1984.

Kapitel 3

20 Michel Carrouges: Les machines célibataires. Paris 1954; Harald Szeemann (Hg.): Junggesellenmaschinen. Katalog der Ausstellung. Venedig 1975.

21 Wilhelm Stekel: Onanie und Homosexualität. Berlin/Wien 1921, S. 135.

22 Tomi Ungerer: Fornicon. Vorwort von Walther Killy. Zürich 1970.

23 Waldemar Weimann/Otto Prokop: Atlas der gerichtlichen Medizin. Berlin (DDR) 1963, S. 636f.

24 Vgl. Marcel Jean: Geschichte des Surrealismus. Köln 1961, S. 107; Lawrence D. Steefel: Marcel Duchamp and the machine. In: Marcel Duchamp. Ed. by Anne d'Harnoncourt and Kyneston McShine. The Museum of Modern Art & Philadelphia Museum of Art, 1973.

25 Vgl. Gilles Deleuze/Félix Guattari: Anti-Ödipus, Kapitalismus und Schizophrenie. Bd. I. Frankfurt/M. 1974, S. 14.

26 Günther Anders: Die Antiquiertheit des Menschen. München 1956, S. 23.

27 Neben den oft publizierten Aktionisten und «Phantastischen Realisten» vgl. die Beiträge z. B. auch von Hundertwasser und Rainer, Hrdlicka und Frohner, Eisler, Pichler, Gironcoli, Ringel, Oberhuber, Fink, Rühm, Marc Adrian, Jürgensen, Seidl-Reiter, Bertlmann.

Kapitel 4

28 Peter Gorsen: Salvador Dali, der «kritische Paranoiker». In: Gorsen, Kunst und Krankheit, Metamorphosen der ästhetischen Einbildungskraft. Frankfurt/M. 1980, S. 302f.

29 Dieses «Frühlingsfest» wurde von Meret Oppenheim zweimal, nämlich im April und im Dezember 1959, arrangiert. Das abgebildete Photo *(Abb. 48)* zeigt die zweite Veranstaltung anläßlich der Exposition Internationale du Surréalisme im Dezember. Zur Urheberschaft beider Veranstaltungen teilt mir Meret Oppenheim in einem Brief vom 16. 10. 1974 folgendes mit: «Schon im Buch ‹Happenings› von Vostell war ein Photo ohne meinen Namen. Eine Teilnehmerin des ersten (und eigentlichen) Festmahls auf dem Körper einer Frau schrieb damals an Vostell. Übrigens war es kein Happening, sondern ein Frühlingsfest. Der Tisch, d. h. das Tuch, auf dem die Frau lag, war übersät mit kleinen Waldanemonen (es war April). Das Fest im Dezember habe ich etwas gegen meine Überzeugung, nur auf André Bretons Drängen hin gemacht. Aus unerfindlichen Gründen stand im Katalog dieser Ausstellung unter dem Photo (Originalphoto des ersten Festmahls) nur: Photo Meret Oppenheim. War es Breton, der meinen ‹Ruf› schützen wollte, oder war es Sabotage von Kollegen? Ich weiß es nicht. Am ersten Festmahl nahmen drei Männer und zwei Frauen teil, alles Künstler. Nur die Nackte auf dem Tisch, oder ‹der Tisch› war ein

Mädchen, das ich im Café angesprochen hatte, das uns allen unbekannt war. Es waren also drei Paare.»

30 Topor: Tod und Teufel. Hg. von Gina Kehayoff und Christoph Stölzl. Zürich 1985.

31 Wolfgang Fritz Haug: Das Ganze und das ganz Andere. Zur Kritik der revolutionären Transzendenz. In: Jürgen Habermas (Hg.): Antworten auf Herbert Marcuse. Frankfurt/M. 1968, S. 71.

32 Vgl. Teil I, Kap. 8 dieses Bandes; Wolfgang Fritz Haug: Kritik der Warenästhetik. Frankfurt/M. 1971.

33 Reimut Reiche: Was heißt: sexuelle Liberalisierung? Referat für die Deutsche Gesellschaft für Sexualforschung. Jahreskongreß 12.–14.10.1972 zum Tagungsthema «Sexuelle Liberalisierung und Emanzipation – Gegenwart und Zukunftsmodell»; Reimut Reiche: Sexualität und Klassenkampf. Zur Abwehr repressiver Entsublimierung. Frankfurt/M. 1968.

34 Topor: La vérité sur Max Lampin. Paris 1968.

35 Herbert Marcuse: Versuch über die Befreiung. Frankfurt/M. 1969, S. 22.

36 Erwin Puls gibt «Im Herrenzimmer» (1984), einem pornographisch bebilderten Begleittext zur gleichnamigen Ausstellung, eine akademisch getarnte Persiflage auf die pseudowissenschaftlichen Versuche, Pornophotographie als Kunst zu rechtfertigen, und erweist die Lächerlichkeit solcher vom Strafgesetz häufig provozierten Rechtfertigungen gegenüber der alltäglichen Realität des Pornographischen.

37 Henry Miller: Über die Obszönität. In: Die Internationale Rundschau, Jg. II, H. 5 (1947), S. 558.

38 Hrdlicka: Schaustellungen, a. a. O., S. 253.

39 Walter Pichlers Arbeiten zur Erotik der Reliquie um 1970 bis 1971 sind abgebildet im Katalog des 20. Jahrhunderts und der Kunsthalle Hamburg. Salzburg 1971.

Kapitel 5

40 Adorno, Ästhetische Theorie, S. 33.

41 Eine nicht zu Ende geführte Fassung (in Chantilly) von 1848, die Géricault im Atelier Ingres' in Rom sah, zeigt Venus noch ohne Wasserkrug, aber bereits mit der jetzigen Armhaltung, die in der ursprünglichen Fassung noch nach dem Haarschopf greift (Motiv des Haarauswringens). «La Source» in der Fassung des Mädchens mit dem Wasserkrug wurde noch 1856 ausgeführt (vgl. Kenneth Clark: Das Nackte in der Kunst. Köln 1958, S. 391). Die Fassung von 1848 wurde wahrscheinlich von dem Relief einer Nymphe auf Gronjons «Fontaine des Innocents» übernommen.

Für die «Venus Anadyomene» waren neben antiken Vorlagen auch Botticellis «Venus» von Ingres studiert worden, wo Ingres eine Bestätigung für seine geschweifte, umschließende Umrißlinie gefunden haben soll (Clark, a. a. O., S. 156). Auch bei Botticelli ist der «urmythologische Augenblick», in dem «der Zeugende und Gezeugte im Mutterleib des Wassers identisch war» (Jung/Kerényi: Einführung in das Wesen der Mythologie. Zürich 1951, S. 152), schon säkularisiert. Der «Schaum» (bei Ingres' erster Fassung) und die «Muschel» bei Botticelli sind Symbole der Geburt, «Ausdruck der aphrodisischen Eigenschaften des feuchten Elements» (a. a. O., S. 153). «Die Geburt der Venus» ist keine treffende Bezeichnung für das Gemälde. «Es ist eher Ankunft der Aphrodite nach Zypern gemäß dem Homerischen Hymnus, die Ankunft der Aphrodite bei uns, in der Neuzeit, nach der Bedeutung und Rolle dieses Meisterwerkes in unserer Bildung» (a. a. O., S. 151f).

42 Mel Ramos, mit einer Einleitung von Elisabeth Claridge. Frankfurt/M. 1975, S. 142.

Kapitel 6

43 Martin Jürgens/Annegret Jürgens-Kirchhoff: Skandalproduktion und Reaktion. Anmerkungen zum ästhetischen Aktionismus. In: Zeitschrift für Literaturwissenschaft und Linguistik, Jg. 2, H. 12 (1973), S. 117–136. «Der Aktionist und der aggressiv sich gegen ihn wendende Bürger sind feindliche Brüder des gleichen gesellschaftlichen Stammes. Aufgabe einer ästhetischen Theorie, der es um die Analyse des Zusammenhangs von Kunst und gesellschaftlicher Praxis zu tun ist, kann es nicht sein, ihr andauerndes Mißverhältnis mit Hilfe eines Begriffs wie ‹ästhetische Distanz› immer wieder zu beleuchten» (S. 136).

44 Wilhelm Höck: Sozialpathologische Vermutungen zur Ästhetik der Aktion. In: Die Zeit, Nr. 18 vom 1. 5. 1970. Der Pathologieverdacht gegenüber Nitsch ist bis heute nicht verstummt, und in ihm stimmen offensichtlich rechts- und linksradikale Kritiker überein. Eine Ausstellung seiner Arbeiten durch die «Aktionsgemeinschaft Österreichischer Galerien» in Graz im Oktober 1981 führte zu bilderstürmerischen Protesten in der Grazer Bevölkerung, so daß die Ausstellung zwar nicht geschlossen, aber unter Polizeischutz gestellt wurde. Der Bürgermeister von Graz, DDr. Alexander Götz, distanzierte sich in einem offenen Brief an die Kunstveranstalter von dieser Ausstellung, lehnte aber die geforderte Schließung der Ausstellung ab.

45 Protokoll des Deutschen Bundestages von der 28., 29. und 30. Sitzung des Sonderausschusses für die Strafrechtsreform 1970, S. 968.

46 Kate Millett: Das verkaufte Geschlecht. Die Frau zwischen Gesellschaft und Prostitution. Vier Frauenstimmen zum Thema. München/Wien/Basel 1973, S. 73. – Die Stilisierung der Prostitution zur «Avantgarde der Frauenbewegung» weist Frigga Haug als reduktionistisches Ziel der feministischen Emanzipation zurück. Statt dessen könne es «für eine ernsthafte Frauenbefreiungsbewegung in der Frage der Prostitution doch nur um den Kampf gegen die Bedingungen gehen, die sie möglich oder gar notwendig machen und für Bedingungen, die zugleich das Verhältnis zwischen den Geschlechtern auf eine neue Stufe heben» (Frigga Haug: Verteidigung der Frauenbewegung gegen den Feminismus. In: Das Argument, H. 11/12 [1973], S. 942).

47 Ausgeführt in Peter Gorsen: Frauen und Frauenbilder in der Kunstgeschichte. In: Helke Sander/Gislind Nabakowski/Peter Gorsen: Frauen in der Kunst. Bd. 1–2. Frankfurt/M. 1980, Bd. 2, S. 117.

48 Gislind Nabakowski: Frauen in der Kunst, a. a. O., Bd. 1, S. 244, 246, 238f.

49 Dazu kritisch Gorsen: Frauen und Frauenbilder in der Kunstgeschichte, a. a. O., S. 15, 141f; Judy Chicago: Through the flower. My struggle as a woman artist. New York 1977; Lucy Lippard: From the center. Feminist essays on women's art. New York 1976; Gisela Breitling: Die Spuren des Schiffs in den

Welten. Eine autobiographische Suche nach den Frauen in der Kunstgeschichte. Berlin 1980.

50 Nabakowski, a. a. O., S. 237.

51 A. a. O., S. 238.

52 Chicago, a. a. O., S. 142.

53 Entgegen Devereux, der den ganzheitlich erlebten Orgasmus wieder in Klitoris und Vagina auseinanderdividiert und dem Feminismus verallgemeinernd unterstellt, er habe das klitorale Organ, einen «Mini-Penis», zum neuen Fetisch erhoben und hiermit die bekämpfte Phallokratie aufs neue bestätigt. Georges Devereux: Baubo. Die mythische Vulva. Frankfurt/M. 1981, S. 10f.

54 Eine Tabuverletzung, die sich schon lange vor dem modernen Feminismus im Verhältnis der Künstlerin zum Aktstudium bzw. zur Aktmalerei im 19. Jahrhundert ankündigt. Ausführlich in Gorsen: Frauen und Frauenbilder in der Kunstgeschichte, a. a. O., Kap. II, 1–3. Zum Aktstudium vgl. die Erfahrungen von Gisela Breitling, a. a. O., S. 118f.

55 Linda Nochlin: Eroticism and Female Imagery in Nineteenth-Century Art. In: Thomas B. Hess/Linda Nochlin: Woman as Sex Object. Studies in Erotic Art, 1730–1970. London 1973, S. 9. – Zur These vom Nachhinken der Künstlerinnen auf ihrem eigenen erotischen Terrain vgl. Gorsen: Frauen und Frauenbilder in der Kunstgeschichte, a. a. O., S. 101f.

56 Ausführlich in Gorsen, a. a. O.

57 Cäcilia Rentmeister: Berufsverbot für die Musen. In: Ästhetik und Kommunikation, H. 25 (1976), S. 98.

Kapitel 7

58 Hilton Kramer: Richard Lindner. Berlin 1975.

59 Briefliche Äußerung von Jones an Marco Livingstone in: Allen Jones 1957–78. Ausstellungskatalog der Staatlichen Kunsthalle Baden-Baden 1979, o. S. Vgl. das hier abgebildete Gemälde «Schwarzweiches Aroma» von 1973. – Eine starke Abwehr gegen Latex hat auch Renate Bertlmann bemerkt, die mit diesem Material arbeitet. Es kommt als schockhaftes Moment ihren feministisch beeinflußten Arbeiten zugute. Eine diffuse Abwehr dieses Materials verläuft selbstverständlich quer zu den geschlechtsspezifischen Schranken.

60 Jones, a. a. O., o. S.

61 Tomi Ungerer: Totempole. Erotische Zeichnungen 1968–1975. Zürich 1976.

62 Ausführliche Analyse in Peter Gorsen: Körperrituale. Wien/München 1975.

Kapitel 8

63 Insofern stimme ich Gislind Nabakowski zu, die am Beispiel von Picassos «Pans Triumph» die Frauen in seinen Gemälden als «bloße Zulieferinnen männlicher Potenz» beschreibt. «Sie haben Schrumpfköpfe und reiten auf Ziegenböcken. Ihre Verstümmelungen sind durch kubistische Stilmerkmale allein nicht zu erklären. Der Picasso-Interpret (John Berger) vergleicht unbewußt das Einbrechen der Gewalt in den Geschlechtsakt mit einer chirurgischen Operation» (Nabakowski, a. a. O., S. 121).

64 Werner Spies: Picasso als Zeichner. Stuttgart 1986, S. 37.
65 A. a. O., S. 45.
66 Allen Jones: Kataloge der Waddington Galleries. London, Mai und November 1976.
67 Peter Gorsen: Aus der größten Banalität die größte Linie ziehen. Über Adolf Frohner und Alfred Hrdlicka. Katalog der Galerie Hilger. Wien 1986.
68 Ausführlich auf den Gesamtkomplex eingehend in Peter Gorsen: Sexualität im Wandel. Der Homo mollis und die Zerstörung der Geschlechtsrolle. In: Andrej Reiser: Wen interessiert denn schon mein Elend. Köln 1979; Gorsen: Pierre Molinier lui-même. Essay über den surrealistischen Hermaphroditen. München 1972.
69 Manon: Identität, Selbstdarstellung, Image. Mit einem Nachwort von Erika Billeter. Bern 1981, S. 6f.
70 Friederike Pezold: Botschaften der Schwarzweißen Göttin. Gedanken zur Kunst. Wien 1978. In: Sander/Nabakowski/Gorsen: Frauen in der Kunst, a. a. O., Bd. 1, S. 163f, Bd. 2, S. 162.

Kapitel 10

71 Vgl. Die Brause. Wandzeitung. 3. Jg., Nr. 13, März 1983. Gleichzeitig Ausstellungskatalog «Frauen sehen Männer» von Poldi Großbard (Galerie & Café Wien, Lerchenfelderstr. 9–11).
72 Florentina Pakosta: Zu meinen Bildern in dieser Ausstellung, a. a. O.
73 Obwohl für die Ausstellung nur Arbeiten ausgewählt wurden, die als gegenständlich-mimetische Darstellung des sich verhaltenden, handelnden Menschen ausgewiesen sind und sich einem kritischen Realismus im weitesten Sinne verschrieben haben, ist nicht daran gedacht, ein traditionelles Individualmedium wie Malerei, Zeichnung, Radierung gegen die Grenzüberschreitungen der elektronischen Medien auszuspielen. Trotz der Rückbesinnung auf eine figürliche und portraitierende Menschendarstellung ist unbestreitbar, daß andere Künstlerinnen mit den Mitteln der Performance, der Photographie, der Video- und Filmästhetik gleichfalls einen bedeutenden Beitrag zum angeschnittenen Thema geleistet haben.
74 Vgl. Peter Gorsen: Wir alle spielen Theater. Versuch über Florentina Pakosta. In: Pakosta: Zeichnungen und Radierungen 1973–83. Katalog der Wiener Albertina. Jänner-Februar 1984.

Kapitel 11

75 Sigmund Freud: Gesammelte Werke, VI. Band, S. 110f.
76 Sandor Ferenci: Lachen. In: Bausteine zur Psychoanalyse, Bd. IV. Bonn/Stuttgart 1964, S. 188.
77 Vgl. Ann Snitow, Christine Stansell, Sharon Thompson (Hg.): Die Politik des Begehrens. Sexualität, Pornographie und neuer Puritanismus in den USA. Berlin 1985; dort insbes. Irene Stoehr: «Politik in den Sex? Von deutscher und anderer Feministinnen-Prüderie.» Nachwort zur deutschen Ausgabe von «Powers of Desire, The Politics of Sexuality». New York 1983.

III Kunst und Regression: der Künstler-Fetischist

1 Zur Ästhetik des Fetischs und des Deformitätsfetischismus

> Die Kunst muß diejenigen Bestimmungen und Formen herausstellen, die das Häßliche zum Häßlichen machen, allein sie muß alles dasjenige von ihm entfernen, was sich nur zufällig in sein Dasein eindrängt und seine Charakteristik schwächt oder verwirrt. Dies Reinigen des Häßlichen vom Unbestimmten, Zufälligen, Charakterlosen, ist ein Act der Idealisierung, die nicht im Hinzuthun eines dem Häßlichen fremden Schönen, sondern in der prägnanten Hervorkehrung derjenigen Elemente besteht, die es zum Gegensatz des Schönen stempeln und in denen, so zu sagen, seine Originalität, als die des ästhetischen Widerspruchs liegt.
>
> *Karl Rosenkranz*

Der Begriff des Fetischs führt das Nachdenken über seine Aktualität in eine Paradoxie. Einerseits ist er gedeckt von den Funden der Ethnologie und gehört ganz dem archäologischen Blick auf einen stillstehenden Exotismus außerhalb der herrschenden zivilisierten Welt und ihrer Geschichte. Andererseits dient er den anthropologisch orientierten Wissenschaften und neben ihnen der kulturellen Selbstkritik zur Kennzeichnung eines Sachverhaltes innerhalb der eigenen zivilisierten Weltgeschichte. Fetisch bedeutet hier ein ubiquitäres Regressionssymbol der technischen Zivilisation.

Daß das industrielle Wachstum der Produktivkräfte von seinen effektiven Nutznießern bisweilen so erlebt wird, als stünde es still oder kehre im kreisenden Leerlauf zur Armut seines Ursprungs zurück, macht das zeitgenössische Unbehagen an Fortschritt und Aufklärung aus. Seitdem diese sich von ihren intendierten schöpferischen Zwecken loszureißen begannen und ohne Rücksicht auf ihre Urheber dem anarchischen Trend zur Verselbständigung verfielen, wurden sie von einer auf Francis Bacon zurückgehenden und bis zu Karl Marx reichenden Kulturkritik mit den negativen Vorzeichen des Idols beziehungsweise des Fetischs versehen. Diesen Begriff füllt neben seiner empirischen Eindeutigkeit als Name eines ethnologischen Fundes ein Bedeutungshorizont, den die Kulturkritik und Aufklärung für alle Manifestationen des Vorurteils reserviert hat. Sie spricht vom Fetischcharakter oder von Fetischisierung, auch wenn sie für den gemeinten materiellen Gehalt des Vorurteils sinngemäß umschreibend ebensogut den älteren philosophischen Terminus der Hypostasierung bemühen könnte. Diese Äquivokation im Fetischbegriff gilt es festzuhalten, bevor man einer dritten komplizierten Bedeutungsdimension des Fetischs oder des Fetischistischen im Medium des bildnerischen Denkens und der Kunst nachzufragen beginnt. Der Zusammenlauf mehrerer divergierender Bedeutungen in einen Begriff wie auch dessen Konjunktur zum Schlagwort der Gegenwart sind freilich kein Zufall, der einfach durch eine strengere Begriffsklärung der Forscher zu vermeiden gewesen wäre. Darin meldet sich vielmehr etwas Symptomatisches zu Wort. Der antiquarische Blick auf einen prähistorischen ‹primitiven› Befund der Ethnologie wie auf den im weitesten Sinne Fetisch und der kulturmorphologische Gebrauch seines Namens in der Kritik, beides hochaktuell, ist von der generellen Ungewißheit des kulturellen Fortschritts über sich selber motiviert, die, auf eine Formel gebracht, als Frage lauten könnte: Verläuft dieser Fortschritt, seines ursprünglichen schöpferischen Antriebs als Naturbeherrschung eingedenk, noch vorwärts oder vielmehr in umgekehrter Richtung auf einen neuen zweiten Naturzwang, den jetzt die von ihren aufklärerischen Zwecken losgerissenen Mechanismen der Beherrschung selbst ausüben? Im Augenblick dieser Erfahrung eines gestörten Wachstums, einer Entwicklungshemmung der als Sublimationszuwachs, als Reifeprozeß zur Verinnerlichung vorgestellten Kultur und ihres Rückfalls in atavistische Muster der Naturgeschichte setzt eine systematische Rückerinnerung des Zeitgeistes über seinen unbehaglichen Zustand ein. Er hofft auf dem zurückliegenden Entwicklungsweg der Geschichte, an deren Ursprüngen in der Phylo- und Ontogenese, dem kulturell erzwungenen Individualitätsverlust in der massenbestimmten Konsum- und Industriegesellschaft in wesenhafter archetypischer Gestalt wiederzubegegnen. In einer zurückerinnerten mythologischen Geborgenheit und Positivität könnte sich das Subjekt der Kultur mit seiner Zerstörung und seinem Selbst-Verlust abfinden. Die subjektlose geschlossene Gesellschaft schlösse im Selbstverständnis so wiedergewonnenen Ursprungs sich über dem einzelnen schützend und schmerzabwehrend wie zur nichts entbehrenden Höhle der Kindheit zusammen.

Wilhelm Reich hat den «masochistischen Charakter» dieser Auslegung, im Falle der Todestriebhypothese des späten Freud, früh durchschaut und als ein Ausweichen der Analyse vor dem Konflikt von Trieb und Außenwelt kritisiert. Die Annahme eines biologischen Willens zum Leiden aus Strafbedürfnis und Todestrieb führt «in die empirisch wohlfundierte materialistische Theorie des Lust-Unlust-Prinzips ein unzweifelbar metaphysisches Element ein»[1]. Sie «geht an den tiefen klinischen Befunden vorbei, vermeidet die Auseinandersetzung mit der Frage nach der Struktur unserer realen Welt, die zur Kritik der Gesellschaftsordnung führt, und begibt sich der besten Möglichkeiten, dem Kranken zu helfen, indem man ihn analytisch dazu befähigt, die Angst vor den Strafen dieser Welt zu überwinden und seine inneren Spannungen auf dem biologisch, physiologisch und sexual-ökonomisch einwandfreien Weg der reifen sexuellen Befriedigung und etwaiger Sublimierung zu lösen»[2]. Reichs eigene Theorie zur «masochistischen Selbstbestrafung»: Diese erfülle die «Funktion der Abwehr der Kastrationsgefahr durch rein anale Hingabe» und sei somit die Annahme einer «milderen Ersatzstrafe» an Stelle der gefürchteten genitalen Kastration[3], werfe auch gleich ein Licht auf das Motiv für das zeitgemäße, nahezu epidemische Bedürfnis der Suche nach verborgenen Grundkräften und Archetypen. Um mit der gesellschaftlich verlangten Glückversagung überhaupt noch leben zu können, wird es zum Schutz des einzelnen für notwendig gehalten, sie als urtümlichen Trieb der Selbstzerstörung, als untilgbar negative Seite des Lebens selbst zu rechtfertigen. Kritik an Naturkräften, gleich welcher historischen Entwicklungsstufe, ist sinnlos und erspart den Konflikt mit ihrer unbezwingbaren archaischen Stärke. So bekommt ein gesellschaftlich gewordener später Anspruch auf Selbst-Verstümmelung im Interesse des sozial-ökonomischen Ganzen die unabänderliche, nahezu schicksalhafte Gewalt des Naturgesetzes. Sie hinzunehmen, verspricht das wenige Glück, das die Auflehnung gegen ihre Pseudonatur versagt. Masochismus war vielleicht kein früher Menschheitswunsch; aber der Schwache tut gut daran, ihn dafür zu halten. Schon die Todestriebhypothese des späten Freud bezeugt nur symptomatisch die unter Androhung der Kastration sozial-ökonomisch befohlene Rationalisierung des allgemeinen Unbehagens, in einer von Arbeit und Produktivität beherrschten Gesellschaft leben zu müssen. Dessen destruktive Askesen und Selbstenthaltungen: der zu sozialen Leitbildern autorisierte Masochismus, ablesbar in den unbewußten Phantasiebildungen der Psychoneurotiker, sind es denn auch, die den strukturellen Vergleich der Erlebnisweise einer hochdifferenzierten Industriegesellschaft mit der *mentalité primitive* «zurückgebliebener» Gesellschaftsformen provozieren, die sonst Gegenstand der Ethnologie sind. Muß man diese infantilen Formen, wie Freud empfiehlt, auf einer unteren Entwicklungsstufe, die die kulturelle Versagung noch nicht kennt, als stehen und somit «pervers geblieben» ansehen, so ist jene hoch entwickelte Erlebnisweise in der Gegenwart gezwungen, das kulturell Versagte um den Preis neurotischer Krankheit nachzuholen. Die psychoneurotischen Phantasien «weisen daher genau den nämlichen Inhalt auf wie die aktenmäßig festgestellten Handlungen der Perversen... Die Psychoneurosen sind sozusagen das Negativ der Perversionen.»[4] Was als ein Anfangs- und ein Endpunkt der kulturellen Entwicklung vorgestellt werden kann, als die äußerste Hemmungslosigkeit des Wilden und die äußerste Gehemmtheit des Zivilisationsmenschen, verbindet, strukturell betrachtet, ein gleiches Syndrom der unterentwickelten Individualität. Der ungelöste Konflikt des Neurotikers und die konfliktindifferente Einstellung des Perversen können zu gleichen Ausdrucksbildungen über das Verhältnis zur Außenwelt gelangen.

Wilhelm Stekel hat mit besonderer Rücksicht auf die Phänomenologie des Fetischismus den Freudschen Grundsatz psychoanalytisch bestätigt gefunden.[5] Sein Inhalt rechtfertigt, für eine soziologische Gegenwartsbetrachtung den tatsächlichen historischen Abstand einmal gering zu schätzen, der zwischen dem Rohzustand und Zivilisationsprozeß des Sozialtriebs wie zwischen Kindheit und Erwachsenheit besteht. Es heißt die Aktualität des Fetischs ernst zu nehmen, wenn man davon ausgeht, daß der Rückgriff auf den Fetischbegriff der Ethnographie durch die Kulturkritik weniger antiquiert als vielmehr von der gegenwärtigen gesellschaftlichen Realität erzwungen sein muß. Von dem, was sie dem einzelnen versagt und im allgemeinen Konsum oktroyiert, muß ausgehen, wer von der gesellschaftlichen Entindividualisierung der Lebensformen, dem neurotischen Leitbild des Masochismus, auf die Seele des Primitiven, das Urbild der Perversität, rückschließen will. Wer einen Zugang zur Psychodynamik der politischen und weltanschaulichen Massenagitation, zur ökonomischen Manipulation des Konsumenten, zur im weitesten Sinne Werbung sucht, die immer ein überindividuelles Interessenprinzip des Absatzes vertritt, geht nicht fehl, für den unbewußt überempfindlichen und tiefenpsychologisch ansprechbaren Bewußtseinsstrom des Gegenwartsmenschen nach prähistorischen Entsprechungen in der Magie und ihrer alogischen Überzeugungskraft zu suchen. Sie ist für die sinnliche Beeinflussung und Beherrschung der kollektiv reagierenden Menscheneinheiten wie geschaffen. Während in weltfremden akademischen Zirkeln noch die philosophische Abwertung der Magie als überholt, der höheren Abstraktion und Vergegenständlichung im Begriff nicht fähig gilt, hat sich die einflußreiche psychologische Praxis durch Anpassung an industrielle Aufgaben ihrer längst wieder erinnert und für ihre Zwecke dienstbar gemacht. Die besondere Aktualität des Fetischs – so ist zu vermuten – hat teil an der allgemeinen der Magie. Dies wirft die Frage nach dem irrationalen, ideologischen Charakter auf, der in der magischen Manipulation des mental reduzierten Massenmenschen durch den Fetisch offen zutage liegt.

Die Erörterung nur weniger Praktiken der heute geübten Magie, die dem uralten Abbildzauber entstammen, führt auch ins Zentrum der Überlegung zum Fetisch und der Frage nach seiner authentischen oder vielleicht nur ideologischen Präsenz in der Gegenwartskunst. Über den teils schützenden, teils schädigenden Aspekt der Magie unterrichtet schon ein Blick auf ihre zeitgemäße Anwendung in den Ideologieschlachten des Kalten Krieges: die Verhexung des Gegners mit Hilfe des Abbildzaubers. Dies geschieht immer noch in der Weise der bildmäßigen Nachahmung des Gegners durch eine Puppe oder wie im Analogiezauber durch ein sichtbares Attribut seiner typischen Erscheinung. Ludwig Klages definiert für den allein wirksamen oder wirkungsfähigen Fetisch, daß er «weder Teil noch Erzeugnis des zu bezaubernden Körpers ist, sondern ein Zubehör seiner Erscheinung. In einem Hexenprozeß des 17. Jahrhunderts bekannte die Zauberin, einen Lord dadurch mit tödlicher Krankheit geschlagen zu haben, daß sie im Erdboden nicht etwa irgendwelche Leibesabschnitzel, wohl aber einen – Handschuh von ihm verfaulen ließ!»[6] Es fällt nicht schwer, an Stelle des belegten Handschuhs sich der im Krieg erbeuteten Insignien und typischen Trümmer eines erscheinenden Gegners von heute zu erinnern, um in allen möglichen Säkularisationen dem Fetisch und seinem Schadenzauber wiederzubegegnen. Die Erscheinungsweisen der Leibesabschnitzel sind andere geworden; das Schema des Zaubers ist, wie seine aktuelle Anwendung bei der ideologischen Tötung des Gegners «in effigie», manchmal gleich eines ganzes Volkes zeigt, das gleiche geblieben und wird es bleiben, solange die kollektive Gängelung der Phantasie ihre Anregungen und ihre Erfolge auf die individuell indifferente Organisation von Instinkt und Intuition der Menschen stützt. Das Zauberschema ist als Pars pro toto-Prinzip in die Genealogie der Denkoperationen aufgenommen: Der Teil steht für das Ganze und läßt sich mit Henri Bergson auf eine bündige Formel bringen: «Man kann ein Wesen oder eine Sache beeinflussen, indem man das beeinflußt, wodurch sie berührt worden sind.»[7] Der Teil wird jener vernichtenden Beeinflussung ausgesetzt, die man dem unerreichbaren Ganzen wünscht oder sie zumindest in den Augen der jeweiligen weltanschaulichen und politischen Propaganda wünschenswert erscheinen läßt.

Der Teil, der anwesend ist für ein abwesendes Ganzes, erfüllt die Funktion des Fetischs. Daß er nüchtern betrachtet bloß ein Surrogat und trotzdem für voll und wirklich wie das Original genommen wird, macht seine magische Qualität aus, die der Zauber verlangt. Surrogat und Original bilden im Fetisch eine unzertrennliche mimetische Einheit, worin er der Reliquie verwandt ist. Er bedeutet nicht das Ganze, womit er zur Zeichennatur des Symbols sich verinnerlicht hätte, sondern gibt es unmittelbar selbst in der unbegrifflichen Natur eines Körpers. Dessen Sinnlichkeit und Materialität macht, daß der Fetisch bloß als Teil gleichwohl dem Original: dem ursprünglichen Ganzen näher ist als dessen unsinnlicher leerer Begriff, der mit dem originalen Ganzen nur dem logischen Umfange nach übereinstimmt. Das Pars pro toto-Prinzip bildet die Grundlage jeder Theorie über den Fetischismus seit Alfred Binet, wie immer die ‹pathologischen› Inhalte im Dienste des Schaden-, Liebes-, Abwehr-, Entbindungs-, Befruchtungs-, Regen-, Jagdzaubers etc. oder speziell der «sexuellen Fehlhaltungen» (Hans Giese) auch aussehen mögen. L'amour fétichiste, «au lieu d'être existe par l'ensemble de la personne, n'est plus excité que par une fraction. Ici, la partie se substitue au tout, l'accessoire devient le principal. Au polythéisme répond le monothéisme.»[8] Die moderne ‹medizinische Anthropologie› spricht auf weitergeführter deskriptiver Ebene von der fetischistischen «Teilanziehung» beziehungsweise

‹Teilsetzung› im Gegensatz zum normalen, auf das erotische Ganze gehenden Ich-Du-Verhältnis. Allerdings komme es auch «im Fetischismus zu einer erotisch-sexuellen Wir-Bildung», aber «nur angesichts eines mehr oder minder ablösbaren Teiles der fremden Persönlichkeit erwachen Liebe und Sexualität... Zwar erlebt der Fetischist im anderen ein Nicht-Ich, keineswegs aber ein echtes Du, sondern ein Schein-Du, das nur einen Pol im Ich-Kreis des fetischistischen Erlebens bildet. Ich und Du sind sozusagen nicht auseinandergetreten, sie befinden sich noch im Stadium der Indifferenz.»[9] In schöner ärztlicher Einfühlung hat diesen Sachverhalt V. E. von Gebsattel in der Sexualität des Fetischanbeters bestätigt gefunden. «Wie die Puppe des Kindes... ist der sexuelle Fetisch nicht, was er dem Unbeteiligten scheint, Schuh nämlich, Wäschestück, Pelz, sondern ein irgendwie Lebendiges, ein verehrungswürdig Geliebtes.»[10] Der Fetisch lebt nur in der Projektion seines fetischistischen Beschauers. Fällt dessen Verehrung weg, erlischt der Zauber, und Schuh, Wäschestück, Pelzwerk fallen in die Objektivität ihres Gebrauchswertes zurück – ein Gesichtspunkt, der bei der Beurteilung des Fetischistischen in der Kunst, die den Anspruch auf überpersönliche Verbindlichkeit erhebt, erörtert werden muß.[11]

Ein weiteres Prinzip der magischen Erfahrung, das aus der Wirkungsweise des Fetischs ableitbar und völkerkundlich belegt ist, prägt die alte naturphilosophische Formel: *scimus similibus similia nutriri* (Macrobius) – like produces like (Frazer). Gleiches ist Gleichem gleichwertig. Sie bezeichnet den Grundsatz des Abbildzaubers in allen seinen Sonderformen und historischen Abwandlungen, der außer in der Mimesis menschlicher Begegnung in allen rationalisierten Systemen von irrationalem Ursprung noch bis heute wirksam ist, wie in der Homöopathie, im Vergeltungsrecht der Strafgerichtsbarkeit und auf dem Gebiete der dogmatischen politischen Theorie über die Frage, wer von wem regiert oder verwaltet werden soll.[12] Es genügt, auf das Beispiel der Verhexung des Gegners durch die Puppe zurückzukommen, um den Grundsatz *similia similibus* in seiner magischen Plastizität verständlich zu machen. Die Puppe oder ein Fetisch stellen den Gegner vor. Der magische Imperativ des Schadenzaubers dabei lautet: Mit ihrer Vernichtung gehe auch er selber zugrunde – auf die gleiche quälende Weise, die der Akt der Vernichtung vollzieht. Die völkerkundliche Forschung stellt die Bedeutung des Aktes während der Zauberprozedur heraus. Er hat ursprünglich keinen Symbolcharakter. Die hier verbrannte oder aufgespießte oder erwürgte Puppe zeigt auch die Todesart des fernen Gegners an. Zwischen ihnen besteht die geglaubte Gleichzeitigkeit ein und derselben Schädigung. Der Magier kann keinen beliebigen Schaden wünschen, sondern vollzieht einen bestimmten in der bildhaften Ungeschiedenheit des wirklichen Gegners und seines phänomenalen Abbildes in der Puppe. Sie sind, wie im Fetisch Surrogat und Original, zur Sinnlichkeit eines einzigen Bildes verschmolzen. Ein Heraustrennen seiner Komponenten in Phantasie und Wirklichkeit, in Symbol und Gegenstand oder Zeichen und Körper, die analytische Spätform des Verstehens, ginge an der magischen Substanz eines «Glauben(s) an die Wirklichkeit nicht der Dinge, sondern der Bilder»[13] vorbei. Das Bild hat Fetischcharakter, insofern es, dem Fetisch gleich, über der Scheidung von Begriff und Ding stehend, «Symbol und Idol als zwei Seiten eines einzigen Urphänomens» durchscheinen läßt. In der Durchdringung von Sinn und wirklichem Ding zu einer dreidimensionalen Bildlichkeit gleicht der Fetisch trotz ihrer höheren Geistigkeit der Reliquie. Von ihnen als Materialbildern der Volkskunst verläuft eine wenig bemerkte Entwicklungslinie der Phantasie zu den *assemblages* des 20. Jahrhunderts. Bild und Fetisch gehören zusammen. Das Zuviel an Stofflichkeit, das der Fetisch gegenüber dem Bilde besitzt, gleicht er durch Transparenz aus. «Dem Fetisch eignet jene Transparenz, die Bildern eignet, speziell dem Heiligenbild, von dem ein russischer Bauer nach Lou Andreas-Salomé sich äußerte, es sei keineswegs Gott, aber manchmal, wenn er bete, könne er Gott auf seinem Grunde vorbeiziehen sehen wie eine Wolke.»[14] Im Akt des Zaubers, den der Bildfetisch bewirkt, sind der Wunsch und seine Erfüllung immer eins und lassen darin etwas von einem Glück ahnen, dessen Simplizität einer späten szientifisch ebenso geläuterten wie aber auch depravierten Phantasie unzugänglich geworden und zu einem buchstäblich psychoanalytischen Kindheitswunsch pervertiert ist. Jedenfalls lebt diese Ahnung von ungelebtem Glück in der gegenwärtigen Wiederentdeckung der Kunst der Kinder, der Naiven und Geisteskranken, wie ebenso in der heute wachsenden Zahl jener Schriftsteller auf, die über ihrem Freud zu lernen beginnen, was sie für geforderte Aufklärung wider den Aberglauben unwiederbringlich auch verloren und entbehren müssen. Die rationale Eindeutigkeit des Begriffes «Regression» ist unter dem Druck dessen, was als das «progressiv» Bestehende heute die Anpassung und die Gewöhnung an das Entbehren fordert, in Rückbildung begriffen und gibt die Skepsis frei über eine Kultur, die den Kindheitswunsch mißachten darf.

Herbert Marcuse hat dieser Skepsis deutlich Ausdruck verliehen und den Freudschen Regressionsbegriff dem einseitig negativen Bedeutungshorizont von rückschrittlich-kulturfeindlich-anarchisch-archaisch, den die Kulturkritik im allgemeinen pflegt, entrissen: «Die Reaktivierung prähistorischer und kindhafter Wünsche ist nicht notwendigerweise schon eine Regression, ein Rückschritt; sie kann durchaus das Gegenteil bedeuten – die Annäherung an ein Glück, das schon immer das verdrängte Versprechen einer besseren Zukunft war. In einer seiner großartigsten Formulierungen definierte Freud einmal das Glück als die nachträgliche Erfüllung eines prähistorischen Wunsches. Das sei der Grund, warum Reichtum so wenig Glück beschere – Geld war kein Kindheitswunsch.»[15]

Diese Sätze ermächtigen im Zusammenhang einer Studie über den Fetisch, seine Aktualität günstig auszulegen. Er könnte ein Beweis der heimlichen Reaktionsbildung, eines vorerst versteckten Widerstandes sein gegenüber dem Anspruch der bestehenden Kultur auf Versagung. Wie dargestellt wurde, pflegt sie doch den «masochistischen Charakter» des anpassungshörigen Menschen, der aus Angst vor sozial-ökonomischer Entmündigung (der drohenden Kastrationsgefahr durch das Realitätsprinzip) den destruktiven Zwang zur Selbstbescheidung und Askese als unveränderliche Naturtatsache erklärt, um ihn besser und im Interesse des Ganzen ertragen zu können. Dem ideologischen Motiv solcher Selbstbestrafung könnte in der Schöpfung des Fetischs, dem gerade geeigneten Nistplatz für «Regressionen», entgegengelebt sein, weil der verantwortliche Fetischist durchschaut hätte, wozu der Appell an die Rationalität und Mitbestimmung des einzelnen für das größere Ganze mißbraucht wird. Der Fetischist wäre dann der einzig Immune gegen die Ablenkung vom kollektiv unproduktiven Glück des einzelnen. Seine Liebe zum Fetisch wäre das ungehemmte Bewußtsein darüber, was man alles wünschen kann, das aus dem sozialen und gesellschaftlichen Ganzen des Lebens als ein Steriles herausfiele. Die fetischistische «Teilsetzung» ist kollektivfeindlich. Den Sozialtrieb, die Läufigkeit des *zoon politikon*, hält der Fetisch egoistisch in Schach. In ihm erschafft sich der Fetischist das schmerzhaft verdrängte «geliebte Abbild seiner eigenen erotischen Gestalt. Man könnte den Fetischismus eine transponierte Selbstliebe oder Selbstliebe am Phantom nennen.»[16] Sein erklärt «pathologisches» Verhalten besteht generell in der Tendenz auf Verweigerung des wirklich Bestehenden, das dem Glück der Selbstliebe abträglich ist, in der Tendenz auf «seine Verstümmelung und Zerstückelung, auf die Erhebung des Teils zum Ganzen unter Ausschaltung des wirklichen Ganzen».[17]

In Fortführung dieser Interpretation fiele dem Fetischisten eine aufklärende, kritisierende und auflösende Funktion gegenüber dem herrschenden patriarchalischen Primat der Genitalität zu, dem – was entscheidend ist für die Beurteilung seines Glücks – das produktive Leben der Industriegesellschaft nachgebildet ist. Dabei ist die kritische Phantasie des Fetischisten nicht unproduktiv, sondern schafft in unmittelbarer Nachbarschaft zur Kunst, dem surrealistischen Tagtraum im besonderen, das artistische System einer phantastischen Gegenwelt, in der die Grenze zwischen Traum und Wirklichkeit überwunden ist.

«Von der ungeheuren Leistung einer solchen Systembildung macht sich der Uneingeweihte keine richtige Vorstellung. Es gehört eine große schöpferische Kraft dazu, ein solches System zu bilden, es gehört eine reiche Phantasie dazu, in einer solchen fiktiven Welt zu leben und sie auf den Alltag auszudehnen. Das ist nur möglich durch unaufhörliche Annullierungsarbeit. Die Fiktion läßt sich nur durch Zerstörung der Wirklichkeit aufrechterhalten. Deshalb nimmt dieser Parapathiker [: Neurotiker] eine unaufhörliche Umwertung aller Werte vor, er annulliert einfach alles, was ihm in sein System nicht hineinpaßt... In jedem Fetischist ist vielleicht ein großer Dichter verlorengegangen.»[18]

Über diesen aphoristischen Ansatz Stekels hinaus, eines Vertreters der – in häufiger Verkennung als generell «naturwissenschaftlich-apersonale Funktionsanalytik»[19] abgeurteilten – Psychoanalyse, haben sich die späteren Exponenten einer bürgerlichen heilmedizinischen Anthropologie nicht vorgewagt, trotz gelegentlicher Ansätze bei Ludwig Binswanger, Medard Boss und Victor Emil von Gebsattel. Weil die mit Vorrang therapeutisch inspirierten Analytiker gewöhnlich im Begriff des Ganzen den sogenannten «dualen Seinsmodus der Liebe», das allerotische Ideal einer ungeschmälerten Partnerschaft der Liebenden denken, muß ihnen zwangsläufig die fetischistische «Teilsetzung» als Verarmung und geringeres Glück einer «Wir-Bildung» zwischen Ich und Du vorkommen, nur zu retten um den Preis der Annahme, daß auch die sozial unfruchtbare Liebe des Fetischisten, wie Boss meint, die «bloße Vorbedingung dafür» ist, «daß der an und für sich ungestörte Seinsmodus der Liebe sich... durch die fetischistische Peripherie... hindurch zu verwirklichen vermag».[20]

Höchstes Glück ist allein als realisiertes schöpferisches Wir denkbar, dessen bloßes Surrogat der Fetisch dem Fetischisten gibt. Hier geht die medizinische Aufklärung, den eigenen festen naturwissenschaftlichen Boden verlassend, in eine Metaphysik des Eros und ihre spekulativen Konstruktionen über. Nach Boss könne die ontologische Antizipation des philosophischen Weltverständnisses – und er meint speziell das Heideggersche – für die «psychologisch-psychiatrische Forschung» kein Nachteil sein, sondern sie bedeute eine methodisch nicht auszuschaltende permanente Vorleistung gemäß der «Grundnatur des Menschseins». «Alles faktisch feststellbare menschliche Verhalten wird von dem in den ontologischen Bestimmungen artikulierten Wesenszügen des Menschseins als von seinem Eigensten schon immer und ständig durchwaltet. Deshalb darf nie die bequeme Rede davon sein, das ontologische Denken vom ontisch-psychiatrischen Beobachten und Interpretieren trennen und jenes ganz den Philosophen überlassen zu wollen.»[21] Die ideologische Motivation des vorgebrachten Glücksaxioms – seine lebensphilosophische (!) Vermittlung bei Boss durch Heidegger, bei von Gebsattel durch Husserls Wesensschau und Scheler seien hier unberücksichtigt – bemerkt die medizinische Anthropologie nicht[22], noch vermag sie von der Annahme einer überhistorischen «Grundnatur des Menschen» metaphysisch geblendet zu sehen, daß der duale Seinsmodus des Glücks gesellschaftlich enterotisiert, entgegen Boss: erotisch voll entfaltete Liebe nicht die Norm, sondern zum Explosivvollzug der Genitalität hin im Verkümmern ist. Gegen seinen Mechanismus, die Affirmation des nüchternen Sexus, wendet sich die fetischistische Perversion. Daß die genitale Wir-Bildung heute gerade nicht das schöpferische Ganze des Glücks vollzieht, sondern bloß einen Teil: die reine Genitalität unter Ausschluß der nicht-genitalen Lust, an der doch der Kindheitswunsch eigensinnig hängt, macht sie nicht reicher als die Selbstliebe des Fetischisten, sondern ärmer. Wo dieser – der einseitig genitalen Produktivität den Rücken kehrend – wieder in der Annäherung an kindhafte, prähistorische Wünsche nur die geringste Erfüllung findet, kann jeglicher erreichbare Fortschritt durch Versagung, das Ganze auf Kosten des Teils, in Frage gestellt werden. In der Umkehrung des Fetischismus zum selbst auch bloß erst utopischen Gegenbild des «normalen» genital reduzierten Glücks ist er von einer künftigen Kulturkritik zu rehabilitieren. Für ihn gilt Marcuses umkrempelndes Verdikt, Regression – die Teilsetzung – sei nicht notwendigerweise schon ein Rückschritt. Die fetischistische Perversion kann auch das Gegenteil bedeuten und das schlechte bestehende Ganze nach dem verdrängten besseren Teile umgewandelt sehen wollen. Außer ihrer kritischen Funktion für das bestehende gesellschaftliche System, die ihr die sozial angepaßte bürgerliche Psychopathologie halben Herzens konzediert, übt sie verkannt ebenso eine utopische und subversive aus. Eben der Fetischist bringt aus sich wieder alles hervor, was ohne Nutzen und gesellschaftlich tabuiert ist und worüber die Psychotherapie meistens wacht, daß es als das Nutzlose und sozial Unhygienische tabuiert bleibt: den unterdrückten «Zug ins Widernatürliche und Süchtige, ins Maßlose und Verderbte, der den Menschen von der ‹Keuschheit› ins ‹Laster›, vom Erotischen weg ins rein Libidinöse und über die Grenzen seiner Natur hinaus zu führen strebt. In der Entwicklung fast aller perversen Genüsse kann man an ihrer Wurzel die geheime Freude entdecken am Nichtseinsollenden, die in erregender Weise mit dem Erschrecken darüber gepaart ist. Beide Affekte machen das Wesen der perversen Sensation aus, die als Surrogat des Liebesglücks den reflektierten Genuß des süchtigen Verhaltens durchwohnt.»[23] Doch der schlicht konstatierenden Beschreibung der Perversion folgt das gesellschaftliche Vorurteil auf den Fuß und macht ihre Aufklärung über die unfreiwillig Pervertierten und ihre aus Not oder kritischer Einsicht stammende Abnormität wieder zunichte: «Es ist der Geist der Auflehnung und ‹Revolte›, der hier gegen die Bindung durch Normatives mittels der abenteuerlichen Ungebundenheit libidinöser Einfälle protestiert», um in «angemaßter Freiheit einen verborgenen Zerstörungstrieb zu entfesseln und in ausgelassener Libertinage (liberté!) mit den Gesetzen der Liebe, mit sich und den anderen zu spielen, bei dunklem Wissen um das Verkehrte der eigenen Ausschreitungen.»

Hier ist der Augenblick und Anlaß genug, bei der Kunst nachzusehen, deren Domäne das Schöpferische der Auflehnung und des Normfeindlichen doch ist. Vielleicht ist in der zeitgenössischen Kunstübung die fetischistische Bindung an den kindhaften Wunsch stärker geworden und sogar zur protestierenden Kraft erwachsen: wider die falsche patriarchale Rationalität und kulturelles Unrecht. Zumal in der bildenden Kunst könnte ein Hinweis enthalten sein, inwieweit im abnormen Bild des Fetischs und seiner sinnlichen Geformtheit das nicht-genitale Paradies wiedererinnert und den erotisch deformierten Massenmenschen der Leistungsgesellschaft gegönnt wird.

Aus den früheren Erörterungen ist festzuhalten, daß der Fetisch als ein Gegenbild der Askese und Regressionsfeindlichkeit erkannt wurde. Zuerst sei der entideologisierenden Suggestivleistung des Happenings gedacht, welche den Wunsch nach infantiler Libertinage gegen das herrschende Ordnungsbewußtsein der Konsumgesellschaft wachgerüttelt hat. Ohne auf seine verwickelten, theoretisch unzulänglichen Selbstdeutungen eingehen zu müssen, darf ihm doch zugestanden werden, daß sein eigentlicher Schock darin besteht, das Glück der Regression ohne soziale Skrupel auskosten zu können. Der rügende Verweis der Kultur auf das Anspruchsvolle und sozial Wertvolle: das allen gehörende überindividuelle Kunstwerk kann die Protagonisten des Happenings nicht irre machen. Der moralische Kater über ihren mitunter asozialen kunstlosen Aktionen ist das einzige, was sie verdrängen wollen. Als der verbotene Genuß «angemaßter Freiheit», von der Kulturhygiene am liebsten wie eine ansteckende Krankheit isoliert, hat das Happening unter neuen unverbrauchten Namen eine anarchistische Zukunft. Seine Ausschweifung ohne Kunstwert ist auch ein Beleg für die als neurotisch verdächtigte Einsicht, daß Regression nicht notwendigerweise schon ein Rückschritt sein könne, wenn sie doch den einzelnen vorübergehend glücklich macht – im Widerspruch, im Nichtstun, im Rausch, in der Sucht, im Genuß sozialer Unfruchtbarkeit, in jeglicher Sabotage des genitalen Primats. Das empirische Wissen darüber bedeutet im Bewußtsein des asozialen hedonistischen Menschen mehr als die theoretische Kenntnis ihrer Gefahren. Ließe sich mit ihnen das Realitätsprinzip unterminieren, so wären wir Aldous Huxleys «Schöner neuer Welt», welche die Regressionen kollektiviert und systematisiert hat, gefährlich nahe. Doch die betäubende infantile Magie seiner nihilistischen Heldin Lenina in ihrem fetischistischen Kostüm bleibt weiter das singuläre utopische Bild der ungelebten Libertinage wie die großen Sadisten: Gilles de Rais, Marquis de Sade, der Lustmörder Vakher, der Leichenliebhaber Sergent Bertrand, zu dessen Anbetung der Surrealismus durch Jean Benoit ein nekrophiles Kostüm geschaffen hat.[24] Sie sind die beispielhaften Fetische vollkommener erotischer Selbstliebe, Surrogate freilich einer noch vollkommeneren Erfüllung im Selbst des anderen, die zirkulieren, weil die Libido dem totalitären gesellschaftlichen Realitätsprinzip geopfert wird. Glück durch fetischistische «Teilsetzung» ist gesellschaftlich erzwungen, auch in der teilweise aufgeklärten Regression des Happenings.

Zu den atavistischen Eigentümlichkeiten gerade des Happenings gehört der Rückgriff auf Magie und ihre mimetischen Grundsätzen. Es hat den alten Abbildzauber als ein ohne argumentierende Umwege auskommendes Instrument der Einflußnahme erkannt, das den symbolischen Verkehrsformen der Massengesellschaft sich besser anschmiegt als das anstrengende diskursive Urteil. Der Irrationalität und Primitivität des Bestehenden ist wieder nur ein Irrationales und Primitives gleichwertig. Wirksame Kritik, ihre Breitenwirkung ist nur noch im einflußreichen Medium der Magie möglich, auf das auch die populäre Propaganda sich stützt. Sinnliche Verführung welchen Sinnes immer ist ihnen gemeinsam. Sie wissen, diskursive Einsicht, das schwer Konsumierbare, muß dem kollektiven Erleben obsolet vorkommen. Die ausgedehnten Feste und Tourneen sind dem Happening wesentlich. Über die suggestive Wirklichkeit isolierter Bilder und Szenen, die optische Zerstückelung des Lebenszusammmenhangs hofft man die Wirklichkeit der Dinge selbst und die in ihnen reliquienhaft eingeschlossene Wertschätzung der Menschen erreichen zu können. Die fetischistische «Teilsetzung» übernimmt im Schadenzauber des Happenings die Rolle der Kritik. Die «Festivals de la Libre Expression» von Jean Jacques Lebel *(Abb. 156–157)* seien stellvertretend für viele, die Allan Kaprow oder Hermann Nitsch und Otto Muehl oder Wolf Vostell und Verbündete veranstaltet haben, als Beispiel genannt. Als Fetische des schädigenden Zaubers fungieren typische Verkörperungen des nationalen Vorurteils, die Marseillaise, dargestellt als ein Akt der analen Selbstreinigung nach erfolgtem Stuhlgang (Binden und Eimer), La France als ein riesiger Kuchen, an dem zu schlecken ein mit Sahneornamenten garnierter Mädchenakt zu sich einlädt: «comment on fabrique le gâteau nommé France»; de Gaulle selbst, den ein ans Kreuz gefesselter Kostümakt nachahmt; daneben Andenken und Abschnitzel des depravierten Lebensprinzips, geistliche und weltliche Amulette, die Reliquare des Prestiges und des Opfersinns, das Photo vom «Soldaten im Felde» und der künstliche Busen; filmische Dokumente darüber, «wie es wirklich war», und die bürokratischen Motive des «Schwarz-auf-Weiß». All dies ist der Schaden erflehenden Magie des Happenings ausgesetzt. Die zeremoniellen Gesten der Verhöhnung, der Beleidigung, der Folter, der Bestialität, der Hinrichtung füllten die «120 Minuten» eines Festes aus, das Lebel 1966 dem «Göttlichen Marquis» gewidmet hatte. In der sadistischen Zuspitzung des schädigenden Wunsches[25] mag er vielleicht nur noch mit Otto Muehl zu vergleichen sein. In dessen als pathologisch verschrienen «Materialaktionen» werden die Genuß- und Nahrungsmittel als Fetische ihres hemmungslosen Konsums serviert, ihrer Bestimmung entfremdet und zum Verderben gebracht: Der nackte menschliche Körper «wird mit ihnen vermischt, überschüttet, zugedeckt und in sie hineinverflochten» (Muehl). Das so ungenießbar Gewordene soll beim Zuschauer den Ekel der Ablehnung über den Konsum schlechthin erzeugen.

Die formschöpferische Seite des Fetischismus bleibt im Happening und verwandten Aktionen unterentwickelt oder fällt eher ganz heraus. Die regressive Selbstliebe, der erwachte Kindheitswunsch, die aggressive Opposition finden in keiner Fetischbildung einen ästhetischen Halt. Hier werden vielmehr der Prozeß, die Aktion und damit die Verstümmelung der Form produktiv: durch konstruktive «systembildende» Hingabe an deren verbleibende Trümmer. In ihnen hat die fetischistische Phantasie den «Teil zum Rang des Ganzen erhoben, zum Rang einer Liebeswirklichkeit. Kastrationsmotiv und Fetischbildung ergänzen sich also gegenseitig.»[26] Dies ist der Tatbestand des Deformitätsfetischismus, den Freud in der paradoxen Sitte der Chinesen bestätigt fand, «den weiblichen Fuß zuerst zu verstümmeln und den verstümmelten dann wie einen Fetisch zu verehren».[27] Sadistische Verformung und Verselbständigung des Verformten, primär ein destruktives und sekundär ein konstruktives Motiv, bilden das innere Scharnier, an dem der Mechanismus des schöpferischen Fetischismus hängt. Für ihn lassen sich zahlreiche eindringliche Belege in der zeitgenössischen Kunst finden, mit Vorrang in den zahlreichen Schöpfungen der Montage, die im Prinzip einen doppelten Arbeitsvorgang bedeutet: nämlich ausgehend von der Gebrochenheit eines Ganzen in Teile (der sadistischen Komponente) die Regeneration der Teile zu den Elementen eines neuen Ganzen (die fetischistische Komponente) anstrebt. Dies ist der Weg der Collage, den die Decollage nur in umgekehrter Richtung geht. Eine sehr einfache Illustration ist die absichtlich falsche Aufstellung eines Harnbeckens durch Marcel Duchamp, seine bekannte «Fontaine» aus dem Jahre 1917, die durch den kleinen deformierenden Eingriff in ihre normale ästhetische Erscheinungsweise eine eigenständige Form geworden ist, eine Fontaine in Anführungszeichen. Ihr von Duchamp verliehener Untertitel lautet «urinoir à l'envers». Hierher gehören aber vor allem die dreidimensionalen Formen der Assemblage wie die «empaquetage», die «emballage» und das «alignement» (Christo, *Abb. 88*)[28], die geradezu als Parademodell der fetischistischen «Teilsetzung» durch den Künstler angesehen werden können. Verformung und Formverselbständigung sind im Fetisch wechselseitig aufeinanderbezogen. Der vollkommene Fetisch, den das Kunstwerk leisten muß, wäre gewissermaßen seine anschaubare «Dialektik im Stillstand» eines Bildkörpers (Walter Benjamin). «Le couvert en fourure», das surrealistische Tischgedeck von Meret Oppenheim aus dem Jahre 1936, stellt Tasse, Untertasse und Löffel pelzüberzogen: in der sinnlichen Verformung ihres Gebrauchswertes, dar und erreicht zugleich ihre fetischistische Erhöhung und Isolierung zur Einmaligkeit und Unvergleichlichkeit eines Pelzensembles. Die formzerstörende Phantasie der fetischistischen «Teilsetzung» ist hier schlagend zum Ausdruck gebracht. Sie spielt in der zeitgenössischen Kunst eine zunehmend bedeutende Rolle, ob es sich um die zuerst erwähnten in transparenten Kunststoff verpackten und verschnürten Objekte von Christo handelt, wobei für diese Objekte die Fakten entweder des Konsums («voiture empaquetée») oder der Liebe («empaquetage d'une femme») oder des kulturellen Verkehrs («signaux routiers empaquetés», «chaise et console empaquetées», «empaquetage d'une statue») fungieren, also die schon selber fetischisierten Gegenstände der für sozial wertvoll eingestuften Wünsche, die in der Verformung der Empaquetage auf ästhetischer Ebene erneut zum Fetisch werden, oder ob man die «soft objects» von Claes Oldenburg meint, jene in Kunststoffmasse nachgebildeten Körper der «Type writers», der Waschbecken und Sanitärartikel, die der «photographie solarisée» Man Rays (1931) und seiner Nachfolger vergleichbar sind *(Abb. 89)*, aber außerdem dreidimensional, die gegenständliche Kontur in verwesender Aufweichung, eben wie solarisiert zeigen; ob man schließlich sich auf den extremen Prothesenfetischismus Bernhard Hökes[29] oder Pierre Moliniers bezieht oder auf die sadistischen Bandspulen Klaus Peter Brehmers, die ähnlich wie bei Christo auf ein soziales Lebensidol, hier das exhibitionistische des Sex-Appeal, den Deformitätsfetischismus der Verschnürung richten –, um nur einige prägnante und aktuelle Belege für außerdem nur dreidimensionalen Deformitätsfetischismus in der Gegenwartskunst *(Abb. 90)* zu nennen. Er findet sich auch in der ästhetischen Verkörperung einer realen Bewegung oder Handlung, wenn etwa – wie in den Maschinen-Objekten Jean Tinguelys *(Abb. 38)*, deren fetischistische Pointe in der Konstruktion der Selbstzerstörung besteht – der Prozeß fortschreitender Verformung zu einer neuen Form, eben der Form von Verformung verselbständigt wird, oder wenn – wie in den Feuerbildern Bernard Aubertins oder in den Phyrogravüren Werner Schreibs – durch einen ins Bild montierten chemischen Brandmechanismus die Formmale der Selbstzerstörung in Feuer und Asche[30] entstehen, um sich manchmal auch auf ein sozial-ökonomisches Leitbild zu richten und ihm «in effigie», nämlich in Gestalt seines verbrennenden Image: der photographischen Reproduktion des Gesichts, den Untergang zu wünschen. Der gesellschaftlich erzwungene Wechsel der visuellen Kritik in magische Verwünschung bildet, wie im Falle Jean Jacques Lebel dargestellt, einen wesentlichen Bestandteil des Happenings, das in die Augen springt.

Der Fetischismus der Deformität begegnet vor allem auch im *nouveau réalisme*, dessen Repräsentanten Arman, César *(Abb. 150)*, Levine, Niki de St. Phalle, Raysse, Spoerri *(Abb. 158–159)* u. a. wie vorher schon Duchamp für die Ästhetik des *objet trouvé*, die Wahl des gefundenen Objekts als das ausschlaggebende schöpferische Prinzip erfahren und damit unbe-

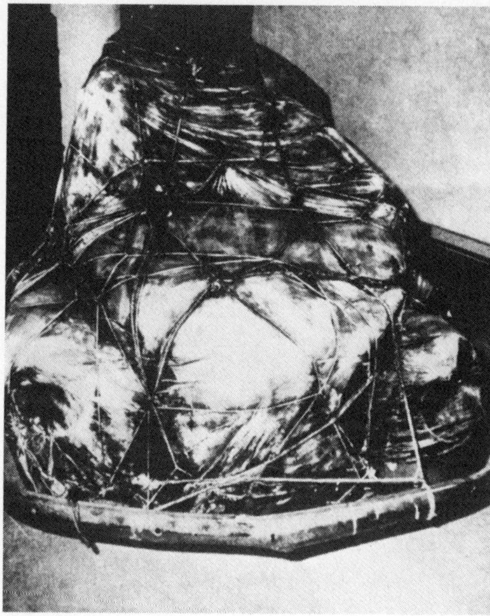

Abb. 88. Christo: Empaquetage, 1961

absichtigt der fetischistischen Einstellung die ihr ohne Zweifel gebührende kunstästhetische Dignität nachträglich bestätigt haben. Welche Bedeutung der Aspekt der fetischistischen Objektwahl in der Gegenwart für die Kunst erlangt hat, belehrt auch ein Seitenblick auf die von der Pop Art epidemisch ausgelöste Hinwendung zum optischen Zitat der vulgärästhetischen Gegenstandswelt. Diese wird, wenn auch nur in Bruchstükken ihres realen Umfangs, aber dennoch roh: als zweidimensionales *objet trouvé* in die Bildmontage übernommen.[31]

Die fetischistische Einstellung des *ready-made* und der Montage von roher, bloß zitierter Wirklichkeit ist soziologisch verstanden die Reaktion auf eine visuelle Überproduktion, mit Helmuth Plessners Worten auf eine «optische Überdrucksituation, die durch die Motorisierung und den damit gegebenen Wechsel der Gesichtseindrücke nur noch gesteigert ist. Abnutzung und Verflachung des gegenständlichen Sehens ist die Folge. Wer sehen will, muß erst einmal die Augen schließen, muß es sich schwierig machen und eine Distanz zwischen sich und den Gegenstand legen. Diese Distanz erreicht er nur im Wege der Verfremdung des Objekts.»[32] In diesem Sinne der Verfremdung einer zu nahe gekommenen, nicht mehr eigentlich gesehenen, sondern zur visuellen Redensart verflachten Objektwelt ist auch der Deformitätsfetischismus künstlerisch ernst zu neh-

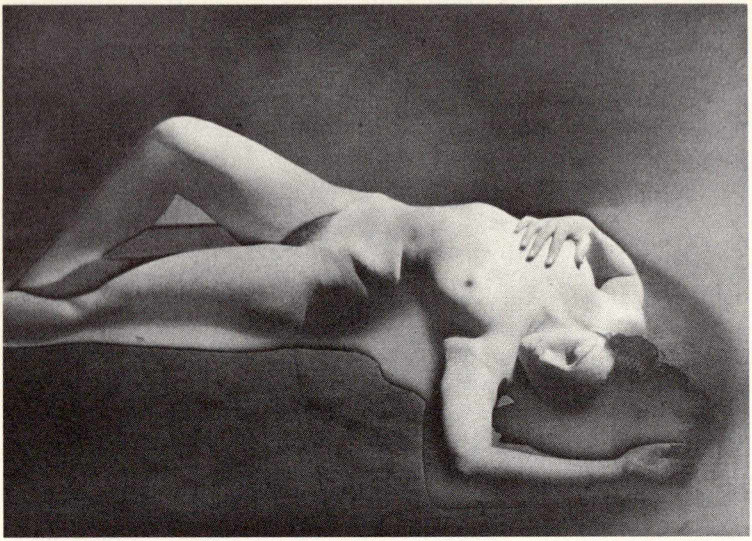

Abb. 89. Man Ray: Primat de la matière sur la pensée.
Photographie solarisée, 1931

Abb. 90. Man Ray: L'enigme d'Isidore Ducasse.
Objet surréaliste, 1920

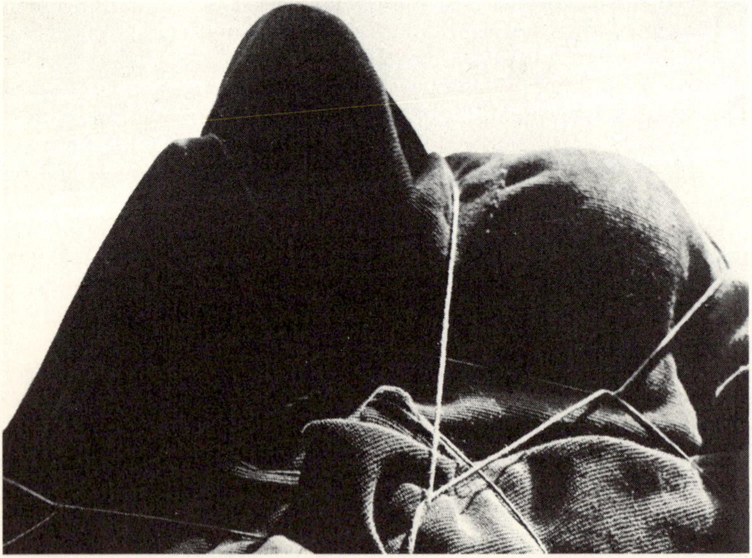

men. Er macht allzu Vertrautes wieder fremd. Die von ihm vorgenommene Verzerrung des gegenständlichen Sehens möchte, an Stelle der häufig unterstellten psychologisierenden Selbstbefriedigung, dem Objekt seine Objektivität und Ferne für den Beschauer zurückgewinnen. Manchmal genügt schon eine einfache Übertreibung des ungesehenen Objekts seiner Größe oder seinen Proportionen nach (Jasper Johns, Lichtenstein, Ray, Rauschenberg, Segal), um es wie ein noch nicht Gesehenes sichtbar werden zu lassen. Der Verfremdungsfetischismus der Gegenwartskunst sollte unter dem Gesichtspunkt beurteilt werden, was er für die Erwekkung des distanzierten Beschauers dem depravierten Kunstverständnis zurückzugeben trachtet und nicht immer gleich am gewohnheitsmäßigen Anspruch der Tradition, ob das Erreichte Kunst sei oder vielmehr nicht.

Hier harrt der Abbildrealismus in seinen zahlreichen Variationen bei d'Arcangelo, Fahlström, Klasen, Köthe, Kudo, Pistoletto, Polke, G. Richter, Wesselmann, Wintersberger, bei den Protagonisten des *nouveau réalisme* oder der *mec art*[32] und der Pop Art einer soziologischen Deutung. Weil aber für den Fetisch bestimmend seine beseelte Körper-Natur erkannt wurde, soll im Rahmen dieser Studie die Darstellung des Deformitätsfetischistischen in der Kunst sich auch auf dreidimensionale, plastische Manifestationen beschränken[33], die für die beschriebene narzißtische Projektion des fetischistischen Beschauers prädestiniert sind. Vom fetischistischen Charakter der Kunst ist allein die Rede mit Bezug auf ihre ästhetische Bezogenheit auf den wirklichen Raum, seine materielle Dimensionalität. Der illusionistische Raum des Tafelbildes ist zu geistiger und zeichenhafter Natur, eine magische Wirkung, die zur Adoration verführt, eher ausschließend als provozierend; es bildet die Körperlichkeit bloß ab, die in extenso der Fetisch außerdem ist.[34] Fetischistische Formverselbständigung schließt insofern immer das Material ein, mit dem die Fetisch-Form eine untrennbare dingliche Einheit eingeht. Sie spricht in den Assemblages, vor und nach Schwitters, eine dreidimensionale Sprache – eine ‹primitive› Materialsprache, die den Beschauer sinnlich erregt und wie früher beim Anblick von Reliquie und Votiv in der Volkskunst zu einer Anteilnahme zwingt, die hinter die rein schauende Betrachtung des bürgerlichen Bildungsmenschen zurückgeht, über das bloße Hinblicken des oberflächlichen Kunstkonsumenten aber hinausgeht. Das Moment der sinnlichen ungeistigen Gefangennahme seines Beschauers ist dem Fetisch wesentlich, macht gerade sein Bestes aus, das er: ein Gegenbild doch der Askese und ihrer Regressionsfeindlichkeit, den Frustrierten zu schenken vermag. «Prière de toucher» («Please touch») lauten Titel und wörtliche Aufforderung eines Objektes aus dem Jahre 1947 von Marcel Duchamp, das auf schwarzem Samt die weiße Schale einer weiblichen Brust nachbildet *(Abb. 91)*. Provozierende Einladung zum sinnlichen mehr-als-geistigen Sehen war auch das Thema der «Exposition Internationale du

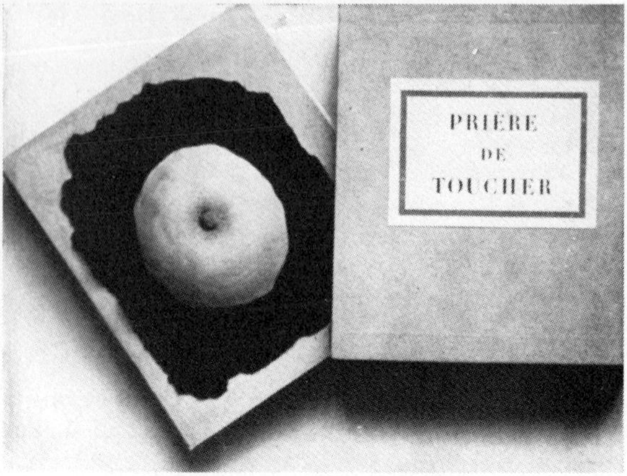

Abb. 91. Marcel Duchamp: Prière de toucher.
Exposition Intern. du Surréalisme, Paris 1947

Surréalisme en 1947», deren Katalogbroschüre als Umschlagbild eine Variation jenes Tastobjektes von Duchamp ziert. In der Verführung zur hedonistischen Sehweise, die das Kulturelle mehr aus sinnlichem Übermut als aus wohlbegründeter Feindschaft mißachtet, sind Duchamp und die Surrealisten auf dem besten Wege, die dadaistische und surrealistische Tagesästhetik zu überleben. – Die Lederhaut, das Pendel und sogar der Schallkörper der «caissons» von Horst Egon Kalinowski *(Abb. 92)* wollen nicht allein optisch genommen, sondern berührt, angestoßen oder getrommelt sein. Zur fetischistischen Anschauung gehört auch, daß der Beschauer auf den optischen Sinn sich nicht beschränken läßt, wenn ein reicher intendiertes, mehrere Sinne ansprechendes ‹Objekt› gegeben ist. Schrein und Schublade, Kästchen und Knöpfe, Pelz und Leder, Seide und Netzwerk, das Stoffliche schlechthin, wie man es in der Assemblage z. B. bei von Bat-Yosef, Beuys[35], Lee Bontecou, Brusse, Grossmann *(Abb. 93)*, Höke, Hirscher, Kalinowski *(Abb. 92)*, Kudo, Rauschenberg, Prem, Schwitters, Ursula Schultze[36], Wunderlich u. a. – bei Duchamp bereits und den Surrealisten finden kann, wollen ebenso bedürftig genommen und gebraucht sein[37], im interesse*vollen* Wohlgefallen ihrer Beschauer einen Hunger wecken, über dessen Motivation eine hedonistische Psychoanalyse das Kompliment erst noch zu machen hätte: daß hier ein neuer Beschauer gefunden sei, der vor der amusischen Projektion des eigenen kindhaften Wunsches gegenüber dem Kunstwerk nicht zurückschreckt und es, seinen kulturellen Bildungswert und seine Musealität

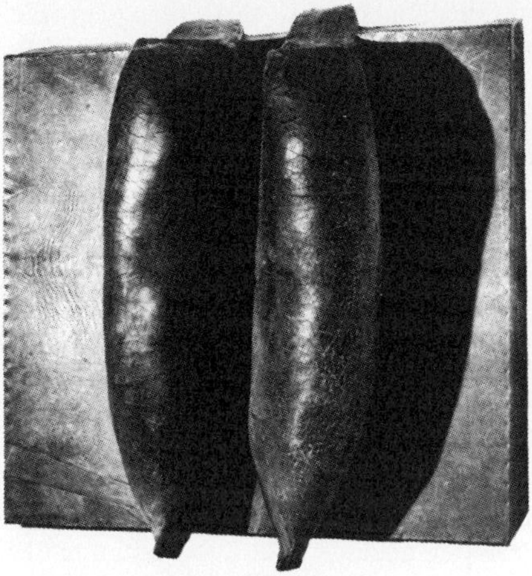

Abb. 92. Horst Egon Kalinowski:
Caisson «Double», 1970

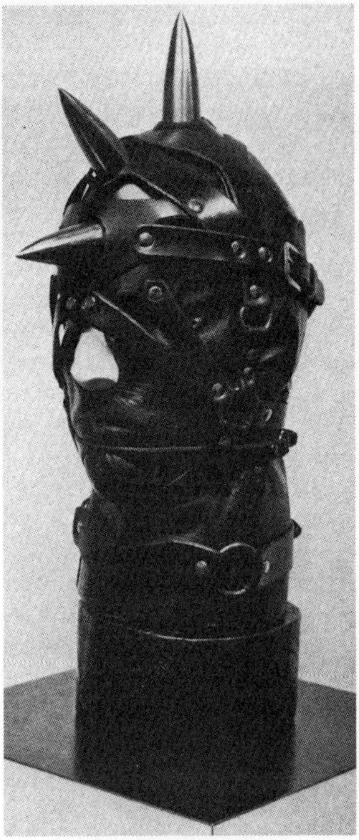

Abb. 93. Nancy Grossmann:
TUF. Leder- und Holzplastik, 1969

einmal mißachtend, als ein ebenso privates Stück zurückeroberten Glücks zu lieben imstande ist. Die kulturell abgedrängte Wunscherfüllung stünde im Zentrum des Interesses zwischen dem Kunstwerk und seinen Beschauern. In dieser zugegeben nicht mehr autonomen, wenn auch nicht ästhetisch anspruchslosen Gestalt wollte Marcel Duchamp viele seiner *ready-mades* verstanden wissen, so die «Broyeuse de Chocolat» aus dem Jahre 1913, die Schokoladenreibe, die nach Robert Lebel, dem Interpreten[38], für den Künstler eine «reconnaissance intuitive» an einen vor Schokoladenauslagen streunenden Knaben birgt: eine Deckerinnerung eines unbewußten verdrängten Wunsches wie ebenso ein regressives Lustsymbol unwillkürlich darstellt. In der bildhaft suggerierten Reib- und Quetschwirkung jener Mühle hätte nach pointiert psychoanalytischer Auffassung die verdrängte Lust des analen Sadismus ein ihr adäquates Ausdrucksbild von hedonistischem Gepräge wiedergefunden.

Es paßt zur Anti-Kulturattitüde des Dadaismus, wenn man sagt, die «Schokoladenreibe» ist für Duchamp, ihren Finder, zuallererst ein Stück glücklich verwirklichter Selbst-Liebe und außerdem, aber dergestalt von Duchamp nicht intendiert, vielleicht noch ein Kunstwerk, zu dessen kulturellem Gedächtnis eine Konservierung seiner auch als Form-Denkmal wünschenswert ist. Die kunstästhetische Rezeption Duchamps durch die ihn verehrenden und nachahmenden Künstler heute ist nachträglich, aber nicht weniger auf Wiedererweckung und Systematisierung gerade des hedonistischen Wunsches bedacht. Dies verleiht den gegenwärtigen Nachahmern Duchamps entgegen einem ersten flüchtigen Eindruck das wieder Redliche ihrer Huldigungen. Ihr Enthusiasmus gilt mehr der ästhetischen Einübung eines vorgeführten hedonistischen Anspruchs gegenüber dem Leben als der phantasielosen Imitation des Formgebildes als solchem. Im *ready-made* blitzt etwas von der fetischistischen Persönlichkeit ihres Finders auf, der den Schöpfer-Künstler und titanischen Erfinder kunsthistorisch früherer Perioden abgelöst hat. Dieser wird in der emphatischen Blickwendung auf die Rezeptivität des Findens und die postume ästhetische Manipulation des Fundobjektes als nicht mehr so recht nachvollziehbar und zum eigenen Ausdruckswillen konträr erfahren. Solches Befremden gegenüber der hochgestochenen Bedeutung des Schöpferischen bildet ein Motiv für die heute quer zu allen ästhetischen Fronten und Kunstparteiungen verlaufenden, zahlreich hergestellten Bezüge auf Marcel Duchamp. An der unbekümmerten, von keinem Bildungsideal geschürten Aufmerksamkeit, die man seinen gelegentlichen, jeden Œuvre-Charakter verleugnenden Entdeckungen zollt, wird vor allem die Verkehrung einer herkömmlichen Einstellung deutlich: Was nach alter Terminologie den Namen der schöpferischen Autonomie in der Kunst beansprucht, lebt heute immer mehr aus der Mimesis an ein ästhetisch Vorfindliches und Präformiertes. Es wirkt im Akt des Findens und Zitierens, der Auswahl und Montage eher ektypisch als archetypisch, eben gerade aus der individuellen Einengung auf den fetischistischen Perspektivismus von Verformung und Formverselbständigung gegenüber einem vorgegebenen, sozialästhetisch oder wie immer bereits bestehenden Formleben. Der fetischistische Perspektivismus ist – was im Verlauf dieser Studie sichtbar werden sollte – für jeden, der diese Wortmünze noch schätzt, nicht minder als ein *eigenschöpferischer* Vorgang anzusehen, der einer idealistischen Philosophie und ihren Denkabkömmlingen zufolge aber noch nicht das Schöpferische des Kunst*werkes* ist.

Wilhelm Stekels treffende Charakterisierung des schöpferischen Fetischisten, in ihm sei vielleicht ein großer Künstler verlorengegangen, ist dazu geeignet, in der ästhetischen Faszination über den jeweils gefundenen Fetisch das bloß Teilhafte und Vorübergehende seines Glücks nicht vergessen zu lassen. Wer allerdings den spießigen Schluß daraus zöge, die

Kunst des *objet trouvé* und seiner fetischistischen Verformung sei nur Surrogat der großen Kunst, könne wie alles Gebrauchte bloß Kunstgewerbe sein, verkennt die entideologisierende Kraft, die die fetischistische Teilsetzung des *ready-made* gegenüber einem dogmatisch festgehaltenen traditionellen Anspruch auf das schöpferische Ganze und Autonome des Kunstwerks ausübt. Was historisch an dieser seiner Bestimmung einmal richtig und fundiert war, muß sich heute unter anderen historischen Gegebenheiten den Vorwurf der ontologischen Aufspreizung zum autoritären kunstfremden Denkprinzip gefallen lassen. Hinter der spöttischen Denunziation der Teilsetzung, die der sich für normal und gesund haltende Menschenverstand gegenüber der fetischistischen Ausdrucksform parat hat, steht die naive, sich selbst undurchsichtige Verteidigung des bestehenden glücklosen Ganzen. Die Ablenkung vom Glück, weil es bloß als Teil verwirklicht werden kann, läßt das glücklose Ganze ungeschoren, paßt sich selbstzerstörerisch der Resignation an, das versagte Glück überhaupt nicht oder jenseits der erlebten Zeit zu erhoffen. Einem Kunstgewerbe von heute wesentlich wäre die theologische Vertröstung auf das Ganze eines erst kommenden transzendenten Glücks, nicht aber das Beharren auf dem Zipfel diesseitigen Glücks, den die Kleinkunst des Fetischs schon den Lebenden zu schenken vermag. Sie ist, was den Kern ihrer hedonistischen Einstellung ausmacht, transzendenzfeindlich. Sie weist die metaphysische Nähe des Kunstwerks zu den Ersatzbildungen der Religion zurück, mehr erwartend von seiner sinnlichen Konkretion für die versagend Lebenden als von den überempirischen Tröstungen des Glaubens auf ein Glück nicht mehr von dieser Welt.

Daher finden sich auch Hinweise für ein ausgesprochen hedonistisches Kunstverständnis am ehesten im Bereich der psychoanalytischen Anthropologie und Medizin, so bei Otto Rank, der den Projektionscharakter der Kunst im Dienste einer weltlichen Glückerlangung auf der Basis einer «allgemeinen Bewußtseinserweiterung»[39] ihrer Beschauer verlangt. Die neurotisch Leidenden gewönnen demnach im Anblick der psychisch geleisteten Arbeit des Kunstwerks ein kritischeres Verhältnis zu ihren unverarbeiteten eigenen Leiden und lernten mit deren Bewältigung das wenige Glück, das ihnen real zum Leben zur Verfügung steht, für sich selbst zu beherrschen. Der Künstler «muß zum Arzte werden; die Schaffenden... zu Heilkünstlern und die Empfangenden zu Neurotikern, denn nur auf diesem Wege vermag das Volk zum ‹Bewußtsein› zu kommen» und den «Weg der Befreiung» zu gehen. Der neurotische Konflikt der Kunstbeschauer ist eine notwendige Übergangszeit der Entbehrung zum Glück; «wenn früher Völker an der Neurose zugrunde gingen, so werden sie jetzt durch sie hindurchgehen und dadurch wissend werden». Glück hängt davon ab, inwieweit es den neurotischen Individuen eines Kollektivs gelingt, «das unzweckmäßig verdrängte Unbewußte bewußt» machen zu können, dies im nicht ungefährlichen Widerstand zu den sozialen Normen der Askese und der masochistischen Selbstverleugnung, aber im Verein mit einer Kunst, die das Glück des einzelnen Beschauers über ihre kulturell geforderten Ewigkeitswerte stellt. Sie erfüllt nach hedonistischer Auffassung keinen ästhetischen Selbstzweck; ihre idealistisch geforderte Autonomie und titanenhafte Größe, ihre verlangte absolute Dauer im Strom der vergehenden Geschichte sind, gemessen an der bescheidenen Gestalt des Selbst-Genusses der Menschen, Ausdruck eher einer menschenverachtenden, heroisierenden Einstellung als einer individuellen Verwirklichung und Befriedigung des Menschen. Die materialistisch-psychoanalytische Vereidigung der Kunst auf ihren therapeutischen Wert für die Versagenden lebt von dem gleichen *produktiven Mißverständnis* gegenüber dem Kunstwerk wie der fetischistische Beschauer, der in ihm das asoziale Bild der kulturell verdrängten Selbst-Liebe wiederfindet. Es ist das produktive Mißverständnis einer jeden vom Glück der Projektion inspirierten Kunstauffassung. Beides, die psychoanalytische Ausdeutung wie die fetischistische Adoration, relativieren – und darin besteht ihr Mißverständnis – das Kunstwerk auf den Projektionscharakter, den es für einen subjektiven Beschauer erlangen kann. Unabhängig von ihm hat es keine Bedeutung noch Dauer, es sei denn als das kunstästhetisch gleichgültige Stück Materie aus Leinwand, Farben und was immer oder als das bloße Objekt eines Zweckzusammenhangs, der von der psychoanalytischen oder fetischistischen Beseelung unabhängig besteht. Zugleich erwarten der psychoanalytisch ausdeutende und der fetischistische Beschauer – und hierin ist das *Produktive* ihres Mißverständnisses zu sehen – von ‹ihrem› Kunstwerk eine Veränderung und «Umwertung des Psychischen» (Rank), welche die subjektive Voraussetzung einer Kultur ohne kulturelle Unterdrückung, aber auch ohne kulturverneinende Anarchie (nach dem vorgeführten Modell Marcuses) abgeben könnte. Kultur empfinge ihren formbildenden Antrieb nicht weiter primär von sozialen, ökonomischen und kulturellen Institutionen, sondern von den kollektiv verdrängten Energien des kindhaften vorgenitalen Selbst, an dessen Stelle fortan nur mehr den genitalen Götzen das Triebschicksal der Verdrängung träfe. Kultur in diesem bewußt verkehrten Sinn verdankte sich einer Art psychischer Bodenreform, welche die Neuaufteilung des Bewußtseinsstroms nach seinen bewußten kontrollierenden und seinen unbewußten verdrängten Anteilen verfügte. In Abwandlung einer phänomenologischen Redeweise könnte man auch von einer ‹Transzendenz in der Immanenz› sprechen, einer Überschreitung, die – immanent im Kontext des Bewußtseinsstroms verbleibend – die Aktualität autoritär-genitaler Erlebnisstrukturen in der Rückerinnerung auf die unbewußten verdrängten Bilder der Kindheit hin überwältigte.

Hinweise für diese Auffassung finden sich bei Maryse Choisy. Sie nimmt den verdrängten Kindheitswunsch psychoanalytisch in die Kelter. Mit Unterstützung der Freudschen Sexualtheorie werden aus den psychosexuellen Stadien der Kindheit und ihrer Traumata die hedonistischen Ausprägungen des späteren Kunstwerks deduziert.

«So ist es das erste psychosexuelle Stadium, das sogenannte orale, das die schönsten Liebesklagen und jene narzißtische Haltung inspiriert, die von genialen Dichtern und Musikern eingenommen wird. Mozart, der, um komponieren zu können, geliebt werden mußte, war ein oraler Typ. Dieses orale Stadium zwischen Geburt und Entwöhnung ist nicht mehr das wunderbare Paradies des Mutterschoßes jenseits von Zeit und Raum. Es ist aber immerhin das erste irdische Paradies. Das Lustprinzip gilt ungehindert in der molligen, seidenweichen, flaumigen Wiege... Gehen wir zum nächsten Stadium, zur analen Phase über. Alle Kinder-Psychoanalytiker führen bei ihren kleinen Kranken zahllose Arten des Sudelns an, dieser der zerstörenden Seite des oralen Stadiums am nächsten liegenden Manifestationen. ‹Die Freude zu zerreißen, vor allem etwas zu zerreißen, was eine Form oder einen Wert aufweist, ist beim Kinde deutlich sichtbar›.»[40]

In Fortführung dieses Ansatzes käme man auf einen für die Analyse des Fetischs und des Deformitätsfetischismus in der Kunst genetisch aufschlußreichen Zusammenhang zwischen dem oralen, analen, genitalen Sadismus einerseits und einem oralen, analen, phallischen Hedonismus andererseits.[41] Psychoanalytisch verstanden, bedeutet die Aktualität des Fetischs für Künstler und Beschauer gleichermaßen ein Bewußtwerden der nicht genitalen polymorphen Sexualität in der Abwehr des genitalen Primats, wobei nicht übersehen werden soll, daß in der Bewertung des rein psychologischen Gehalts die Forscher nicht übereinstimmen, ob der Fetisch von «ausgesprochen weiblicher unphallischer Bedeutung» ist[42] oder sein «Normalvorbild» im «Penis des Mannes» bzw. dem «kleinen Penis des Weibes», der Klitoris, zu sehen sei[43] oder vielmehr als «hermaphroditisches Symbol» aufgefaßt werden dürfe[44]. Der Fetisch hat im narzißtischen Feld seiner Anbetung durch den jeweiligen Fetischisten eine immer etwas andere funktionale Bedeutung, erst recht verliert er seine eindeutige symbolische Definierbarkeit in der schöpferischen Einzelleistung des Kunstwerks. In der meist für banausisch und kunstfremd gehaltenen Frage nach seinem erotischen Inhalt, an den doch nun einmal der Kindheitswunsch des hedonistischen Beschauers sich heftet, hat Choisy sich mit dem Hinweis schützend vor die psychoanalytische Ausdeutung gestellt, daß «letzten Endes... die Bewertung eines Kunstwerkes von der projektiven Haltung des Beschauers abhängig» ist[45] – andernfalls bliebe es, von niemandem gebraucht, mit seinem Glück allein und könnte, was hinzuzufügen ist, die Qualität eines Fetischs nicht besitzen. Dessen Pointe ist doch gerade, die objektivierte Selbstliebe des Fetischisten zu sein. Doch darf die projektive Einstellung nie total und systematisch werden. Wie Choisy selber weiß, kann kein Zweifel darüber bestehen, daß die

Kunst sich «weder vor dem Marxismus, noch vor der vom Psychoanalytiker verlangten Gesundheit, noch selbst vor den Forderungen der Moral beugen darf... Eine systematische Perversion bringt den Elan ebenso zum Stillstand wie aufgezwungene Tugend»[46].

Wie der Kunstbetrachter in der marxistischen oder psychoanalytischen Projektion erwartet auch der Fetischist von der Begegnung mit dem Kunstwerk eine nicht nur ästhetische Wirkung. Seine Betrachtung ist nicht kontemplativ, sondern aggressiv, verbündet mit einem Widerspruchsgeist und sogar Haß gegenüber allen Formen des Reichtums, die dem Glück des einzelnen entfremdet sind. Glück, nach der hedonistischen Utopie gründend in der «pervertierten» repressionslosen Kultur (Marcuse), insonderheit einer befreienden therapeutischen Kunst (Rank), lebte nicht minder aus einer Ordnung, die sich aber als Gegenwelt zur Askese und Regressionsfeindlichkeit der gerade herrschenden patriarchalen Moral manifestiert und die die vom industriellen Leistungsprinzip, von sozial-ökonomischer Produktivität zu Idolen des Konsums depravierten Formen des Reichtums, des Glücks, den Fortschritt und selbst die Aufklärung, in der schöpferischen Umkehrung durch den fetischistischen Narzißten wieder als menschliche Tugenden begriffe. Dessen Unfähigkeit, das Überindividuelle und Subjektunabhängige der Kunst zu verstehen, steht feindlich zum autoritären Bildungsstaat, der – auf die Verwaltung und Konservierung des kulturellen Allgemeinbesitzes vereidigt – sich des Besonderen, des Nichtidentischen und sozial Inkommensurablen der Kunstwerke, ihrer kulturfeindlichen Geste (Adorno) zu Unrecht entledigen möchte. Der Fetischist hat für das Allgemeinverbindliche wie für den Ewigkeitsanspruch der Kunst, ihre transzendente Dimension, kein Organ. Dies aber macht gerade die Widerstandskraft und Skepsis seiner Einstellung im fortgeschrittenen Prozeß einer Kultur aus, für deren depravierte Spätphase Michael Landmann bestimmend erkannt hat, daß sie ihre großen geistigen Besitztümer, «die alle einst aus rationalen Prinzipien heraus geschaffen wurden, heute längst nicht mehr aus Einsicht in diese Prinzipien heraus» vererbt und anerkannt sind, «sondern daß sie gut und richtig seien, das wird, wenn überhaupt, nur noch *geglaubt* wie ein Dogma... Oder in der Terminologie von Georg Simmel ausgedrückt: die objektive Kultur steigt, die subjektive Kultur sinkt.»[47]

Der Fetischist in seinem Eigensinn, zuerst auf das subjektive vorübergehende Glück der Selbstliebe sehen zu müssen, ist prädestiniert für das Mißtrauen gegenüber allen Wahrheiten, die als allgemein menschlich und ewig verbürgte zu den zeitenthobenen, nur noch geglaubten Besitztümern der ‹objektiven Kultur› hypostasiert sind. Auf sein bloß subjektives psychologisierendes Kulturverständnis ist mehr Verlaß als auf den blinden Bildungsglauben an das für allgemein und immer geltend Überlieferte, das Objektive. Genau besehen zeigt die kulturelle Regression des Fetischisten einen Weg auf, auf dem der Verkümmerung der ‹subjektiven Kultur› entgegengelebt und aus innerer Nötigung widersprochen sein könnte. Das Kulturelle bereitet den an überkommenen Leitbildern Lernenden so wenig Genuß, weil sie zuerst das Allgemeinverbindliche und Unsterbliche, das erklärt Wertvolle sich aneignen müssen, wo sie statt dessen aus Bedürftigkeit wählen und von ihren Beweggründen überzeugt sein dürfen sollten. Die methodische Kunstfigur des Fetischisten bietet freilich keine Patentlösung für die Rückeroberung der nur noch geglaubten Kultur an, sie fixiert vielmehr nur die *hedonistische Antinomie*, in welche jedes fortgeschrittene Kulturbewußtsein verstrickt ist: Geht das Lustprinzip der Aneignung der Kultur verloren, muß sie in der Konkurrenz mit dem, was die lustvolle Aneignung heute im Konsum erlaubt oder sogar fordert, unattraktiv werden und auf der Strecke bleiben. Werden in Konsequenz solcher Einsicht Lust und Teilsetzung des Fetischisten zum Prinzip der kulturellen Aneignung wirklich erhoben, drohen der Kultur das Mißverständnis ihrer projektiven Aneignung, die Konsumierbarkeit und die Halbbildung; sie wird ihre geistige Geltung und Objektivität einbüßen und im Wettlauf mit dem, was ephemer und subjektiv Glück bereitet, auf der Strecke bleiben.

Die hedonistische Antinomie ist übertragbar auf den Wirkungsbereich der bildenden Kunst. Entweder die Kunst läßt sich auf der subjektiven Ebene ihres augenblicklichen Genusses zu ihm herab und paßt sich somit dem attraktiven Glück des Konsums an, oder sie bleibt seinen Niederungen, seiner Problemlosigkeit fern und entrückt samt ihrer subjektiv unantastbaren Objektivität und Sinnhaftigkeit in den Olymp der unverstandenen, bloß noch geglaubten und schließlich auch vergessenen Kultur. Demnach kann das Verhältnis des Künstlers der Gegenwart zu dem, was er erreichen will, nur unsicher und gespalten sein. Einerseits ist er allem Glück der Zuwendung, das seine Kunst nur subjektiv und vorübergehend trifft und zur Mode verschleißt, abhold; andererseits erweist er sich doch soweit sozial integriert, Erfolg und Wirkung seiner Kunst nicht ganz unabhängig vom Glückversprechen des Konsums zu erhoffen. Er weiß intuitiv, auf den subjektiv gebildeten Beschauer, den eigentlich «Kultivierten», der dem Dilemma von einerseits bloßem Konsum und andererseits bloßem Bildungsglauben entgeht, ist in Zukunft immer weniger zu rechnen. Sein Verständnis wird unterm nivellierenden Konsum bald zu einer aristokratischen Tugend degeneriert sein. Zu viele Anzeichen sprechen für den weitergehenden Abbau der ‹subjektiven Kultur›, der Abnahme eines fundierten, im Wechsel der Modegewohnheiten mit sich identischen Urteils oder eines sich treu bleibenden, eben subjektiven Geschmacks, den ein selbstbewußteres Kulturalter noch als gut oder schlecht sich zu beurteilen traute. Vieles spricht für die zunehmende labile unsubjektive Anhänglichkeit des modernen Kunstsammlers zu seinen

Stücken, deren Attraktivität primär in Relation dazu begriffen wird, ob der objektive Ausstellungswert eines Kunstwerks im Schwinden ist und deshalb abgestoßen werden muß oder ob er im Gegenteil im Bewußtsein möglichst vieler konkurrierender Sammler und Museen angestiegen ist und das betreffende Kunstwerk der eigenen Sammlung erhalten bleiben kann. Den inneren subjektiven Maßstab der Wertschätzung gegenüber einem Kunstwerk bestimmt dessen jeweiliger Kurswert innerhalb der geglaubten ‹objektiven Kultur›. Die selbstverständliche fetischistische Bezogenheit des Kunstliebhabers vergangener, noch kultisch erfahrener Epochen, der im Finden, in der Rahmung und bei der Aufstellung seines Kunstwerks, der Einmaligkeit und subjektiven Einseitigkeit ebenso von sich selber: einer narzißtischen Aura adorierte, nimmt sich heute vor der ins Riesenhafte gesammelten und zum größten Teil anonymen, eben subjektiv unangeeigneten Kultur geradezu rührend veraltet und hilflos aus.

So muß auch eine Theorie, die für die Rettung der ‹subjektiven Kultur› ihre Zuflucht zur hedonistischen Aneignung durch den Fetischisten nähme, weil einzig dessen perverses Glück, wie sie vergeblich hofft, noch neben dem des Konsums konkurrierend bestehen kann, auf die ‹objektive Kultur› ohne Wirkung bleiben. Zur Stunde, da der allgemeine Kulturbesitz bereits unmittelbar gefährdet scheint, erweckte eine Theorie, die den *Fetischisten zum Kulturträger* macht, vergebliche Hoffnungen. Die Entfremdung zwischen den Lebenden und den Antiquitäten der geglaubten Kultur hat nahezu jenen dialektischen Punkt erreicht, an dem das absolute Wissen der ‹objektiven Kultur› in die absolute Unwissenheit und Desinteressiertheit ihrer Konsumenten umschlägt und das Kulturbewußtsein im dumpfen Bewußtsein der eigenen Undurchschautheit und Irrationalität untergeht. (Der letzte Absatz wurde aus der Sicht von 1986 geändert.)

2 Die Erotik des hermaphroditischen Bildes. Hans Bellmer und die Puppe

> Die Hüfte Antiopens schien durch neue Kunst
> Leibhaftig eingeschmiegt der Büste des Epheben
> Wie sprang das Becken aus der Taille! Welche Gunst
> Der Schminke, so mit Rot das falbe Braun zu heben!
> *Charles Baudelaire,* Les Bijoux
> (in der Nachdichtung von *Wilhelm Hausenstein*)

Es ist für das Verständnis der erotischen Bilder Hans Bellmers wenig aufschlußreich, sie in einem historischen Zusammenhang mit der Décadence des 19. Jahrhunderts zu sehen, als deren Nachzügler Bellmer schließlich figurieren müßte, nur weil ihn mit jener Epoche ein vermeintlich gleiches ästhetizistisches Interesse für ‹erotische Themen› verbindet. Aber schon diese Annahme, daß Bellmer etwa inhaltlich zum Thema und zum Gegenstand einer artistischen Bildungsmalerei würde, die über eine von der Geistesgeschichte als klassisch überlieferte Vorlage ihre subjektiven Formen und Einfälle wirft, wäre so generell formuliert irreführend. Sie übersähe die an der kulturfeindlichen Philosophie des Surrealismus geschulte Polemik gegen jede intentionale Präsentation eines Gedankens im Bild. Niemals erscheint dem orthodox-bretonschen Surrealisten das Erotische, wie dies in den geistreichen Darstellungen von Beardsley und von Bayros, von Rops und Moreau oder auch von Greiner und Klinger der Normalfall ist, in der Übersetzung eines literarisch oder mythologisch vorgeprägten Geschehens, um als bildnerische Ideenparaphrase und in Konkurrenz mit der Dichtung gelesen zu werden. Vielmehr tritt das Erotische in der sprachlosen Direktheit eines sinnlichen Wunsches auf, der sich bildhaft und unliterarisch zum Ausdruck bringt. Auch vermag der surrealistische Künstler nichts von seinen erotischen Lektüren zu verstehen, was nicht durch ein eigenes inneres Vorstellungsbild gedeckt wäre und nicht sinnlich verkörpert werden könnte. Er zeichnet bildhaft Vorgestelltes nach, sein literarisches Verstehen ist im Grunde nur ein Erfassen des Textes im Medium eines präexistenten Bildes. Dies wird als ursprüngliche Einheit von Bewußtsein und Wirklichkeit erlebt, seine literarische Präsentation als nachträglich verarbeitend und individuell befangen, als ein spätes Gefängnis seiner mythischen Qualität und insofern als bloß pornographisch aufgefaßt. Wer auf die in den surrealistischen Manifesten ausgewählten Lieblingsschriftsteller und die Gesichtspunkte achtet, nach denen ein Apollinaire, Baudelaire, Freud, Jarry, Lautréamont, Nietzsche, Sade ausgewählt sind, liest eine Bevorzugung jener Autoren heraus, die nach surrealistischem Verständnis der Abschwächung und Deformation des erotischen Bildes durch die Abstraktion des Begriffs sich als Konflikt zweier Medien verschiedenen Menschenalters bewußt sind: eines ursprünglichen mythischen und eines im Prozeß der Zivilisation erst gewordenen, und die im Glücksfall, den sie selber darstellen, die diskursiv und logisch eingeschlossenen Erfahrungen des bildhaften Eros aus ihrer Gefangenschaft in der verdinglichenden Sprache entlassen. Als der Verfasser in einem Brief Bellmer eröffnete, es ginge ihm bei seinen Zeichnungen wie bei der Lektüre fremdsprachiger Pornographie, von der Theodor W. Adorno einmal schreibt, man verstehe sie, obwohl in der Sprache ungeübt, ohne Dictionnaire, bekam er bestätigend zur Antwort, dies sei ihm die «schmeichelhafteste und beste Kritik», die er über seine Arbeiten gelesen habe. Sie betreffe genau den beabsichtigten «Erst-Schock des Publikums»[48]. Die infantile Qualität des erotischen Bildes ist ihre Unlesbarkeit, ihre blitzartige Intuitivität – im Unterschied zur bloßen Metapher, die das Bild intellektualisiert. Erst wenn zwischen Bild und dessen Inhalt der Beschauer keinen Unterschied mehr finden kann, ist, wie in der bekannten Folge der Radierungen «à Sade» von 1961, eine überrealistische, nicht mehr illustrative Stufe der Darstellung erreicht, die dem historisch gewordenen Zwang zur Begrifflichkeit und Abstraktion, der die diskursive Sprache prägt, sich widersetzt und sich zurücksehnt in ein Paradies «phantastischer Universalien» (Vico), wo Begriff und Bild, das Allgemeine und das Individuelle noch ungeschieden waren und in solcher Ungeschiedenheit der Vicoschen Kulturphilosophie zufolge als der verlorene mimetische Ursprung der Phantasie anzusehen sind.

Zur Rettung seiner unbegrifflichen Sinnlichkeit, deren ein mit Syntax und Semantik groß gewordenes szientifisches Zeitalter sich nicht mehr erinnert, weiß sich jede romantisch gewendete Kunstauffassung verpflichtet, desgleichen das romantische Selbstverständnis Bellmers, der – wie sein weltanschauliches Vorbild Georges Bataille[49] – die für nüchtern und schmucklos verherrlichte Kultur des Positivismus als sinnliche Versagung und getarnte Repression des Spieltriebs durchschaut hat. Was immer man kritisch gegen das Romantische in der gegenwärtigen Kunst vorbringen kann, es wäre nicht das erste Mal, daß die eilfertige Denunziation eines romantischen Kopfes als ‹falsches Bewußtsein› die Träume von einem besseren Leben, jenseits der nüchternen Kahlheit des Funktionalismus, der Anpassung an die arbeitsteilige Gesellschaft opferte. Die undifferenzierte Aufklärung über das Utopische und bloß Schwärmerische jeder romantisch beeinflußten Kunst möchte diese am liebsten mit einem Bewußtsein gleichschalten, das einerseits vollkommen desillusioniert und insofern über seinen wahren Zustand bestens aufgeklärt ist, andererseits aber mit dem schlechten Bestehenden, das kein einzelner und kein Kunstwerk aus den Angeln hebt, auf Lebenszeit seinen Frieden gemacht hat.

Solcher aufgeklärten Resignation gegenüber ist die romantische Kunstauffassung als Stifterin von Unruhe und Trotz wider die illusionslose Anpassung ans Verdinglichte in Schutz zu nehmen. Die Bellmerschen Begleittexte zur «Anatomie des Bildes»[50] treten ohne ihre ausdrückliche Absicht ein für die romantische Feindschaft des surrealistischen Künstlers gegenüber den illusionslosen Fakten einer teils zum Historismus verknöcherten, teils in den Positivismus der Einzelforschung verzettelten Zivilisation. Diese ist auf allen Ebenen ihrer Betriebsamkeit vom kunstfeindlichen Prinzip der Arbeitsteilung beherrscht, für die Begründer der surrealistischen Weltanschauung einst Grund genug, einen richtigen Beruf zu verschmähen und den sozialen Stand des Künstlers als das zu verteidigen, was er seiner inneren distanzierten Einstellung nach in der Romantik immer war: ein Gelegenheitsarbeiter, der die Extreme des Dilettantischen und des Spezialistischen, arbeitsscheue Boheme und Vollbeschäftigung gleichermaßen meidet. In dem gleichen Brief an den Verfasser teilt Bellmer seine Abneigung vor dem ebenso sinnlich verkrüppelten wie intellektuell beschränkten Perspektivismus des Fachmannes mit, der an ein voraussetzungsvolles Buch wie das seine geriete: «die heikle Situation meines Buches – besonders der ‹*Anatomie*›» – liege für einen fachwissenschaftlich und einseitig gebildeten Leser, zu dem der Kritiker in seiner Eigenschaft als Kunsthistoriker gerechnet werden muß, darin, daß es «in sehr komplizierter Form gleichzeitig auf sehr viele Wissens- und Gefühlsgebiete Bezug nimmt, ... von Anfang an ‹Anti-Spezialistentum› vertritt», während «jeder Spezialist nur begreifen und herausholen» könne, was seiner beschränkten Kategorie entspricht.[51] Kunst unter dem Aspekt der Geschichte einer wechselseitigen Beeinflussung ihrer Werke wäre sicher zu einseitig gesehen, und ihre gerechte Beurteilung wird von Bellmer daher auf eine Mehrzahl von Aspekten verwiesen, welche die Inzucht einer in falscher Strenge dem kunsthistorischen Kontext verhafteten Forschung meiden und den gerade ‹kunstfremden› Disziplinen einen großen Einfluß auf die Entstehung und die Wirkung des Kunstwerkes zuschreiben, allen voran der Philosophie und Ästhetik. Es folgen «Psychologie – Psychiatrie – Analyse; Mathematik und Physik, Erotik (zwischen Sentimentalität und skandalösem Schock); düsterer Humor und Ironie; Ethik(?) – Vernunft und Anti-Vernunft; Revolte gegen die Natur». «Ich glaube daher nicht», bemerkt Bellmer abschließend, «daß ein kritischer Text, der lesbar sein will, allen Fragen meines Buches gerecht werden kann», und als ein nicht mehr erreichtes Ideal anti-spezialistischer Bildung bei zugleich wissenschaftlicher Gediegenheit lobt seine Skepsis «ein ‹handwerklich› so sorgfältig durchgeführtes Buch wie ‹Matière et Mémoire›» von Henri Bergson, dem es in der Tat zum letzenmal in der Geschichte der Philosophie gelang, die Weltanschauung der Zeit, damals den Impressionismus, und die Einzelphänomene der empirischen Wissenschaften in einer persönlichen Konstruktion zusammenzuzwingen. Einem Künstler muß diese artistisch abgerungene Einzelleistung für die eigene Theoriebildung und ihr «nachschöpferisches» Verständnis vorbildlich erscheinen, auch wenn heute einer dazu objektiv nicht mehr in der Lage ist und jeder Anspruch, es dennoch sein zu können, sich den Nachweis seiner Selbsttäuschung gefallen lassen muß. Aber gegen den aus dem Wissenschaftsbetrieb herauskommenden Verzicht auf Universalität, der den Halbgebildeten und Fachmenschen: die nicht minder ideologische Apologie des Einzelwissens züchtet, rebelliert zu Recht, in Bellmer repräsentativ für die anti-akademische positivismusfeindliche Haltung des romantischen Künstlers, ein ganzheitsästhetischer, aperspektivischer Gesichtspunkt, der schon das Gesamtkunstwerkdenken des Jugendstils gegenüber jeder technizistisch verkümmerten Intelligenz beseelte. Er verleiht der Bellmerschen Theorie über eine Anatomie des erotischen Bildes das heute zugegeben ebenso Zwiespältige und Irrationale einer weltanschaulichen Einstellung, die in Bergson noch auf der Höhe der Zeit sich rational und am faktischen Wissen der Wissenschaft erfüllen durfte, um nach ihm aber im theologischen Geraune von Erlebnisphilosophie ihre sachliche Überzeugungskraft zu verlieren. An der rationalen und szientifischen Unverbindlichkeit des subjektiven Erlebnisstandpunktes laboriert seitdem jede Kunstauffassung, die wie die neuromantisch-surrealistische im erotischen Bilde der Kunst den Beweis für die anhaltende Wirksamkeit eines ursprünglichen Sinnes erbracht sehen will, der quer durch die Grenzen aller Sprachen verlaufend Anschauung und Begriff, Intuition und Abstraktion sich rückverbindet zum sinnlichen Universale des Eros. Für ein kritisches Verständnis Bellmers ist es daher zweckmäßig, den Ertrag seiner Kunst und seine theoretische Ausgestaltung durch den Künstler auseinanderzuhalten. Für letztere, anstatt ihre problematischen Motive zu verdrängen, sei im folgenden andeutungsweise versucht, den historischen Stellenwert, die geistige Herkunft dessen zu ermitteln, was an ihrer ‹Romantik› heute elitär und aristokratisch oder bloß altmodisch und überlebt oder aber gerade in kritischer Bezogenheit auf die volle Gegenwart erscheinen mag. Für eine kritische Beurteilung der Aktualität des Erotischen in der zeitgenössischen manieristischen Kunst kann diese Ermittlung von Nutzen sein.

Argumentation und Terminologie der Bellmerschen Texte zur «Anatomie des Bildes» spiegeln retrospektiv eine die avantgardistische Philosophie und Psychologie der Jahrhundertwende gleichermaßen bewegende Kritik am eingefleischten atomistischen Denken, das den Entdeckungen der modernen Biologie, Anthropologie und Psychopathologie nicht mehr genügte. Der menschliche Organismus, bisher Domäne einer einzigen pragmatischen Disziplin, der Medizin, wird im Zuge der antiatomistischen Auffassung experimenteller und ideologischer Mittelpunkt einer quer durch alle Disziplinen und Fachinteressen verlaufenden Wissenschaft vom Ausdruck. Ihr Programm ist die Erforschung des Verstehens fremdseelischen Lebens, nachdem durch neuere Beobachtungen in der Tier- und Kinderpsychologie feststand, daß die frühere assoziationspsychologische Annahme, nach der wir mit Hilfe des Analogieschlusses jene Vorstellungen und Erlebnisse unseren Nebenmenschen zuschreiben, die wir zuerst in uns selbst wahrgenommen haben, mit einem viel primitiver organisierten Verstehen, das von der Sprache unabhängig wirkt, nicht in Einklang zu bringen ist. Dieses müsse daher etwas viel Einfacheres und Ursprünglicheres als ein Analogieschluß sein, ein Verständnis, das unbeeinflußt von sprachlichem Ausdruck und logischer Artikulation das *alter ego* unmittelbar und physiognomisch wie in einem Spiegel erfaßt.

Auf dem wissenschaftlichen Hintergrund dieser Hypothese, deren Ausgestaltung von den ersten Ansätzen bei Köhler und Wertheimer, bei Klages, Plessner und Scheler bis zur «psychanalyse existentielle» Merleau-Pontys reicht, müssen auch die Beweggründe gesucht werden, die Bellmer zu einer Theorie der bildnerischen Analyse eines Ausdrucksvermögens verlockt haben, das – wie sie bestimmt – «nicht von vorneherein Mitteilbarkeit beabsichtigt»[52], sondern sich unwillkürlich, in der Art eines Reflexes mitteilt. Durch ein Zitat aus Jean Jacques Lhermittes Buch «L'image de nôtre corps» (Paris 1939) gibt Bellmer ausdrücklich preis, daß auch ihm die Entdeckung eines unbegrifflichen Körperbewußtseins, in diesem Fall durch die Psychopathologie, bekannt ist. Wie diese an kriegsverletzten Amputierten festgestellt hat, funktioniert deren Gedächtnis, «mémoire corporelle» nennt es Bergson, zunächst unabhängig und unberührt von den tatsächlich erworbenen Deformationen des Körpers. Dieser phantomisiert weiterhin den Arm, der ihm amputiert worden ist, und erst allmählich, im Verlauf einer Umgewöhnung, stellt sich ein Ausgleich zwischen der tatsächlichen Beschaffenheit des Körpers und dem Bewußtsein von ihm her. Das Phantomglied schrumpft zu immer kleinerer Größe zusammen, um schließlich im Amputationstumpf zu verschwinden. Die Existenz eines unwillkürlichen Körperbewußtseins, das – wie Bellmer weiß – auch durch Fälle aus der Psychiatrie der Halluzinationen belegt ist, bestärkt ihn in der Annahme, daß Körper und Bewußtsein in einer ursprünglichen, noch nicht begrifflichen und nicht vergegenständlichenden Sphäre des Ausdrucks als unmittelbar identisch begriffen werden müssen. Der schmerzende Zahn und die sich verkrampfende Hand, die ihn ohne Lust erträgt (Beispiele von Bellmer), sind zu einem einzigen unteilbaren Ausdrucksreflex verbunden, den erst eine nachträgliche *analyse réflechie* in zwei Komponenten zu halbieren vermag – eine «funktionell-automatische»[53], die physiologisch, und eine «illusionistisch-darstellende», die phänomenologisch zugänglich ist.

Zwischen einem ursprünglichen «reellen» und einem fingierten «virtuellen» Ort der Erregung sieht Bellmer den Bewegungsreflex des Ausdrucks gespannt; die Bildung von «virtuellen Erregungszentren»[54], wie die sich schmerzhaft verkrampfende Hand, ist ihm identisch mit der Geburt des unwillkürlichen mimischen Ausdrucks und gewährleistet so etwas wie ein Kontinuum unseres Ausdruckserlebens oder – wie die zuständige Psychologie formulieren würde – den Aufbau des Körperschemas. Im Schutze neuerer Einsichten der Anthropologie plädiert somit Bellmer für die Anerkennung eines mimetischen Bewußtseins, dessen unbegriffliche, der Genesis des Körpers physiognomisch verbundene «Sprache» es mit den gleichen unbegrifflichen, allein bildnerischen Mitteln der ästhetischen Analyse zu beherrschen gelte. Sie muß eine Anatomie des *Bildes* im wörtlichen Sinne dieses Wortes sein:

«Gewiß hat die Sprache für die Orientierungen des körperlichen Bewußtseins nur wenig unmittelbare Bilder. Wie sei auch etwa ... der Situationsplan von dem Körpergefühl eines sitzenden kleinen Mädchens zu beschreiben, das mit Betonung der hochgezogenen linken Schulter und des Armes seitlich über dem Tisch liegt, dessen Kinn sich zwischen Oberarmmuskeln, Brust und Schlüsselbein versteckt, so daß sich die Sehnen der rechten Halsseite fühlbar zerren, während der Druck des Armes – und die Spiegelung des Gegendrucks seiner Unterlage – von der Achsel ab in linearer Entspannung ausläuft, noch über das leicht nach oben geschwungene Gelenk der schlafenden Hand gleitet, die Neigung ihres Rückens kaum mehr spürt und unter dem Polster einer Fingerspitze auf der Tischplatte in den Akzent eines Zuckerhörnchens einmündet.»[55]

Was Bellmers Körper-Anatomie außerdem als eine Anatomie des «körperlichen *Unbewußten*» jeder Ästhetik des anatomischen Körperzeichnens wie der akademischen Aktstudie überlegen macht, wird jedem deutlich, der die für Bellmer bezeichnenden Modelle vor Augen hat. Es sind dies keine naturalistischen Modelle, sondern imaginäre Körper, die vom Betrachter als mit sich ähnlich erlebt werden können und die ihm alle Einstellungen, zu denen der Traum inspiriert, erlauben. Daher steht der ästhetisch manipulierbare Kunstkörper der Puppe im Mittelpunkt *(Abb. 94–95)*, beliebig verstellbar und in außerdem photographischer Montage verformbar der Phantasie, die sich mit ihm spielend befaßt. Seine von Bellmer gelobte Anatomie meint den Fetisch: Der Puppenkörper ist der unnatürliche Projektionsschirm aller Wünsche, die sich nicht erfüllen; alles, was die Puppe ist, vermag sie nur durch ihren Beschauer zu sein, ihre Wirklichkeit ist nur halluziniert; aber alles, was der Beschauer will, vermag sie zu sein, und insofern ist ihre halluzinierte Wirklichkeit reicher, als ein illusionsloser nüchterner Beschauer ihr zutraut. Der bis zur manieristischen Verrenkung formbare Ausdruck der Puppe stellt die Fülle der Möglichkeiten dar, von der die zielbesessene Praxis nur eine strenge Auswahl zuläßt. Dieser liegt mehr an Erfüllung weniger Wünsche

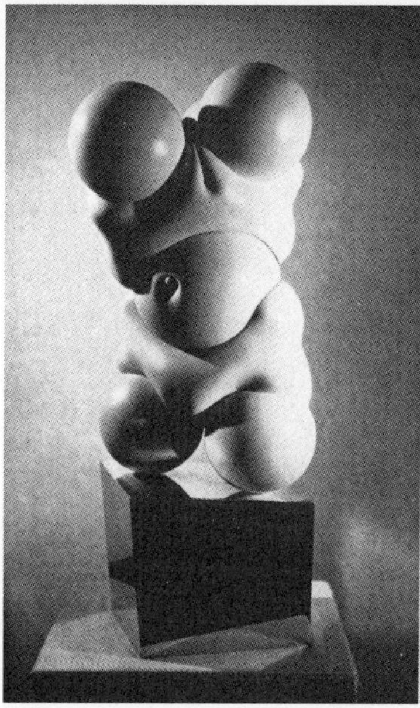

Abb. 94. Hans Bellmer: La Poupée. Objekt, Aluminium koloriert, 1936

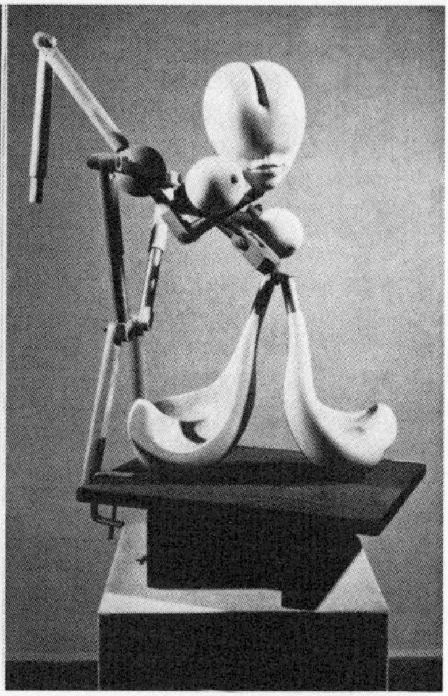

Abb. 95. Hans Bellmer: La Poupée (Mitrailleuse en état de grâce). Objet articulé, Holz, Metall, Pappmaché, 1937

als am luxuriösen Ausdruck der Verheißung, die keinem Wunsch mehr abgeneigt ist.

Als unergiebig und phantasielos muß dem Anatom der unwillkürlichen Ausdrucksbewegung das Bild des arbeitenden Menschen erscheinen, der auf die verabredeten Funktionen und Handgriffe seiner Lebenserhaltung reduziert ist. Erst im unbrauchbaren, nur geduldeten Bilde des spielenden jungen Mädchens, dessen Ausdruck Bellmer zum hauptsächlichen Gegenstand des erotischen Bildes macht *(Abb. 96)*, findet er noch jenen Reichtum des Ausdrucks bewahrt, der das mimische Alphabet der ersten unbefriedigten Wünsche, die asoziale Ontogenese der erotischen Phantasie, zu rekonstruieren erlaubt. Der Ausdrucksreflex, der als Verdoppelung einer Erregung in eine reelle und eine virtuelle Komponente definiert wurde, kleidet sich hier in ein sexuelles pubertäres Bedürfnis, das nicht erfüllt wird. Den Ausweg findet die Phantasie in der Projektion des als Organ noch sinnlosen Geschlechts auf die Achsel, der ins Leere greifenden Fleischzange der Schenkel und Beine auf die einen eingebildeten

Partner: den narzißtischen Fetisch, instinktiv umfangende Gabel der Arme. Das Kinn, das zwischen Schulter und Brustmuskel die Mulde der Achsel liebkost, ist der Penis – fingiert nur und anonym, Ausdruck einer Ahnung von Erfüllung, der unbeabsichtigt, aber sicher gefunden wird. Da Bellmer und der hinter ihm stehenden Anthropologie zufolge angenommen werden kann,

«daß die Gesamtheit des Körperalphabets im Gehirn ständig einsatzbereit ist, selbst nach Amputation noch, so können offenbar die innerhalb des beschriebenen Rahmens liegenden Teile – das Kinn, die Achsel, der Arm – neben ihrer eigenen Bedeutung mit Analogie-Werten belegt werden, das heißt mit den Bildern der Geschlechtszone, des Beins oder anderen, die durch ihre ‹Verdrängung› verfügbar geworden sind. ... Der Körper vermag launisch wie im Traum den Schwerpunkt seiner eigenen Bilder zu verlagern, er tut es unablässig. ... die leiseste Reflexbewegung ist als Funktion des Wunsches im Sinn dieser Bildveränderungen zu deuten und unterscheidet sich in nichts von den schrillen Muskelverkrampfungen der Hände, die bei heftigem Zahnschmerz den Brandherd entwerten wollen.»[56]

Wie im Traum ist dem unbewußten Körperbewußtsein, respektive dem unzensierten Strom seines Gedächtnisses, alles mit allem verknüpfbar, und wie im Traum sind auch die weniger oder gar nicht sexuell verfänglichen Gliedmaßen und Merkmale, ist keine Stelle des erregten Körpers davor sicher, in Verdichtungen, Überlagerungen, Analogien, Äquivokationen und Symboliken von sexueller Signifikanz verstrickt zu werden. Die funktionell «falsche Identität» von Geschlecht und Achsel *(Abb. 96)* oder von Brüsten und Gesäß, deren Halbkugeln als vertauschbar erlebt und in solcher Vertauschung in «Analogie-Werken» dargestellt werden *(Abb. 97)*, steht stellvertretend für die kunstästhetische Überwindung der Einseitigkeit und Isolation der an ihren nützlichen anatomischen Ort gefesselten Sinne. Was die Psychiatrie auf deskriptiver Ebene als hysterische Anomalie eines Mädchens verzeichnet, das mit dem Auge hört, mit der Fußsohle sieht, mit der Ferse riecht, wird in den erotischen Zeichnungen Bellmers zur mimetischen Normalform eines Ausdrucksvermögens rehabilitiert, das noch nicht zum praktischen Erkennungsdienst der vergegenständlichten Welt verkümmert ist, der Sinnesorgane noch nicht bedarf, um sie zu nützlichen Werkzeugen der Orientierung und Arbeit abrichten zu lassen.

Bellmer, dem Destruktivitäts- und Deformitätsfetischismus als pornographischer Makel vorgeworfen wird *(Abb. 26)*, hat durchschaut, daß die sinnliche Armut fixierter Bedürfnisse, der Anblick von Verstümmelung, gerade auf der Seite des schematisierenden Lebens und seiner durchschnittlichen Wünsche zu finden ist. Dessen uneingestandene Notdurft ist das zur sozialen Norm verhängte Leitbild des ‹Glücks›, vor dem die Ausnahme des hedonistischen Phantasten zum kulturellen Skandal zugleich diskreditiert und ausgezeichnet wird. Die ästhetische Regression auf

Abb. 96. Hans Bellmer: à Sade. Kupferstich, 1961

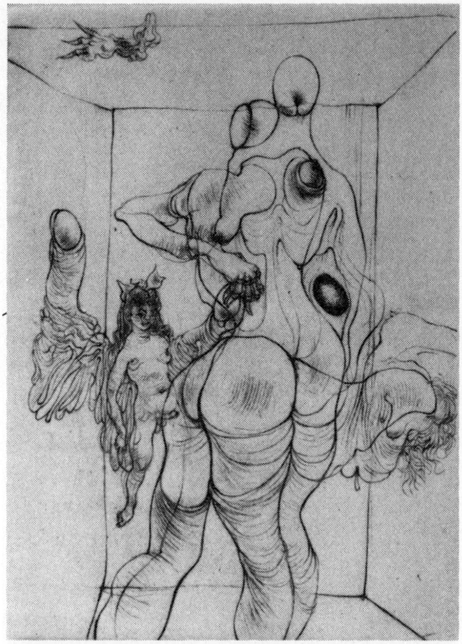

Abb. 97. Hans Bellmer: Kopf. Radierung, 1961

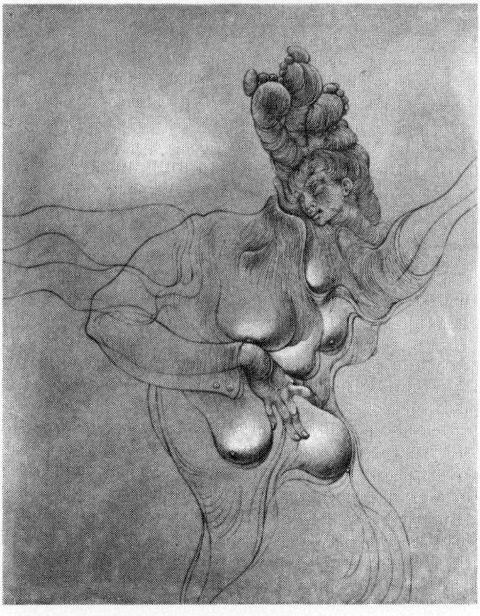

einen noch begrifflich unzerstörten sinnlichen Ursprung der Erfahrung in der Mimesis dient auch der Erinnerung, wozu die Vernunft im fortschreitenden Prozeß der sinnlichen Selbstbeherrschung und Arbeit schließlich werden muß: was sie, aufgeklärte Herrin ihres Glücks, gleichwohl von ihm verlor, weil sein Besitz sich nicht kommandieren läßt. Eine empfindliche Angst, sinnlich zu verkrüppeln, gebiert dem Künstler das utopische Gegenbild einer von Lust beherrschten Vernunft: deren Versöhnung mit dem unbewußten Glück der vorgeschichtlichen Kindheit. Das unwirkliche Szenar der Ausschweifung in der hedonistischen Kunst Hans Bellmers ist nur die Kehrseite der tatsächlichen Entsagung, zu der die gesellschaftliche Wirklichkeit den Genuß erzogen hat. Unangemessen und unredlich wäre daher der Versuch, den hedonistischen Protest als Antwort des Snobismus zu deuten, der sich in romantischer Resignation oder als panerotischer Fluchtplan gefällt.

Wie Walter Benjamin, unsere Zeit vorausahnend, eine falsche bürgerliche Kunstrezeption der ästhetizistischen Verführung zieh, den Widerspruch «eines Rimbaud und Lautréamont als Pendant zum l'art pour l'art in einem Inventar des Snobismus zu fassen»[57], so ist es heute geraten, den skandalösen Erotismus eines Bellmer gegen das spießige Mißverständnis abzuschirmen, in ihm sei das skandalöse Leben selber in seiner Wesentlichkeit positiv verbürgt und bedürfe nur der aufrichtigen Einfühlung jener, die noch ausschweifend zu leben willens sind. «Entschließt man sich aber, diese romantische Attrappe zu öffnen, so findet man darin etwas Brauchbares», das am «Kult des Bösen» wie an der diabolisierten Erotik ihre zeitkritische insurgierende Seite, den überästhetischen Ernst ihres Widerspruchs hervorkehrt. Man findet als explosiven Kern des Ästhetischen «einen wie auch immer romantischen Desinfektions- und Isolierungsapparat der Politik gegen jeden moralisierenden Dilettantismus». Nicht ästhetisieren demnach die Bellmerschen Anatomiebilder des Glücks die Ausnahme des geglückten Lebens, ein verherrlichtes aristokratisches Einzelglück, das der moralischen Zensur der ausgeschlossenen Unglücklichen zu Recht zum Opfer fiele, sondern sie sind, deutlicher als die surrealistische Theorie über ihre glückbewahrende ‹Anatomie› es zu machen vermöchte, ein Abglanz dessen, was vom Glück sich gerade nicht erfüllt: Sie übertreiben die sinnlichen Bedürfnisse und Hoffnungen bis ins psychopathologische Extrem, weil ihre selbstverständliche Erfüllung im Leben versagt ist. Sie entlarven die Insuffizienz der Erfüllung gegenüber einem gegebenen Versprechen. Ihre ‹romantische› Ausschweifung in die erotische Mimesis, ihr kultureller ‹Anarchismus› haben in der Entbehrung einen objektiven Grund. Intellektuelle Wollust und sinnliche Notdurft, die Einbildungen der Phantasie und erzwungene Askese sind Korrelate ein und desselben real abwesenden Glücks. Es selber, wäre es wirklich, bedürfte nicht der ausschweifenden Projektion am Puppenfetisch, um sich zügellos zu kennen. Dessen Infantilität stammt aus dieser erwachsenen glückfeindlichen Welt, die mit der Problemlosigkeit des kindlichen Puppenliebhabers gebrochen hat.

Hier ist allerdings der Punkt, wo man über Bellmer und mit ihm selber ins Streiten kommen kann – je nachdem, ob die Auslegung von seiner Theorie oder den Bildern ausgeht, die als Belege jener sich gar nicht immer fügen und von ihr abweichend wahrgenommen werden können. Einerseits hat die Puppe das subjekt-objekt-indifferente romantisch gewendete Wesen, das die surrealistische Theorie Bellmers anstrebt, der im Puppenkörper die unzerstörte Spielwirklichkeit des Kindes wiederfinden will: die ‹wunderbare› Physiognomie eines noch nicht in den Konflikt von Triebziel und Außenwelt, von Traum und Wirklichkeit zerfallenen Glücks.[58] Andererseits erzwingt die Puppendarstellung für einen Beschauer, der von jener Theorie unbeeinflußt sich mehr an die Erfahrung der einzelnen Bilder hält, gerade die Einsicht darüber, was mit jenem surrealistischen Urbild vom Glück geschieht, seitdem der Kindheitswunsch kulturell mißhandelt wird, die Puppe zum geduldeten harmlosen Spielzeug der kleinen Mädchen und neben ihnen zum bloß noch narzißtischen Luxus der Künstler, die träumen, pervertiert ist. Die so verstandene Puppe fügt sich der surrealistischen Konstruktion nicht ein, fixiert vielmehr Traum und Wirklichkeit als Antagonismus. Sie fixiert die fetischistische Anhänglichkeit der Versagenden an ein vergangenes Glück, das die verdrängte Selbst-Liebe ist – ihr verlorenes vorgenitales Paradies. Sie mobilisiert im ‹erwachsenen› Beschauer die beharrliche Weigerung des Kindes, Infantilität in jeglicher ästhetischer Gestalt von der patriarchalischen Kultur sich ausreden zu lassen. Glück wäre demnach bildnerisch formuliert gerade in der Reduktion auf das geformte Infantile der Puppe noch Glück, wenigstens ein Zipfel des verlorenen ganzen. Der negative Fetischcharakter stünde für die Versagenden somit im Vordergrund ihres Interesses an der Puppe, in der kulturell erzwungenen Verdrängung eingedenk der Stendhalschen Formel, Kunst sei «une promesse de bonheur».

Die neuere ‹medizinische Anthropologie› hat den Puppenfetisch mit Bezug auf seine erotische Dimension als eine «Ich-Gestalt des Es-haften» beschrieben, als den «Leib in seiner Verstümmelung und Herausgelöstheit aus dem normgemäßen Liebesganzen»[59]. In der Puppe wäre demnach der Teil: die verdrängte Selbst-Liebe fetischisiert gegenüber dem verdrängenden normierenden Ganzen. Dies aber aus Notwehr. Die vom therapeutischen Gesichtspunkt der medizinischen Anthropologie gewöhnlich unterstützte Norm des sozialen Ganzen ist glückfeindlich. Die ihm nachgebildete überindividuelle Liebe imitiert nur das Produktionsprinzip der gesellschaftlichen Leistung – deren selbstlose Genitalität. Dagegen wendet sich die fetischistische «Teilsetzung» der Phantasie jener

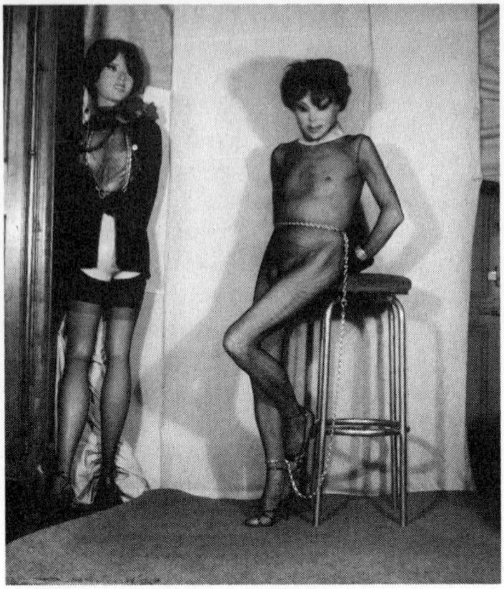

Abb. 98. Pierre Molinier: Photographische Selbstdarstellung mit Puppenfetisch, 1955

immer zahlreicher werdenden Künstler, die – wie Bellmer – dem Puppenfetisch oder einem mannequinartigen Äquivalent (Arman, Jean Benoit, Buja Bingemer, Edward Kienholz, René Magritte, Pierre Molinier *[Abb. 98]*, Henk Peeters, Oskar Kokoschka, Heimrad Prem, Georges Segal, Niki de St. Phalle, Eberhard Schlotter, Bernard Schultze, Richard Lindner) in ihren Bildern die Hauptrolle an der Projektion für den Beschauer überlassen. Die Puppe ist ihnen nicht spießiges Symbol der Rüge und Ablehnung eines Menschenbildes, das zur Anonymität der Maske erstarrt und nicht mehr individuell ist – als könnte es so allein durch subjektiven Entschluß wieder werden –, sondern es verhält sich genau umgekehrt: Das Regressionsbild der Puppe errettet dem Beschauer das wenige mögliche Glück, dessen die infantile Selbst-Liebe im Widerspruch zum asketischen Ganzen fähig ist. Regression bedeutet nicht notwendigerweise und nicht in jedem Fall schon einen Rückschritt, sagt Herbert Marcuse[60]; die fetischistische Einstellung in der Perversion kann auch das Gegenteil bedeuten, nämlich dort, wo sie dem vermeintlich nur progressiven Glück des sozial-ökonomischen Ganzen die Gefolgschaft verweigert und die Phantasie des Beschauers verführt, das bestehende schlechte Ganze nach dem verdrängten besseren Teile umgewandelt zu wünschen.

Die puppenhaft zerstörte Erscheinung des Menschen in der Kunst (seit

Chirico schon) bedeutet weder prinzipiell Resignation oder Abdankung vor dem überstrapazierten humanistischen Glauben an die Vernunft, noch wirbt sie für die ideologische Aufrichtung eines individuell intakten Menschenbildes inmitten seines allgemein praktizierten Gegenteils, etwa mit dem pädagogischen Gestus auf das Marionettenhafte und Verdinglichte der Puppe: Seht, wie tief wir heruntergekommen sind; eine neue vorlebende Elite tut not. Dieses ist vor jeder Form-Inhalts-Analyse oder was ästhetizistisch, kunsthistorisch, im Erweis einer geistigen Ahnengalerie man immer anstellt, wichtig festzuhalten, schon um gegen den weltanschaulichen Einwand gewappnet zu sein, Puppe, Fetisch, die Abweichung und ‹das Kranke› – die seelische Regression wie ebenso ihre ästhetische Adoration, an Stelle des moralischen Entsetzens über ihren Defekt, seien kein legitimes Wirkungsfeld für große Kunst. Nur die ihrer selbst nicht bewußten Kunstkritiker konnten schon in Dix, Grosz oder Zille ausschließlich Gesellschaftskritik, soziale Anklage sehen und brachten sich, blind für das moralindifferente Phänomen der Kunst, um das Moment der lustvollen Übereinstimmung mit den dargestellten verkommenen Subjekten, die die Sklaven einer perfekteren systematischen Verkommenheit sind, welche nun in der Tat kein Gegenstand der ästhetischen Anbetung mehr ist. Andererseits gibt es Werke, die im äußersten Gegensatz zur hedonistischen Intention der erotischen Kunst dem Beschauer die ästhetische Aneignung des Genusses gegenüber den *facies dolorosa* der Regression und Invalidität ausdrücklich verbieten und die – gehört Francis Bacon zu ihnen oder nicht?[61] – im Selbstverständnis der Kultur doch als große Kunst erfahren werden. Aber die Moralität dieser Kunstwerke belehrt nicht, ihre für gesellschaftskritisch gehaltene Anklage ist nur in den sie weltanschaulich extrapolierenden Köpfen ihrer Beschauer. Deren moralische Anliegen für die menschliche Praxis und die Moralität der großen Kunstwerke sind Antinomien.

Für die kulturell unterdrückten Bilder der erotischen Mimesis findet der Zeichenstift Bellmers die anstößigsten Belege. Ohne Kompromiß mit dem Anstand fixiert er das Bild der begehrten Frau als bedingt vom ausschweifenden Blick des Mannes *(Abb. 96, 99)*, der sie selbstsüchtig begehrt, paradox gesprochen: in ihr sich selbst begehrt. Seinem fabulierenden Blick erscheint sie, Spiegelbild und Fetisch der Selbst-Liebe, zu einer «Reihe von Phallusprojektionen» entfremdet oder vielmehr in ihnen gerade vertraut *(Abb. 99)*, «die progressiv von einem Detail der Frau zu ihrem Gesamtbild gehen, derart, daß der Finger, der Arm, das Bein der Frau das Geschlecht des Mannes wären»[62]. Der von Bellmer geschätzten psychoanalytischen Auslegung zufolge verrät die Manie solcher Spiegelung des Selbst im anderen eine vom Trauma der Entwöhnung, der Isolierung in der Kindheit noch nicht vollständig erholte Liebe. Die Psychoanalyse empfiehlt, den nie ganz überwundenen Schock der Entwöhnung vor

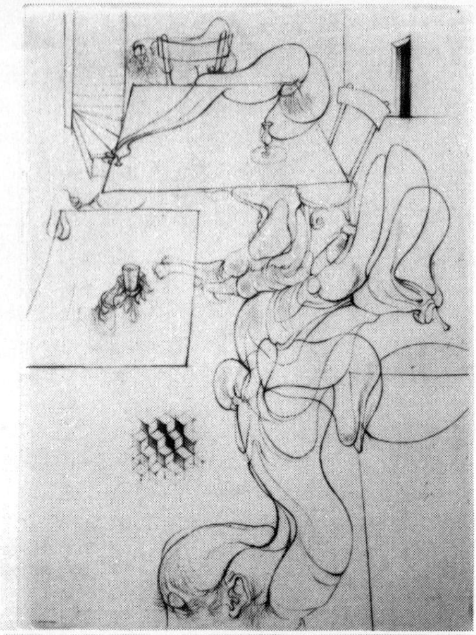

Abb. 99. Hans Bellmer: à Sade. Kupferstich, 1961

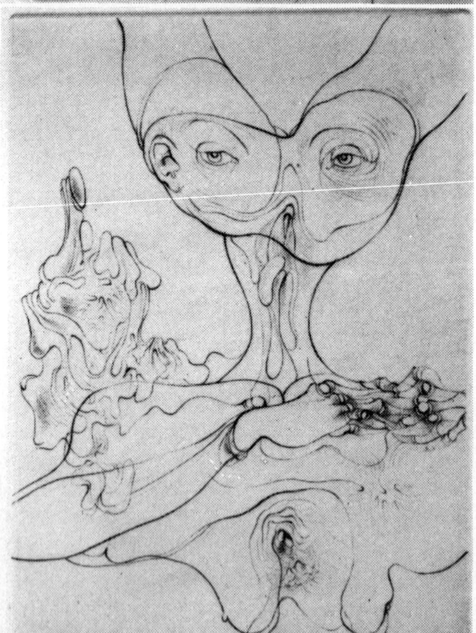

Abb. 100. Hans Bellmer: à Sade. Kupferstich, 1961

allem auch als einen Durst nach Liebe zu verstehen, der auf nachträgliche Erfüllung dringt. Das Trauma der Entwöhnung, der vorgenitale Glücksentzug, und die Fetischbildung, das eigensinnige Beharren auf seine nachträgliche Erfüllung, die durchgesetzt wird, bedingen einander. Eingedenk dieses Zusammenhangs zwischen dem Wunsch und einer späten Weise seiner Erfüllung wird die üppige Symbolik der Bellmerschen Erotik transparent. Sie bedeutet die Abwehr von Verdrängung, die Anerkennung des narzißtischen Wunsches durch seine offenherzige zeichnerische Darstellung als Fetisch.

Wie schon in der Konstruktion und photographischen Montage der Puppe, die über die versagende Wirklichkeit triumphiert, dafür von Bellmer als «Poesie-Erreger» geschätzt, wird auch im Medium der Zeichnung der weibliche Körper zum Simulator oder, wenn man will, zum Fetisch der ästhetischen Erfüllung real unerfüllbarer Wünsche. «Das Männliche und das Weibliche sind vertauschbare Bilder geworden; das eine wie das andere zielen zu ihrem Amalgam hin, dem Hermaphroditen.»[63] In ihm ist die Selbst-Liebe des Männlichen im Weiblichen wie des Weiblichen im Männlichen im doppeldeutigen dialektischen Sinne des Wortes ‹aufgehoben›. Beide Teile sind in der Liebe zu sich selber zugleich im Selbst des anderen. Die Selbst-Liebe des Männlichen und des Weiblichen sind ein und dasselbe Bild. Das Bild des Hermaphroditen ist der männliche und der weibliche Narzißmus zusammengenommen, einerseits den Unterschied im Geschlechtlichen bewahrend, andererseits im einzigen gleichen Akt der Selbst-Liebe ihn auflösend. Dergestalt ist der Hermaphroditismus die Quintessenz der Mimesis des Begehrens zwischen Mann und Frau und als Prinzip der vollkommenen Umkehrbarkeit[64] ihres Selbst das Bellmersche Programm der ästhetischen «Anatomie der Liebe». Ihr systematisch vorgehender Verfasser versäumt nicht, das der hermaphroditischen Einheit, einer Einheit in der Unterschiedenheit, adäquate Ausdrucksbild zu vervollständigen. Er stellt die «Simulierung des Vaginalen», die in der Nachahmung des weiblichen Geschlechts durch den begehrenden Mann, «Extrovertierung» nennt sie Bellmer, ihre mimetische Pointe hat *(Abb. 100)*, der vom Zeichner, Bellmer selbst, narzißtisch bevorzugten Phallusprojektion gleichwertig an die Seite. Zum gespaltenen Ausdrucksbild des Hermaphroditen gehört wesentlich, daß von ihm die narzißtische Selbst-Liebe *und* ihr Gegenteil: die extrovertierte Versenkung ins körperliche Selbst des anderen, abgelesen werden kann. Sie bildet den ekstatischen Grenzfall des Hermaphroditismus, der somit im dauernden Wechsel von Narzißmus und Extrovertierung zu sich selber findet. An diesem für eine materialistische Theorie des Hermaphroditismus entscheidenden Punkt darf Bellmer nicht mißverstanden sein. Die Begriffe Ekstase, Extrovertierung sind nicht metaphysisch gemeint. Sie bedeuten nicht, wie in der Lebensphilosophie eines Bergson, Simmel oder Bataille, die «Transzendenz» oder «transgression» des eigenen Individuellen für ein höheres geistiges überindividuelles Ich, sondern sie bleiben, psychopathologisch suspekt, auf den Bereich der sinnlichen Liebe bezogen. Das Objekt der erotischen Mimesis in der Extrovertierung wird durchaus somatisch empfunden – extrem in der Weise, wie der Transvestit das antagonistische Geschlecht zu sein begehrt, doch ohne dessen Selbstverleugnung gegenüber der eigenen geschlechtlichen Konstitution. Während das Selbst des Transvestiten wieder nur zur Eingeschlechtlichkeit, aber der des Antagonisten tendiert, bleibt in der dialektischen Kunstfigur des Hermaphroditen die Identität der Selbst-Liebe, der somatische Narzißmus gewahrt. Die körperliche Extrovertierung schließt hier das Opfer der narzißtischen Liebe, das der Transvestitismus bringt, aus. Narzißmus und Extrovertierung, Selbst-Liebe und Selbst-Verleugnung bestehen in der hermaphroditischen Liebe zusammen.

«Auf der Farben-Skala der Umkehrbarkeiten, in denen sich die Körperphantasie gefällt, ist die Extrovertierung wohl der ultraviolette Gipfel. Nie wird eine unbegreiflichere Geste im inneranatomischen Dunkel reifen, es gibt keinen Brechreiz, keine Revolte, die der Körper in der ihm eigenen Sprache heftiger formulieren könnte, wider seiner Natur, der er sich nicht unterwirft. Dieser ‹Reflex›, in dieser Form, ist ein Grenzfall»[65], ist physiologisch und doch wider die Natur, den die Psychopathologie in ihr Ressort fordert. Vielleicht ist Bellmer nicht zuletzt aus diesem Grund der Arithmetik der ‹Umkehrbarkeiten› nicht weiter auf den Grund gegangen. Es fällt auf, daß der nächste Schritt zur Komplettierung des hermaphroditischen Systems, nämlich die korrelative Ergänzung zum Bild des Hermaphroditen vom Standpunkt des weiblichen Antagonisten, nicht vollzogen wird. Die für das Bild der weiblichen ‹Körperphantasie› zu entfaltende Vaginaprojektion auf den Mann, das ist die narzißtische Simulierung des Vaginalen an der Physis des Mannes, desgleichen die als Gipfelerlebnis herausgestellte Extrovertierung, die jetzt als weibliche Nachahmung der männlichen Physis, als eine Art Simulierung des Phallischen anzusehen wäre, kommen bei Bellmer nicht ausdrücklich vor,[66] wiewohl seine Theorie konsequent zu Ende und am psychopathologischen Grenzfall demonstriert es erfordert hätte.

Soll jene Mechanik der Umkehrbarkeiten, auf die sie anspielt, stimmen, stehen Narzißmus und Extrovertierung im Verhältnis wechselseitiger Bedingung zueinander und ergeben mit Rücksicht auf den mann-weiblichen Antagonismus vier Konstellationen: Dem männlichen Narzißmus korrespondiert die weibliche Extrovertierung, der männlichen Extrovertierung korrespondiert der weibliche Narzißmus. Umgekehrt korrespondiert dem weiblichen Narzißmus die männliche Extrovertierung und der weiblichen Extrovertierung der männliche Narzißmus. Doch selten wird das hermaphroditische Scharnier von phallisch und vaginal eingedenk seiner dialektischen Mechanik an der Anatomie des männlichen Bildes zeichnerisch zum Ausdruck gebracht.[67] Verschont vom Projektionsbild des skandalösen Instinkts bleibt auch das Dutzend Porträts der berühmten Freunde Bachelard, Breton, Camus, Ernst, Lam, Simon, Tzara. Die für Bellmer, den Künstler, fündige erotische Mimesis ist offensichtlich allein ihre sadistische Seite, welche die Projektionen der Frau zu denen des Mannes dressiert. Das ausführliche Bild des vorherrschend von weiblicher Lust besetzten Mannes ist uns der Adorant des Hermaphroditischen schuldig geblieben. Sein Narzißmus und die Extrovertierung des Mannes haben über das Theorem des Hermaphroditismus die Oberhand behalten.

3 Pygmalions stille Frau. Oskar Kokoschka und die Puppe

Die Puppe bedeutete eine wichtige Episode im Leben Oskar Kokoschkas. Mit ihr wollte er über den Verlust seiner eingestandenermaßen «sehr passionierten Beziehung» zu Alma Mahler, die zwischen 1911 und 1914 drei Jahre lang angehalten hatte, hinwegkommen.[68] Dies gelang ihm auf eine unvorhersehbare Weise. Kokoschka merkte sehr schnell, daß die bei einer Puppenmacherin in Auftrag gegebene lebensgroße Nachbildung des Körpers von Alma kein Ersatz für den verlorenen Kontakt mit der Geliebten sein konnte. «Die Puppe war eine Effigie, die kein Pygmalion zum Leben erweckt», heißt es 1971 rückblickend in seinen Lebenserinnerungen. Dieses Machwerk von einem Puppenfetisch, wie er ihn später deklassierte, hatte nach der Fertigstellung jede Hoffnung auf seinen erotischen Zauber zerstört und erfuhr eine Verwandlung zum malerischen Bildgegenstand. Die Puppe wurde erst wieder auf dem Umweg eines stilllebenhaften Modells für den Maler zu einer beseelten Figur. Der Künstler trat an die Stelle des unglücklichen Liebhabers und erreichte in der malerischen Metamorphose des Puppenfetischs eine Verlebendigung Almas zur Kunstfigur.

Auf diese Weise war Kokoschka doch noch ein Pygmalion geworden, nachdem er seinen sexualpathologischen Pygmalionismus und Puppenfetischismus überwunden und das mißglückte Surrogat Alma Mahlers in eine neue eigene Schöpfung übersetzt hatte. Aus der Zeit zwischen 1919 und 1922 gibt es viele Zeichnungen und einige Gemälde, die um das Puppenthema kreisen. Die 1919 entstandene «Frau in Blau», das 1922 gemalte Selbstportrait «Maler mit Puppe» sind die prominentesten Beispiele für eine sublime künstlerische Befriedigungsform, die Kokoschkas Puppenobsession ablöste und ihm endgültig erlaubte, das Kapitel Alma Mahler abzuschließen und sich wieder für andere Begegnungen zu öffnen. Der überdies noch rekonvaleszente, im Krieg 1915 durch schwere Verletzungen an Lunge und Kopf, die zu Störungen des Gleichgewichtssinns führten, traumatisierte Künstler fand in dieser Zeit neuen Lebensmut und gab seine bedenkliche Verweigerung von Außenweltkontakten auf. Der von der Puppenkonstruktion so grausam enttäuschte Wunsch nach Liebesersatz erfüllte sich für Kokoschka fortan in der Selbstverwirklichung als Maler, unter dessen Händen der Fetisch wieder lebendige, menschliche Züge annahm. Kokoschka hat den entscheidenden Augenblick der Verwandlung vom Fetischisten zum Künstler in seinen Lebenserinnerungen festgehalten. «Als ich... die Effigie aus der Verpackung in der Kiste befreit und ans Tageslicht gebracht hatte, fühlte ich eine plötzliche Erleuchtung... jetzt sah ich ein Machwerk aus Stoff und Holzwolle, in welchem ich vergeblich versuchte, Alma Mahler zu erkennen, ‹Die Blaue Frau›, wie sie jetzt genannt wird. Die Larve, die im Seidengespinst überwintert und zum Schmetterling wird, hängt jetzt in der Staatsgalerie in Stuttgart... Warum hat man den Namen Pygmalion nie vergessen, während die Namen von Staatsmännern und Theoretikern meist nur in ihren eigenen Memoiren bewahrt bleiben.»[69]

Der Pygmalionismus Kokoschkas ist die Geschichte eines künstlerisch geglückten Wiederbelebungsversuchs, an dem alle folgenden Frauendarstellungen Kokoschkas indirekt Anteil haben. Selbstverständlich greift die Vorstellung vom Puppenfetisch als dem körperlichen Ebenbild der Geliebten zu kurz. Vielmehr hatte Kokoschka von Anfang an ein unbewußtes Idealbild vor Augen, einen symbolischen Ersatz nicht nur Almas, sondern der Frau schlechthin, die er mit mütterlichen, matriarchalen Charakterzügen versah und sowohl ersehnt wie gefürchtet hat. Ich erkannte Sie als «höher und besser als alle Frauen... die mich nur verwildern konnten», schrieb der als «Oberwildling» von seiner Zeit mißverstandene Künstler noch an Alma.[70] Anton Ehrenzweig vermutet wohl zu Recht, daß es bei Kokoschka um «das Imago der gebärenden und tötenden Mutter» geht, «deren Umarmung die individuelle Existenz vernichtet» und diese der vom Künstler gefürchteten Abstraktion übergeben könnte. «So mag seine ungestillte Sehnsucht nach der Gefährtin, deren Liebe seine Individualität nicht bedroht, ihn zu seinem seltsamen, nur zu bewußten Wunsch geführt haben, eine Puppe, die ihrerseits keinen Willen und keine Unabhängigkeit hat, zu seiner Gefährtin zu machen. Indem er die gefährliche Frau zu einer Puppe erniedrigt, fügt er ihr dasjenige Schicksal der verlorenen Individualität zu, das er im Grunde für sich selbst so sehr ersehnt und fürchtet.»[71]

Die tötende Muttergöttin und die tote Puppe bezeichnen den Doppelaspekt von Kokoschkas großer Liebe, den Wunsch nämlich, mit dem anderen Menschen zu verschmelzen, ohne das eigene Ich aufgeben zu müssen. Daher besteht zwischen den großen Begegnungsbildern wie der «Windsbraut» (um 1914), den Versionen zur «Macht der Musik» (1918) und den anschließenden Puppenbildern ein innerer, biographisch durchlittener Zusammenhang, den Kokoschka wiederholt auch literarisch wie in den Erzählungen «Die Mumie» und «Ann Eliza Reed» verarbeitete und der auch im malerischen Spätwerk wie der «Prometheus-Saga» von

1950 eine Fortsetzung findet. Kokoschka war von Anfang an frei genug, die erotische Symbolik seiner Puppenmanie zuzugeben und sich zum Fetischismus zu bekennen. Er sprach vom Puppenfetisch wiederholt als von «meiner Geliebten», von der «Stillen Frau», die er im Dresdner Haushalt mit der «Haussklavin» Reserl, der «Kammerzofe meiner Puppe», teilte.[72]

Kokoschka wußte oder ahnte zumindest, daß der Künstler und der Fetischist im fiktiven, die Wirklichkeit annullierenden Charakter ihrer Arbeit übereinstimmen. Beide verwirklichen sich in einer permanenten Umwertung der normativen Werte und dementieren alles, was in ihr Phantasiesystem nicht hineinpaßt. Der abtrünnige Freudschüler Wilhelm Stekel vermutete sogar, daß «in jedem Fetischisten... vielleicht ein großer Dichter verloren gegangen» ist. Er bleibt leider «ein Dichter seines eigenen Lebens», dessen Konflikte die künstlerische Übertragung ins Überindividuelle und Sinnbildliche vermissen lassen. Umgekehrt steckt in jedem erotischen Künstler das «symbolistische Genie» eines Fetischisten.[73] Ist ein Fetisch – wie die Puppe – geeignet, eine unbewußte Vorstellung zu repräsentieren, kann er die Symbolik eines Genitales, einer sexuellen Handlung oder Liebesbeziehung übernehmen. Der Puppenfetisch kann die Erinnerung an die kindlichen Erfahrungen in der familialen und sozialen Umgebung einschließen und damit zum Träger einer komplizierten Phantasiewelt, eines «fixierten Luftschlosses» werden, das sich von der Wirklichkeit abschirmt.

Kokoschkas Briefe an die Puppenmacherin Hermine Moos, die erstmals von Paul Westheim in «Künstlerbekenntnisse» (1925) veröffentlicht wurden und den zeitgenössischen Sexualforscher Siegfried Placzek auf die Frage brachten: «Kann der Zusammenhang zwischen erotischem und ausgesprochen sexuellem Empfinden klarer, eindeutiger offenbart werden?»[74], machen die Umstände und künstlerische Beschwörung der Puppenobsession recht deutlich. Obwohl keine Stellungnahmen und brieflichen Antworten von Moos überliefert sind, geben Kokoschkas eindringliche und ausführliche Äußerungen ein ziemlich genaues Bild von seinen Vorstellungen. Die gelegentlich mit eingestreuten (leider nicht veröffentlichten) Skizzen versehene Korrespondenz dauert über acht Monate und erhält durch eine farbig angelegte Ölskizze einer «lebensgroßen Darstellung meiner Geliebten», wie Kokoschkas Brief vom 20.8.1918 zu entnehmen ist, Unterstützung.[75] Der Verbleib dieser nur noch als schwarz-weiße Katalog-Abbildung zugänglichen Arbeit, die in eine Sammlung nach La Paz gelangt sein könnte, ist unbekannt.[76] Kokoschka kommt auf diese stehende Aktfigur wiederholt zu sprechen, um seine Vorstellungen zu präzisieren und der Münchner Modistin und Puppenmacherin, die ihm wohl von seinem Freund Dr. Pagel und Lotte Pritzel empfohlen, auch von Bellmer und Rilke geschätzt wurde, alle möglichen Hilfestellungen zu geben.

«Liebes Frl. Moos, ... nehmen Sie sich die Kontur des Körpers recht zu Herzen. Z. B. die Linie des Halses zu dem Rücken, die Kurve des Bauches. Das zweite schräg gestellte Bein zeichnete ich nur ein, damit Sie die Formen desselben auch von innen sehen, sonst aber ist die ganze Figur rein im Profil gedacht, so daß die Schwergewichtslinie vom Kopf bis zum Rist des Fußes für Sie eine genaue Bestimmung der Profilierung des Körpers ermöglicht. Bitte machen Sie es dem Tastgefühl möglich, sich an den Stellen zu erfreuen, wo die Fett- und Muskelschichten plötzlich einer sehnigen Hautdecke weichen, aus denen dann irgendein Knochenstück an die Außenseite kommt... Die Streifung und Lagerung der Fett- und Muskelbündel ersehen Sie ziemlich aus der Lage der weißen Farbflecken... Der Kopf ist recht genau zu treffen und ist ganz der Ausdruck des Gesichtes, das ich mir wünsche und das ich nie treffe.»[77]

Die «indische Taille ist nicht mein Ideal, absolut nicht», schreibt er vom neu-sachlichen Schlankheitsideal der zehner Jahre sich abgrenzend an anderer Stelle, «obwohl sie jetzt so beliebt ist in der bildenden Kunst, sondern sehen Sie sich, bitte, Zeichnungen von Akten des Nikolaus Deutsch, Baldung Grien, Grünewald an, wo der Brustkorb und Bauch so souveränen und vielfältigen Formenreichtum zeigen.» Für die «schwellende» Brustform empfiehlt er, sich an Rubens Gemälde der Helene Fourment zu orientieren, und gibt dazu eine ungefähre Gedächtnisskizze des um 1636 entstandenen Bildnisses der Mutter mit ihren Kindern aus dem Louvre. Wiederholt ist Hermine Moos mit der hohen Erwartung, die Kokoschka an ihr künstlerisches Einfühlungsvermögen stellt, und sogar mit der Tatsache konfrontiert, daß er ihr zutraut, den gewünschten Gesichtsausdruck eines ihm vorschwebenden Phantasiebildes besser zu treffen, als er selbst es vermag. Dieser Anspruch mußte die Puppenmacherin um so mehr verwirren, als Kokoschka gleichzeitig glaubte, den rein handwerklichen Herstellungsprozeß der Puppe durch technische Ratschläge und eine schematische Morphologie wie bei einer Schülerin dirigieren zu müssen. Das Verhältnis vom Brustkorb zum Bauch müsse in seinem Sinne nach dem «Prinzip der Rhomboedersysteme» angeordnet sein, also nach dem Schema ineinander verschobener Würfel. Dazu werden einige Skizzen gegeben, die den «vorbarocken» Figurentyp Baldung Griens veranschaulichen, darauf folgt ein gezeichneter Hinweis auf das Rhomboedersystem: Als Prinzip fungieren «runde Körper, die in verschiedenen Schnittwinkeln aufeinandersitzen, deren Richtung, Neigung zueinander also immer eine andere ist. Also nicht so sondern so!» Die Kopfform schließlich dürfe «nicht dolichocephal, sondern mehr wie ein Katzenkopf» werden. Stehen können müsse die Puppe nicht, doch soll die «Beweglichkeit der Gelenke... den Hauptbewegungen der Natur entsprechen».

Da auf das Haptische besonderer Wert gelegt wird, fordert Kokoschka die Puppenmacherin wiederholt auf, ihre eigene Körperbeschaffenheit zu Rate zu ziehen und nicht ins Stilisieren zu verfallen. «Machen Sie bei Lid,

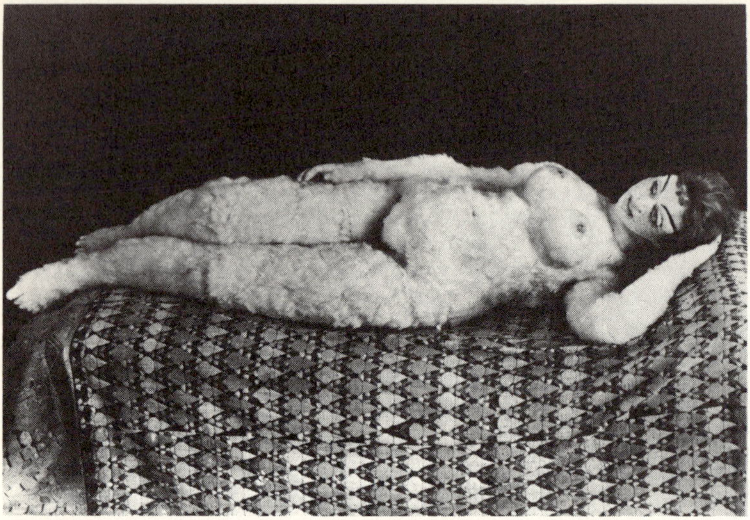

Abb. 101. Die von Hermine Moos in Lebensgröße hergestellte Puppe.
Photo nach dem Original, 1919

Abb. 102. Die von Hermine Moos in Lebensgröße hergestellte Puppe.
Photo nach dem Original, links die lebensgroße Zeichnung des Kopfes, 1919

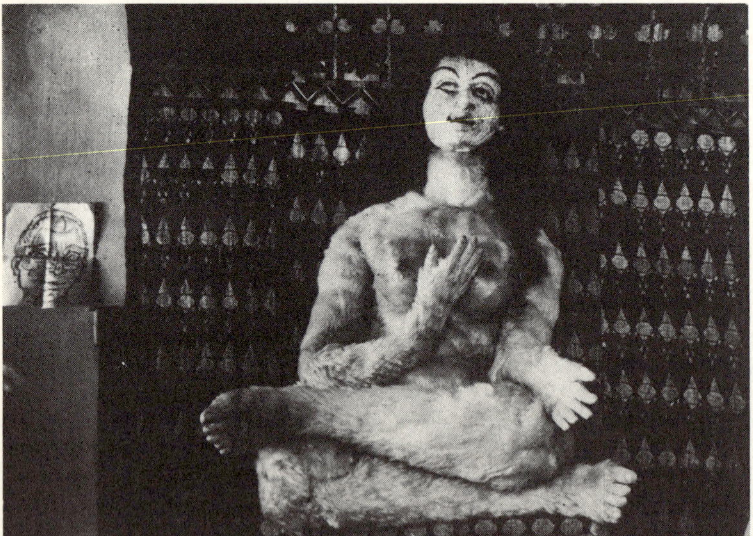

Pupille, Augapfel, Augenwinkel, Dicke etc. möglichst Ihre eigenen nach... Es wäre hübsch, wenn man die Lider über das Auge auch schließen könnte.» Einmal fragt er an, ob auch «der Mund zum öffnen» ist; «sind auch Zähne und Zunge drinnen? Ich wäre glücklich!»

Eine Hauptsorge bereitet auch das Material, aus dem die Puppe zu fertigen ist. Es wird nicht aus Wachs oder womöglich aus Holz, Keramik und Porzellan akzeptiert, wie dies bei kunstgewerblich arbeitenden Puppenmacherinnen üblich ist, da Kokoschka eine über die Täuschung des Auges hinausgehende lebensechte, taktile Qualität verlangt. Der Puppenkörper wird «pfirsichähnlich im Angreifen» gewünscht. Schließlich wolle er eine «nackte Figur danach malen».

Wir können uns von der nicht erhaltenen Puppe nur mit Hilfe von drei erhaltenen Photos[78] *(Abb. 101–102)* und den lückenhaften, teilweise hypothetischen Beschreibungen Kokoschkas ein Bild machen. Als Skelett des Körpers und wohl auch des Kopfes muß ein Drahtkörper angenommen werden. Er ist von mehreren Stofflagen umgeben, die die Körperfigur herausmodellieren. «Als erste Lage (innerlich) nehmen Sie bitte das fein gekräuselte Roßhaar», schreibt Kokoschka an Moos. Das Material ist in Kriegszeiten knapp, sie möge ein altes Sofa kaufen und ausschlachten.[79] Die zweite Lage muß der Füllung Form und Plastizität geben. Dafür erforderlich sind «Säckchen mit Daunen gestopft..., Watte... in zuerst größeren angenähten Bauschen, darüber aber in feineren und feinsten Lagerungen, bis das Relief der Oberfläche getreu nachgebildet ist». Die letzte Lage, die Nachbildung der Haut, habe «aus dem dünnsten Stoff, den es gibt, entweder Flauschseide oder ganz dünnster Leinwand zu bestehen» und müsse «in kleinen Fleckchen aufmodelliert werden». In diese Seidenhaut-Transplantate seien natürliche Haare einzuziehen. Zur letzten Verfeinerung der künstlichen Epidermis schlägt Kokoschka die Verwendung von Ölen, Puder, Nußöl- und Obstsäften, Goldstaub und Wachshäutchen vor. Die Puppenmacherin wird gebeten, alle Spuren des Herstellungsprozesses wie auffallende Nähte, Falten und Stiche unsichtbar zu machen.

Wer nach Kokoschkas ausführlichen Anleitungen und Wünschen das Schlimmste befürchtet, wird darin bestätigt, und auch für den erwartungsvollen Auftraggeber selbst war die fertige Puppe ein Schock. «Ich bin ehrlich erschrocken über Ihre Puppe», heißt es in Kokoschkas letztem Brief vom 6.4.1919, da sie «in zu vielen Dingen dem widerspricht, was ich von ihr verlangte und von Ihnen erhoffte. Die äußere Hülle ist ein Eisbärenfell, das für die Nachahmung eines zottigen Bettvorlegerbären geeignet wäre, aber nie für die Geschmeidigkeit und Sanftheit einer Weiberhaut, wogegen wir doch immer die Täuschung des Tastgefühls in den Vordergrund stellten.» In der Tat ist die äußere Puppenhülle in einem Baumwollflausch gearbeitet, wie man ihn bei Stofftieren finden kann.

Wahrscheinlich war ein angemesseneres Material wie die empfohlene zarte Flauschseide nicht aufzutreiben. Wie die Photos zeigen, hatte Kokoschka allen Grund, auch die Machart der Extremitäten wie Finger und Fußzehen, die Brustspitzen und die Haut des Gesichtes zu monieren, die in relativ groben Stichen mit Seidengarn gestickt sind.

Außerdem war der innere Stoffkern, den Kokoschka mit Leim zu stärken empfahl,

«so weich geworden, daß Arme und Beine eher wie mit Mehl gefüllte Strümpfe baumeln als wie ein Glied mit Fleisch und Knochen, was ich erst recht nicht erhoffte; denn davon hängt doch wieder ab, ob ich nach dem Modell malen könne und zwar besser als nach einem lebendigen – weshalb ich ja die Puppe machen ließ. Die ganze Geschichte klappt zusammen wie ein Fetzenbündel, weil auch die inneren, zum Ausstopfen verwendeten Stoffe nicht genug und ihre Lagerung und Dichtigkeit scheinbar gar nicht berücksichtigt wurden. Daß z. B. am Rücken, an den Schenkeln klaffende offene Stellen sind (der eine Schenkel ist schon halb lose), die einen deutlichen Einblick geben, aus welchem Material das Ding besteht, und dort die Näharbeit an allen Stellen, wo der Pelz endet, so nachlässig ist, daß die Stoffetzen wie provisorisch angeheftet erscheinen, ist direkt gegen unsere Abmachung, ebenso, daß ich schon eine Menge Stecknadeln und Drahtenden gefühlt habe, denn ich bat um eine so solide und diskrete Aufmachung, daß ich mir eine gewisse Illusion davon versprechen konnte, aus welcher ich nun grausam gerissen wurde.»

Nicht zuletzt sah Kokoschka auch seine Befürchtung erfüllt,

«daß die Verhältnisse nicht meiner Zeichnung entsprächen ... Die Arme sind ohne Akzentuierung, Oberarm zu Unterarm abnorm, Knie elephantiasisch, Beine nie-

Abb. 103. Oskar Kokoschka: Studie zur «Frau in Blau». Tusche, 1919

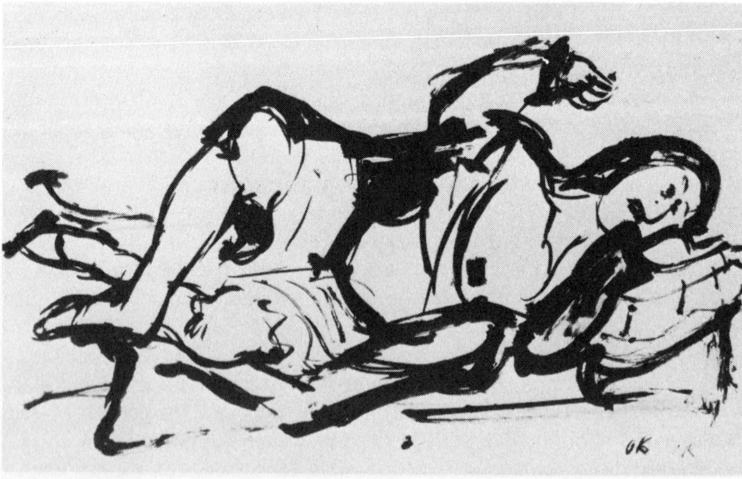

mals nervig. So daß ich, was Sie wußten, daß es meine Absicht war, die Puppe nie in Kleider, aber schon gar nicht in kostbare, zarte stecken kann. Denn schon einen Strumpf zu überziehen wäre wie einem Eisbären einen französischen Tanzlehrer zuzugesellen.»

Mit der Ernüchterung erfolgte gleichzeitig eine heilsame Distanzierung vom Puppenfetischismus und sogar seine Ironisierung, die in einer Reihe von etwa über zwanzig erhaltenen Kreide-, Feder- und Tuschzeichnungen nach der mißlungenen Puppe *(Abb. 103)* ihren Ausdruck findet.[80] Sie werden mit der um 1919 gemalten «Frau in Blau» *(Abb. 104)* abgeschlossen und thematisch verabschiedet. Das Gemälde zeigt eine zwitterhafte Groteske aus Gliederpuppe und Menschenleib. Eine Bruchlinie rund um den Hals der Puppe läßt den weiß-bleichen Kopf vom blau leuchtenden Körper wie abgetrennt und nachträglich aufgesetzt erscheinen, als wollte der Künstler den Kunst-Körper der Frau nun als Flickwerk seiner fetischistischen Perversion dekuvrieren. Doch während Rumpf und Extremitäten noch marionettenhaft aufgefaßt sind, kündigt sich im Gesicht und in der Beseelung des Blicks eine Rückkehr zum Menschenbild an. Die Erniedrigung und Verharmlosung der Frau zur Puppe, aber auch die Furcht vor ihr als Inkarnation der Mutter scheinen abgewendet. Die ekstatische Ergebenheitshaltung, der verzückte, «himmelnde» Blick der weiblichen Puppe, der in den Vorzeichnungen und Studien noch dominiert (Kokoschka schätzte Berninis Santa Teresa), weicht einer nachdenklichen, diesseitigen Orientierung des weiblichen Menschen. Auch der übernervöse, «hysterische», häufig unterbrochene Kritzel-Strich mancher Zeichnungen wird im Gemälde der «Frau in Blau» aufgegeben zugunsten einer geschlossenen starkfarbigen kompakten Körperform, die in der Bildfläche wie eingebettet und geschützt erscheint.

Wahrscheinlich erst 1922 malte Kokoschka das berühmte Selbstportrait mit Puppe der Berliner Nationalgalerie, eine ironische Paraphrase zum Thema «Maler mit Puppe» *(Abb. 105)*, hatte letzterer der Maler doch den Rang der Muse und des Modells eingeräumt. Der Witz des Bildes beruht auf dem Gestus des hinter dem Fetisch stehenden und auf ihn zeigenden Künstlers. Der Unterschied zwischen zweierlei Körpern, Lebendigem und Totem, ist deutlich herausgearbeitet. Der Puppenkörper erscheint wie gebleicht, mumienartig, mit leerem Blick und verdrehten Gelenken. Er wird dem Betrachter nicht mehr als magische Sexualreliquie, sondern wie ein lehrhaftes Demonstrationsobjekt dargeboten. Der fetischistische Bann ist gebrochen.

Auf dem 1920/22 entstandenen «Selbstbildnis an der Staffelei» mit Puppe und Atelierblick auf die Dresdner Neustadt und Elbe im Hintergrund *(Abb. 106)* ist die ironische Distanzierung vom Puppenfetischismus noch einen Schritt weitergetrieben. Der Puppenfetisch ist etwa auf die Hälfte menschlicher Größe zusammengeschrumpft. Aus dunklen Augen-

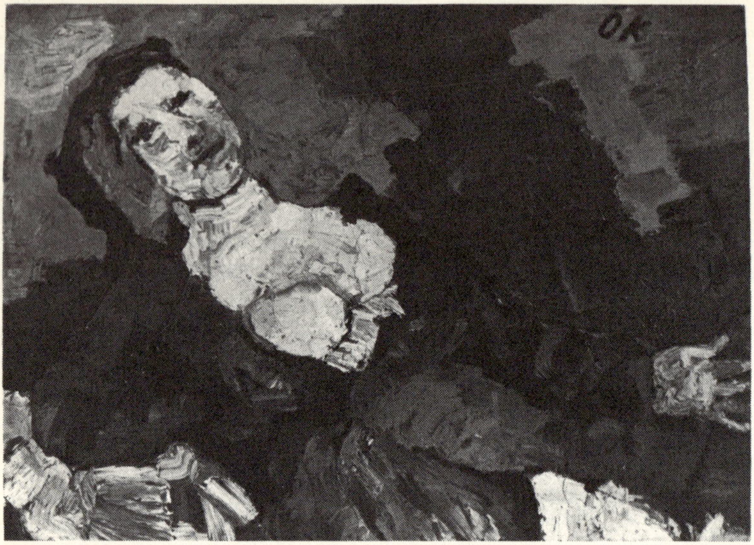

Abb. 104. Oskar Kokoschka: Frau in Blau. Öl auf Lwd., 1919 (Württembergische Staatsgalerie Stuttgart)

Abb. 105. Oskar Kokoschka: Maler mit Puppe (Selbstportrait mit Puppe). Öl auf Lwd., 1922 (Staatliche Museen Preußischer Kulturbesitz. Nationalgalerie, Berlin)

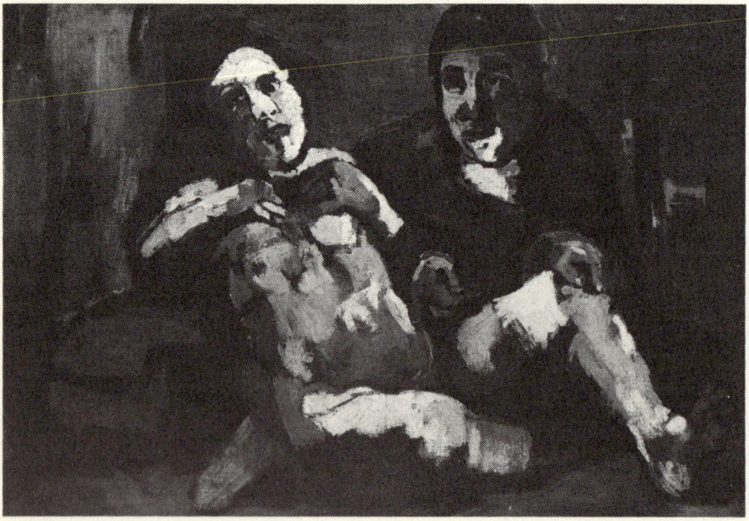

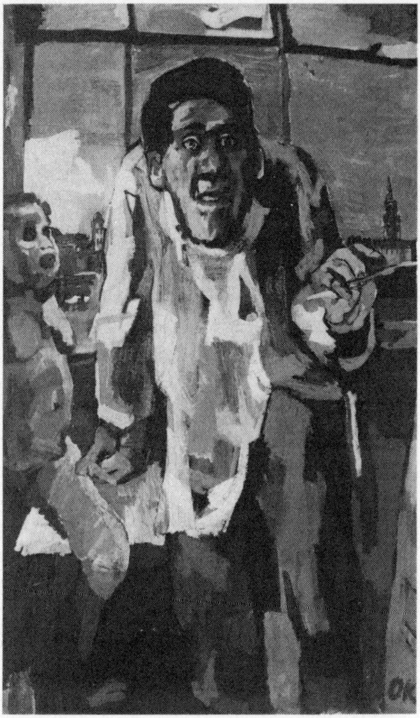

Abb. 106. Oskar Kokoschka: Selbstbildnis an der Staffelei. Öl auf Lwd., 1920/22

höhlen blickt er auf den Meister, der von ihm abgewandt mit einer Hand den mißlungenen Stoffkörper seines Modells zwickt und abtastet, während die andere Hand pinselnd das haptische Erlebnis auf die Leinwand überträgt. Dieser leicht komische, demonstrative Verweis auf die Einheit von Tasten und Malen kann nur eine ironische Persiflage zum «raffinierten Belebungsversuch auf der toten Materie» sein, der von der Puppenmacherin erwartet wurde. Kokoschka war zu dieser Zeit vom Glauben an die Allgewalt des Fetischs und seinem «zweideutigen» Zauber, «tot und lebendiger Geist!» sein zu können,[81] längst bekehrt. Die ihm «zugedachte geisterhafte Gesellschafterin» konnte ihn jetzt allenfalls noch zu einer Karikatur der einstigen Beziehung zwischen Maler und Fetisch-Modell bewegen.

Gleichzeitig wurde sich der Künstler des Puppenfetischs als Symbol des handlungsunfähigen, verdinglichten, mechanisierten Menschen bewußt, eines Sinnbilds für ungelebtes Leben, das uns in den verschiedenen zeitgenössischen Puppenverkörperungen von De Chirico, Carrà, Dix, Ernst, Grosz, Schlemmer, Schlichter, Wacker und vielen anderen Malern gleichfalls begegnet. Mit der Puppe als einem Destruktionssymbol des menschlichen Individuums nahm Kokoschka ein Motiv auf, das literarisch bereits in seinem Dramolett «Sphinx und Strohmann» von 1907 präsent war.[82] Es wurde erstmals 1917 im «Cabaret Voltaire» in Zürich unter Mitwirkung von Hugo Ball und Tristan Tzara aufgeführt. Die Puppe war damals eine nicht unübliche dadaistische (und bald darauf surrealistische) Allegorie, die sich auch im Werk der mit Kokoschka damals eng befreundeten Hannah Höch und Raoul Hausmann findet. Für die Annahme, Kokoschka habe seinen Puppenfetisch auch dadaistisch verwendet, spricht der Umstand, daß er die Legende vom alltäglichen Zusammenleben, den gemeinsamen Ausfahrten und Theaterbesuchen mit dem Fetisch noch lange, ja eigentlich bis zuletzt (wie in dem filmischen Interview von Albert Quendler) geschürt hat, obwohl doch niemand ernsthaft bestreiten wird, daß die Puppe nicht als Kokoschkas erklärte «Lebensgefährtin», für die er nach eigenen Worten «Pariser Unterwäsche und Kleider gekauft hatte»[83], sondern als überwertige Idee (*idée fixe*) und Erfindung des Künstlerfetischisten und Pygmalionisten bedeutend ist. Es mag sein, daß mit der Zurücknahme des sexualpsychologischen Pygmalionismus und Fetischismus, der – wie der Briefwechsel mit Hermine Moos zeigt – durchaus ernsthaft gemeint war, die dadaistische Allegorie der Puppe für die autobiographische, selbstironische Legendenbildung frei wurde.

Für eine dadaistische Ironisierung des Puppenfetischs spricht auch sein unrühmliches wie Aufsehen erregendes Ende. Während einer Dresdner Künster-Fete Kokoschkas wurde er wie auf einer kabarettistischen Dada-Soiree mit blutrotem Wein besudelt und geköpft. Nachdem ein Postbote am nächsten Morgen die Polizei wegen dieser vermeintlichen Leiche alarmiert hatte, mußte das öffentliche Ärgernis beseitigt werden und endete auf dem allgemeinen Müllplatz.[84]

4 Der Sexualfetisch als Ikone der Versagung. Über Richard Lindner

I.

Zur Ikonographie der Lindnerschen Bildwelt hat die Kunstkritik eine Reihe von Ausführungen gemacht.[85] Es ist hier nicht beabsichtigt, die vorliegenden monographischen Beschreibungs- und Einordnungsversuche abzurunden und der Faszination der Kenner und Sammler ‹hagiographisch› nach dem Munde zu reden. Für eine kritische Kunstrezeption geht es nicht nur um die Beurteilung des Lindnerschen Opus im Hinblick auf künstlerische Qualität, kunsthistorische Vorläufer, Entwicklung und Stil, sondern es stellt sich ebenso die Frage nach dem Lebens- und Erfahrungszusammenhang des Durchschnittsmenschen des *american way of life,* den Lindner in den sechziger Jahren vornehmlich thematisiert hat und der als hauptsächlicher Adressat seines populären Realismus angesehen werden muß. Dieser von der Kulturindustrie vervielfältigte Dutzendmensch, dessen Konturen das allgemeine Ornament der Masse vorschreibt, ist als Voraussetzung und Vorform des Panoptikums der Lindnerschen Puppenmenschen anzusehen. Das Marionettenhafte, das Anonyme und Unpersönliche der Akteure in diesem Panoptikum, der kommunikative Defekt ihrer Erotik ist verschiedentlich bemerkt worden. Für das Fetischhafte und Künstliche, vor allem den latenten Sadismus dieser Puppenmenschen, hat man gern den Vergleich mit Spielautomaten, Maschinerien und Folterapparaten bemüht. Lindner hat seine Jugend in der mittelalterlichen Folterstadt Nürnberg mit ihrer berüchtigten «Eisernen Jungfrau» verbracht; er sammelt mit Vorliebe automatisches Spielzeug und Kinderspielzeug; er liebt das deformitätsfetischistische Design der Schnürkorsage, die das bevorzugte Aphrodisiakum seiner erotischen Malerei wurde. Doch diese liebenswürdige Analogie zwischen Biographie und Ikonographie trügt; denn Lindner ist trotz der unverwechselbaren, obsessionellen Eigenart seiner Bildwelt nicht bloß ein Chronist und Romantiker seines persönlichen Unbewußten. Die unbewußte Fixierung auf Erlebnisse und Traumen der Kindheit ist zwar vom ‹polymorph-perversen› Infantilismus der meisten Bilder abzulesen; aber die erhaltene alptraum-

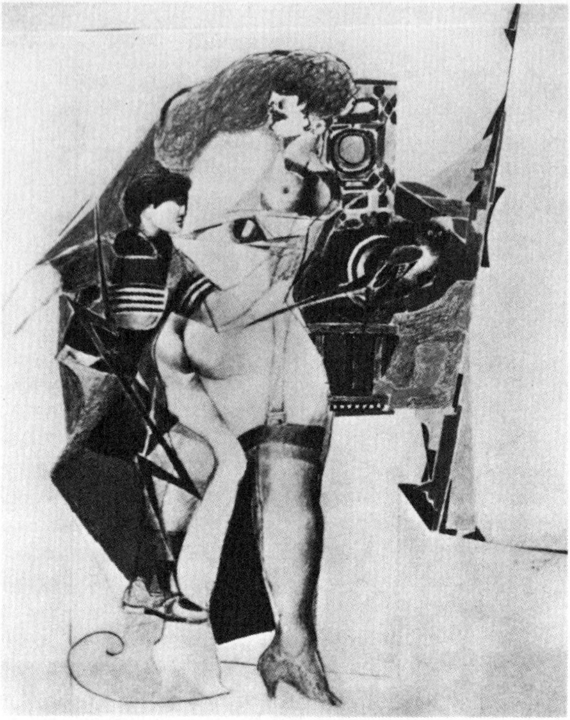

Abb. 107. Richard Lindner: Untitled. Öl auf Lwd., 1962

artige Stimmung des einstigen Söhnchens im Matrosenanzug, das seiner Mutterbeziehung nie ganz entsagt hat – «The Secret», 1960, und «Untitled», 1962 *(Abb. 107)* sind für diesen Zusammenhang sehr aufschlußreich –, stellt sich in den Bildern der sechziger und siebziger Jahre als ein allgemeines zeitgeistiges Syndrom heraus.

Der Lindners Malerei kennzeichnende erotische Fetischismus und Symbolismus spiegelt die soziale Wirklichkeit von aufgestauter Lust, von Aggression und Gewalt, die die pornographische Seite der Sexualität hervorkehren. Der Künstler zeigt ohne moralische Hinterabsichten, wie die Beziehungserotik (Leidenschaft, Kommunikation, Liebe, Zärtlichkeit, Innerlichkeit) zusehends verschwindet und das Warenverhältnis die Stellung der Geschlechter zueinander bestimmt. Im Schnittpunkt der Zerstörung von ästhetischer Form und der Ästhetisierung des Vorhandenen,

Vulgären in der Warenwelt zu einer Art von neuem schönem Schein kann die dezidiert künstlerische Arbeit Lindners gesehen werden. Reduktion und Deformität, das Fehlen malerischer Qualitäten, ein barbarisches Farbenpotpourri, ornamentale Schematisierungen, ein Schnittmusterzeichnen wie nach Schablonen, eine dekorative Emblematik bestimmen die Form des Lindnerschen Menschenbildes.

Der Künstler versagt sich jede Illusion einer realen Gemeinsamkeit unter den Menschen. Die bekannten Idole und Leitbilder der zwischenmenschlichen Beziehungen, zumal die Sexualität erscheinen (tendenziell anders als in der Pop Art) zu monströsen und aggressiven Emblemen einer Zwangshandlung verfremdet. Es wird weder eine heile Erotik der Geschlechter jenseits aller Entfremdung ersonnen, wohin Liebe verwiesen würde oder hinflüchten könnte (das Verfahren eines romantisierenden Spätsurrealismus), noch hat es Lindner auf obszöne Provokationen abgesehen. Er greift so scheinbar voraussetzungslose und harmlose Vorstellungen wie die ‹Begegnung› zwischen Mann und Frau auf und zeigt, wie ihre einfachsten sexuellen Wünsche beginnen, ein Eigenleben zu führen, sich zu verselbständigen, vom Partner abzulösen und schließlich zu Fetischen werden. Das Menschenbild wird zum Anlaß für die Darstellung seiner Fetische. Den derart verdinglichten Charakter der sexuellen Begegnung signalisieren dic zahlreichen, von Lindner aufgegriffenen Körperhaltungen, Posen und mimetischen Standards, nach denen die Partner sich sinnlich verständigen, sexuelle Wünsche austauschen und Kommunikation zustande kommen soll. Erotische Anziehung zwischen Mann und Frau erscheint als nichts Einmaliges, sondern – zumindest inhaltlich und in der dargestellten Zufälligkeit ihrer Begegnung – als selbstverständlicher Bestandteil eines Alltagslebens, das Lindner permanent Modell steht. Sein Modell ist die Großstadtstraße mit ihrem stimulierenden Angebot an Abwechslung und Zerstreuung, sind im besonderen Disney-Land und die «künstlichen Paradiese» von Times Square, die Lindner sowohl als amerikanisierter Flaneur, als Tourist oder ‹observer›[86] wie als Künstler, der den Voyeur in sich tarnt, durchstreift. Die mit «Stranger» betitelten Arbeiten verraten insofern autobiographische Züge; sie sind Portraits des männlichen Voyeurs und Spanners. Seine Hände sind, Sinnbild des sexuellen Autismus, in «East 69th Street» gefesselt. Hinter der wiederholt geäußerten unobjektiven Liebe Lindners zu New York verbirgt sich die Abhängigkeit des Malers von seinem Star-Modell. Im Literarischen ist er darin noch am ehesten dem Autor von «Tropic of Cancer», «Tropic of Capricorn» vergleichbar, Henry Miller, der seiner Haßliebe zu New York so viel an Produktivität verdankt.

Nicht die Frau und der Mann, die nicht weiter hinterfragten Kontrahenten des naiven Realismus, sondern die soziale Ebene der Images und stummen Interaktionen, die standardisierten Blicke, Gesten, Posen, Haltungsrituale, über die die Interaktionspartner verfügen, das überindividuelle Zeichenpotential der ‹body language› ist für Lindner Ausgangspunkt der Ikonographie, obwohl ein lebhafter Unterstrom von Kindheitserinnerungen diesem Material eine persönliche Deutung zu geben bestrebt ist. Auf diese Montage der Körpersprache mit dem Unbewußten, der psychoanalytischen Symbolebene mit der realistischen Dingebene wird noch gesondert einzugehen sein.

Auf den ersten Blick konzentriert sich Lindner in der zweiten Hälfte der sechziger Jahre auf die Darstellung der stimulierenden Körperrituale des Vamps, des Glamourgirls, des Pin-up, der Domina – des weiblichen Lustobjekts in den verschiedenen sexualfetischistischen Variationen; ihm gegenüber findet sich der bekannte Phänotyp des stimulierten männlichen Voyeurs und Pornographen, ganz Auge und zur Salzsäule erstarrt. Sein «Portrait»[87] geht in die Darstellung des Bildes der Frau als Zitat oder Marginale ein,[88] oder er ist doch als imaginärer Teilnehmer des Bildgeschehens bedrückend präsent.[89] Das Bild der Frau scheint nur in Beziehung auf den spionierenden Mann-Beobachter erfahrbar, den ‹observer› und seinen voyeuristischen Perspektivismus. Eine Reihe von Arbeiten hat dies thematisiert, so «Checkmate», «The City», «The Keyboard», «Man with Parrot».

Die männliche fetischistische Detailperspektive gegenüber dem Lustobjekt suggerieren ein stechender Blickstrahl und ein begrenztes Blickfeld am weiblichen Objekt, das Lindner wiederholt durch eine Zielscheibe (target) markiert, als reizvollen Blickfang zusätzlich kenntlich macht.[90] Durch die meisten Bilder laufen diese unsichtbaren fixierenden Linien des männlichen Blickstrahls, der Subjekt und Objekt der fetischistischen Perspektive wie auf einem Koordinatennetz verbindet und die Blickrichtung auf ein Teilstück des erogenisierten Körpers herstellt. Das Ganze der Komposition wirkt vom starren voyeuristischen Papageienblick, der in den Arbeiten «Hello» und «Thank you» wörtlich genommen ist, wie durchschnitten oder unter ihm in ‹kubistische› Zonen und Teilansichten zerlegt. Oder der korsettierte Mannequinkörper der Frau erscheint als eine einzige, dem schießenden Blick des Voyeurs sich anbietende Zielscheibe.

Die voyeuristische Komponente des Lindnerschen Werkes weist gewiß auf ihren Urheber zurück, aber auch über ihn hinaus. Wenn der größte Teil davon als chiffrierte Selbstdarstellung verstanden werden kann, so ist doch darin mehr als die Erfahrung nur des eigenen Selbst eingegangen. In der kapitalistischen Welt, mit der Lindner in New York seit 1941 konfrontiert war, sind Voyeurismus und Exhibitionismus keine pornographischen Einstellungen mehr. Es ist hier daran zu erinnern, daß Lindner als erfolgreicher Gebrauchsgraphiker für «Fortune», «Vogue», «Harper's Bazar» mit dem Phänomen der sexualisierten Körpersprache in der Kommunikation vertraut war und Kenntnisse über die Manipulationstechniken eines Massenmediums wie der Illustrierten in sein Ästhetikverständnis eingegangen sind. Die objektive ökonomische Funktion der Körpersprache der Frau war und ist es, wie jede Massenillustrierte zeigen kann, als stimulierender, ja pornographischer Blickfang zu dienen: die männlichen Konsumenten auf die Waren, über die berichtet und für die geworben wird, zu fixieren wie Pornographen auf ihr Objekt.

Der Verlust an zweckfreier Sinnlichkeit und Erotik stellt sich auch für Lindner niemals als Verfall an die Pornographie dar, sondern er bezieht die sexuellen Wunschphantasien der Menschen auf die Tatsache der wirtschaftlichen Funktionalisierung und der Sozialisierung (und damit Entpathologisierung) des pornographischen Genres. Lindners Bildwelt dekuvriert sehr realistisch voyeuristische und exhibitionistische Einstellungen als Bestandteile und ‹Perversionen› der Verhaltens*norm*.

Während die Kunst der erotischen Sublimierung zusehends zerfällt, betätigt sich der Kapitalismus als Künstler der erotischen Entsublimierung, er erhebt die sexuelle Schau- und Zeigelust zu einer ästhetischen, beinahe schon artistischen Qualität des hedonistischen Konsums, er stilisiert den Konsumenten zum Voyeur und Exhibitionisten, zum sexuellen Eudämonisten am ursprünglich dafür nicht vorgesehenen Objekt. Aus dieser perversen Rückkopplung des einmal autonom vorgestellten ‹ästhetischen Scheins› an den sexuellen Hedonismus der Waren und ihres Konsums ist eine neue Sexualästhetik kapitalistischen Typs entstanden. Lindner hat sie konsumiert, war mit ihr als Gebrauchsgraphiker visuell vertraut und hat sie schließlich in den sechziger Jahren in seine Bildwelt übernommen. Er thematisiert den sexuellen Fetischismus an der klischeehaften Körpersprache des voyeuristischen Manns und der exhibitionistischen Frau. Fixieren und Sich-zur-Schau-Stellen, beobachtendes Subjekt und beobachtetes Objekt geben die ästhetischen und psychischen Begrenzungen dessen an, was darstellungsrelevant ist. Da bleibt wenig Raum für menschliche Interaktion. Die Erfahrung Lindners will es so. Die hin und her schießenden Blicke, das Augen-Petting sind das einzige, was die statuarisch gesetzen, bewegungsarmen Figuren in den Paar-Darstellungen gerade noch zusammenhält. Mann und Frau als die exemplarischen Partner der sexuellen Vereinigung bleiben Antagonisten mit einem Minimum an Kommunikation. Die Blickstrahlen der Partner, Gesichter und Körper sind häufig durch die Kombination einer Vorder- mit einer Seitenansicht dargestellt, begegnen sich nicht oder scheinen sich irgendwo außerhalb des Bildraums zu überschneiden. Zwischen der aufreizenden Pose des Objekts und dem sie durchbohrenden Blick malt Lindner den unüberwindlichen Raum – ein Hinweis darauf, daß Kommunikation verhindert, unterbrochen anstatt geglückt ist.

Lindners Puppenmenschen eilen wie in Trance aneinander vorbei,

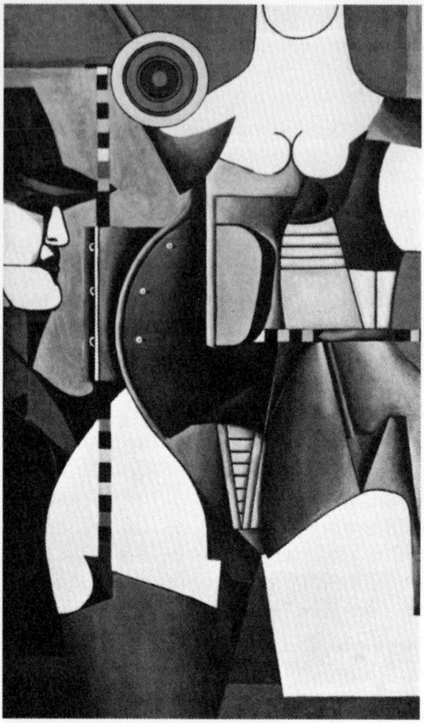

Abb. 108. Richard Lindner: Stranger No 1. Öl auf Lwd., 1958

hintereinander her – Verfolgte und Verfolger –, stehen Rücken an Rükken – «Telephone», 1966 –, verharren betrachtend und betrachtet filmschnittartig übereinander – wie auf einer Stufenleiter von Beobachtern, die einander belauern – «Stranger No. 1–2», «The Target I», «Partners», «The Couple»[91], «New York City III»[92], «One Way»[93]. Vermummt und umpanzert von fetischistischen Kostümen, Ledermonturen, Handschuhen, deren Darstellung sich zum naturalistischen *trompe-l'œil* steigern kann (vgl. «Rear Window», «Solitaire»), von Korsagen, Stiefeln und Helmen, halten sie auf Distanz und sind doch gleichzeitig von solcher Umkleidung aufs höchste angelockt und innerviert. Sie sagen in aufreizendster Pose «NO» *(Abb. 109)*, ein Bildtitel von 1966, und vermitteln eine für den voyeuristischen Betrachter angestrebte Irritation.

Was immer Lindner als Sexualfetische zur Schau stellt, sie posieren im Bild für einen sichtbaren oder unsichtbaren Beobachter, der sein Lustobjekt nie wirklich besitzt. Vielleicht will er teilnehmen, sein Ziel steht ihm visierartig vor Augen, er scheint jede Kleinigkeit des fixierten Objekts zu kennen; aber die Momentaufnahme der aggressiven Haltung zeigt ihn passiv, aktionslos, von Interaktion ausgeschlossen, paralysiert. «The Actor» von 1963 ist in Wahrheit eine kostümierte Schaufensterpuppe mit einem nach vorn versetzten Bein – als könnte sie schreiten. Sexuelle Aggression zwischen Mann und Frau bricht nirgends aus, Entspannung scheint unmöglich, das Kommunikat bleibt unbestimmt. Eine Plakatwelt von Dekorationspuppen, von denen man die verbindenden Texte und Sprechblasen entfernt hat, symbolisiert den Grad der erreichten Versteinerung der sexuellen Kommunikation zwischen Mann und Frau. Lindners Sexualfetische sind Ikonen der Versagung und Vereinsamung sowohl des Manns wie der Frau. Ihre Kommunikation scheint nur mehr als Montage von Beobachtenden und Beobachteten möglich, im sterilen Augen-Petting von voyeuristischen Männern und exhibitionistischen Frauen, die zu Schaustücken versteinert sind, die einzig verbleibende schmale Basis für Begegnungen zu finden.

Keine Darstellung eines Flirts, einer Umarmung, eines Kusses, eines Beischlafs oder auch nur der natürlichen Nacktheit der Partner in Aktbildmanier läßt Lindner durchgehen, trügt sie doch über den wahren Zustand der zerfallenen Innerlichkeit, der Enterotisierung und illusionären Gemeinsamkeit der Menschen im Kapitalismus. Die bequeme psychologische Feststellung, Lindner sei eben ein Verdrängungserotiker, inaktiv und durch seine fetischistische Fixierung auf ein vorläufiges Sexualziel blockiert, würde darüber hinwegtäuschen, was in diesen Bildern der Frustration sich an objektiver gesellschaftlicher Erfahrung niedergeschlagen hat.

Max Horkheimer, ein anderer Emigrant aus dem faschistischen Deutschland, hat auf den gemeinsamen Erfahrungshorizont von europäischen Künstlern, Schriftstellern und Intellektuellen hingewiesen, die mit der Massenkultur des Spätkapitalismus in Amerika frühzeitig konfrontiert wurden. Seine Situationsanalyse aus dem Jahre 1941 verdeutlicht das gesellschaftliche Kraftfeld zwischen den Polen von «Art and Mass Culture», in dem auch der aus Europa vertriebene Lindner existiert, dann als Gebrauchsgraphiker sich erfolgreich eingerichtet und in dem er sich später auf die Seite der künstlerischen Distanzierung geschlagen hat.

«Heute sind Personen nur noch scheinbar Personen, ‹Eliten› wie Massen gehorchen einer Apparatur, die in jeder Situation nur eine einzige Reaktion für sie offenläßt. Jene Elemente ihres Wesens, die noch nicht kanalisiert wurden, haben keine Möglichkeit zu adäquatem Ausdruck. Unter der Oberfläche ihres organisierten bürgerlichen Lebens, ihres Optimismus und ihrer Begeisterung sind die Menschen ängstlich und verwirrt, führen sie eine kümmerliche, beinahe vorgeschichtliche Existenz. Das symbolisieren die jüngsten Kunstwerke – sie durchbrechen den Firnis von Rationalität, der alle menschlichen Beziehungen überzogen hat. Sie zerstören die oberflächliche Einmütigkeit, die kleinen Konflikte, welche in Wahrheit alle düster und chaotisch sind... Die authentischen Kunstwerke der letzten Zeit verzichten auf die Illusion einer realen Gemeinsamkeit unter den Menschen; sie sind Monumente eines einsamen und verzweifelten Lebens, das keine Brücke zum anderen oder auch nur zum eigenen Bewußtsein findet... Das Kunstwerk ist die einzig adäquate Objektivation der Verlassenheit und Verzweiflung des Individuums.»[94]

Ein Maler wie Lindner scheint die These vom Kunstwerk als der einzig adäquaten Objektivation der Verlassenheit und Verzweiflung des Individuums zu bestätigen. Er hält sich selber für einen «unreliable character», der im Sinne des «wurzellosen» Intellektuellen seine Meinung ständig ändere und dadurch der Gleichschaltung durch eine Ideologie entgehe. Das Genre seiner Malerei sei die dem Mann überlegene Frau – Léger z. B. hätte sich für ein proletarisches Genre entschieden; beide hätten wohl mit Kulturrevolution und gesellschaftsverändernder Praxis so viel zu tun wie Picassos kommunistische Mitgliedschaft mit dessen Malerei, nämlich gar nichts.[95] Das Selbstverständnis Lindners als eines intellektuellen Beobachters und Touristen, der «überall nur zu Besuch bleibt», damit auch beim Kapitalismus, dessen Kunstmarkt seine Bilder heute hoch bewertet, ist eine Vereinfachung der Problematik, die wir dem Künstler nicht abkaufen müssen.

Andererseits ist Lindner durch die Überzeichnung und die symbolische Interpretation der Entfremdung realistischer, kritischer und unangepaßter als das meiste aus dem zeitgenössischen Abbildrealismus der Pop Art-Industrie, die den optischen Tatsachen der Warenästhetik wenig an eigener Form hinzufügen mochte und absichtlich für den Markt produzierte. Lindner hat den gesellschaftlichen Funktionswandel des untergehenden bürgerlichen Individuums zum hedonistischen Kommunikator des Massenkonsums künstlerisch ernst genommen und in der eher konservativen Attitüde des Staffeleibildmalers Portraits versucht, wo es nichts mehr zu portraitieren gibt. Das Ergebnis sind jene monströsen Mannequins und Puppenmenschen, die dem Betrachter ein hedonistisches Gattungswesen der Konsumgesellschaft suggerieren. Dieser Puppen- und Attrappenfetischismus, der den manipulierten Menschen ästhetisch schön erscheinen läßt und in einen fetischhaften Andachtsraum stellt, ist das Irritierende, die eigentliche Provokation bei Lindner. Der kritische Betrachter fühlt sich herausgefordert. Sollen wir uns in der präsentierten Entfremdung einrichten, zu ihrer ästhetischen Verinnerlichung fortschreiten, die Ersatzlust der Sexualfetische akzeptieren, Voyeurismus und Exhibitionismus als neue Einstellungen einer kapitalistischen Erotik sehen lernen? Dort, wo Lindner mit der Portraitierung der Entfremdung Ernst macht, die unendliche Vorlust des Voyeurs und Exhibitionisten als Element der herrschenden Kultur in seine Bildwelt einbringt, ist er ohne Zweifel authentisch. Lindner stellt heraus, was wirklich der Fall ist. Seine von Kopf bis Fuß erogenisierten Numbergirls sind allgemeinverständlich. Aber an wen und wofür appelliert diese Ästhetik und Objektivation der Entfremdung? – Lindner macht die unsichtbaren Kräfte der Unterdrückung am fetischistischen Phänotyp seiner Puppenmenschen fest, an der beinahe vorgeschichtlichen Sprache ihrer Körper, die ihre Stigmata wie Schmuck vorzuzeigen scheinen. Wir wissen jetzt besser, welche Ungeheuer der Frustration die Phantasie gebiert. Aber ist der Gestus und Mimus dieser Puppenmenschen nicht zugleich mit großer Lust und ästhetischer Zustimmung an ihrer Deformation gemalt? Wird das herrschende Realitätsprinzip hier nicht zusätzlich zum Gegenstand der künstlerischen Einbildung erhoben?

Die von Lindner geschaffene Welt der Puppenmenschen muß sich die Frage gefallen lassen, ob ihre Ikonen der sexuellen Entfremdung die Partei ihrer Opfer ergreift. Sind die Puppenmenschen nur die Metaphern der Unterdrückung, oder verkörpern sie auch ihre Opfer? Erblicken wir lächerliche Personifikationen, Karikaturen der Manipulation, die Defiguration von Leitbildern und Idolen, worauf Rolf-Gunter Dienst sich festlegen mochte,[96] oder handelt es sich mehr um die genußvolle Identifikation des Malers mit dem ästhetischen Fund der deformitätsfetischistischen Form, wodurch schon Dix und Grosz, extrem der späte Grosz, sich mit dem dekadenten Gegenstand ihrer Gesellschaftskritik verbündeten? Weder nur um das eine noch das andere. Soweit müssen wir im Falle Lindners nicht gehen. Doch die Tendenz seines Kulinarismus, den Phänotyp der Entfremdung stets von seiner verführerischen erogenen Seite zu zeigen, provoziert zu der Behauptung: daß bei Lindner die Ästhetisierung und die Erotisierung der Entfremdung über die kritisch diagnostizierende Intention seiner Darstellungen häufig triumphiert und die schöne Form die Inhalte der Entfremdung meistens wieder kupiert. Von eindeutigen Karikaturen des Realitätsprinzips kann daher schwerlich die Rede sein. Die fetischistische Überzeichnung der Puppenmenschen in den Bildern der sechziger und siebziger Jahre erreicht zwar die Ambivalenz einer karikaturähnlich verfremdeten Wirklichkeit; aber diese Bilder stoßen weder zu einer eindeutigen Transformation der Wirklichkeit durch deren Karikatur vor, noch lassen sie es bei einer bloßen Abbildung und Verdoppelung des Wirklichen bewenden. Wo Lindner diese dialektische Spannung zwischen Karikatur und Mimesis in seinen besten Arbeiten noch wiederzugeben versucht, ist sie dem Abbildrealismus der Pop Art von Anfang an gleichgültig gewesen. Man ziehe zum Vergleich die Darstellungen der Sexidole von Tom Wesselmann (wie die «Great American Nude») und Mel Ramos heran, um die Singularität Lindners zu ermessen.

Keiner Kunst darf verboten sein, kulinarisch zu werden. Doch kommt jede kulinarische Darstellung an eine Grenze, wo sie das Risiko der Äquivokation mit dem eingeht, was «durch sinnliche Attraktion den Konsumenten in Leibnähe rückt»[97] und seiner psychischen Projektion keinerlei Widerstand entgegenbringt. Die Pin-ups der Pop Art haben diese Grenze überschritten. Sie sind aus der ästhetischen Distanz zur pornographischen Plakatwelt entlassen. Lindner weicht vor diesem letzten Schritt zurück und bleibt demnach bewußt in dem Grenzbereich zwischen Fiktion und Abbild stehen, um ein Höchstmaß an Allgemeinverständlichkeit in seine Bildwelt zu retten. Sie soll für die Mehrheit der Betrachter, tendenziell für jedermann verständlich bleiben, was aus anderen als immanent ästhetischen Gründen ein frommer Wunsch bleibt. Es hält sich in dem von ihm bevorzugten Genre der exhibitionistischen Frau von jeder Agitation und Propaganda (wie für Feminismus oder Frauenemanzipation) frei, knüpft vielmehr auf unterster Ebene der manipulierten Sinnlichkeit im Konsum an und zieht dafür die vertrauten repressiven Symbole, Fetischbildungen und Ornamente aus der Sexualästhetik des Alltagslebens heran.

Doch mit dieser Mimesis ans Manipulierte, der ästhetischen Aneignung der sexuellen Körperrituale und Reizquellen der vorfindlichen Realität geht Lindner die Gefahr ein, ihren Unterwerfungsmechanismus zu übernehmen und als ein Letztes und Endgültiges erscheinen zu lassen. Der Sexualfetischismus der Puppenmenschen, die Ikonen der sexuellen Versagung können aber nicht das letzte Wort sein, und das authentische Kunstwerk muß diesen Widerruf artikulieren können. Es muß aus der Ästhetisierung in die Wirklichkeit zurückfinden können. Diese Tendenz zur Desillusionierung und Defetischisierung ist im Werk eines Sexualästhetizisten wie Lindner sehr schwach oder gar nicht ausgeprägt.

Dies ist die deprimierende Kehrseite der gleißenden Schönheit in «Marilyn», «Hello», «Ice», «NO» *(Abb. 109)*, «Leopard Lily», «Lollipop», daß die Phantasie ihres Schöpfers in Versuchung ist, sich aus dem Bann der sexuellen Fetische nicht lösen zu wollen, sondern dazu neigt, ihre Ästhetik auszumalen, der Aggression und Frustration im Sexuellen ein Denkmal zu setzen, als müßten sie zu einem ‹ewigen Kampf der Geschlechter› gehören.

Der sexuelle Fetischismus im Verhältnis der Geschlechter ist ein kleiner Teilaspekt der gesamtgesellschaftlichen Entfremdung. Seine ästhetische Isolation und Monumentalisierung durch Lindner führt direkt zu den regressiven Ikonen der gestiefelten und gespornten männerverschlingenden Magna Mater der letzten Jahre, einer fast schon ahistorischen Optik. Diese Gegenwelt des ‹polymorph perversen› weiblichen matriarchalischen Prinzips, auf seine psychologische Motivation ist rückwärts gewandte Utopie, und sie hat die sexuelle Aggressionslust der Frau, Spiegelbild männlicher Frustration, um ein weiteres verschärft. Der schenkelschwere Vamp in «Woman» (1970, *Abb. 110*), «Thank You» (1971), «Solitaire» (1973), aus der gebieterischen Froschperspektive gesehen, so daß

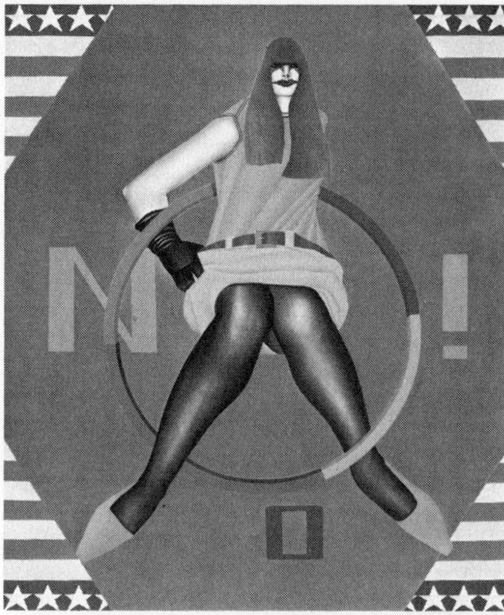

Abb. 109. Richard Lindner: NO!, Öl auf Lwd., 1966

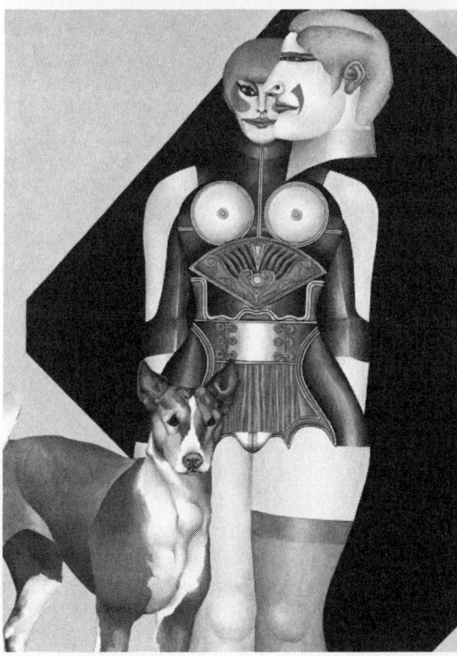

Abb. 110. Richard Lindner: Woman. Öl auf Lwd., 1970

der Betrachter den phallischen Beinfetisch unmittelbar in Augenhöhe vor sich hat, lädt zur Betrachtung in geduckter Haltung ein. Die nur noch in Resten und Spuren erhaltene sexuelle Kommunikation zwischen Mann und Frau ist nun ganz von den Schauobjekten weiblicher Omnipotenz verdrängt. Die Ikonen der sexuellen Versagung und Vereinsamung strahlen beim späten Lindner Gigantomanie und Solipsismus eines weiblichen Übermenschen aus. Der Realismus der sechziger Jahre scheint jetzt in eine private irrationalistische Vision von sexueller Erlösung einzumünden.

II.

Bisher wurde von der Dimension des unbewußten erotischen Symbolismus im Werk Lindners abgesehen. Sein Realismus und der gesellschaftliche Stellenwert seiner Bilderwelt standen im Vordergrund. Dabei ist die realistische Darstellung stets von ‹surrealistischen› Metamorphosen des Lindnerschen Unbewußten begleitet; sie dekuvrieren die wirklichkeitsnahen ‹girls› und ‹women› als von der unbewußten Wunschphantasie des Fetischisten präformiert. Die Psychoanalyse weiß, daß der Fetischist eine Verleugnung, eine Umwertung oder ‹Wertverschiebung› gegenüber der Realität vornimmt und seine Fetische eine symbolische Verarbeitung der Wirklichkeit und ihrer Konfliktstoffe aufweisen. Fetischbildungen stellen von ihrer psychologischen Seite her betrachtet Ersatzbildungen gegenüber der abgelehnten Wirklichkeit vor, auf ihrer ästhetisch-bildnerischen Seite aber triumphiert die erfundene innovative Form. Surrogat und Erfindung, der fetischistische und der ikonographische Wert fallen im Kunstwerk zusammen und rechtfertigen seine Psychoanalyse als Bestandteil einer integralen Bildanalyse. Vielleicht läßt sich im Falle Lindners diese Identität von Fetisch und Ikone besonders gut studieren. Seine Formbildungen machen sich nachweislich immer dort fest, wo auch eine fetischistische Wertverschiebung an der Wirklichkeit vorgenommen wird, nämlich am Körperbild der Frau, das vornehmlich unter zwei Aspekten der Formphantasie – oder besser der Deformierungsphantasie – geopfert wird, dem des Korsage- und dem des Beinfetischismus. Lindner malt den von der Schnürkorsage zusammengepreßten Körper und die von Stiefel, Schuh, Strumpf, Hose usw. hauteng bekleidete Beinpartie der Frau. Auch die wiederholt zum Malanlaß genommene behandschuhte Hand, der eingeschnürte Arm verraten eine fetischistische Funktion.

Die erste Liebe des Kindes galt der Mutter. Der fortschreitende Liebesentzug bewirkt nach psychoanalytischer Einsicht die Entstehung symbolischer Surrogate, wozu die Kleidungsstücke der Mutter aus naheliegenden Gründen besonders geeignet sind. So können die weiblichen Utensilien wie Korsage, Strümpfe, Schuhe, Handschuhe zu ersten ästhetischen Repräsentanten der sexuellen Betätigung des Kindes an einer erogenen Zone seines Körpers führen und später unter dem kulturellen Zwang einer sich entfremdenden Mutter-Kind-Beziehung um ihrer selbst willen, d. h. als Fetische verlorener infantiler Lust festgehalten und geliebt werden. Die Psychoanalyse spricht dann von Korsage-, Strumpf-, Schuh- und sonstigem Fetischismus. Freud hat in diesem Zusammenhang die grundlegende Form des Fetischs des Manns als Penisersatz bestimmt, nämlich als «Ersatz für den Phallus des Weibes (der Mutter), an den das Knäblein geglaubt hat und auf den es... nicht verzichten will»[98]. Die schreckliche Entdeckung der penislosen Mutter, die zur Schlußfolgerung führt, der eigene Penis müsse bedroht sein (die Kastrationsangst), veranlaßt den Knaben, die phallische Phantasie von der geliebten Mutter weg auf den selbstgewählten geliebten Fetisch zu übertragen. Dieser tritt das Erbe der libidinös besetzten Mutter an, und in ihm bleibt die ursprüngliche Phantasie des Knaben von der phallischen Mutter rudimentär erhalten. Daher erinnern alle Fetische an die genitale Symbolik des weiblichen Penis. Insbesondere im Bein-, Schuh- und Fußfetisch des Manns, aber auch in allen vergleichbaren annähernd phallisch geformten Gebilden erblickt die Psychoanalyse ein «Ersatzsymbol für das einst verehrte, seither vermißte Glied des Weibes» (Freud). Unter den Kultur- und Kunsthistorikern machte vor allem Eduard Fuchs von diesem psychoanalytischen Deutungspotential Gebrauch. Er sprach von einem «beinfetischistischen Paroxysmus», den er aber gleichzeitig als gesellschaftliche «Ablösung des Priapkultus durch den Vulvakult», als beginnende Herrschaft des Weibes über den Mann im Kapitalismus mißverstanden hat.[99]

Was die Psychoanalyse Wertverschiebung nennt: daß der Fetischist die Penisbedeutung einem anderen – weiblichen – Körperteil überträgt und einen Kompromiß mit der Kastrationsdrohung der Realität aushandelt, findet in der Kunst ein Äquivalent überall dort, wo die phallische Wunschphantasie mit dem realistischen Bild der penislosen Frau und Mutter eine Symbiose eingeht. Dort kommt es zu mann-weiblichen Ambivalenzkonstruktionen, im Falle Lindners zum Körperbild der unbewußt phallifizierten Frau. Die explizite Darstellung der realen penislosen Frau hat das männliche Genitale der Mutter in die phallischen Fetischformen der Schenkel, des Beins, des Fußes, Schuhs und Stiefelabsatzes versteckt oder – noch getarnter – in den nach oben spitz zulaufenden Armgliedern (vgl. «Solitaire», «Double Portrait», «Couple», «Hello»), in zwittrigen Vulva-Ornamenten (vgl. «Solitaire», «Leopard Lily», «Woman», 1970 – *Abb. 110*), in den meisten Kopfformen und Behelmungen der Puppenmenschen. Und manchmal manifestiert sich die phallische Phantasie an ihrem weiblichen Demonstrationsobjekt ganz unversteckt in der Silhouette eines Körpers, der – nahezu kopflos oder schrumpfköpfig – nur mehr aus einem einzigen Beinstrumpf zu bestehen scheint und in solcher Reduktion die Phantasie von der phallischen Mutter *in nuce* symbolisiert (vgl. «Guarded Woman», «Thank you», 1967 und 1971). Die zweideutigen ‹girls› und ‹women› suggerieren in der hochgereckten, steifen Geradheit ihrer zumeist stehenden Körper, die von ihrer ‹spitzen›, schnittmusterartig schematisierten Garderobe noch unterstützt wird, die Form des aufgerichteten Phallus. Die spitze, vertikale, graphisch harte Form herrscht sowohl in der Binnen- wie in der Umrißzeichnung vor und verstärkt den Eindruck, daß Lindner die Phallusform fetischisiert und seine ‹girls› und ‹women› als phallische Mutterfiguren fungieren. Die flachbrüstigen Phallus-Silhouetten der Frau von «The Walk», «Ice» und «Girl with Green Hair» erlauben fast schon einen Vergleich mit den phallischen Vampiren der Horrorfilme. «In einem Film wie Nosferatu, dem Prototyp des Horrorfilms, ist der menschliche Vampir in seiner fast permanenten Erscheinung nichts anderes als eine solche Erektion, ein wandelnder Phallus, ein ‹Phallambul›... Die Zeichen für eine aggressive Sexualität sind so zahlreich und spektakulär, daß sie das Vorherrschen der phallischen Dimension rechtfertigen. Nosferatu ist, so kann man sagen, der Spitze – mit allem, was dieses Wort an einfacher und wesentlicher Symbolik birgt. Spitz sind das Gesicht, die Ohren, die Schultern, die Knie, der Rücken», Nosferatu ist ein «Konglomerat von Spitzen».[100]

Der männliche Repräsentant der Lindnerschen Puppenwelt kommt dieser Beschreibung des phallambulen Vampirs schon sehr nahe. Sein Körperumriß ist ebenso starr und aggressiv aufgerichtet (vgl. «The Actor», «Rear Window», «East 69th Street»), wirkt in der Entstofflichung auf das volumenlose Schema einer Schnittmustervorlage (vgl. «Stranger No. 2») nicht weniger nekrophil oder gespenstig wie sein filmisches Seitenstück. Bloß sind es nicht die Eckzähne Nosferatus, mit denen er seine Opfer angreift, sondern die aufspießenden Blickstrahlen des Voyeurs und Spanners, die das Opfer in fetischistische Details und Zonen zerlegen. Doch über das optische Ausnehmen der Objekte gehen die Aggression und das sexuelle Verlangen des Voyeurs nicht hinaus. Er ist ein Blick-Vampir, der bei der Fixierung eines vorläufigen Sexualziels (Freud) verharrt. Roland Penrose hat in diesem Zusammenhang schon vom «psychoanalytical cubism» gesprochen, um auf die sadistische Komponente dieses Blick-Vampirs hinzuweisen.[101] Für den von Blicken sezierten Leichnam der exhibitionistischen Frau hat Lindner gelegentlich auf die analytisch zergliedernde Darstellungsweise des Kubismus zurückgegriffen.[102]

Daß Bein, Fuß, Stiefel der Frau Decksymbole der phallischen Phantasie sein können, ist Lindner, wie die Arbeiten «Still Life» (1964) und «Adults-Only» (1967) didaktisch verdeutlichen, durchaus gegenwärtig, und er legt es bisweilen auf diese sexuelle Ambivalenz geradezu an. Auch hat er auf die symbolische Bedeutungsebene seiner Bilder explizit hingewiesen.[103] Es ist in der Tat nicht schwer, aus ihrem Formeninventar eine mehrgliedrige Symbolgleichung: Stiefel(absatz) – Fuß – Bein – Arm – Stock für die phallische Phantasie und eine mehrgliedrige Symbolgleichung: Ring – Reif – Zielscheibe – Brust für die vulvische Phantasie zu abstrahieren. Die Einsicht, daß jede fetischistische Fuß- und Beindarstellung für den Mann sexuell ambivalent ist, dem phantasierten weiblichen Beinkörper die Bedeutung eines Genitalersatzes zukommen kann, muß dem erotischen Symbolisten Lindner nicht erst etwa abgerungen werden. Vielmehr scheint die psychoanalytisch verstandene Wertverschiebung vom Weiblichen (Vulvischen) zum Männlichen (Phallischen), genereller der Umstieg von der realistischen (bewußten) auf eine symbolische (unbewußte) Darstellungsebene und damit ein permanenter Wechsel zwischen beiden Ebenen, angestrebt zu sein. Insofern sind die primär weiblichen Puppenmenschen fast immer sexuelle Zwitterbildungen: Sie demonstrieren das Körperbild der Frau in der Verfremdung der phallischen Wunschphantasie des Manns, des aggressiven Voyeurs und Blick-Vampirs, der es betrachtet oder sich vorstellt; sie sind auf der realistischen Erscheinungsebene weiblich-konstruktiv, auf der symbolischen Bedeutungsebene männlich-destruktiv.[104] Bereits in «The Meeting» (1953) ‹mißlingen› Lindner die wuchtigen Beine der Frau als vom korsagierten Rumpf abgetrennte, phallisch aufragende Keulen. Noch nachdrücklicher demonstrieren die phallisch verformten Schulterblätter der Frau in «Untitled» (1962) den Anteil der unbewußten Malerei an der Gesamtdarstellung. Der Phallizismus dieser und vergleichbarer Zwitterbildungen ist – zumal in der Thematisierung des Bein- und Schuhfetischismus – das zugegebene, reflektierte psychische Material dieser Malerei.

Die Spuren einer – häufig auch formal-ästhetisch manipulierten – Symbolik des Unbewußten finden sich überall. So wird für die Darstellung der Schaulust und ihres exhibitionistischen Objekts die autoritäre Froschperspektive bevorzugt, die stets auch eine Reminiszenz des Umstandes ist, «daß die Neugierde des Knaben von unten, von den Beinen her nach dem weiblichen Genitale gespäht» (Freud) hat.[105] Der ästhetische Fokus, der Brennpunkt des sexuellen Interesses, den Lindner durch eine Zielscheibe *(target)* oder auch ein Blitz-Emblem markiert, ist häufig unterhalb des Knies wie in «The Secret» oder auf diese Partie blitzartig hinweisend wie in «Untitled» (1962, *Abb. 107*)[106] angebracht. Das phallische Super-Weib von «Hello», mehr verschlingende und kastrierende ‹archaische Mutter› als noch passives Lustobjekt des männlichen Voyeurs, weist dagegen die Zielscheibe genau in der Höhe der aufgespreizten Schenkel auf. Im Sinne der matriarchalischen Tendenz der späteren Bilder verlagert sich das fetischistische Interesse von der phallischen Form des Fußes oder des Arms, des Kopfes immer mehr auf den phallischen Gesamthabitus der ‹archaischen Mutter›.

In «The Table»[107] von 1961, einer mehr realistisch-szenischen Darstellung, ist die Symbolik der Zielscheibe dechiffriert. Als Markierung in der Höhe des weiblichen Knies bedeutet sie die sexuelle Schaulust des einstigen Knaben. Ein Knabe spielt dort unterhalb des Tisches. Er späht, von dem daran sitzenden Vater ungesehen, zu Füßen der Frau und Mutter auf deren beschuhte Füße. Und auch die Knabenfigur, die in «The Secret» dargestellt ist, befindet sich unterhalb der höher postierten, auf einem Seil balancierenden Frau und fixiert mit gesenktem Kopf und fast geschlossenen Augen den beschuhten weiblichen Fuß. Seine Neugierde auf das weibliche Genitale ist in der rechten oberen Ecke des Bildes expliziert. Das Brustbild des nach der Szene spähenden Knaben scheint hinter dem großen, halb als Schlüsselloch, halb als vaginaler Schlitz gegebenen Prospekt zu verschwinden. Das starke Bedürfnis nach Idealisierung des Sexualobjekts, die Sexualüberschätzung des Fetischs, könnte nicht deutlicher dargestellt sein. Indirekt wird auch ein Hinweis auf die infantile Wurzel des pornographischen Voyeurismus gegeben, ja das malerische Werk Lindners spiegelt in seiner Ikonographie diesen Zusammenhang von sexuellem Voyeurismus und kindlicher Schaulust, das Heranwachsen des sexuell interessierten Knaben zum Voyeur und Blick-Vampir ab. Das Bild des Manns erscheint unter wesentlich zwei Aspekten. Da gibt es die Darstellungen des spähenden Knaben in «The Secret», «Louis II», «Discovery», «The Table» und das Bildnis des Blick-Vampiristen und Kleiderfetischisten in «Stranger No. 1» *(Abb. 108)*, «The Keyboard», «The Couple» (1961), «Rear Window», «Untitled» *(Abb. 107)*. Die Gruppen- und die meisten Paar-Darstellungen von Mann und Frau sind implizite Darstellungen der durchlebten Mutter-Kind-Symbiose. Die Phantasie von der «phallischen Mutter» bleibt bis in die letzten Bilder hinein transparent. Die Aufarbeitung der eigenen Biographie, die eine starke Proustsche Rückerinnerungsfähigkeit gegenüber der eigenen Kindheit impliziert,[108] mag eines der stärksten persönlichen Motive für die künstlerische Produktivität Lindners sein, obwohl sie in der gewählten Darstellung und Lösung der Lebenskonflikte durch den Kompromiß des sexuellen Fetischismus ein allgemeines zeitgeschichtliches Phänomen ist.

Wenn jetzt die Gegenstände in Lindners Malerei so nachdrücklich auf die Ebene ihrer unbewußten Symbolik gestellt wurden, so nicht deshalb, weil die «psychoanalytische Auskratzung» (Karl Kraus) einer Künstlerbiographie beabsichtigt ist, sondern weil nicht die Fehler einer ikonographischen Analyse wiederholt werden sollen, die Lindners gegenständliche und überaus konkrete Bildwelt wörtlich nimmt, ihre Aktualität ausschließlich im zeitgenössischen Kontext von Realismus und Pop Art abtastet und daher jene Dimension, die eine symbolische Funktion für das Unbewußte hat, nicht fassen kann oder sie auf einen vagen Surrealismus abschiebt. Auch die kunsthistorische Einordnung kann die Anteile der unbewußten Malerei nicht ignorieren. Es reicht, wie gezeigt, beispielsweise nicht aus, das bei Lindner verwendete Zielscheiben-Emblem für eine bloße Formanlehnung bei Delaunay (und dessen «Sonnenscheiben») zu halten. Und wo Lindner ein Kleidungsstück, eines seiner Phantasiekostüme malt, zumal die einschnürende Zwangskorsage, ist der Formeinfall stets fetischistisch bedingt und enthält als Symbol eine chiffrierte Nachricht an den Beschauer. Die Akribie und Pedanterie, mit der scheinbar so Nebensächliches wie Knopf, Paspelloch und die «scharfen» Nähte der Phantasiebekleidung gemalt sind, die Stringenz, mit der das Prinzip des Schnittmusterzeichnens schließlich zum vorherrschenden Malstil wird, weist auf die allein psychosexuell, psychologisch und psychoanalytisch zugänglichen Teile des Lindnerschen Realismus hin.

Von den frühen Prototypen «Boy with Machine» *(Abb. 42,* 1954, 1955, 1964) bis zu den späten *coudrages,* genähten Stoffassemblages, wird nachdrücklich auf die sexualfetischistische Bedeutung des Vernähens und der Naht, auf die Materialbezogenheit des Fetischisten angespielt; Knöpfe, Strapse, Stoffabzeichen usw. werden bisweilen als *objets trouvés* ins Bild übernommen. Die Version des «Boy with Machine» von 1954 zeigt ihn überdies mit Faden und Ring vor einer Maschine spielend.[109] Über die unkomplizierte Sexualsymbolik des Einfädelns, des Einführens von etwas in Öse oder Ring, des Zu- und Aufknöpfens braucht kein Wort weiter verloren werden. Und vom Spiel der Pleuelstange im Dampfzylinder der Maschine, in das der «Boy» sich eingeschaltet zu haben scheint, schrieb Huysmans in «Là-Bas», «die Arten des menschlichen Ausdrucks unterscheiden sich keineswegs vom Hin und Her unserer Maschinen». Die Naht als solche, als Schweißlinie zweier oder mehrerer Einzelteile, hat noch keinen Symbolwert, sondern der ästhetische Fetisch der Naht muß mit dem Sexualfetisch der Nates, dem weiblichen Gesäß, zusammengesehen werden. Die Naht ist hier gewissermaßen als Sublimat und in Stellvertretung der vertikalen Trennungslinie der Hinterbacken, der Gesäßspalte, anzusehen. Daß auch Lindner in die lange Ahnenreihe der ‹Natesfetischisten› (von der «Aphrodite Kallipygos» bis zu Rembrandt und Renoir, Corinth u. a.) eingereiht werden kann, dafür sprechen Arbeiten wie «The Meeting», «The Academician», «The Mirror», «Untitled».[110] Nun wird aber bei Lindner die Bekleidung und Einschnürung des Körpers seiner Nacktheit immer vorgezogen. Dadurch verlagert sich auf der Darstellungsebene der Reiz der Nates auf die analoge Kontur des vom Kostüm umschlossenen Körpers. Insbesondere die krasse Schnürnaht der Korsage verfremdet und verstärkt gleichermaßen die ursprüngliche Kontur der Nates, insbesondere der Gesäßspalte. Die permanente Allergie Lindners gegen alles nur Nackte[111] tat ein übriges. Der Reiz der Gesäßspalte verselbständigte und ‹sublimierte› sich schließlich zum Reiz von Stoff- und Schnürnaht und übte fortan seine fetischistische Funktion von der Darstellung des Nackten (der Nates) abgelöst aus. Lindner hat zwischen seiner Abneigung vor dem Nackten auf der einen und seinem Natesfetischismus auf der anderen Seite offensichtlich einen Kompromiß geschlossen, der sich künstlerisch produktiv auswirkte. Die Übersetzung des *Nates*fetischismus auf den Fetischismus der *Naht,* die Reizverlagerung vom nackten Frauenkörper auf ihr deformierendes Kostüm erlaubt eine freiere – eben formästhetische – Verfügung über den sexuellen Fetisch. Er kann in die Darstellung eines fetischistischen Phantasiekostüms an jeder Stelle, die das Formgesetz bestimmt, integriert werden und enthebt den malenden Natesfetischisten der zwanghaften Einseitigkeit der Darstellung von Rückansichten. Der abgespaltene Teilreiz der Nates, das ‹Sublimat› der Gesäßspalte, als das die Stoff- und Schnürnaht anzusehen ist, kann ebenso an der Vorderansicht des weiblichen Körpers dargestellt werden, und von dieser Möglichkeit macht Lindner hauptsächlich Gebrauch. (Daß Korsagen ebenso vorn wie hinten geschnürt wurden, mag ihm dabei zu Hilfe gekommen sein.) So kommt es, daß seine Puppenmenschen (aus den sechziger und siebziger Jahren) trotz ihrer natesfetischistischen Komponente in der Mehrzahl von vorn gegeben sind, gewissermaßen eine Durchdringung von Vorder- und Rückansicht, von Nates- und Brustfetischen zu ihrem Vexierbild erreichen, so wie sie sich dem psychoanalytischen Blick zugleich als weiblich und phallisch empfehlen. Würde man die symbolische (unbewußte) Ebene von Lindners Malerei einseitig zum einzigen Kriterium ihrer Beschreibung erheben, müßte man sagen, daß er den Puppenkörper nicht nur doppelgeschlechtlich, sondern von hinten und vorn gleichzeitig darstellt.

Die weibliche Binnenzeichnung des Puppenkörpers vermitteln hauptsächlich die Nähte und Schnittlinien des meist schnittmusterartig aufgegliederten Kostüms, im Idealfall die verschnürte Fuge der Korsage, die gewöhnlich die Vorderseite des Körpers in zwei Hälften teilt – vgl. «Stranger No. 1» *(Abb. 108)*, «Hello», «Woman» *(Abb. 110)*, «Solitaire», «Angel in Me» – und, da der Körper mit Vorrang stehend dargestellt ist, von der vertikalen phallifizierten Leitlinie der Beine fortgesetzt werden kann. In «Rock-Rock» von 1966 gehen Funktion und Fetischform der vertikalen Zweiteilung von der Korsagen- bzw. Kostümnaht an die Saiten des anthropomorphisierten Gitarrenkörpers über. Die ästhetische Verselbständigung und Verfremdung des ursprünglichen Natesfetischismus zum Formalen und Dekorativen ist hier am weitesten getrieben, während er in «The Couple» von 1961 noch als solcher am ehesten präsent ist. Hier vermittelt die Struktur des deformierten Körpers in der Korsage besonders deutlich die Darstellung des Zwangs, die mit dem Fetisch der Schnürkorsage einhergeht. Auch könnten die frei bleibenden Brüste – das Unbewußte Lindners spielt häufig mit dieser Ambivalenz – die Halbkugeln des Gesäßes sein. Die zwischen ihnen verlaufende Schnürnaht läßt eine gewisse Uneindeutigkeit aufkommen, ob Vorder- oder Rückansicht oder nicht vielmehr beides zugleich dargestellt sind – als resultierte der starre Phänotyp dieses Puppenkörpers aus der Drehung um seine Achse.

Die mehr oder weniger alle Figurenkompositionen (der sechziger bis siebziger Jahre) konstituierende vertikale (phallische) Mittelachse ist für Lindner assoziiert mit dem Fetischismus der (weiblichen) Naht, der wiederum auf einen Natesfetischismus zurückführbar ist. Diese auf eine einfachste Formel gebrachte These kann leicht mißverstanden werden. Wer die ungewöhnlichen Schritte der ästhetischen Übersetzungsleistung psychologisieren, den Weg vom Sexualfetisch zur Ikone, vom psychosexuellen Motiv zur autonomen Form nur inhaltlich rekonstruieren wollte, würde das Werk Lindners mit Bestimmtheit verfehlen und seine Symbolik auf der Ebene der allergewöhnlichsten alltäglichen Fetischbildungen wiederfinden. Hier wäre von allem abstrahiert, was das Kunstwerk für die Emanzipation des Fetischs aus dem sexualpathologischen Genre leistet. Als Nates- und Korsagefetischist wäre Lindner in der Tat nicht weiter erwähnenswert. Andererseits aber sind die unbewußten und dann auch bewußt kalkulierten Anteile des erotischen Symbolismus im Werk Lindners beträchtlich. Seine ikonographische Dechiffrierung tritt auf der Stelle, wenn ihr keine Psychoanalyse der Symbolbildung assistiert. Die konkrete Gegenständlichkeit und Bezeichenbarkeit seiner ‹girls› und ‹women›, der gesellschaftsbezogene U. S.-Realismus seiner Disney-Welt sind häufig genug Fassade und Vorwand einer libidinösen Wunschphantasie, einer «Wunschproduktion» (Deleuze/Guattari), die einen Beziehungswahn der erotischen Symbole dem Abbild der Wirklichkeit supponiert. Die realistische Darstellungsweise wird nicht selten von einer konträren libidinösen Symbolbildung durchkreuzt und gestört. Realistisch oder (gar auf der Linie von Pop Art und Hyperrealismus) abbildrealistisch können die Arbeiten Lindners daher nur mit präziser Einschränkung genannt werden.

Da gibt es beispielsweise Lindners vehement geäußerte Aversion gegen das Nackte.[112] Sie ist zwar als in die Augen springende Eigenart seiner Puppenmenschen konstatierbar; aber es wäre unsinnig, sie als zwangsläufige Äußerung des realistischen Formprinzips zu verstehen. Auch das Nackte ist realistisch darstellbar. Daß es Lindner dennoch weitgehend ausspart: seine Aversion gegen die ästhetische Darstellung des Nackten, die ihn zur Vermummung und Kostümierung seiner Puppenmenschen führt, kann aus dem Formgesetz seiner Bildwelt nicht geschlossen werden und weist auf die Beseelung des Verhüllten und das Tabu der totalen Nacktheit beim Kleiderfetischisten, auf einen psychischen Tatbestand hin. Auch daß die Korsage nicht als isoliertes Kleidungsstück (etwa in Stillebenmanier), sondern stets in Funktion auf einen Körper, den sie einschnürt und deformiert, also als Zwangsmaßnahme dargestellt wird, ist primäres Kriterium und Symptom des sexuellen Fetischismus wie als Formerfindung und ikonographische Besonderheit bei Lindner konstatierbar.

Für die Psychoanalyse gehören sexueller Fetischismus und die symbolische Darstellung des Zwangs eng zusammen. Karl Abraham erklärt ihren Zusammenhang und damit eine «wichtige Determinierung des Einschnürens (Korsett, Schnürstiefel)» mit den «autoerotischen Gewohnheiten» des Fetischisten, die meist mit einer «Einklemmung der Genitalien» verbunden sind.[113] Er berichtet von einem Korsettfetischisten, der beim Einschnüren seines Körpers, durch Druck auf Darm und Blase Lust empfand: «Als er zum ersten Mal ein Korsett anlegte, traten Erektionen ein, die von einer Urinentleerung gefolgt waren.» Die verschiedensten Körperstellen, vor allem die Analzone, können in der Kindheit zur autoerotischen Betätigung dienen und in der späteren Erinnerung fetischisiert werden.[114] Der Fetisch reaktiviert und konserviert die bei autoerotischen oder sonstwie sexuellen Betätigungen des Kindes (mit der Mutter) entstandenen libidinösen Empfindungen. Dabei kann auch die lustvolle infantile Erfahrung des Verbundenseins und Eingeschnürtwerdens durch einen gewählten Fetisch wie der zusammenpressenden Korsage, dem eng ansitzenden Schuh oder Handschuh, wiederholt und libidinös verewigt werden. So kommt Wilhelm Stekel zu der Feststellung, der «Fetisch muß den Zwang symbolisch zur Darstellung bringen. Also enge Hosen, enge Schnürstiefel, fest umgebundene Schürzen. Verbände, Mieder, Hosenträger, Bauchbinden werden bevorzugt... Unser Patient schnürt sich in einen Lederanzug», wodurch sich sein Fetischismus als «ein Abrücken vom Weibe auf eine nebensächliche Sache» bestimmt: «Dies Phänomen der Verschiebung vom Fleische auf totes Material zeichnet den echten Fetischisten aus.»[115] Die Verschiebung ist nach Abraham begleitet von einer Herabsetzung und Verlagerung der sexuellen Aktivität auf den sexuellen Schautrieb.[116] Hiermit ist zunächst nur eine Tendenz angezeigt. Im Extremfall haben das tote Material und der Schautrieb *jede* andere sexuelle Aktivität verdrängt.

In dieser Verschiebung des sexuellen Interesses konvergiert die Individualpsyche des Fetischisten mit dem gesamtgesellschaftlichen Entfremdungsprozeß, der voyeuristische und exhibitionistische Einstellungen zu Normen der visuellen Kommunikation erhoben und in der Warenästhetik die Dressur der Sexualität zum Schautrieb, zur unendlichen Vorlust des Fetischisten sanktioniert hat. Der Verschiebung auf den Sexualfetisch entspricht hier die Angleichung der libidinösen zwischenmenschlichen Beziehungen an ihre Surrogate im Warenverkehr: das sind die sexuellen Gebrauchswertversprechen und Verführungskünste der Waren, die einer Metapher Marx' zufolge ihren potentiellen Käufern Liebesblicke zuwerfen und sie zum Kauf überreden wollen. Der Vollzug der direkten Lust ist hier wie im Fetischismus amputiert; denn sexualisierte Waren wie Sexualfetische bieten jeden denkbaren Augenschmaus – nur nicht den konkreten leibhaften sexuellen Kontakt selber. Sie sind im pseudolistischen Sinne der Pornographie Produktion von sexuellem Schein.[117] Sie prägen sich als eine Versagung, die durch die Verlagerung auf bloße Schau- und Zeigelust gegeben ist, der Bedürfnisstruktur der menschlichen Sexualität ein. Dergestalt wird im Kapitalismus «ein allgemeiner Voyeurismus verstärkt, habitualisiert, und werden damit die Menschen in ihrer Triebstruktur auf ihn festgelegt».[118]

Die Konvergenz des gesellschaftlichen Entfremdungsprozesses mit dem Phänomen des sexuellen Fetischismus, des Exhibitionismus und Voyeurismus weist ihnen eine neue Allgemeinverbindlichkeit zu – eine Normativität, die den traditionellen psychoanalytischen Horizont übersteigt. Man betreibt also auch keine pornographische Propaganda noch einen Rufmord an der Kunst Lindners, wenn man ihre sexualfetischistische Komponente dermaßen offenlegt und unverblümt vom Exhibitionismus und Blick-Vampirismus seiner Puppenmenschen spricht. Im Gegenteil! Daß Lindner unter dem Emblem der entfremdeten Sexualität im Kapitalismus nicht anders konnte, als den Fetischismus der Schau- und Zeigelust als zentrale Problematik der menschlichen Kommunikation zu enthüllen, weist auf die Authentizität und Wahrheitsliebe seines Werks hin. Lindners Sexualfetische wurden Ikonen der Versagung und Vereinsamung des Menschen im Kapitalismus genannt. In ihnen ist die Deformation des Fetischisten ihrer falschen Privatheit und Pathologie enthoben, ist der individuelle Defekt zum Sinnbild einer gesamtgesellschaftlichen Entfremdung verallgemeinert und aktualisiert. Wir erkennen uns in den dargestellten Puppenmenschen wieder; ihr sexueller Fetischismus wirkt fast vertraut, ubiquitär, nicht aber pornographisch, obszön, manieriert, singulär. Trotzdem macht die der Entfremdung abgerungene Schönheit und Geschlossenheit dieser Bildwelt eine uneingeschränkte Zustimmung unmöglich. Nicht der Bezug auf den vergesellschafteten Fetischismus, sondern die Ambivalenz, mit der sich Lindner ausdrückt, ist das Befremdende und Irritierende. Es bleibt ungewiß, ob in der zwittrigen Konstruktion der Puppenmenschen, die einerseits eingepreßt, geschnürt, deformiert, sich weiblich anpreisend, dem Blick-Vampirismus des Mannes ganz und gar ausgeliefert, die unter Zwang stehend dargestellt sind, andererseits aber aggressiv, phallisch, sich verweigernd, für den Mann bedrohlich, wie er bewaffnet sind und Zwang (Kastration) auszuüben scheinen, eine Symbolisierung der Opfer oder der Opferer der herrschenden Entfremdung gegeben wird. Es bleibt bei Lindner meistens offen, ob die malerische Feier des Puppenmenschen eine weitere Eskalation in der Fetischisierung und Ästhetisierung des gesellschaftlichen Unterwerfungsmechanismus ist oder dessen Desillusionierung durch die Darstellung der Opfer vorstellt. Diese Zweideutigkeit, angelegt im Verschmelzen zweier Bildebenen: einer unbewußten symbolischen Wunschproduktion und der gegenständlichen Wirklichkeitsdarstellung, bewirkt, daß die greifbare, fast vertraute Bildwelt der Puppenmenschen niemandes Partei ergreift und ins Unverbindliche eines Epitaphs, eines Rätsels oder eines Paradoxons entgleitet.

5 Henri Nouveau und die Ästhetik der perversen Sexualität

Henri Nouveau (1901–1959), der zu Unrecht vergessene ungarische Maler, Musiker und Komponist (eigentlich Henrik Neugeboren), lebte von 1925 bis zu seinem Tode in Paris. Er verarbeitete Einflüsse ebenso von Klee, Kandinsky, van Doesburg, der 1930 zu einer Ausstellung riet, wie von den Kubisten und Surrealisten. Er gehört mit seinen kleinformatigen konstruktiv-geometrischen oder poetisch-surrealen Ikonen noch zu den Wegbereitern der ungegenständlichen Malerei, die einerseits in den Konstruktivismus, andererseits in den Tachismus einmündete.

Nouveau arbeitete mit gelegentlichen Unterbrechungen in Ungarn und in Berlin, wo er 1927 bis 1929 hauptsächlich komponierte. 1934 repräsentierte er Frankreich auf dem Internationalen Musikfestival in Florenz. 1946 nahm er am «Salon des Réalités Nouvelles» in Paris teil. 1946 und 1950 fand eine Ausstellung in der Galerie Colette Allendy, 1951 in der Galerie Arnaud, Paris, statt, 1955 in der Galerie Aujourd'hui, Brüssel. 1959, im Todesjahr, gab es eine erste große Retrospektive in der Galerie de France, Paris, und im Salon des Réalités Nouvelles, Paris. 1960 und 1962 folgten zwei Ausstellungen in London und Paris. Heute ist er nahezu vergessen, der Verbleib seines Nachlasses ist ungeklärt. Noch weniger bekannt als sein künstlerisches Werk ist, daß Nouveau ein über sein ganzes Leben reichendes Tagebuch geführt hat, das die Sexualästhetik eines homosexuell orientierten Narzißten mit massiv fetischistischen und sadomasochistischen Tendenzen dokumentiert.

Die zu Lebzeiten verständlicherweise geheimgehaltene ‹psychopathologische› Seite dieser Persönlichkeit ist niedergelegt in einer lückenlosen, deutsch verfaßten Tagebuchaufzeichnung, die vom 16. bis 57. Lebensjahr, also über 43 Jahre hinweg reicht und testamentarisch einem deutschen Psychiater zur Auswertung vermacht wurde. Dieser gab es an Hans Giese weiter, der das Material sichtete und zur weiteren Auswertung im Institut für Sexualforschung der Universität Hamburg übernahm.

Das geheime Tagebuch ist zwar keine Autobiographie[119], gibt aber einen detaillierten Erfahrungsbericht über die praktizierte Sexualität. Vom Komponieren, von der Tätigkeit als Musikkritiker und Maler, den allgemeinen lebensgeschichtlichen Umständen ist hier niemals die Rede. Die komplizierte Synchronizität von künstlerischer und sexueller Tätigkeit war Gegenstand einer psychiatrischen Studie von Jürg Hansen[120]; eine statistische Auswertung der progressiv pervers verlaufenden sexuellen Entwicklung, so weit sie das Teiltagebuch von 1916 bis 1946 spiegelt, erfolgte in einer medizinischen Dissertation von Eberhard Berger[121].

Grundlage beider Untersuchungen waren das zum Teil inzwischen verlorengegangene und nicht wieder aufgefundene Tagebuch und mehrere

Koffer, gefüllt mit fetischistischem Material, photographischen Selbstaufnahmen, Collagen, Zeitungsmaterial, Texten und Photos aus Zeitungen und Büchern, einem großen Konvolut von fetischistischen Wunschzeichnungen, die freilich von ihrem Urheber nicht unter künstlerischem Aspekt hergestellt und aufgehoben wurden. Von den gleichfalls verlorengegangenen Koffern, die dieses Material enthalten, fand ich durch Zufall einen, abgestellt in einem norddeutschen Kriminalmuseum. Der Inhalt ist nicht inventarisiert, im wesentlichen unveröffentlicht und erlaubt in seiner Bruchstückhaftigkeit kein abschließendes Urteil auf den sexualästhetischen Verwendungszusammenhang dieses Materials.[122]

Als Kultur- und Kunstkritiker hat mich interessiert, welche ästhetischen Hilfsmittel, Prothesen und Resonanzkörper ein Mensch finden kann, der eine abnorme sexuelle Entwicklung mit perversem suchtartigen Charakter durchläuft, welche Verinnerlichungen und Ästhetisierungen einer sexuellen Perversion im Fetischismus vorliegen. Auf den letztendlich alles wieder nivellierenden psychopathologischen Steckbrief wird bewußt verzichtet zugunsten einiger Hinweise auf die überaus artistische, das Künstlerische streifende Organisation des Phantasiematerials, die in einem Ausnahmefall eine Triebbeherrschung oder ‹Sublimierung› der bedrängenden sexuellen Impulse bewirkt hat. Die erfundenen, kunsthandwerklich präzise gefertigten Fetische lassen bereits ahnen, wie die Verkümmerung der realen Erlebnismöglichkeit durch eine zunehmende Erlebnisfülle der Phantasie kompensiert wird. Sowohl die Tätigkeit als konstruktiver Maler wie die zahlreichen autoerotischen Inszenierungen und fetischistischen Rituale arbeiten dem gleichzeitigen Verfall an die spezifisch perverse Symptomatik entgegen[123] und führen schließlich zu einer kritischen «Selbstbescheidung»[124]. Der Künstler und der perverse Fetischist wirken hier im Dienste eines fortschreitenden Abstrahierungs- und Reinigungsvorgangs ausgleichend und balancierend auf die destruktiven Tendenzen der Persönlichkeitsentwicklung ein. Im sexuellen Fetischismus wird somit eine kunstpsychotherapeutische Tendenz sichtbar. Die psychiatrische Diagnose des Tagebuchmaterials hat einen «homosexuell orientierten Narzißten mit einem hochgradigen Ausbau der fetischistischen zusammen mit sadomasochistischen Erlebnisformen besonders auch in der Phantasie» ermittelt.

Den Narzißmus praktiziert Nouveau als ein Spiel mit dem eigenen Körper vor dem Spiegel, das er mit photographischen Selbstaufnahmen *(Abb. 111 a),* regelmäßigem Zeichnen und Protokollieren von sexuellen Träumen und Wunschvorstellungen begleitet. Roger Caillois definiert die narzißtische Dimension des Spiels sehr zutreffend als «eine *fiktive* Betätigung, die von einem spezifischen Bewußtsein einer zweiten Wirklichkeit oder einer in bezug auf das gewöhnliche Leben freien Unwirklichkeit begleitet wird».[125]

Abb. 111a–111f.
Henri Nouveau:

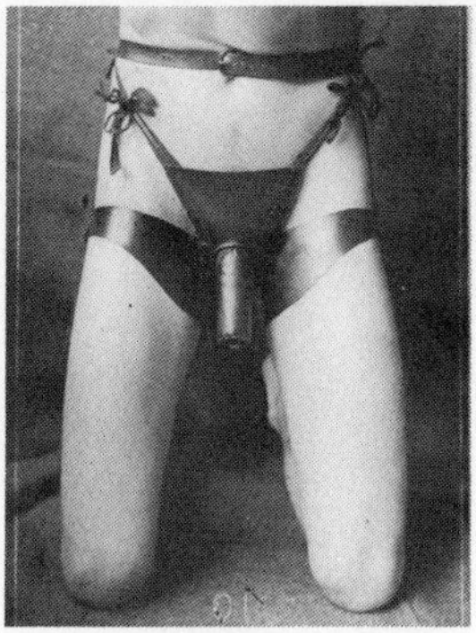

a) Photogr. Selbstaufnahme

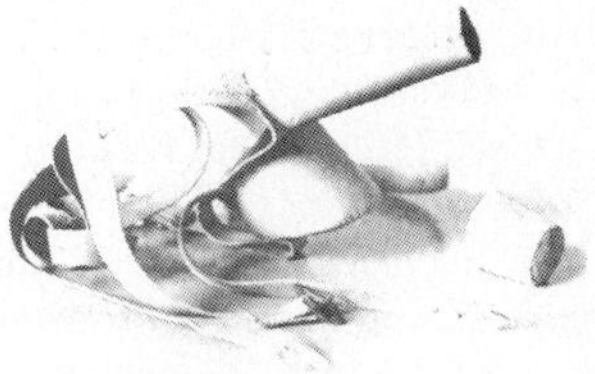

b) Penisfutteral

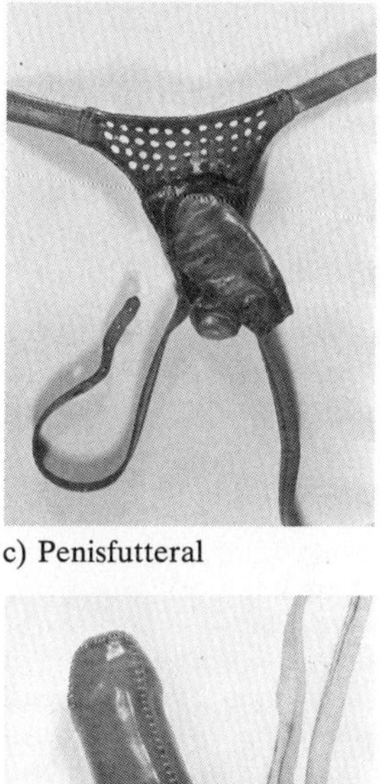

c) Penisfutteral

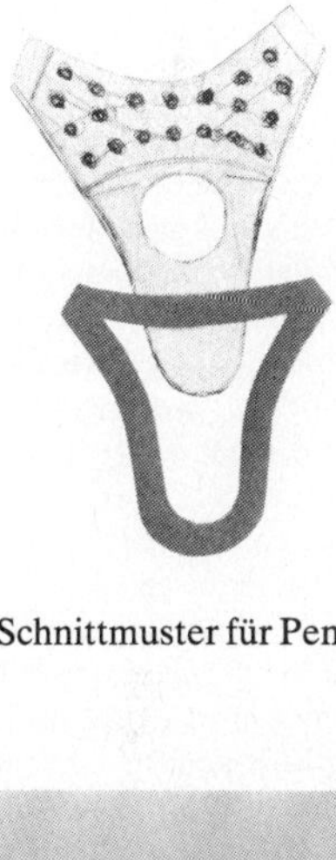

d) Schnittmuster für Penisfutteral

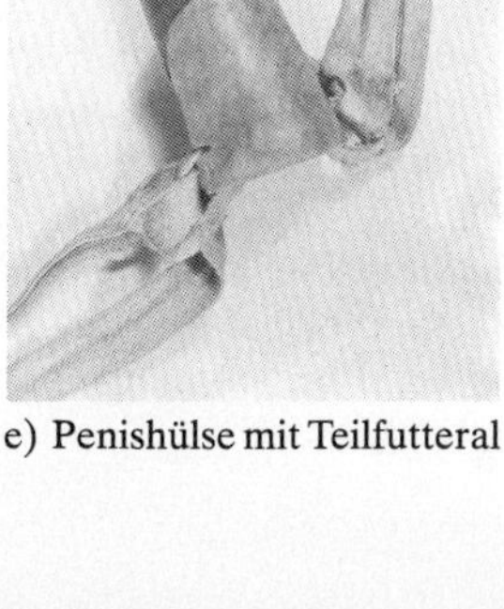

e) Penishülse mit Teilfutteral

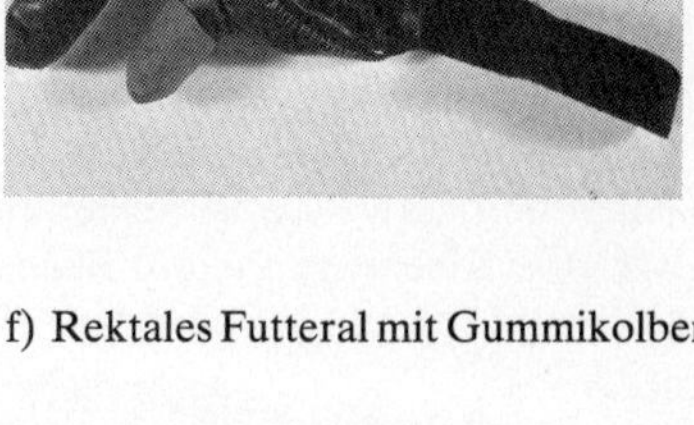

f) Rektales Futteral mit Gummikolben

Die fetischistische Erlebnisform des sadomasochistischen Narzißten konfrontiert uns im Falle Nouveaus mit einer umfangreichen Sammlung von «Penisfutteralen» aus Leder *(Abb. 111 b–c)*, die am eigenen Genitale abgeformt sind. Die Fetischproduktion beginnt bei den Schnittmustern *(Abb. 111 d)* und endet bei der Montage der zugeschnittenen Teile, die das Sexualorgan mit Skrotum, Rektum, Nates über die Hüften hinweg suspensoriumartig umschließen und einzwängen.

Neben den Lederfutteralen verwendet Nouveau für den gleichen Zweck Hülsen und Röhren, die aus Pappe, Keramik oder Gips gefertigt, eingefärbt und mit einem Riemenwerk versehen sind *(Abb. 111 e)*. So folgen nacheinander Hülle um Hülle im Sinne einer fetischistischen Vermummung und Einschnürung der lustbesetzten Körperteile.

Den Ursprung der Futterale hat Nouveau in einer aufschlußreichen Tagebuchanmerkung von 1942 selbst erläutert. Als Vierzehnjähriger sei er bereits Fetischist gewesen:

«Ich wußte damals nichts vom wesentlichen Geschlechtsunterschied außer: ‹Frauen haben Brüste, Männer meistens Bart› ... Da ich nicht wußte, wozu eine Menstruationsbinde dient, deren Abbildung ich aus einer Zeitungsreklame kannte, ist es wohl in meinem Fall verständlich, daß ich sie für einen Apparat hielt, der den Penis verstecken sollte ... Außerdem verfertigte ich aus dem gefundenen festen Linoleum eine menstruationsbindenartige Sache, die den Penis nach rückwärts zwang und ihn ‹unsichtbar› werden ließ – was sehr ‹angenehm› war, weil bei solcher Manipulation sogleich Erektion eintrat ... Der Streifen zwischen den Beinen und andere zwischen den Hüften war lustvoll. Doch damit (+ Erektion) zu sitzen (beim Zeichnen) war störend? Eines Tages schnitt ich ein Loch in den Mittelstreifen und daraus ergab sich: nur die Hoden blieben drin, der Penis hing heraus. Ob er zu sehen war oder nicht, war nicht mehr wichtig. Wichtig war, daß er drin sei. Das war aber anfangs ebenso störend, wie: daß er jetzt draußen war, obwohl die Bindung als solche (ist gleich Fesselung? Ist gleich Gehemmtsein?) angenehm war. Also Lösung oder Kompromiß suchen ... Ich fand in einem Raum des Wirtschaftsgebäudes ein altes Kanapee mit schwarzem Wachsbezug, und da es bereits sehr beschädigt war, zögerte ich nicht, es noch unbrauchbarer zu machen und schnitt ein großes Stück des Bezuges aus. (Es roch – [!] sehr merkwürdig, aufreizend, nach dem muffigen schimmeligen Inneren des Kanapees –, hier unten war es kühl und feucht.) Mittels Schere, Nadel und Bindfaden entstand eine an das Loch der Bindung applizierte geschlossene Hülse für den Penis (– nun war er draußen und dennoch drinnen! –) – und dies war der Ursprung meiner Futterale.»[126]

Ergänzend zu den Futteralen werden Bruchbänder benutzt, deren Abbildungen in Illustrierten, Fachbüchern und im Annoncenteil der Zeitungen von der fetischistischen Sammelleidenschaft gleichermaßen betroffen sind. Aus dem orthopädischen Fachhandel erwirbt Nouveau eine für Ausstellungszwecke in Schaufenstern vorgesehene Apollofigur, die er wie eine Kleiderpuppe mit Bruchbändern und einer Wadenbandage versieht und mit einer Selbstdarstellung photographisch montiert. Die Pe-

Abb. 112a–112f.
Henri Nouveau:

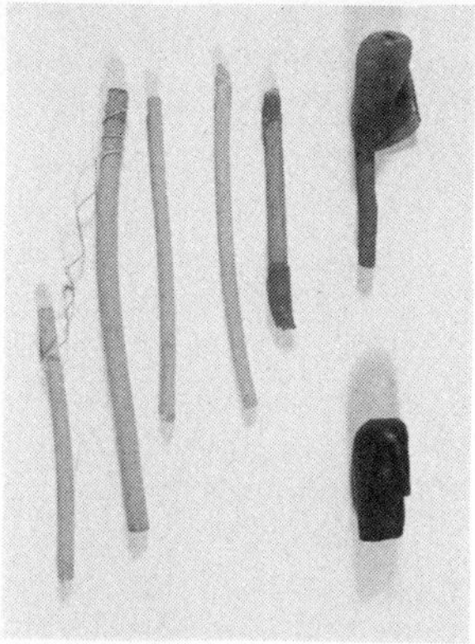

a) Katheter

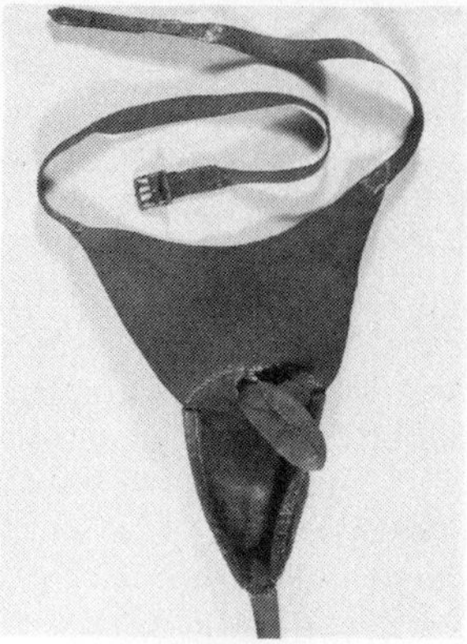

b) Rektales Futteral

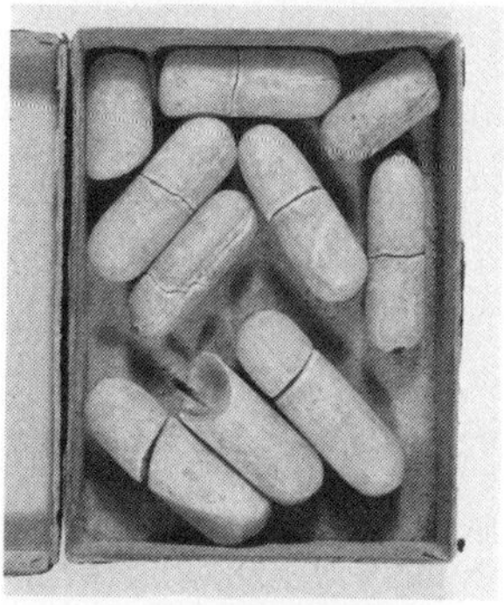

c) Präparierte Wachskerzen

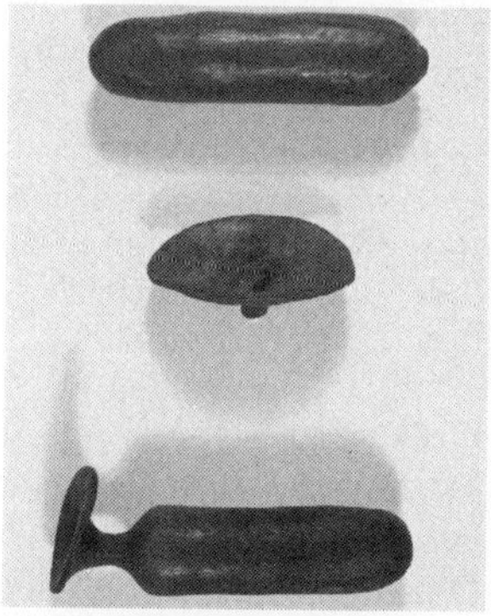

d) Mundknebel

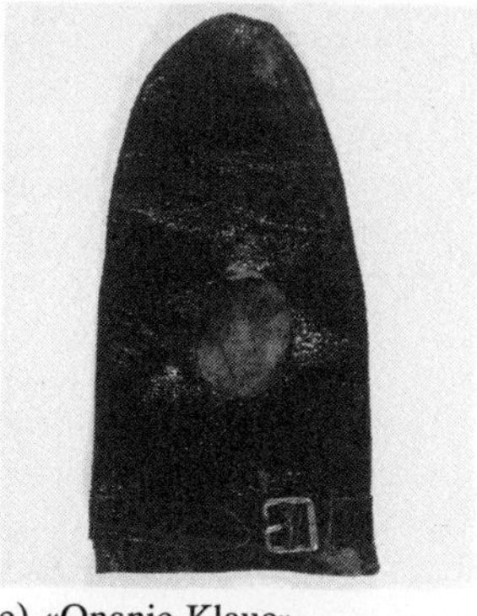

e) «Onanie-Klaue»

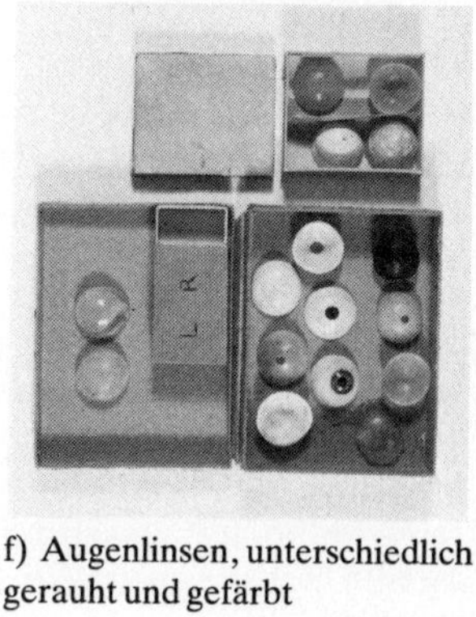

f) Augenlinsen, unterschiedlich gerauht und gefärbt

nisfutterale sind wie Etuis beschaffen, die so verschlossen oder geöffnet werden können, damit lustvolle Manipulationen mit der Harnröhre möglich sind. Entsprechende Katheter aus Rohr, Kautschukstifte mit Lackresten wurden gefunden, die vom Benutzer zugeschnitten bzw. bearbeitet sind *(Abb. 112a)*.

Das Schilfrohr wird über die Glans oder den ganzen Penis mit einer langen schmerzenden Schnur dicht gewickelt. Für anale Manipulationen wird ein Futteraltypus konstruiert, der das Verschließen des Rektums mit einem kolbenförmigen Objekt ermöglicht *(Abb. 111f, 112b)*. Ferner kommen auch Kerzen in verschiedener Länge und abgerundeter Form zur Anwendung *(Abb. 112c)*. Außer in Rektum und Harnröhre werden Objekte in die Nase und Mundhöhle eingeführt, die das Sprechen und Atmen behindern, in Ton geformte und gebrannte Knebel *(Abb. 112d)*. Nouveau fertigt auch lederne Fäustlinge zur Behinderung der Greiffunktion der Hand. Diese «Onanie-Klauen» sollen die zugleich angestrebte Masturbation lustvoll hemmen und hinauszögern *(Abb. 112e)*. Sie dienen darüber hinaus einer Behinderung beim Niederschreiben und Zeichnen von Wunschvorstellungen, die den masturbatorischen Akt begleiten. Auch können die Arme zum Zeichnen in Linoleum-Hülsen gesteckt werden. Ein Zeichenstift wird dafür an den Hülsen derart befestigt, daß ohne Hand gezeichnet werden muß. Fallweise wird auch der Sehvorgang künstlich beeinträchtigt durch in Wachs gefertigte ‹Schalen bzw. Linsen›. Der Benutzer kann damit totales oder partielles Blindsein simulieren. Es finden sich Schachteln mit zum Teil aufgerauhten und gefärbten Linsen (mit den Siegeln für links und rechts) *(Abb. 112f)*; ein Selbstporträt hält die Simulierung des Blindseins fest und kombiniert sie mit einer Ansicht des der Pariser Wohnung benachbarten Friedhofs vom Montparnasse (Rue Froidevaux). Mit solchen und anderen Behinderungen (Kathetern und Bandagen) wurden laut Tagebuch Spaziergänge unternommen.

Der Deformationsfetischismus findet seine volle Ausprägung aber erst in der Erfindung von Arm- und Beinprothesen und einer entsprechenden Sammlung von Wunschzeichnungen und photographischen Bildern, die entsprechende Körperverstümmelungen und Ersatzglieder aufweisen. 1946 verzeichnet das Tagebuch heimliche Besuche zu einem orthopädischen Rehabilitationszentrum, wo Kriegskrüppel und Prothesenträger beobachtet werden können. Der Anblick und die Wunschvorstellung des Amputiertseins führen zu nächtlichen «Stelzen-Gängen» mit einem nach rückwärts angeschnallten Fuß, wie zahlreiche Tagebuchzeichnungen von 1943, aber auch schon von 1920 und 1925 beweisen, wo der Vierundzwanzigjährige vermerkt: «In letzter Zeit onaniert nicht als Erledigung, sondern wie früher: als langandauerndes wollüstiges Spiel, nackt, mit Riemen! Unglaublich, daß ich jetzt noch, nach zehn Jahren, neuartige

Bindungsmöglichkeiten finde: besonders bezüglich des Nach-Rückwärts-Schnallens des Beines fand ich eine viel einfachere, mehr erregende Methode *(Abb. 113a)*. All dies ist jetzt in Zusammenhang mit dem Penilingus (= Autopenilingus), der früher noch nicht aktuell war.»

Mit beiden Beinen rückwärts geriemt und beim Gehen auf den Knien auf weichem Sofa erfolgt vor dem Spiegel die Selbstbefriedigung. Nachdem auch dieses Ritual «abgewetzt», «ausgeleiert» erscheint und die gewünschte «Voll-Erektion und Ejaculation» nicht mehr bewirkt, findet eine Verschiebung der Hauptreizquelle vom Penis auf den Anus statt. Nouveau praktiziert daraufhin «das Einführen der Kerzen verschiedener Länge; die dicksten und längsten zuerst, und so tief wie möglich..., wie Fassungsraum da war, ohne die Schließung des Anus zu verhindern. Sie sollten so lange wie möglich drin behalten werden können, d. h. zumindest bis zur mittels manueller Onanie bewirkten Ejaculation».

Von den zahlreichen, penibel selbstgefertigten Unterschenkelprothesen, zum Teil auch Konstruktionen aus Papprolle und Drahtkorb, ist ein hölzernes Exemplar erhalten *(Abb. 113b)*. Das Arsenal der Prothesenfetische ist numeriert; das Tagebuch beschreibt die Praktiken und verweist dabei auf die entsprechenden Nummern der verwendeten Fetischobjekte. Die – um nicht entdeckt zu werden – nächtlichen Stelzengänge führen zu einer intensiven Mimikry mit dem Körperbild der Beinamputierten und Prothesenträger. Eine Metro-Karte für Kriegsversehrte, die Nouveau auf einem seiner simulierten «Stelzen-Gänge» für sich gelöst hatte, wird daher für wert befunden, in die Fetischsammlung aufgenommen zu werden. Nouveau hat die Nähe an Beinen und Armen lädierter Personen gesucht; den Kontakt mit amputierten jungen Männern, die seinem körperlichen Schönheitsideal am meisten entgegenkommen, hat er sich mehr gewünscht und im einzelnen ausgemalt als tatsächlich immer gefunden. In einer Wunschzeichnung von 1924 vermerkt Nouveau, die erste erregende Vorstellung zur Amputation habe er 1913 *(Abb. 113c)*, mithin als Zwölfjähriger gehabt, ein Hinweis, den ich hier durch gewagte psychoanalytische Spekulationen nicht ausbeuten möchte. Daß Nouveau selber um Erklärungen seiner Perversion nicht verlegen ist und die Prothese in enger Beziehung zum Sexualobjekt sieht, zeigt eine Tagebucheintragung vom 14. 12. 1930. «In Rue D. denke ich fortwährend an den Jungen vom 13. und 14. 7., mit linker Stelze (zwei Drittel des Schenkels fehlen), mit Jünglingsgesicht und Kinderaugen. (Siehe Stumpf = Penis, Prothese = der drin ist, 2 Stümpfe = 2 Penisse, Gehen = Wollust) Coitus! ...»

Der für den Fetischismus typische Verschiebungsvorgang, die Surrogatfunktion der Prothese, ist Nouveau durchaus bewußt. Unter eine Zeichnung von 1936 oder 1935 vermerkt er auf der Rückseite: «Das ist nicht mehr Fetischismus –, das ist Irrsinn» *(Abb. 113d)*. Daher bringt er eine Korrektur an. Die nächste Phantasievorstellung korrigiert die vor-

Abb. 113a–113f.
Henri Nouveau:

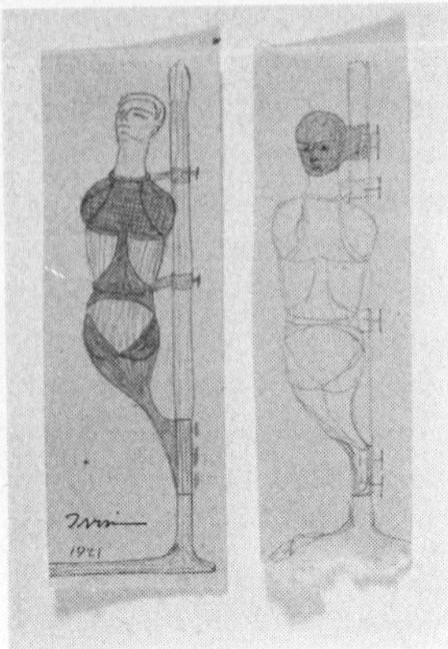

a) Fetischistische Wunschzeichnung

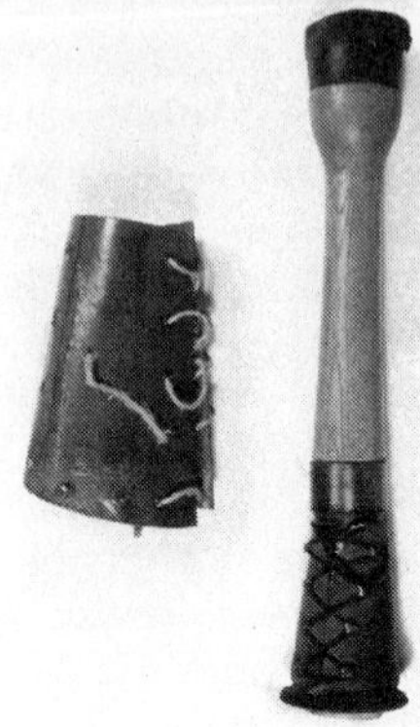

b) Unterschenkelprothese

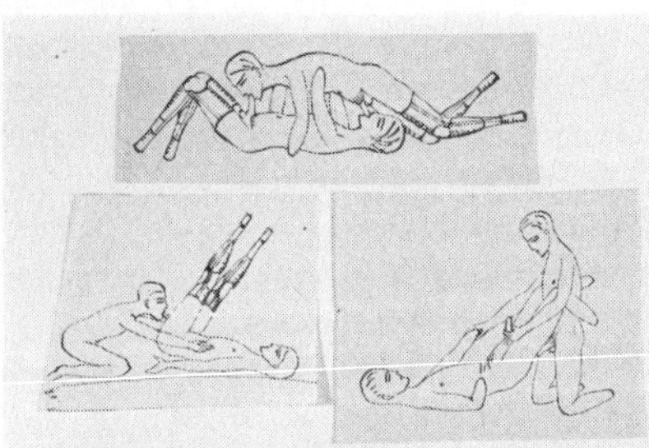

c) Fetischistische Wunschzeichnung

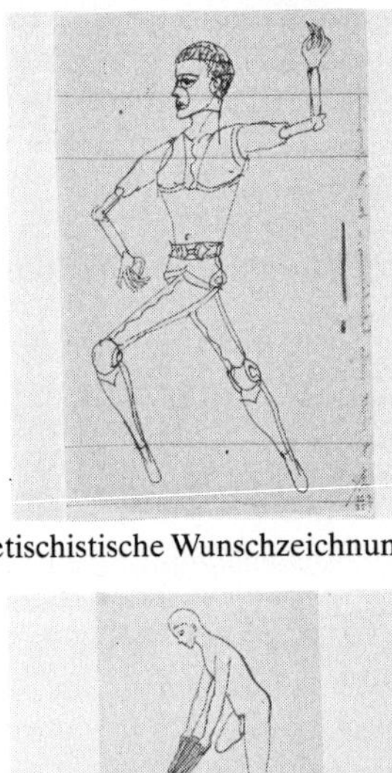

d) Fetischistische Wunschzeichnung

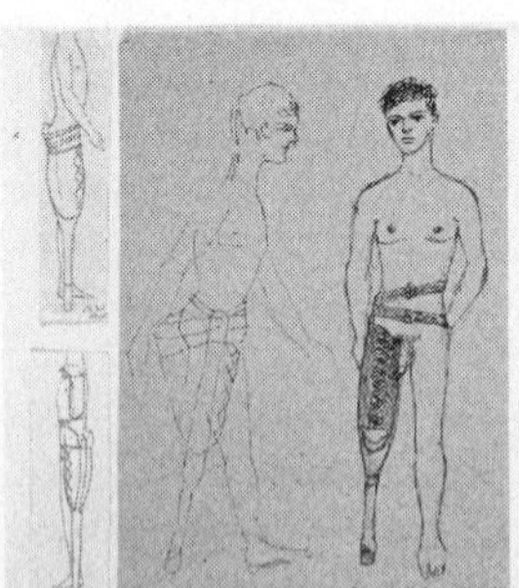

e) Fetischistische Wunschzeichnung

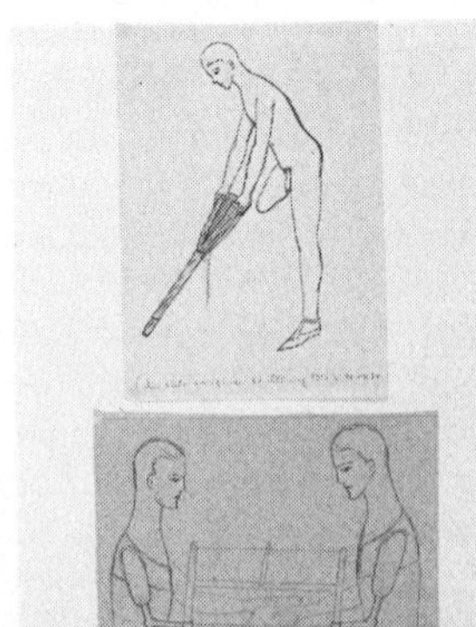

f) Fetischistische Wunschzeichnung

ausgegangene. Wenn allgemein das ‹Pathologische› des Fetischismus darin gesehen wird, daß seine Symbole den geschlechtlichen Partner ersetzen, so hat sich Nouveau, der die These kennt, zumindest in der Vorstellungswelt seiner Zeichnungen mit dem Ersatz nicht abgefunden und die Verschiebung vom realen Partner auf den Fetisch phantasiemäßig zu kompensieren gesucht. Indem er sich die isolierten unglücklichen Fetischisten nun als kommunizierende Partner der gleichen sexuellen Perversion ausdenkt und in zahlreichen Zeichnungen wiedergibt *(Abb. 113e)*, macht er den Versuch, aus dem autoerotischen Circulus vitiosus dieser Phantasieproduktion herauszukommen – freilich vergeblich. Keine Vorstellung vermag den verlorenen realen Partner zurückzuzaubern, aber immer mehr und neue Vorstellungen können ihn imaginieren. So baut sich die Freiheit des Fetischisten auf Zwang und Wiederkehr des Immergleichen auf. «Der echte Fetischist lebt sich in der Onanie aus. Es gibt keinen Fetischismus ohne Onanie.»[127] Auch Nouveau ist ganz der Onanie hingegeben; freilich korrespondiert sein Narzißmus mit einer Ausdrucksfähigkeit, die seine Performances, Fetischobjekte und Erfindungen zu künstlerischen macht und den sie motivierenden Zwang zur Wiederholung und Steigerung ästhetisch qualifiziert. Der moderne Künstler bedient und begnügt sich häufig genug mit der kreativen Annullierungsarbeit gegenüber der Realität wie der ‹pathologische› Fetischist. (Selbst dort, wo sich Nouveau als reiner Künstler verstanden hat, in seiner Malerei, hat er fetischistische Vorstellungen zu immer neuen Neomorphismen und verdichteten Kompositionen verarbeitet.) Die sadomasochistischen Phantasiezeichnungen bilden jenen Vorgang ab, den Wilhelm Stekel als die «unerschütterliche Bußtendenz» des Fetischisten beschreibt[128] *(Abb. 113a, f)*: «Auf den ersten Blick erscheint der Fetischist als ein Masochist reinsten Wassers. Er fügt sich allerlei Schmerzen zu, er bindet und fesselt sich, er leidet für seine Paraphilie. Aber hinter diesem Masochismus verbirgt sich ein schrankenloser Sadismus. Die ursprünglich nach außen gerichtete Phantasie wendet sich gegen den eigenen Körper und gegen die eigene Seele.» «Der Fetischismus ist eine selbst diktierte Strafe für grausame Einstellungen und Phantasien.»

Stekel, der mehrere Fälle von orthopädischem Fetischismus beschrieben und analysiert hat, gehört nicht zufällig zu den von Nouveau sorgsam gelesenen Schriftstellern, und das Gelesene mag in seine Selbstdeutungsversuche und Wunschphantasien, seine sexuellen Praktiken und Inszenierungen eingeflossen sein, in einen Akt wenn auch nicht der Selbstbefreiung, sondern, wie die Fetischproduktion und das Tagebuch nahelegen, der therapeutischen Selbstbefriedigung mit ästhetisch-künstlerischen Mitteln. Eine kritische Selbstbefriedigung und vitale ‹Resignation› verrät auch die Tagebuchnotiz vom 13. 1. 1945: «Siehe: es wäre unrichtig, mein sexuelles Leben falsch zu nennen, ‹weil es auf irreellen

Vorstellungen basiert›; falsch war nur, daß ich Realität suchte, Erfüllung wünschte. – Ich will versuchen, wieder mit großer unbestimmter Zukunft dahin zu leben (wie 1916 bis 1918), ganz in meinen Träumen –, und nun nichts mehr suchen (erzwingen wollen, was mir nicht bestimmt ist), aber beobachten: was für Spuk der Tag zuträgt...»[129]

Als künstlerisch Arbeitendem ist es Nouveau gelungen, seine sexuelle Perversion ästhetisch zu vergegenständlichen und ihr eine phantasiemäßige systematische Ausformulierung zu verleihen, die ihm eine Regulierung und intellektuelle Kontrolle seiner destruktiven Entwicklung ermöglicht. Er ist mehr als mancher andere, der mit beiden Beinen in der Realität zu stehen glaubt, für den Spuk des Tages gerüstet. Die ästhetischen Grenzüberschreitungen der Kunst im 20. Jahrhundert provozieren, die ‹psychopathologische› Annullierung der Wirklichkeit durch den sexuellen Fetischisten als künstlerisch gleichrangigen, authentischen Beitrag zur Realitätsbewältigung zu diskutieren.

Gegenüber der grenzüberschreitenden prozeßorientierten Gegenwartskunst kommt der Auffassung Wilhelm Stekels, daß die «unaufhörliche Annullierungsarbeit» des perversen Fetischisten zu einer schöpferischen Systembildung führt, die auch der Künstler aufbringen muß, besondere Bedeutung zu: Beide, Künstler und Fetischist, nehmen «eine unaufhörliche Umwertung aller Werte vor», zerstören Wirklichkeit einer Fiktion zuliebe, annullieren einfach alles, was in ihr System nicht hineinpaßt.[130] Die Phantasie des perversen Fetischisten ist bei aller Deformität und Süchtigkeit nicht unproduktiv, sondern schafft in unmittelbarer Nachbarschaft zur Kunst eine artistische Scheinwelt, in der die ontologische Grenze zwischen Fiktion und Wirklichkeit zwar verwischt ist, dem Ich aber ermöglicht, seine Funktionen aufrechtzuerhalten und sich selbst zu befriedigen.

«In jedem Fetischisten ist vielleicht ein großer Dichter verlorengegangen», meinte Stekel noch 1922. «Er benützt die Außenwelt, um sein System zu erweitern, während der Dichter sein System benützt, um die Welt zu bereichern. Der Dichter wird durch jedes Kunstwerk um einen Komplex ärmer, während der Fetischist jeden äußeren Eindruck benützt, um sich zu bereichern, d.h. um sein System auszubauen.»[131] Ist diese Abgrenzung für die moderne Entwicklung noch haltbar? Trifft die Aussage über den Fetischisten nicht eher den Kern der auf Anleihen und Fundstücke aus der Wirklichkeit angewiesenen ichzentrierten Produktion des modernen Künstlers? Ist die verbreitete Ichmythologie des modernen Künstlers nicht gerade durch den subjektiven Bereicherungsaspekt der pervers-fetischistischen Einstellung gekennzeichnet?

Was im Vergleich mit einem ausschließlich mimetischen Gestaltungsideal klassisch-naturalistischer oder realistischer Observanz unverkennbar pathologische Züge aufweist, kann für das kulturell in die Defensive gedrängte, triebdynamisch motivierte, autoerotische Ich einen Zuwachs an Produktivität, Sicherheit und Stabilisierung bedeuten. Wir müssen uns von der Dämonisierung und Mystifikation der Perversion durch die ‹anthropologische Psychiatrie› (E. Strauß, V. E. v. Gebsattel, H. Kunz und selbst noch H. Giese) befreien und einer anthropologischen Heilslehre mißtrauen, die wie bei Gehlen und Schelsky das triebüberschwemmte, affektgeladene, ‹entformte› Mangelwesen ‹Mensch› in die vermeintlich allein kulturbildenden gesellschaftlichen Institutionen zurückbeordern möchte.

Selbst die liberale Sexualwissenschaft der fünfziger und sechziger Jahre im Umkreis von Hans Giese hatte mit dem ‹pathologischen› homosexuellen Künstlertyp, der ihr in Figuren wie Genet und Nouveau zur Begutachtung aufgebürdet wurde, keine geringen Schwierigkeiten. Sie wollte das Stigma der Perversion abschwächen und warb für Toleranz gegenüber Menschen, die durch ihre wertvolle Kultur- und Kunsttätigkeit sich indirekt auch als sozial anpassungsfähig oder zumindest kompromißbereit erweisen. Die hauptsächlichen Stigmata der Perversion, der sterile Autoerotismus und Narzißmus, die Unfähigkeit zur heterosexuellen kleinfamilialen Lebensform, blieben von dieser Klimaverbesserung unberührt, und so blieb auch der Vermittlungsversuch zwischen herrschender Moral und perversen Lebensformen, insbesondere zwischen Hetero- und Homosexuellen, eine halbherzige Angelegenheit.[132]

Den Sprung über das Perversionstabu schaffte – theoretisch – erst Fritz Morgenthaler. Er ist mutig und – was die Bekenntnis-Perversität heute betrifft – realistisch zugleich, wenn er die «Perversion als Ichleistung besonderer Art aufgefaßt» wissen will und sich die Beseitigung der Perversion als «Ziel der psychoanalytischen Behandlung» verbittet.[133] Wo ‹Deformation›, ‹Selbstzerstörung› und ‹Süchtigkeit› konstituierende Elemente des allgemeinen Vergesellschaftungs-, des Demokratisierungsprozesses werden und den normativen Lebenszusammenhang immer stärker auszuprägen beginnen, haben sie als moralisch-psychiatrische Kriterien der devianten perversen Persönlichkeit ihren Sinn verloren.

So bedenklich und ‹kaputt› die perverse Praxis eines Henri Nouveau in der phänomenologischen Momentaufnahme der anthropologischen Psychiatrie und Psychotherapie auch erscheinen mag, auf das Ganze gesehen hat hier eine für die pervers-fetischistische (homosexuelle) Persönlichkeit selbst positive, identitätsstiftende, die narzißtische Störung verarbeitende Entwicklung stattgefunden, die nicht mehr oder weniger erfolgreich verlaufen ist als eine ‹normale› heterosexuelle Triebbefriedigung.

Sicherlich zeigt Nouveau nur einen exklusiven Bilderbuchfall, der hier trotz aller Extreme besonders geglückten pervers-fetischistischen und homosexuellen Selbstverwirklichung, die nicht alltäglich ist, uns aber heute in Gestalt einzelner Künstler, man denke an Bacon, Hamilton,

Warhol, Gilbert & George, häufiger und selbstbewußter als früher begegnet.

Abgesehen davon, daß Künstler Kunst machen und einer eigenen formgesetzlichen Logik folgen, repräsentieren viele unter ihnen heute immer deutlicher den Mischtyp des *perversen Künstler-Fetischisten,* der durch *Überbesetzung autoerotischer Aktivitäten eine gestörte narzißtische Entwicklung ausgleichen kann.* Er ist in vieler Hinsicht ein institutionsloses Wesen, das zur biologischen Zwecklosigkeit und Asozialität seines Autoerotismus ein positives, nicht mehr abwehrendes und damit möglicherweise auch produktives Verhältnis gewonnen hat. Zumindest steht Henri Nouveaus Ästhetik der perversen Sexualität (auf seine Malerei wurde hier nicht eingegangen) für diese Möglichkeit ein.

6 John Willie und die Bondage Art. Ein Beispiel kompensatorischer Pornographie

Es kann nach einer ersten kritischen Sichtung des zeichnerischen Œuvres des 1962 verstorbenen John Alexander Scott Coutts, genannt John Willie, kein Zweifel darüber bestehen, daß er zu den bedeutendsten Comics-Zeichnern gehört[134]; er hat sowohl die Geschichte der massenspezifischen Cartoons und Karikaturen mitbestimmt wie eine Reihe von Künstlern, darunter Allen Jones *(Abb. 56–58)* und Tomi Ungerer *(Abb. 59–62)*, beeinflußt.[135]

Längst ist den tradierten Schönen Künsten auf dem Gebiet der massenmedialen Gebrauchsgraphik wie den Comics eine Konkurrenz entstanden, die wir vor allem in Europa noch aus unserem Gesichtskreis verdrängen und dem Bereich Häßliches, Triviales oder Kitsch zuschlagen. Wir degradieren das Genre der Comics-Zeichnung als zur kommerziellen Massenunterhaltung Gehöriges, das sich mit der Aufbereitung kursierender gesellschaftlicher Vorurteile begnügt. Dabei haben wir noch immer nicht gelernt, die Stileigentümlichkeiten und Formgesetzlichkeiten der comics-spezifischen Zeichnung und Graphik zu erkennen. Wie für jedes Ausdrucksmedium sollte auch für Comics gelten, daß die Grenzen zwischen künstlerischen und epigonalen Formen innerhalb ihrer eigenen Geschichte und ästhetischen Organisation verlaufen und nicht in der äußerlichen Trennung zwischen einem Individual- und einem Massenmedium abgesteckt werden können.

Willie strebte in seinen Zeichnungen und Aquarellen die Popularität und den Sozialcharakter einer zeichnerischen Formulierung an, die – den Comics vergleichbar und häufig im Bekenntnis zu ihrer Infantilität – eine allgemeinverständliche, alltägliche, beinahe voraussetzungslos verstehbare Emblematik für das Sexuelle aufweist. Er verweigerte die ironische Distanz der Schönen Künste zum Pornographischen, um einige fetischistische und sadomasochistische Phantasievorstellungen möglichst unzensiert und unsublimiert sichtbar zu machen. Dabei hat er jene Trivialität und Abgefeimtheit von optischen Zeichen gestreift, die aus dem inflationären Gebrauch einiger sexueller Wunschbilder in der massenmedialen Gebrauchsgraphik entstanden sind. Willie bemerkte in der Popularisierung der Pornographie eine neue ästhetische Qualität, wo die Schönen Künste noch auf fragwürdige individuelle Differenzerfahrungen gegenüber den konsumierenden Massen pochten. Indem er sich aufmerksam einfühlend zur sozial-integrierten Optik des Voyeurs und Exhibitionisten, des Fetischisten und Sadisten in Werbung und alltäglicher Phantasieproduktion verhielt, blieb auch die Ästhetik seiner Zeichnungen verständlich. Willie war auf eine allgemeine pornographische Schaulust in der Konsumgesellschaft mehr vorbereitet, als die erotische Kunst in ihrer Ästhetisierung und Stilisierung des Sexuellen es je zu sein vermochte. Mit der elitären künstlerischen Heuchelei der Branche Erotic Art hatte Willie nichts zu tun.

Mit dieser Abgrenzung soll an Willies Image nichts beschönigt werden. Er stellte seine übrigens autodidaktisch erworbene Zeichenkunst in den Dienst der Befriedigung von Bedürfnissen, die in der patriarchalischen Gesellschaft aus dem Herrschaftsverhältnis zwischen Mann und Frau kommen und einen aggressiv-gewaltförmigen Charakter haben. Aus dem pornographischen Genre kennen wir typische, immer wiederkehrende sadistische Phantasien wie Fesselungen und Knebelungen, zum Teil ausgefallene Einstellungen, die den weiblichen Körper den Blicken und sexuellen Torturen des Mannes preisgeben. Dieser Deformitätsfetischismus ist bei John Willie Gegenstand der ästhetischen Manipulation und Assoziation. Das von ihm bevorzugte und obsessionell sich wiederholende Thema der Fesselung (Bondage) und des Flagellantismus, das er in seinem Zyklus «From Girl to Pony» (1952/53; *Abb. 114*) vielleicht am besten gestaltet hat, ließ Willie zu Recht hoffen, an ein verbreitetes sadomasochistisches Bedürfnis im Pornographiekonsum anschließen und für seine erotischen Zeichnungen nutzbar machen zu können.[136] Der Erfolg bestätigte ihm, daß er nicht nur seine privaten sexuellen Tagträume gezeichnet und photographiert hatte, sondern der zelebrierte erotische Symbolismus, die Perversität und vermeintliche Exzentrizität seiner Fetische populär sind und einer heute typischen Verdrängung oder Affektverschiebung im sexuellen Erleben zum Ausdruck verholfen haben.

Der Erfolg gab Willie aber auch in einem anderen positiveren Sinne Auftrieb. Die erotischen Symbole drücken ebenso eine Wunscherfüllung aus, der verdrängte Wunsch wird an ihnen befriedigt und teilweise ausgelebt. Die fetischistische Wunschzeichnung erlaubt ihren Anhängern, mit perversen Sexualphantasien zu leben und sie halbwegs zu sozialisieren. Willie schuf unter Bedingungen der allgemeinen sexuellen Unterdrükkung ein Ventil für die perverse kompensatorische Sexualität, die – wenn auch über Ersatzbildungen für reale partnerschaftliche Beziehungen – eine partielle Befriedigung findet. Die Pornographie kann unter besonderen gesellschaftlichen Umständen einen Teil dieser Kompensation mittragen helfen. Es gehört zu den emanzipatorischen Möglichkeiten der *kom-*

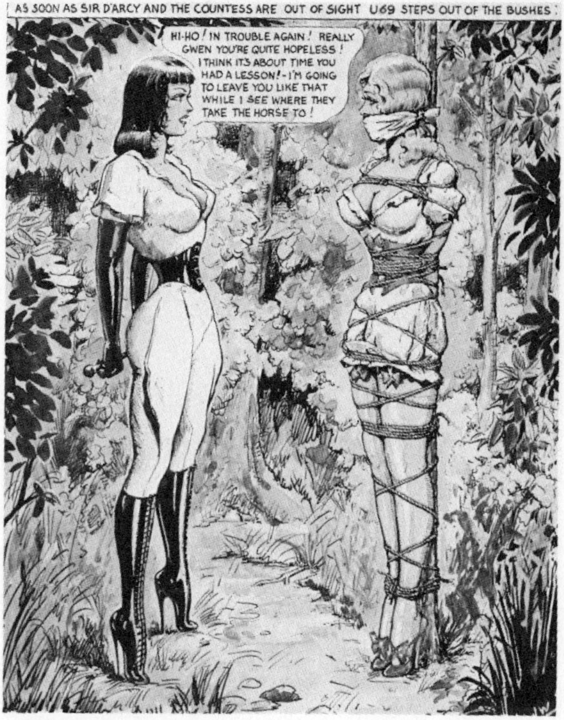
AS SOON AS SIR D'ARCY AND THE COUNTESS ARE OUT OF SIGHT U69 STEPS OUT OF THE BUSHES
HI-HO! IN TROUBLE AGAIN! REALLY GWEN YOU'RE QUITE HOPELESS! I THINK ITS ABOUT TIME YOU HAD A LESSON! - I'M GOING TO LEAVE YOU LIKE THAT WHILE I SEE WHERE THEY TAKE THE HORSE TO!

Abb. 114. John Willie: From Girl to Pony.
Aquarellzeichnung
für gleichnamige Serie in «Bizarre», No. 11–12, 1952/53

pensatorischen Pornographie, daß sie sexuelle Versagungen mit Hilfe der Phantasie ausgleicht, sich durch Sanktionen nicht einschüchtern läßt oder der jeweiligen Einschränkung devianter Triebwünsche sogar opponiert.

Die Schwierigkeiten mit rigiden Zensurbestimmungen und Verkaufseinschränkungen, die das von Willie herausgegebene Spezialmagazin «Bizarre» (1946–56) und vergleichbare Publikationen aus dem Hause des viel denunzierten und inhaftierten Irving Klaw und seiner Schwester Paula hatten,[137] entlarven angesichts der rücksichtslosen ökonomischen Ausbeutung der Sexualphantasie den amerikanischen Puritanismus als doppelte Moral. In der kapitalistischen Werbung und Warenästhetik wird unbewußte sexuelle Schau- und Zeigelust schamlos angesprochen, Sexualfetische werden zu Kaufreizen umfunktioniert, während man gleichzeitig den engeren Pornographiekonsum durch Verbote einschränkt und diskriminiert. Man glaubt, sich gegenüber der allgemeinen Vermarktung sexueller Wünsche ein fadenscheiniges Alibi verschaffen zu können. Die öffentliche Meinung des amerikanischen Puritanismus trieb einen Teil der kompensatorischen wie der für Minderheiten bestimmten (homosexuellen und transvestitischen) Pornographie in den USA in den Untergrund und erhielt ihr durch anhaltende gesellschaftliche Repressionen ungewollt eine subversive Qualität. Die heute abgeschlossene klassische Phase der «Bizarre Comix», dokumentiert von einer Reihe herausragender Zeichner im Gefolge John Willies wie Bilbrew, Eneg, Kim, Ruiz, Mory und Stanton, gewinnt auf diesem Hintergrund eine Außenseiterposition. Denk- und Mahnmal dieser Zeit sind die seit den vierziger Jahren immer wieder neu aufgelegten «Adventures of Sweet Gwendoline» von John Willie.

Das klassische antipuritanische Gegenmodell Dänemarks, die aus der doppelten Moral entlassene Pornographieproduktion, hat bei aller Liberalisierung und bei aller Kritik an der unwissenschaftlichen Überschätzung der pädagogischen Wirkung von Pornographie deutlich gemacht, daß dieser Wirtschaftszweig die schon vorhandene systematische Ausbeutung sexueller Minderwertigkeitsgefühle und Ängste nur fortsetzt und einige Lücken füllt. Gegenüber dieser Tatsache erscheinen die Beschränkungen und Verbote des amerikanischen Puritanismus anachronistisch und widerspruchsvoll. Ihnen verdankt sich aber, so seltsam dies klingt, die bessere Qualität jener kompensatorischen Pornographie, die in gebührender Entfernung von der legalisierten öffentlichen Pornographie in der Warenästhetik und den kommerziellen Massenmedien ihre Bedürfnisinhalte heimlich produzieren und unter Ausschluß der Öffentlichkeit, nämlich ‹mail ordered› (im Direktversand), verteilen muß. Der große Anteil an Korrespondenzen und Privatannoncen, an pornographischen Amateurphotographien und Selbstaufnahmen, an Lebensbeichten, die ausschließlich der Partnersuche dienen und in nicht öffentlichen periodischen Magazinen wie «Bizarre», «B&D» (beautiful and dominant), «Exotique», «Extatique», «Fantasie», «Fetish Times», «Ultra» zu finden sind, weist auf alternative Produktions- und Rezeptionsformen der Pornographie hin, die auf einzelne spezialisierte Bedürfnisse der Leser eingehen.

Die Pornographie wirkt hier nicht als zusätzliche Ausbeutung der entfremdeten Sexualität durch den allgemeinen Markt, wo die meisten Waren eine stimulierende Sexualform angenommen haben; sondern die kompensatorische Pornographie bietet sich als Lebenshilfe den allein gelassenen, zweifellos verstümmelten sexuellen Bedürfnissen an. Ihr Service ist nicht gesellschaftskritisch, aber er verstärkt auch nicht den Leidensdruck durch die vollständige Versagung der devianten Triebwünsche. Die Alternative der kompensatorischen Pornographie ist der Kult der Perversion, eine teilweise Bejahung der – beispielsweise sadomasochistischen, transvestitischen oder homosexuellen – Wünsche gegenüber dem neurotischen Zwang zu ihrer vollständigen Verleugnung. Auch die progressive Therapie sexueller Störungen unterstützt heute eine Lebensstrategie, wodurch «die Deviation nicht mehr abgewehrt, sondern bejaht und akzeptiert wird, ... sich die Persönlichkeit mit ihrer devianten Sexualität aussöhnt»[138].

In diesem Kontext ist die Authentizität aller Arbeiten von John Willie zu sehen. Er produzierte als Zeichner oder Photograph nicht im Auftrag von Werbung und Verkaufspsychologie, um sich bald in diese, bald in jene sexuelle Phantasievorstellung hineinversetzen zu müssen. Sondern er gestaltete für die Befriedigung nur jener Wunschvorstellungen, die er aus eigenem perversen Erleben kennt, die zu seiner Biographie gehören und die von einem großen Teil der Betrachter seiner fetischistischen Wunschzeichnungen erwidert werden. Diese zustimmenden Betrachter waren ihm in dem Maße vertraut, als er der eigenen perversen Bedürftigkeit vertraute und sie ungehemmt wie unzensiert in den exzentrischen Symbolismus seiner Bilderwelt übertrug.

Das gleichwohl Rückschrittliche dieser kompensatorischen Pornographie ist in ihrer Obsession fürs gefesselte Weib zu finden. Die fetischistische Idealisierung des weiblichen Geschlechts aus männlicher Phantasieperspektive, die stets eine Herrschafts- und Bemächtigungsperspektive ist, mag Willie vielmehr unbewußt als in chauvinistischer Absicht übernommen haben; jedenfalls hat seine «Bondage Art» die rigorose Disziplinierung der Frau zum Totemtier in einer geschlossenen Gesellschaft männlicher Bedürfnisse gut getroffen. Es zeigt sich, daß die wie immer künstlerische Transformation perverser Sexualität auch dann noch ein getreues Abbild der herrschenden Verhältnisse ist, wenn sie sich gegen die doppelte Moral des Puritanismus richtet. Ein erstmals unter dem Titel «Possibilities» versuchter Überblick zu Willies photographischer Pornographieproduktion (unter diesem Titel plant die Bélier Press, New York, die Herausgabe der photographischen Vorlagen) stellt die Verstrickung der kompensatorischen Perversions-Pornographie in den chauvinistischen Fetischismus oder «Sexismus» der herrschenden «Männer-Kultur» (Shulamith Firestone) erneut unter Beweis. Die «Bondage Art» spezialisiert sich auf die Darstellung der aktionsunfähig gefesselten und mundtot geknebelten Frau, auf ein Phantasiebild des sadomasochistischen Sexus, der noch nicht allein deshalb seinen männlich-repressiven Charakter abgestreift hat, weil er – wie seine Fans versichern – die schmerzhafte Flagellation durch symbolische Fesselung bzw. einengende Kleidungsstücke ersetzt und nur ein Spiel im gegenseitigen Einverständnis der Partner inszeniert. Daß an die Stelle einer verbalen und averbalen Aktion ein stummes

Bild, ein Symbol getreten ist, verweist auf die hauptsächliche Funktion der Schaulust im Fetischismus. Der männliche Fetischist phantasiert und arrangiert sein Sexualobjekt so hilflos und passiv, um sich von ihm und seiner bedrohlich erfahrenen Weiblichkeit unabhängig fühlen zu können. Er ersetzt im Extremfall die sexuelle Kommunikation mit dem Partner durch dessen Fesselung und den Anblick ihrer – notfalls in der Photographie. Das angeschaute stimulierende Bild der unaktiven, wehrlosen Frau hat die Funktion des Fetischs, der den realen lebendigen Partner ersetzt. Die Psychoanalyse hat diese aggressive partnerfeindliche Einstellung als «Flucht» oder «Angst vor dem geschlechtlichen Partner» (Stekel), mit Vorrang des männlichen vor dem weiblichen Partner interpretiert.

Die Aktualität nicht nur der «Bondage Art» John Willies, die im Kontext einer generellen Zunahme sadomasochistischer Pornographie berücksichtigt werden muß, ist ohne Zweifel auf dem gesellschaftlichen Hintergrund wachsender männlicher Ängste und Rollenkonflikte zu sehen, wofür Fehlentwicklungen in der Mutter-Kind-Sozialisation oder die beginnende sexuelle Emanzipation der Frauen nur zum Teil die Ursache sind. Darüber hinaus hat sich unser aller erotische Phantasie an die Bilder des vergesellschafteten Destruktionstriebes gewöhnt – an Krieg, militärisch organisierte Verbrechen, politischen Terror, die wie immer legalisierte Grausamkeit der Kräfte von Law and order. Die sozial organisierte Aggression hat eine eigene erotische Qualität bekommen und die Menschen in ihrer Lust auf sadomasochistische Befriedigungen festgelegt. Schmerz zufügen und Schmerz ansehen, vom Schmerz sich stimulieren lassen oder Schmerz verinnerlichen wird hauptsächlicher Inhalt der pornographischen Phantasie im fortgeschrittenen, aggressiv und selbstzerstörerisch reagierenden Kapitalismus.

Es wäre daher falsch, die lebenswichtige kompensatorische Funktion der «Bondage Art» im Zeichen liberaler Toleranz gegenüber unterdrückten sexuellen Perversionen und Minderheiten einseitig in Schutz zu nehmen. Sondern eine kritische Rezeption der Fesselungspornographie wird zu berücksichtigen haben, daß im phantasievollen Ausleben und Bejahen des sadomasochistischen Sexus Aggression und Gewalt des realen Lebenszusammenhangs, die vergesellschaftete Destruktivität um uns herum, eine unbeabsichtigte Bestätigung finden.

John Willie publizierte die meisten seiner Fesselungsobsessionen in der von ihm selbst herausgegebenen Zeitschrift «Bizarre». Es gibt viele Einzelphotos gefesselter und geknebelter Frauen, die verschiedene Posen der Unterwerfung festhalten; aber hauptsächlich wählte er für seine Zeichnungen wie für seine Photographien die Form der Serie bzw. des Bild- oder Photoromans, was eine unkomplizierte Fortsetzung und Wiederholung der immer gleichen Motive erlaubt. Die Variationsbreite seiner pornographischen Photoserien ist relativ eng im Vergleich zu den

Möglichkeiten, über die das «symbolistische Genie» des sexuellen Fetischisten (Stekel) verfügt und die es allzu selten ausnützt.

Zum sadomasochistischen Phantasiekomplex gesellt sich bei Willie ein lesbischer Flagellantismus. Die hier versammelten Titel «The Y-Story», «Discussion on Riding», «The Lazy Roommate», «The Stolen Date» in zwei Versionen, «The Wayward Typist» *(Abb. 115)* stellen die sadomasochistische Grundkonstellation ausschließlich in der Zweierbeziehung von *weiblichen* Akteuren dar. In «Discussion on Riding» müssen sie ihre Rollen tauschen und abwechselnd aktiv und passiv agieren. In der Regel mietet Willie Modelle, die er aus seinem Schuh- und Unterwäschearsenal mit den für seine Zwecke festgelegten Utensilien bekleidet. Improvisationen und Zufälle schließt das Fesselungsritual aus.

Einige Beobachter des amerikanischen Pornographiemarktes der vierziger und fünfziger Jahre erkennen im ständigen Wechsel der Herrscher- und Opferrolle zwischen weiblichen Akteuren einen Grundzug der sadomasochistischen Bildserien und Photoromane.Der männliche Beschauer darf voyeuristisch auf Distanz gehen, emotionellen Abstand wahren, sich für unbeteiligt und unverantwortlich halten, wenn sexuelle Handlungen ausschließlich zwischen Frauen dargestellt sind: Ich tue nichts Böses, ich schaue nur zu (Fenichel).[139] Der lesbische Flagellantismus ist eine unzulängliche Bezeichnung dieses Sachverhalts, der mit lesbischer Sexualität überhaupt nichts zu tun hat. Vielmehr wird mit der Wahl ausschließlich weiblicher Akteure die Zensur umgangen, die treu der misogynen Konvention wechselseitige sadomasochistische Handlungen zwischen Frauen bzw. Prostituierten für weniger anstößig hält als zwischen Ungleichgeschlechtlichen. Außerdem erlaubt die Darstellung des sadomasochistischen Rituals an Frauen dem männlichen Beschauer einen Kompromiß zwischen der schon erwähnten voyeuristischen Distanzierung und dem gleichzeitigen Wunsch, seine sadomasochistischen Regungen auszuleben.

Der Beschauer identifiziert sich mit dem aktiven wie dem passiven weiblichen Repräsentanten des Fesselungsrituals, das nach psychoanalytischer Erkenntnis kindliche Todes- und Kastrationsphantasien wiederbelebt. Reaktiviert wird die infantile Phantasievorstellung des Mannes, das weibliche Geschlecht sei des ihm ursprünglich eigenen Penis durch Kastration beraubt. Diesem unbewußten Phantasieren von der «phallischen Frau» treu, dichtet der Beschauer des Fesselungsrituals dem weiblichen Akteur ein männliches Geschlechtsorgan an, dessen Bedeutung in der sadomasochistischen Pornographie Willies *verschoben* erscheint, nämlich in analogen phallischen Bildungen von Peitschen, Stöcken, hohen Schuhen und Absätzen oder von stockartigen Knebeln, Stangen, Balken, Kreuzen, Türrahmen, Tisch- und Stuhlbeinen, die den aggressiv-sadistischen Anteil der Fesselungsdarstellungen symbolisieren. Auch der Unterwäschefetischismus gehört in diesen Symbolzusammenhang, indem er

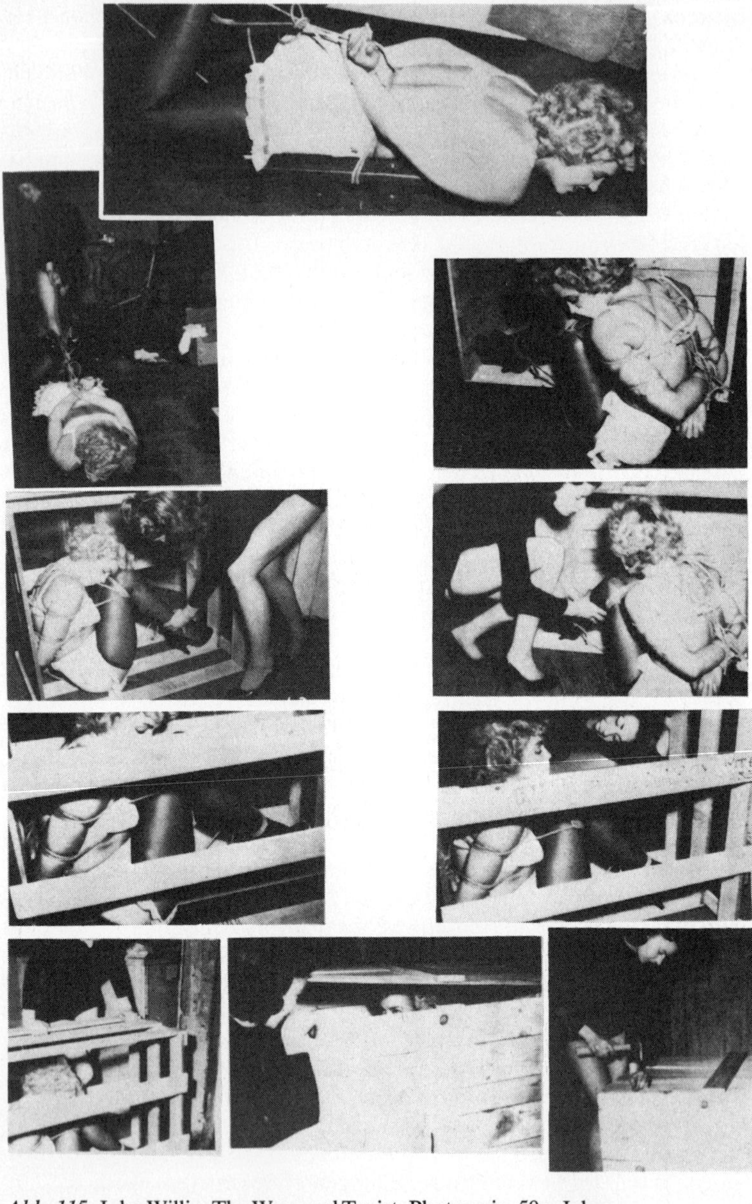

Abb. 115. John Willie: The Wayward Typist. Photoserie, 50er Jahre

indirekt das Vorhandensein eines weiblichen Phallus phantasiert. Der pornographische Beschauer dieser Fetische, deren Bedeutung als Genitalersatz offensichtlich ist, versichert sich darin seiner phallischen Machtposition und Männlichkeit gegenüber der realen penislosen Frau. Seine Identifikation mit dem dargestellten Aggressor des Fesselungsrituals, mit der dominanten (fesselnden und flagellierenden) Frau dient der Abwehr der bekannten Kastrationsangst.

Die unbewußte Phantasie des pornographischen Beschauers verbündet sich ebenso mit der passiven (gefesselten und flagellierten) Akteurin, die die masochistische Seite des Fesselungsrituals symbolisiert. Sie ist psychoanalytisch verstanden die penislose kastrierte Frau und Mutter, die aus der Kunstgeschichte bekannte *mater dolorosa,* der eigentliche Angstauslöser der männlichen Todes- und Kastrationsphantasien. In der weiblichen, ja verweiblichenden Identifikation mit ihr und mit kastrationsähnlichen Behinderungen durch Fesseln, Knebel, Strangulationsapparate und Galgen, durch einschnürende Masken, enge Strümpfe, Stiefel und Korsetts wünscht der männliche Voyeur sich für seine aggressiv-sadistischen Wünsche zu bestrafen. Dabei geht es um die Abwehr der gleichen Kastrationsangst. Der masochistische Beschauer des Fesselungsrituals will sich durch Selbstbestrafung von der Bedrohung seiner phallischen Machtposition und Männlichkeit loskaufen. Er schränkt seine aggressiv-phallischen Regungen weitgehend ein, indem er sie auf die dominante Frau und ihre phallischen Fetische bzw. deren photographische Darstellung projiziert. Der männliche Beschauer kehrt in der pornographischen Phantasie die wirklichen Machtverhältnisse zwischen Mann und Frau um, indem er sich als den unterworfenen traktierten weiblichen Teil lustvoll erlebt.

Das Fesselungsritual erfüllt damit nicht allein die Funktion der Abwehr von Todes- und Kastrationsängsten, sondern nährt ebenso den Wunsch des Sadisten nach Identifikation mit dem ‹Opfer›, der in den häufigen Tötungs- und Hinrichtungsspielen der sadomasochistischen Pornographie manifest wird. Da die Identifikation mit dem weiblichen ‹Opfer› die penislose kastrierte Frau und Mutter zum Adressaten hat, sind die häufigsten Begleitphantasien des sadomasochistischen Rituals transvestitischer Art. Die Psychoanalyse der sexuellen Deviationen hat diese Ambivalenz zur eigenen Männlichkeit mit der Wiederbelebung der oralen Mutter-Kind-Beziehung erklärt. Die masochistische Unterwerfung des Mannes gegenüber der dominanten Frau bzw. ihrem pornographischen Bild resultiert aus unbewußten Erinnerungen an die positiven lustvollen Gefühle dieser Beziehung. Sie treibt den Masochisten zur Anerkennung des Weiblichen wie auch der weiblichen Anteile in ihm selbst. Nur so findet die hohe Beteiligung kleiderfetischistischer und transvestitischer Wunschvorstellungen an der sadomasochistischen Perversion eine Erklärung.[140]

John Willie ist dieser Komplexität – nicht zuletzt aufgrund der eigenen perversen Konstitution – auf dem sexualästhetischen Feld der «Bondage Art» voll gerecht geworden. Die gleichmäßige Verteilung von aggressiv-phallischen, passiv-masochistischen, fetischistischen und auch transvestitischen Phantasien (unter seinen Photomodellen finden sich unverkennbar auch Transvestiten und Transsexuelle, wie das Pärchen in «The Stolen Date» von 1959 beweist) ist für seine photographische Pornographieproduktion charakteristisch. Sie richtet sich an einen gebrochenen männlichen Beschauer, der im Wechsel von maskuliner Distanzierung und femininer Identifizierung gegenüber dem weiblichen Objekt und damit in der unbewußten Sympathie für die ‹phallische Frau› wie ihr kastriertes Gegenbild seine Befriedigung findet.

Das Moment der weiblichen Identifikation mit dem kastrierten ‹Opfer› gilt es bei Willie festzuhalten gegenüber einer nur sadistischen, harten Pornographie, die im drastischen Vorleben von physischer Gewalt und Verletzung des weiblichen Körpers sich erschöpft. Viele der heute üblichen brutalen Vergewaltigungs- und Unterwerfungsrituale lassen sich bei Willie nicht auffinden, der noch aus einem kulturellen Symbolvorrat des Sadomasochismus der dreißiger Jahre schöpft. Dieses Veraltete und Antiquarische verleiht seinen ‹Sklavinnen› und ‹Herrinnen› bisweilen einen ‹rührenden›, poetischen Ausdruck. Der Drastik und Deutlichkeit des fetischistischen Details gilt nicht Willies einzige Überlegung. Die stimulierende Wirkung seiner Fetische ist in den Bildcharakter der photographischen Aufnahme integriert, der pornographische Eindruck ist nicht vom formal-ästhetischen abtrennbar.

Willie hat seine Abscheu vor Gewalttätigkeiten verschiedentlich bekundet und das Imaginative wie Spielerische seiner Fesselungen hervorgehoben. Er schrieb einen in der Tat sehr realistischen Knigge der Fesselungskunst[141] *(Abb. 116)*, der jeden Handgriff, jeden Knoten unerbittlich festlegt und von seinen Fans praktisch angewendet werden kann. Dabei hat Willie den weiblichen Körper mit Vorrang als ästhetisches Material und erotischen Symbolträger aufgefaßt, am ehesten vergleichbar einigen Happenings und Aktionen in der modernen Kunst, der sogenannten Body Art, die die Oberfläche des Körpers als plastischen Wert, als Relief und Hautleinwand, als einen Ort von Zeichen versteht, den man Body Language genannt hat. Willies «Bondage Art», deren Bezug auf Kunst in diesem Zusammenhang einmal wörtlich aufgefaßt werden kann und so manchen «Body Artist» beschämt, verstand sich nie als realistische Anleitung zu Gewalttaten.

Die starke Beteiligung des Fetischismus an seinen Fesselungsdarstellungen führte Willie in früheren Photographien zu einzelnen surrealistischen Wirkungen. Weil es ihm auf die Darstellung des emotionalen Gemütszustandes während des Fesselungsrituals ankam, vermied er jede

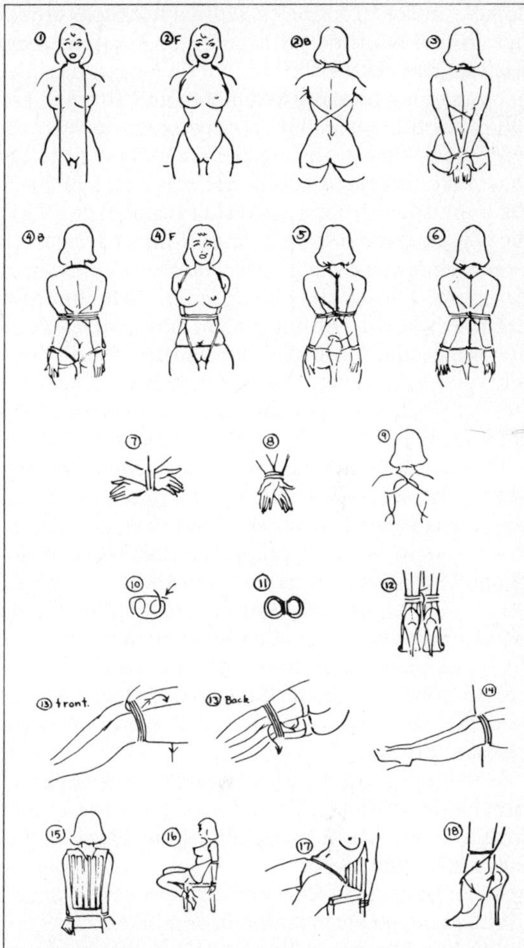

Abb. 116. John Willie: Gebrauchsanweisung zur Fesselung. Zeichnung, 1951

ablenkende reporterhafte Genauigkeit bei den Details des Interieurs und des Hintergrundes, vor dem die Modelle posieren. In den Photoserien der fünfziger Jahre nahm Willie wieder etwas von der emotionellen Mystifikation seiner Schauobjekte zurück. Sie agieren wieder in alltäglichen Räumlichkeiten anstatt in abgedunkelten Schaukästen. Vorher kam Willie mit einfachen formalen Mitteln wie Hell- und Dunkelkontrasten, die sich in den schlichten Schwarzweiß-Kombinationen der fetischistischen Kleidung der Akteurinnen wiederholen und das Inkarnat der nackten Körperteile von schwarzen Strümpfen und Strapsen grell abheben, der erotischen Photographie und Photomontage im Surrealismus sehr nahe. Alles war bis ins kleinste arrangiert: die verknitterten Laken und Podeste, auf denen die bewegungslosen Schauobjekte stillebenhaft ausgebreitet sind, die Falten der Strümpfe und Handschuhe, der Verlauf der Strumpfnähte, die berockten oder bloßen Beine in hochhackigen Lackpumps, die Schlangenlinien der Fesselung, die in das Fleisch einschneidet und es in verschieden große Pakete einteilt. Die ästhetische Interpretation der bekannten Fetische wie die Stilisierung der traktierten Körper zu ungewöhnlichen Stellungen und Posen, die embryonale, hysterische, katatone Haltungsstereotypien nachahmen, als wären es Puppen, deren Gelenke beliebig einstellbar sind, wird nur noch von den surrealistischen Körpermontagen eines Hans Bellmer[142] und Pierre Molinier[143] übertroffen.

Diese drei herausragenden Exponenten der erotischen Photographie lassen sich auf einen gemeinsamen Nenner bringen. Für jeden von ihnen wird der sexuelle Fetischismus eine das ganze Leben begleitende perverse Praxis, die sie von dem primitiven Reiz-Reaktions-Modell der Trivialpornographie wie von deren sexueller Heuchelei wegführt und zu selbständigen photographischen Experimenten mit dem stimulierenden weiblichen Körper veranlaßt. Für alle drei werden diese Experimente emotioneller Ausgangspunkt ihrer künstlerischen Arbeit. Die photographische Eigenproduktion, genauer die kompensatorische Pornographie dieser Fetischisten, dient ihnen als Vorlage und Quelle für ihr zeichnerisches und malerisches Werk.

Und für alle drei wird die zweigeteilte ‹kastrierte› und ‹phallische Frau› zum hauptsächlichen Phantasie- oder – wie Bellmer schreibt – «Poesie-Erreger», was das gemeinsame Vorhandensein ihres Bein-, Schuh- bzw. Strumpffetischismus erklärt. Jeder lebt seine ambivalenten Gefühle gegenüber der Frau und seinen eigenen weiblichen Anteilen aus. Während Molinier die positive feminine Identifikation mit dem Weiblichen am weitesten vorantreibt und zum expliziten Transvestismus und ästhetischen Hermaphroditismus kommt, entwickelt Willie in diesem entscheidenden Punkt am meisten Ablehnung und Angst. Er will zuallererst sein aus der Mutter-Kind-Beziehung geschwächtes phallisches Ich stärken und ausleben, was ihn zur Bevorzugung der aggressiv-sadistischen, flagellantischen Aktion in der Pornographie führt. Sein Fetischismus tritt ganz in den Dienst der Darstellung und fabulatorischen Ausschmückung der Fesselung, deren Aggressivität sich offensichtlich mit den Jahren steigert.

Eine Kulmination der Todes- und Kastrationsphantasien zeigt die Photoserie «The Wayward Typist» *(Abb. 115)*. Ihre Fetische sind bizarr.

Blockkarren und Schlauchwagen stehen bereit, um den ihnen rücklings oder bäuchlings aufgebundenen stimm- und bewegungslosen Körper der Frau über den steinernen Kellerboden rollen zu können – ein lebendiges Spielzeug, das entschärft wurde. Das angstauslösende Weibliche ist nun vollständig in der Hand des phantasierenden Sadisten, der die Bewegungsfreiheit des weiblichen Körpers durch die mechanische Mobilität des Karrens, auf den er gebunden ist, ersetzt hat. Die Kastrationsphantasie steigert sich weiter ins Nekrophile. Der Folterkeller wird zum Grabgewölbe, wo das gefesselte und geknebelte Opfer in eine Kiste eingesargt wird. Es könnte ein Lustmord dargestellt sein, wenn der pornographische Beschauer nicht genau wüßte, daß hier ein Ritual, ein unblutiges Schauspiel für ihn inszeniert ist, das gleichermaßen hinter der Realität zurückbleibt wie ebenso ihre begrenzten Möglichkeiten transzendiert. Den «pornographischen Idealismus» (Franz Blei) zeichnet aus, daß er das Unmögliche als möglich vorstellt. Der Titel, unter den die sexuellen Phantasien John Willies gestellt sind, verspricht das Gleiche: *Possibilities.* Der sadomasochistische Fetischist ist kein potentieller Mörder und kein Krimineller; sadistische Tötungsdelikte und Notzuchttaten gehören zu den Seltenheiten.[144] Er weicht vielmehr gerade von der beschränkten Realität in die Fiktion, in die Scheinrealität und Unendlichkeit der kompensatorischen Pornographie aus, die zum Teil jene sexuellen Perversionen abbildet, die vom widerspruchsvollen gesellschaftlichen Lebenszusammenhang tabuiert und *verursacht* sind.

7 Friedrich Schröder-Sonnenstern. Ein Allegoriker des analen Eros

Zur Person: «Lebenszauber» und Welterlösungsmythos

Meine erste Begegnung mit Friedrich Schröder, der sich den apokalyptischen Beinamen ‹Sonnenstern› gab, verdanke ich den Surrealisten, genauer gesagt Hans Bellmer, der in dem bemerkenswerten Katalog zur «Exposition Internationale du Surréalisme» von 1959 gleich auf den allerersten Seiten und im Anschluß an ein allgemeines Vorwort André Bretons einen kurzen Steckbrief über den damals noch fast unbekannten Zeichner verfaßte. Bellmers Empfehlungsschreiben war mit dem ungewöhnlichen Lebenslauf Schröder-Sonnensterns und sechs schwarz-weißen Abbildungen nach Buntstifttafeln aus den produktiven fünfziger Jahren gespickt.

Die Einvernahme des privaten Sonnenstern-Mythos für die «poésie libératrice» des Surrealismus in einer ausschließlich der Erotik gewidmeten Ausstellung war kein Zufall. Der französische Nachkriegssurrealismus war Breton folgend ganz im Studium Charles Fouriers aufgegangen.[145] Dessen soziale Utopie einer polygamen, von der Institution der Ehe befreiten Liebe – Fouriers Manuskript «Des sympathies puissancielles ou amours polygames et omnigames» aus den Archives Nationales wurde zum erstenmal im surrealistischen Ausstellungskatalog von 1959 veröffentlicht – gab den ideologischen Rahmen für eine Ausstellung ab, die dem anarchischen, asozialen undomestizierbaren Moment in der Liebe nachgeben wollte. Dies war in einer Zeit, da im Nachkriegseuropa sich allmählich wieder häusliches Familienglück einzurichten begann und die Erotik der Geschlechter bequem wurde, ein Engagement, das den Surrealismus von der bald folgenden Saturiertheit genüßlicher Erotic Art-Ausstellungen in Westdeutschland und den USA aggressiv und kritisch abhob.

Die surrealistische Inbesitznahme Sonnensterns als *poète maudit* dieser Zeit war daher noch das Beste, was diesem kunsthistorisch nicht einzuordnenden Einzelgänger passieren konnte. Sonnensterns ‹obszönes› Leben und Werk mußte dem surrealistischen Individualanarchismus als Fundgrube erscheinen, hatte doch der rüde anal-erotische Infantilismus seiner «Mastdarmwelt» sogleich alle herrschenden Konventionen von Anstand und Sitte, Sauberkeit und Ordnung gegen sich aufgebracht. Die Surrealisten hatten schon immer verstanden, negative gesellschaftliche Etikettierungen wie ‹pathologisch›, ‹obszön›, ‹pornographisch›, ‹kriminell›, ‹asozial› in subversive Auszeichnungen umzumünzen. So verfuhren sie auch im Falle Sonnensterns, der in Pariser Künstler- und Intellektuellenkreisen eine positive Rezeption erhielt, obwohl wir nicht vergessen haben, daß vereinzelt auch andere herausragende Künstler, Kritiker, Sammler und Galeristen wie Mühlenhaupt, Hundertwasser, Dubuffet, Henry Miller, Eduard Roditi, Kubicek, Springer, Poppe, Brockstedt, Laszlo, Sydow die Talente Sonnensterns sogleich erkannt und seinen damals beunruhigenden Einzug in die Galerien gegen den Widerstand – wie es zunächst schien – der gesamten professionellen Kunstkritik vorbereitet hatten.

Ein breiterer Publikumserfolg blieb den boshaften Unanständigkeiten Schröder-Sonnensterns zunächst versagt. Die unverblümten, auf Hahn und Sau anspielenden Rügesymbole, Allegorien der Indiskretion, deren Schamlosigkeiten und beißender Spott sich in den Titeln und Legenden der Bilder als Satiren auf die kodifizierte Spießbürgermoral ausgeben, waren praktisch nur in elitären Künstler- und Kunstsammlerkreisen ausstellbar.

Erotische Inhalte der Kunst dürfen «nur in den Luxusausgaben erwähnt werden, sonst geht die Welt aus den Fugen». Henry Miller, der hier noch aus eigener Erfahrung sprechen konnte, band eine Freundschaft zu dem Maler, der ihn als «zweiten Sonnenstern» auszeichnete. Die Wahlverwandtschaft beider läßt sich bis in die «philosophierenden» Aufzeichnungen des Malers hinein verfolgen, die von irrationalen Beschwörungen des Lebensschwunges ebenso durchmustert sind wie die Bekenntnisromane Millers, der zur «évolution créatrice» Bergsons sich offen bekannte.

Die westdeutsche Kultur- und Kunstszene war in den fünfziger Jahren erst am Anfang einer sexuellen Liberalisierung, was in zahlreichen Anzeigen und Beschlagnahmungen pornographischer Literatur und Kunst (z. B. von Baselitz und Wunderlich), in spektakulären Gutachterprozessen und Illustriertenreportagen zum Ausdruck kam. Auch die Medien- und Warenästhetik erschien noch weitgehend sexuell sauber. Sonnenstern hingegen erschien der öffentlichen Moral als ein besonders krasser Fall von Skandalproduktion, der nur insofern anders lag, als man ihn nicht für einen ernst zu nehmenden Künstler, sondern für einen unzurechnungsfähigen Sonntagsmaler, einen Naiven und Schizophrenen hielt, für den die grundgesetzlich verbürgte Freiheit der Kunst nicht in Betracht kommt.

«Also hab ich gelacht, gelacht, gelacht!» schreibt Schröder-Sonnenstern in einem Brief vom 11. 10. 1957 an den Kunsthändler Rudolf Springer, «als ich in den ‹Arts› las, daß ich ein harmloser Wahnsinniger bin. Stimmt, denn ich wähne, kommt her von ‹Wahn›, wahres urschöpferisches Leben und habe einen übermenschlichen Sinn, bin sinnig für Ordnung, Ehrlichkeit und Reinheit. Dann las ich etwas von Aufruhr betreffs einer Bilderausstellung, stimmt haargenau, denn ich bin geistig und moralisch immer obenauf... Übrigens kenne ich viele Prominente wie Gerhart Hauptmann u. a. m., die einen Skandal erzeugten und viele sogenannte Verrückte, die einmalige Erfindungen machten, Leistungen schufen auf dem Gebiet der Kunst, Wissenschaft und Literatur, warum soll gerade Dein Freund Sonnenstern eine Ausnahme machen?»

Nach Ansicht der zuständigen Ordnungsbehörden und psychiatrischen Gutachten schien Sonnenstern, das bekannte ‹Berliner Original›, für seine Skandalproduktion nicht voll verantwortlich zu sein. Die richterliche Entmündigung und Degradierung zum Pflegefall waren nur letzte Schritte einer gesellschaftlichen Ausgrenzung, der Friedrich Schröder in den verschiedensten Erscheinungsformen seines nun bald neunzigjährigen Lebens unterworfen war. Nach eigenen Angaben habe er – inspiriert von einem «Irren-Maler», mit dem er vorübergehend eingesperrt war – achtunddreißigjährig seine ersten Zeichnungen gemacht. Insgesamt dreimal wurde Sonnenstern als Unzurechnungsfähiger dafür inhaftiert, daß er das anstößige Leben eines Zirkusclowns, eines betrügerischen Astrologen, Hellsehers, Magnetopathen, eines gaunernden Spiritisten und Medikamentenfälschers, eines Schmugglers, Landstreichers und der Wehrmacht Hitlers sich entziehenden Simulanten geführt hat. Um 1950 begann er seine amoralischen «Mondbilder» zu zeichnen, insgesamt verschlüsselte Satiren auf den Bewußtseinszustand der Bewohner unseres eigenen Planeten, die im Literarischen am ehesten noch einen Vergleich mit der «Mondgeschichte» von Oskar Panizza erlauben, eines gleichfalls gesellschaftlich Suspendierten, der die letzten sechzehn Jahre seines Lebens in einer Nervenheilanstalt verbracht hat.

In den sechziger Jahren ist die Bildproduktion Schröder-Sonnensterns wieder verebbt. Es charakterisiert die doppelte Moral unseres Wertsystems, daß die gesellschaftliche Ausgrenzung und Stigmatisierung des Menschen die Karriere und Wertschätzung des Künstlers keinesfalls zu blockieren, sondern sogar noch zu steigern vermochte, nachdem die «zustandsgebundene Kunst» (Navratil) der Kinder, Naiven und Schizophrenen als wichtige Wegmarke der ästhetischen Grenzüberschreitung der Kunst im 20. Jahrhundert erkannt und von den Institutionen des Kunstbetriebes aufgegriffen war. Von den ersten liberalen, kunstliebenden Psychiatern, die sich damals zu Wort meldeten, sei hier nur eine repräsentative Stimme dokumentiert: «Es steht für mich als Psychiater natürlich fest, daß wir es bei Schröder-Sonnenstern mit einem Schizophrenen zu tun haben; es liegt offenbar zur Zeit ein sogenannter blander ‹Defektzustand› vor (wobei dieser Begriff heute anders aufgefaßt wird als früher; damals dachte man an eine Verblödung im echten ‹organischen Sinne›; daher auch Dementia praecox). Also: Stempel Schizophrenie. Aber nun die entscheidende Reaktion: ‹Na, und?›, nicht nur wegen meines psychiatrischen Interesses, sondern weil... (Hier setzen Ihre Ansichten ein).»[146]

Andere Psychiater bezweifeln die Richtigkeit der Schizophreniediagnose und konzedieren dem Sonderling lediglich ‹asoziale Psychopathie›. Zumal am Schröder-Sonnenstern der letzten Jahrzehnte sei eine eigentliche schizophrene Symptomatik nicht feststellbar, meint Alfred Bader. Er muß zugeben, daß es zumindest zweifelhaft ist, ob man für das späte Lebensalter Sonnensterns ein «eventuell dissimuliertes Wahnsystem» anzunehmen hat. Wie aber erklärt sich dann die unübersehbare Gegenwart schizophrener Symptome im zeichnerischen Werk der gleichen Zeit? Bader kann dies nur erklären, wenn er eine Ungleichzeitigkeit zwischen dem klinischen Bild und der bildnerischen Produktion von Sonnenstern annimmt und mit Manfred Bleuler, dem bekannten Schizophrenienforscher, vermutet, «daß im Alter die schizophrene Symptomatologie im klinischen Bild ganz verschwinden kann, während sie unterschwellig noch vorhanden ist und sich dann nur in privilegierten Situationen (u. a. bei künstlerischer Tätigkeit) Luft macht». Am wahrscheinlichsten hält Bader einen frühen einmaligen schizophrenen Schub im Jahre 1912. In dieser Zeit hatte Sonnenstern «eine wahnhafte Erkenntnis, die absolut unhaltbar und ganz typisch schizophren ist, und auf diese Erkenntnis stützt sich auch sein ganzes Werk» – auch dann noch, wenn er klinisch wieder hergestellt ist und von ihm nur die Symptome einer asozialen Psychopathie abzulesen seien.

Der psychiatrischen Diagnose einer schizophrenen Persönlichkeitsveränderung sekundiert eine tiefenpsychologische, die den Motivationen der erotischen Bilderfindungen, den obszönen Groteskkoppelungen weiblicher und männlicher Geschlechtsformen nachgeht. Bader stellt sie unter den Titel der «phallischen Mutter» und weist in der frühkindlichen Sexualität Friedrich Schröders die asozialen familiären Ursprünge für eine spätere, nie ganz verarbeitete defekte Mutterbeziehung auf. Die ästhetische Chiffre dafür wird in hermaphroditischen Formbildungen gesehen, in jenen überaus drallen «Mondweibern» der Sonnensternschen Bildwelt, die bei genauerem Hinsehen sich als eine einzige Montage phallischer Fetische erweisen. Hier wird deutlich, daß auch ein psychoanalytischer Ansatz zur Erforschung einer Sexual*neurose* bei Sonnenstern denkbar wäre, dessen Berechtigung aber Bader offensichtlich ausschließt. Er tippt auf Psychose und schließt neurotische Defekte als

Erklärungsprinzip für eine derart künstlerisch produktive Persönlichkeit aus.

Viele, die damals noch ahnungslos an der Interpretation der ‹psychopathologischen Kunst› mitgewirkt haben – ich schließe mich hier als Verfasser der ersten Untersuchung über Schröder-Sonnenstern (1962) selbstkritisch ein[147] –, sind heute ernüchtert und enttäuscht gegenüber der totalen Ausblendung des menschlich-kommunikativen Aspekts des Wahn-Sinns, die im Gefolge der ästhetischen Analyse, der künstlerischen Rechtfertigung und schließlich der Musealisierung ‹psychopathologischer Ausdrucksformen› eingetreten ist.[148] Unser Engagement für eine befreiende Sinnanalyse des psychotischen Ausdrucks hat zwar unter anderem die Kunstgeschichte und ihren Markt bereichert, aber nicht zu der wünschenswerten Selbstkritik der Vernunft gegenüber den psychiatrischen Kontroll- und Ausgrenzungsmechanismen geführt.

Man kann heute ohne Übertreibung sagen, daß Schröder-Sonnenstern ein Opfer dieser Entwicklung mit ihren kommerziellen Begleiterscheinungen geworden ist,[149] die er ebenso durch sein künstlerisch herausragendes Werk wie sein provozierendes Auftreten in der Öffentlichkeit mitgetragen hat. Gleichzeitig aber verfügte er über ein subversives Organ für den Betrieb, der über ihn hereinbrach und den er so gut er konnte zu stören versuchte. Wenn der geistig nach wie vor rege Greis sich schon viele Jahre vor seinem Tode gegen seinen eigenen materiellen Vorteil beharrlich weigerte weiterzumalen, bin ich geneigt anzunehmen, daß er die Dialektik seines Künstlerruhmes durchschaut hatte und den hohen Preis dafür nicht mehr zu zahlen bereit war. Wohlweislich und nicht aus innerem pathischen Zwang war der alte Schelm mit seiner Unterschrift immer sehr großzügig bei der Hand und signierte Papier, wo es ihm berechnende Leute unter die Hand schoben, gab Zusicherungen nach allen Seiten, um sich an keine unbedingt halten zu müssen. Sonnenstern betrog seine Betrüger. Der Glauben an die Rechtsgültigkeit seiner Signatur war am Ende erschüttert. Der Künstler wurde allmählich frei für seine menschliche und geistige Ausstrahlung.

Noch als umworbener Kunstproduzent der sechziger Jahre, der für sich Spitzenpreise erzielte, war er imstande, den Marktwert des Originals durch unlimitierte Wiederholungen zu sabotieren, Umdatierungen vorzunehmen, Händler und Galeristen gegeneinander aufzubringen, Nachbildungen und lithographische Surrogate der eigenhändigen Arbeit mit Signatur und Bildlegenden handschriftlich aufzuwerten – immer bereit, das Sekuritätsdenken des wertabschöpfenden Käufers und Händlers zu irritieren. Heute existieren in den Sammlungen ebenso viele Fälschungen, Nachahmungen, auf ‹Schüler› zurückgehende Ausführungen wie eigenhändige Arbeiten. Der Meister war an diesem Verwirrspiel mit seinem falschen Publikum maßgeblich beteiligt.[150] Er ist der allseitigen Ausbeutung seiner Phantasiewelt immer einen Schritt voraus gewesen, insofern nicht nur Opfer, sondern listiger Saboteur seiner Verwertung.

Wollten deshalb so viele wahlverwandte Künstler und Freunde, die Verschleiß und Ausverkauf am eigenen Leib und Produkt erfahren hatten, von Meister Sonnenstern geliebt sein? Von ihm, der schon alles durchgemacht und hinter sich gelassen hat, erbettelte man handschriftliche Zertifikate seiner freundschaftlichen Verbundenheit, Grußadressen, Widmungen, Signaturen, die die Kraft von Amuletten und magischen Zauberformeln zu haben schienen. Hatte die Mystifikation Sonnensterns zum Erlöser, die Friedensreich Hundertwasser schon 1964 vornahm, ihren Grund in der Unverletzlichkeit und inneren Unberührbarkeit eines Menschen, der den kleinmütigen, ehrgeizigen Kunststreber der bürgerlichen Eigentumsgesellschaft überwunden hatte und über sein Schicksal schallend lachen konnte?

Der Sonnenschein-Kult bedeutete für viele eine Provokation; er provozierte die Erfolgreichen, die Weltimmanenten, und er versprach den Weltverweigerern und Aussteigern einen magischen «Lebenszauber». Mit dem Namen «Sonnenstern» verband sich letztlich ein Welterlösungsmythos, dem in einer therapiesüchtigen, von Krisen verdüsterten Zeitstimmung erneut Aktualität zugefallen war. Dies wurde erst ganz deutlich, nachdem der Kunstmaler in Sonnenstern abgedankt hatte und der Gleichnischarakter seines Lebens wirksam werden konnte.

Ohne mich auf die Seite des Irrationalismus zu schlagen, liegen mir jedoch im Hinblick auf die beispielslose Suggestionskraft dieses Lebens alle klugen, rationalen Erklärungen fern, die die Selbstkorruption und das Abbrechen der künstlerischen Arbeit ausschließlich der altersbedingten Erschöpfung der Persönlichkeit zur Last legen wollen. Alle, die Sonnenstern um seiner anarchischen Selbstverwirklichung und Unvernunft liebten und in Erinnerung behalten möchten: den euphorischen Säufer, Randalierer und Widerspruchsgeist, den Aufschneider, Schauspieler und Spötter, den Unbekümmerten, der seine Verträge und Abmachungen vergaß, der sich augenblicklich verausgabte und nichts ersparte, den von keinem Gewissen geplagten und größenwahnsinnigen Hochstapler, nehmen sich das Recht heraus, in der Subversion und Abdankung der Künstlerrolle keinen Kreativitätsverlust zu sehen, sondern die weise Ranküne des gesellschaftlich Bestohlenen und Belogenen. Sonnenstern, der arme ausverkaufte Malerpoet der «komisch-moralischen Mondwelt», vermochte noch im Exitus seiner Künstlerlaufbahn eine sarkastische Lehre zu erteilen. Darin liegt seine Größe, die schwerer wiegt als sein Rang in der Kunstgeschichte.

Werk, Weltbild, Symbolik: die Einheit von Bild- und Textproduktion

Meine zweite Begegnung mit Schröder-Sonnenstern fand im August 1962 in der Berliner Wohnung in der Körnerstraße 3 statt, wo Sonnenstern damals mit seiner Lebensgefährtin «Tante Martha» (Möller) zusammenlebte und wo ein Mädchen aus der Nachbarschaft, Edeltraud Gorsky, dem Meister ebenso bei der Korrespondenz wie beim Ausmalen der Bildhintergründe und größerer Bildflächen assistierte.[151] Hier bekam ich erstmals einige der großformatigen Kartons zu Gesicht, eine Musterkollektion von Motiven, die für die farblich abgewandelten Buntstifttafeln als Vorlage dienten; ebenso entdeckte ich einige Schulschreibhefte, in denen die oft in einfache Reime und Kalauer geformte ‹Lebensphilosophie› Sonnensterns niedergelegt ist.

Teile davon überließ mir später der Galerist und Verleger meiner Sonnenstern-Analyse Friedrich von Sydow zur Auswertung. Später hat Jes Petersen von dem reichlich vorhandenen Textmaterial, für das sich niemand interessierte, eine Auswahl mit dem Titel «Die Pferdearschbetrachtung» (1972) herausgegeben, die immer noch einer hermeneutischen bzw. sprachanalytischen Bearbeitung harrt. Die als Kunst ganz unverdächtigen Aufzeichnungen, Texte und Verse Sonnensterns teilen das Los so vieler «Texte Brut»-Sammlungen, die – wie im Heidelberger Prinzhorn- und im Lausanner Dubuffet-Archiv – auf ihre Bearbeitung in einer grenzüberschreitenden literaturwissenschaftlich-psychiatrischen Sprachforschung warten.

Der innere Zusammenhang von Schröders Text- und Bildproduktion wurde mir sofort klar, als der Meister durch ununterbrochenes Deklamieren, Schwadronieren, Posieren und Grimassieren, also sowohl verbal wie körpersprachlich, seine unfertigen Prospekte zu ‹interpretieren› oder rhetorisch zu untermalen begann und diese als Bruchstücke eines größeren, zunächst verborgenen Zusammenhangs sichtbar wurden. Die Ikonographie, die Bildlegenden mehrerer Schautafeln lösten sich in immer neuen Einfällen und Ideenketten auf und ließen eine unendliche Fortsetzung, einen Drang nach Ergänzung und Vervollständigung der einmal begonnenen Geschichte erwarten, hinter der so etwas wie ein projektives Gedankensystem des Geschichtenerzählers erahnbar wurde.

Die Enträtselung des Sonnensternschen Weltbildes, einer dual strukturierten erotisch-animistischen Phantasiewelt, in der alltägliche Mond- und himmlische Sonnenwelt, eine böse und eine gute Moral, Lebens- und Todesprinzip im Streit stehen,[152] hat noch niemand versucht. Daher wird die innere Einheit von Bild und verbalisierter Weltanschauung meistens unterschätzt; man verleiht den Buntstiftzeichnungen eine formal-bildnerische Eigenständigkeit, die vom moralisierenden Ankläger und Weltverbesserer gar nicht beabsichtigt ist.[153] Ihr narrativer oder fabulatorischer Charakter, die von Schröder-Sonnenstern inszenierte Bild-Text-(Körper-)Sprech-Montage, ist aus den frühen Zeichnungen um 1950 (wir kennen allerdings schon grobschlächtige skatophile Wunschzeichnungen aus der Krankengeschichte von 1933[154]) besser abzulesen als von den späteren (primär ästhetisch bewerteten) heraldisch und emblematisch gestalteten Schautafeln, die eine «Strafpredigt», eine Rüge, «Moral von der Geschicht'» oder Lehre in signethafter oder allegorischer, manchmal mandalaartiger Form verdichten.

Obwohl sich Bild- und Textproduktion bei Sonnenstern keineswegs immer decken und seine Formgebilde nicht unmittelbar zu Illustrationen der «Sonnensternphilosophie» trivialisiert werden können – für sehr viele ‹primärprozeß›-gesteuerte Bildinhalte und unbewußte Formerfindungen (Verdichtungen, Verschiebungen, groteske Symbolkoppelungen) gibt es keine textlichen Äquivalente –, bleibt dennoch die ikonographische Entschlüsselung der Bildproduktion auf deren Zusammenhang mit den autobiographischen und weltanschaulichen Aufzeichnungen verwiesen. Die Analyse des einzelnen Bildes muß daher stets auf die Weltbildanalyse der Textproduktion zurückgreifen. Sie fordert vom Interpreten einen interdisziplinären Zugriff.

Vieles, was uns in der für sich betrachteten Textproduktion Schröder-Sonnensterns uninteressant, mißglückt, verschroben, faselig und inkohärent vorkommt und es im System unserer syntaktischen Konventionen auch ist, würde mit Hilfe einer rekonstruierenden Sinn-Analyse des zugrundeliegenden mythischen Weltbildes seine eigene Bedeutung und Konsistenz erkennen lassen. Den Code für eine Sinn-Analyse und damit für eine «Kommensurabilisierung» des Inkommensurablen, des Unverständlichen, wie dies Müller-Suur genannt hat,[155] liefert Sonnenstern selbst und wäre aus seiner umfangreichen Textproduktion zu extrapolieren.[156]

Ohne Zweifel überwiegt in der Textproduktion die rätselhafte, manierierte Seite der Persönlichkeit die künstlerische, obwohl es der «Weltmeister aller Entfesselungskünste» auch nicht an sinnfälligen Transformationen der Alltagssprache fehlen ließ und dem abstrusen Motto seiner Kreativität treu blieb: «Spinne auf Leben und Tod ohne Rücksicht.» Er faßt es in die magische Formel SALUTOR. (Ob hier eine Parallelisierung mit der methodischen Anarchie der dadaistischen Nonsense-Produktion erlaubt ist oder zwei ganz unvergleichbare Produktionsformen vorliegen, ist eine andere weitere Frage, deren Beantwortung ebenso noch aussteht.) Am Anfang aller Schwierigkeiten, die einer Sinn-Analyse entgegenstehen, könnte nach Müller-Suur generell die Erkenntnis stehen, nicht immer unbedingt eine begriffliche Versöhnung «zwischen psychotischer und nicht psychotischer Realitäts-Einstellung herstellen zu wollen».[157] Eine von uns übersehene Funktion des für inkohärent und unverständlich gehaltenen Sinn-Systems könnte gerade darin bestehen, «das ‹normale› Wirklichkeitsverständnis fragwürdig zu machen». *Wir* sind die Unverständlichen, die Rätselhaften und Angeklagten; Sonnenstern ist der Anwalt und eigentliche Sinnstifter der Kommunikation.

Jedem unvoreingenommenen Betrachter fällt sofort auf, daß der brüskierende obszöne Symbolismus und Sexualismus bei Sonnenstern in einem anklägerischen, missionarisch eifernden, ja weltverurteilenden Sinnbild-Kontext steht, von dem her das Anzügliche verständlich wird. «Ich freue mich», rezensierte einst der Bloch-Schüler Günther Zehm, «daß Schröder für unsere beschissene Gegenwart eine so treffende Gleichung gefunden hat: die Mastdarmwelt. Trotzdem würde ich nie ein Bild von ihm aufhängen, weil ich nicht ununterbrochen daran erinnert werden möchte, daß ich ein Madensack bin.»[158]

Diese Bemerkung weist zu Recht auf die negative, utopielose Symbolisierung des Menschen in der Bildproduktion Schröder-Sonnensterns hin. Die analerotische Regression auf die «Mastdarmwelt» und ihre koprophilen Verwünschungen *(Abb. 117)* assistiert der ambivalenten Haßliebe auf die unvollkommene Welt, wobei – vorsichtig ausgedrückt – die Momente der lustvollen Übereinstimmung und Identifikation mit ihr überwiegen.

Abb. 117. Friedrich Schröder-Sonnenstern: Trilogie der Wahrheitssucherei. Farbstift auf Karton, 1955

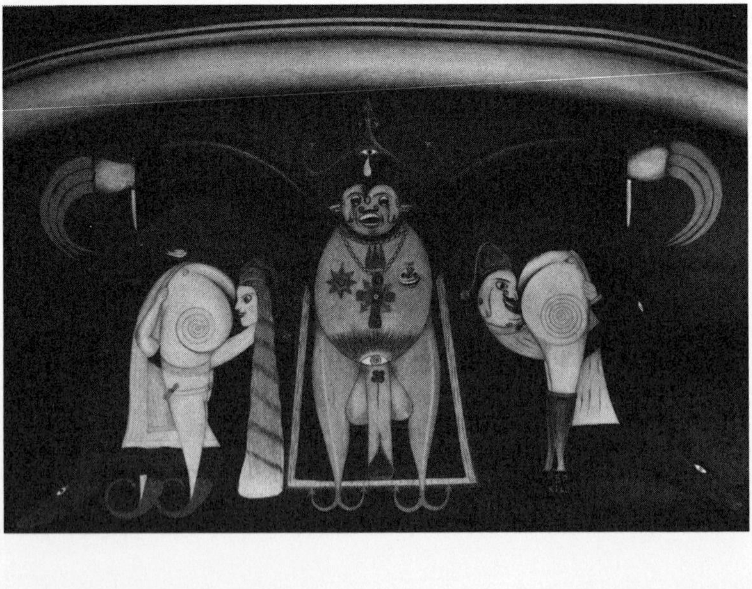

«Auch der Haß gegen die Niedrigkeit / Verzerrt die Züge» (Brecht). Man kann das moralisch demaskierende und kritisch entlarvende Motiv bei Schröder-Sonnenstern nicht überschätzen. Es ist durchweg lustvoll auf die schlechte Wirklichkeit fixiert, mit der ins Gericht gegangen wird. Was hat der Maler der erotischen Dämonisierung und zugleich Verniedlichung der «Mastdarmwelt» von «Kackelinchen» (Bildtitel von 1959) und ihren obszönen Schwestern entgegenzusetzen? In seiner Trieb- und Instinktwelt der Lemuren und niederen Dämonen, diesem «moralischen Misthaufen», als der unser Leben ausweglos erscheint, sucht man vergeblich nach menschlichen Konkretionen jener schöpferischen, lebenspendenden und rettenden Gegenwelt, zu deren Beschwörung der lichtvolle Sonnenstern-Mythos aufgerichtet worden ist.

Als einzige Allegorie der Schöpfung und des «Lebenszaubers» *(Abb. 118)* erscheint der herzförmige Leib des kopflosen Weibes, aus dem der Früchte tragende grüne Lebensbaum ‹geboren› wird. Obwohl mit dem Attribut der Schlange versehen, kann der nackte weibliche Körper der «Lebenszauberungselevin» wohl kaum als die Eva des Christentums mißdeutet werden, sondern ist als archetypisches Fruchtbarkeitssymbol aus dem Umkreis der ‹Großen Mutter› anzusehen. Die wenigen guten, lebenspendenden Gegenkräfte zur niedrigen «Mondwelt», die man bei Schröder-Sonnenstern antrifft, liegen unterhalb einer rational-anthropomorphen und historisch vermittelten Gestaltung und geben sich als Manifestationen des Unbewußten zu erkennen. Im übrigen aber gilt der egozentrische Überlebens-Slogan: «Die Welt ist öd, kalt und leer. Ich seh nur Sonnenstern, und das ist kein Malheur. Nur Mondidioten sehen mehr.» Die rettende Ichmythologie des Künstlers, der «Sonnenstern» als «Abgesandter einer anderen Welt» (Hundertwasser), erscheint hier als einziges rettendes Element auf der Seite des Guten, das in der Bildproduktion selbst aber nur als ein zartes ohnmächtiges Bündnis mit der Demut der mißhandelten Kreatur abzulesen ist: mit dem malträtierten Esel, dem «Trauernden Pferd» *(Abb. 119)*, dem «blinden, betenden Löwen», dem Lamm usw.

Auch der gemalte Pantheismus Franz Marcs hat die Tier-Natur als Symbol des Positiven und Seelenvollen verwendet; doch trägt sie bei Schröder-Sonnenstern viel direkter und ausschließlicher die Signatur des verdrängten sexuellen Trieb- und «Tierwesens» im Menschen. Wenn die Tiere von der Jungschen Tiefenpsychologie als «Transzendenzsymbole», als vermittelnde Phantasiebilder zwischen dem unpersönlichen Unbewußten und dem Ichbewußtsein beschrieben worden sind,[159] so gibt es für diese Hypothese keine bessere Fundgrube als die Zeichnungen von Schröder-Sonnenstern, wo die «lieben» und «bösen» Tierfigurationen, die grotesken Tier-Mensch-Koppelungen fast ausschließlich als Bewußtmachung eines unbewußten sexuellen Inhalts fungieren. Die lehrhafte

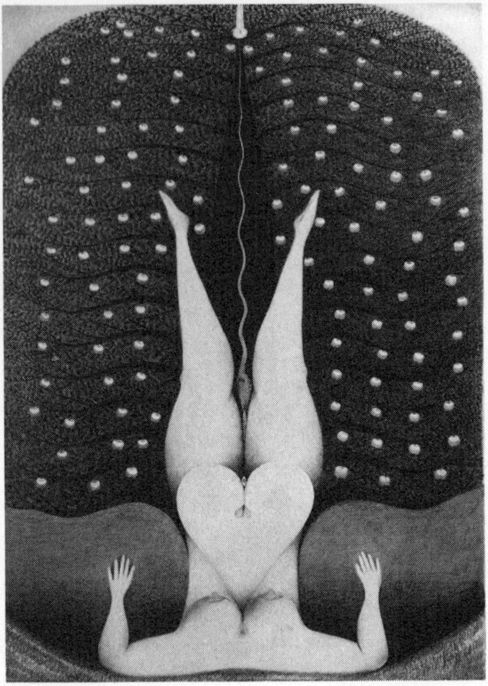

Abb. 118. Friedrich Schröder-Sonnenstern:
Die Praxis oder die Lebenszauberkünstlerin.
Farbstift auf Karton, 1952

‹moralische› Parabel der «Sonnensternphilosophie» (z. B. zum «Eseltreiber»-Motiv) wirkt dieser Tatsache gegenüber häufig wie aufgesetzt und nachträglich gefunden. Es gibt, wie schon bemerkt, keine Deckungsgleichheit in der Symbolsprache von Bild- und Textproduktion.

Ernst Kris hat durchaus plausibel die psychotische Gestaltung positiv als «Regression im Dienste des Ich», also im Vollzug einer intakten symbolischen Interpretation aufgefaßt.[160] Problematisch wird es erst, wenn der Umfang des kontrollierenden und transformierenden Ich gegenüber dem primären Mechanismus des Unbewußten bestimmt werden soll. «Die Reichweite des Es ist größer als die des Ich.» Wie reduziert und verarmt die Ichfunktion sich in der Bildproduktion Schröder-Sonnensterns erhalten hat, könnte erst eine Analyse erweisen, die ins Detail der sexuellen Inhalte und ihrer symbolischen Transformation geht. Diese detektivische Kleinarbeit kann und soll hier nicht geleistet werden. Allge-

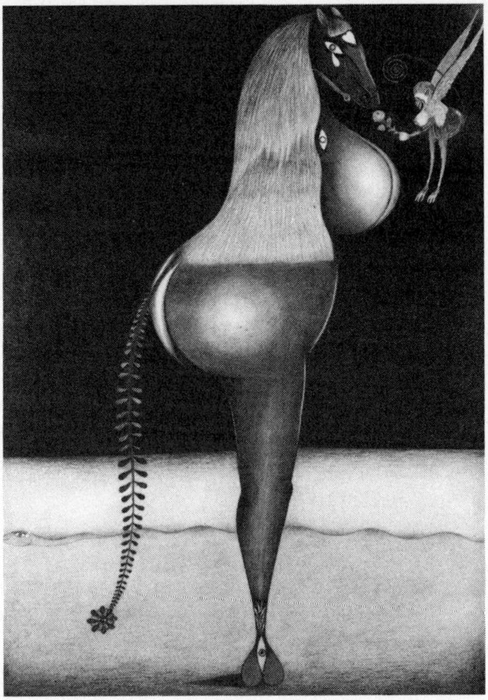

Abb. 119. Friedrich Schröder-Sonnenstern: Das Trauernde Pferd. Farbstift auf Karton, 1960

mein läßt sich jedoch feststellen, daß die symbolische Verarbeitung des Unbewußten nirgends zur Darstellung der geschlechtlichen Kommunikation, des Sexualakts und der genitalen Befriedigung vordringt, sondern in der prägenitalen, oralen, anal-sadistischen Stufe der psychosexuellen Entwicklung unfreiwillig verbleibt. Wir begegnen einer Inflation phantasierter Körperteile wie Brust, Nates, Faeces, Penis usw. und ihrer symbolischen Äquivalente. Der erotisch heilende «Lebenszauber» des Sonnenstern-Mythos ist in der Bildproduktion an diesen Fetischformen – und nur an diesen Fetischformen – ablesbar. Eine weiter gesteckte ganzheitliche Utopie des gelebten Menschenlebens ist nicht vorhanden. Im Fehlen jeder Darstellung von geschlechtlicher Vereinigung sowohl in der Bild- wie Textproduktion offenbart sich Schröder-Sonnensterns Sexualmythos als ausgesprochen autoerotisch und infantil und kann im Vergleich mit der Geschichte einer erotischen Kunst von Rang nicht bestehen.

Schröder-Sonnenstern hat die niedrige «Mastdarmwelt» gleichermaßen durchschaut und gelebt; in aggressiv-sadistischer oder in ironisch-verniedlichender Form geht er der menschlich entfremdeten Sexualität zu Leibe, ohne doch in seinen beseelend und schöpferisch gemeinten Sonnenstern-Mythos das Gegenbild der genitalen Liebe und sexuellen Befriedigung der Menschen aufgenommen zu haben. So gesellt sich zur anarchischen Grundhaltung des moralisierenden Egozentrikers, des Weltverbesserers, «Wahrheitssuchers» *(Abb. 117)* und Ich-Mythologen das Wüten der in sich kreisenden, gefangenen polymorph perversen Lust, die ihre Ausdrucksmöglichkeiten auf die reduzierte Phantasie des prägenitalen Sexus wie den skatophilen Witz und Fluch einschränken muß.[161]

Diese notwendige Relativierung soll und kann Schröder-Sonnenstern freilich nicht zum nur psychoanalytisch interessanten Fall abstempeln; denn sein Werk befindet sich hier tendenziell trotz oder wegen dieser Regression in der Nachbarschaft der erotischen Kunst im zwanzigsten Jahrhundert. Wo diese sich als subversives Unterlaufen des kulturellen Triumphes der Genitalität über die Partialtriebe und damit eines neurotischen Verdrängungsprozesses des Sexuellen verstanden hat wie extrem im Surrealismus, hat sie einer perversen, der unbewußten Abbildung und primären Gestaltung des partialen Triebpotentials verhafteten Kleinkunst mehr Zustimmung und Projektion entgegengebracht als der – seit der griechischen Antike vorliegenden – Kunsttradition, die im Geiste der klassischen Sublimierung und Synthese der Partialtriebe unter dem Genitalprimat die Darstellung der sexuellen Natur des Menschen glaubt bewältigen zu können. Es liegt also Logik und Konsequenz darin, wenn ein Künstler wie Hans Bellmer für das «freie Spiel der Partialtriebe», den Sexualanarchismus Schröder-Sonnensterns, Propaganda gemacht und ihn in die surrealistische Ideologie des sexuellen Libertinismus eingebracht hat.

Aus der Distanz der achtziger Jahre gesehen ist der Streit um den Fall Schröder-Sonnenstern kaum noch zu verstehen. Wegen Obszönität und Pornographie würde heute im Ernst kein Kultur-Stadtrat mehr die vergrößerten Hinterteile im Pandämonium Sonnensterns zensieren, wie dies 1960 noch im Rathaus zu Kreuzberg in Berlin geschehen ist. Die ‹pornographische Phantasie›, um an ein Schlagwort im Zusammenhang mit der damals ungeliebten erotischen Kunst zu erinnern, wurde im megalomanischen Maßstab eine Angelegenheit der Medien- und Warenästhetik. Hier hat das Obszöne und Pornographische eine zynische, oft brutale und vom Moralismus gereinigte Gestalt angenommen, die die unbefriedigte Sexualität der Menschen für kommerzielle Zwecke auswertet.

Die krassesten Fehlurteile zum Fall Schröder-Sonnenstern kamen von seiten einer Kunstkritik, die seine Formenwelt innerhalb eines kunsthistorischen Beeinflussungs- und Bildungszusammenhangs beurteilen zu können glaubte und prompt auch den Plagiatvorwurf erhob. So vermutete Klaus-Jürgen Fischer, daß Sonnensterns Arbeiten auf dem Vorbild des Malers Max-Walter Svanberg fußen und dem Surrealismus dilettantisch nacheifern.[162] Schröder-Sonnenstern hatte eine Reihe von Künstlern aus dem Umkreis des Surrealismus und der Phantastischen Figuration beeindruckt und wohl auch beeinflußt wie Pit Morell und Franz Ringel. Doch hat er selber weder aus der Kunstgeschichte gelernt, noch ist er von ihr beeinflußt worden. Er kannte sie, darin ein echter Naiver, so gut wie gar nicht und bedurfte ihrer auch nicht. Daher kann die Affinität seiner Phantasiewelt mit kunsthistorischen Formbildungen sinnvoll nur von der Seite eines interkulturellen, tiefenpsychologischen Bild- und Symbolvergleichs her erschlossen werden, der uns mit dem Phänomen der Objektivität einer verborgenen Bilderwelt konfrontiert, die wahrscheinlich im Besitz der gesamten Menschheit ist, über eine gemeinsame phylo- und ontogenetische Struktur verfügt und keinesfalls durch einen historischen Lernprozeß entstanden ist.

Die Veröffentlichung und Zugänglichkeit von Sammlungen historisch nicht einzuordnender Tiefen-Kunst in Heidelberg, Lausanne, Klosterneuburg und anderswo in Europa, die gemäßigten selbstkritischen Urteile der Reformpsychiatrie und nicht zuletzt die grenzüberschreitende Entwicklung der modernen Kunst selber (im Verein mit den neuromantischen Theorien von der latenten künstlerischen Kreativität in jedem Menschen) haben den kulturellen Abstand zwischen einer primär sich historisch vermittelnden und einer primär zustandsgebundenen, bewußtseinsimmanenten Kunst verringert. Was die «Bildnerei der Geisteskranken» (Prinzhorn) mit Kunst zu tun habe, diese abwehrend polemische Frage eines konservativen, der Klassik verpflichteten Kunstkritikers wie Georg Schmidt erscheint heute völlig unzeitgemäß.[163] Wir beginnen gerade in diesem Augenblick erst wieder zu bemerken, daß dieser Differenzverlust auch neue Gefahren einer Gleichschaltung von Kunst und entfremdeter Alltags-‹Kreativität› mit sich bringt. Dennoch hat Schröder-Sonnensterns Werk an der Befreiung der zustandsgebundenen Kunst aus dem Getto der psychiatrisch-diagnostischen und tiefenpsychologischen Sonderbehandlung partizipiert und seine künstlerische Anerkennung erfahren.

Den Höhepunkt der musealen, kunsthistorischen Annexion bildete die große Personalausstellung der Düsseldorfer Kunsthalle unter Karl Ruhrberg aus den Jahren 1967/68, der viele Ausstellungen im In- und Ausland gefolgt oder vorangegangen sind. Heute klingt es fast schon wieder wie eine Beerdigung, wenn anläßlich dieses Ereignisses der Psychiater Alfred Bader in seiner Studie über Schröder-Sonnenstern aufatmend feststellen konnte: «Bei der Eröffnung waren weit über tausend Personen zugegen. Es gab keinen Skandal. Heute gehört Friedrich Schröder der Kunstgeschichte an.»[164]

8 Der surrealistische Engel. Zeuge des «göttlichen Orgasmus»

Der Engel hat in den Überlegungen Dalis eine Schlüsselstellung. Luis Romero überliefert in seiner Dali-Monographie (1975) die Mitteilung des Künstlers an einen Dominikaner-Pater, «nichts erregt mich mehr als die Idee des Engels»:[165] Daß in Religion und Kunst ein himmlisches, geistiges Wesen in körperhaft erscheinender, individueller Gestalt vorgestellt wird, hat Dali in einem Augenblick interessiert und fasziniert, da ihn das zunächst wißbegierig aufgenommene Weltbild der modernen Physik intellektuell zu belasten begann und er sich in das Studium der spanischen Mystiker Ramón Lull, Juan de la Cruz und Santa Teresa flüchtete. «Die Engel sind das geflügelte Fahrzeug, das zu Gott führt. Die Mystiker sehen die Engel, ehe sie Gott finden... In seinen Ekstasen nähert sich der Mystiker konsubstantiell dem, was einzig und allein Sein besitzt, der einzig real existierenden Materie», heißt es in den mit Louis Pauwels gemeinsam formulierten Aufzeichnungen «Les passions selon Dali» (1968).[166]

Dali schildert den Konflikt zwischen dem, was er als moderner, naturwissenschaftlich aufgeklärter Zeitgenosse zu wissen vermeint, und dem Verlangen seiner Seele nach einem anthropomorphen, persönlichen, sinnlichen Gott. Die einen «reduzieren Gott zu einem Nichts: einer Anwandlung im Menschen, einer intellektuellen Abstraktion, um sich dem modernen Denken anzupassen». Die anderen wollen sich den unbeweisbaren Glauben an Gott als Person und Realität nicht rauben lassen. Dieser Gegensatz und der Versuch, ihn zu überwinden, prägt Dalis Werk seit den vierziger Jahren. Er bevorzugt jetzt religiöse Themen, um sein von der spanischen Mystik des 16. Jahrhunderts bestärktes anthropomorphes und, wie er zugibt, anstößiges Gottesbild zu konkretisieren. In der Nachempfindung der geliebten Meister der italienischen Renaissance entstehen zahlreiche realistische Christus- und Madonnen-, Himmelfahrts- und Kreuzigungsdarstellungen.

Gleichzeitig versucht Dali, das Unmögliche möglich zu machen und jenen visuell «unfaßbaren Walzer von Elektronen und Neutronen», von «Molekülen und Säuren», Wellen und Korpuskeln, in den sich die Erscheinungswelt letztlich auflöst und sinnlich verflüchtigt, auf der Leinwand sichtbar zu machen. Es entstehen jene unwirklichen, himmelwärts schwebenden raffaelischen Phantasiegestalten mit atomisierten Köpfen und Leibern, die eine bildhafte Symbolisierung der Anordnung und Bewegung letzter, elementarer Teilchen sein wollen und in der Verknüpfung mit Dalis religiöser Thematik als sakrilegische Spielerei eines Surrealisten abgelehnt wurden.

Der sur-realistische Engel bei Dali ist diejenige Zwittergestalt, die den Weg zu Gott, die mystische Annäherung an sein reales persönliches Sein verkörpert und ebenso ein Symbol des sinnlich unfaßbaren, völlig unanschaulichen atomaren Aufbaus der Materie ist. Der Engel erscheint daher in einem atomisierten, teilweise ausgehöhlten, gleichwohl noch wirklichen Körper. Er ist Vermittler und Bote zwischen dem konkreten Gott und einer nur abstrakt symbolisch vorstellbaren Materie. Dali verlangt daher von der Engelserscheinung, daß sie in vermenschlichter, ästhetisch schöner und sogar erotischer Gestalt auftritt. Dies kann in der Begegnung mit einem geliebten Menschen geschehen und sogar im Orgasmus der Liebenden erfahren werden. So erscheint Gala, die vielgestaltige Muse des Künstlers, in seinen Bildern nicht selten auch als Engel. Dali hat sie in zwei Landschaftsdarstellungen von Port Lligat (1950 und 1952) als geflügeltes himmliches Wesen und Schutzgeist der heimatlichen Bucht idealisiert. In seinen Leda- und Gradiva-Gestalten hat der Künstler den Engel erotisch gedeutet, als surrealistischen Zeugen eines «göttlichen Orgasmus», der dem Mystiker die reale Existenz eines höheren Wesens offenbart. Dali beharrt geradezu manisch auf der «Schönheit, die mich an die Engel glauben läßt. Immer stärker führt mich meine Erotik den unendlich schönen, geschlechtslosen Wesen entgegen. Das, was in mir, in meinem ganzen Körper lebt, kann nur das präekstatische Bewußtsein einer engelhaften Natur sein. Es ist nichts Menschliches mehr, was mich erregt, und es ist nicht mein Geschlecht, was entflammt.»

Aus diesem Gefühl heraus gestaltet Dali 1984 auch die Statuette des «Surrealistischen Engels von Figueras» *(Abb. 120),* ein geschlechtlich neutrales, androgynes Wesen, dessen Erscheinung den Betrachter bewußt im Zweifel läßt, ob er eine weibliche oder männliche Engelsverkörperung vor sich hat. Die abstrakt-geometrische Panzerung des Kopfes, die teilweise Gewandung und vor allem die Perforierung der Brustzone bewahren der Figur eine sphinxhafte Anonymität. Das Rätsel der Statue kann und soll nur vom Betrachter selbst gelöst werden.

Die süßen androgynen Engelsgestalten eines Botticelli, Leonardo, Sodoma oder Raffael mögen dabei Dali ebenso angeregt haben wie die manchmal hermaphroditischen (eine männliche und eine weibliche Psyche bedeutenden) Niken und Genien der Antike. Der Engel in der Kunstgeschichte hat nicht zufällig sein Alter und Geschlecht ständig gewandelt. Neben den männlich starken, rächenden Engel tritt der jugendlich froh-

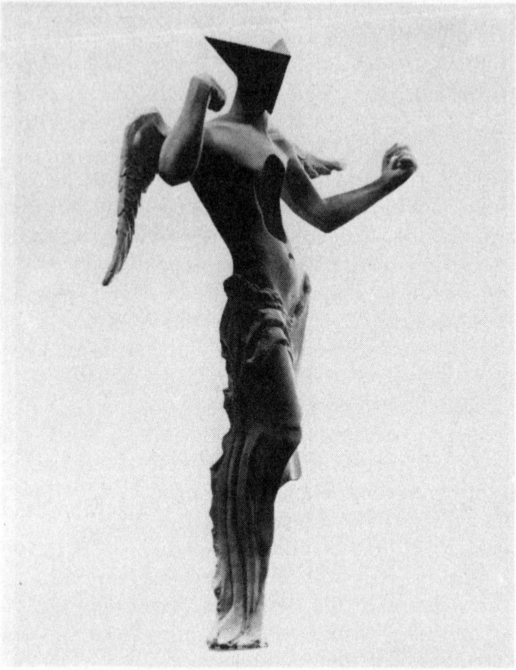

Abb. 120. Salvador Dali: Der surrealistische Engel von Figueras. Bronze, 1982

lockende, musische Engel, der verheißungsvolle Mädchen- und schließlich liebliche Kinderengel, ganz abgesehen von den mannigfaltigen dämonischen Verkörperungen des gefallenen Engels. Die menschliche Psyche hat für ihre Wandlungsfähigkeit gerade in der Plastizität des Engels, in seinem physisch unbestimmten Körper ein dankbares Objekt gefunden.

Dali hat seine ausufernden Phantasien und Einfälle immer wieder über kunsthistorische Vorlagen zu regulieren verstanden. Einiges spricht dafür, daß ihn diesmal die antike «Nike des Paionios» (um 420 v. u. Z.) *(Abb. 121)* angeregt hat, ein in Olympia ausgegrabenes Marmorfragment einer herabschwebenden Siegesgöttin. Die fehlenden Flügel, die nur in Stümpfen erhaltenen Arme, der zerstörte Kopf des Fundes, wurden in einer archäologischen Rekonstruktion ergänzt und zu einer Figur vervollständigt, die mit ausgebreiteten Armen einen im Wind wehenden Umhang an die Schultern zieht. Wir verstehen jetzt erst die rätselhafte Haltung der Arme und Hände der Dalischen Nachschöpfung, eine Engelsfigur, die offensichtlich einen unsichtbaren, windbewegten Mantel

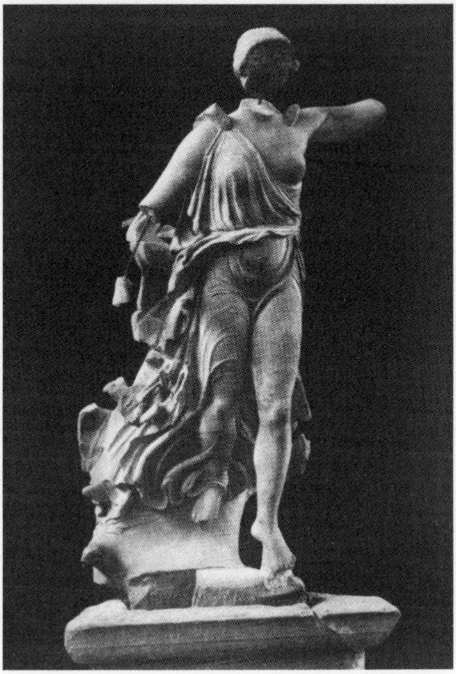

Abb. 121. Nike von Paionios. Um 420 v. u. Z.

festhält. Unsere subjektive Projektionsfähigkeit und Assoziationslust sind hier aktiv angesprochen.

Vom Kopf des antiken Originals ist nur der obere Teil erhalten, weshalb das verbliebene gesichtslose Bruchstück Dali gut und gern zu seiner helmartigen Lösung im «kubo-futuristischen» Stil inspiriert haben könnte. Ähnlich abstrakt-kristalline, kantige Kopfformen finden wir auch bei Paul Klee und Max Ernst. Sie strahlen die gleiche tödliche Bedrohung aus. Daß Dalis goldener Siegesengel mit dem schrecklichen visierartig verfremdeten, scharfkantigen Kopf, der an eine Waffe denken läßt, eigentlich ein Todesengel ist, eine surrealistische Personifikation des griechisch-antiken Thanatos, drängt sich im Vergleich mit den Kopfmetamorphosen jener Künstler geradezu auf.

Bei der «Nike des Paionios» und auch der späteren «Nike von Samothrake» (306 v. u. Z.) *(Abb. 122)* schmiegt sich das Gewand vom Luftzug bewegt eng an die Glieder und bildet an den Beinen in parallel verlaufenden Falten und Rinnen das dekorative System eines Chitons aus. Diese

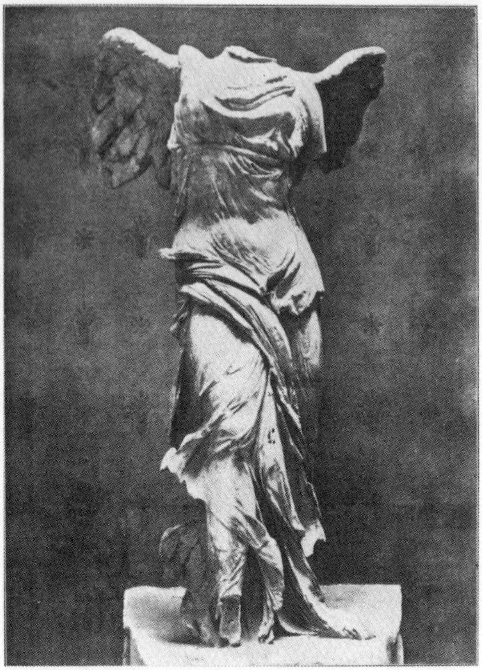

Abb. 122. Nike von Samothrake. 306 v. u. Z.

ionische Stileigentümlichkeit hat Dali in der teils flatternden, teils angeklatschten Gewandung seines Engels nachempfunden. Die Skulptur des Paionios verbindet das Erbe des ionischen Gewandstils mit einer neuartigen realistischen Auffassung des weiblichen Körpers, der hier an der Grenze zur Klassik erstmals nahezu entblößt Gestalt angenommen hat. Bis zur vollständigen Nacktheit der Knidischen Venus von Praxiteles ist es nur noch ein kleiner Schritt.

Die Klassizität der Vorlage hat Dali für sie ebenso eingenommen wie der Umstand, daß die Niken-Darstellung ja stets das Flugmotiv, also eine wie auch immer bewegte Gestalt und Haltung des Körpers, thematisiert. Wie ihre antike Vorlage zielt auch die surrealistische Paraphrase auf den Augenblick des Schwebens, des vollendeten Abschwungs, der Landung. Das Fragment der «Nike von Samothrake» zeigt die Landung auf einem Schiff, dessen aus Marmorblöcken zusammengesetzter Bug am Fundort ausgegraben und mit der Statue vereinigt wurde. Ihr fehlen der gesamte Kopf, beide Arme und Füße, Teile der Flügel und der Brust, was wie im

Falle des Paionios-Fragments zu verschiedenen Ergänzungen und Hypothesen über die genaue Haltung des Körpers, insbesondere der Arme und Hände, geführt hat. Dali hat die archäologische Rekonstruktionsmethode im Grunde nur phantasiemäßig fortgesetzt und mit neuen Inhalten frei kombiniert. Der «Engel von Port Lligat», ein Gemälde von 1952, zeigt eine geflügelte Gala auf dem Lagunenstrand neben einem katalanischen Fischerboot knien. Und der «Surrealistische Engel von Figueras» verkörpert eine Verschmelzung der triumphierenden Siegesgöttin mit dem bedrohlichen Todesengel, eine Kontamination von Eros und Thanatos.

Den schwerwiegendsten Eingriff erleidet die antike Vorlage in der Durchlöcherung und Aushöhlung der Brust. Das eindeutig weibliche Signet der Nike wird vernichtet und durch den hermaphroditischen Engel ersetzt. Die Perforierung der Brustzone, die seit den dreißiger Jahren vorkommenden Brust- und Rückenfenster sind als anarchische Lust des Surrealisten an der Verwesung, Auflösung und Zerstörung alles Kreatürlichen gedeutet worden. Die Bruchstückhaftigkeit der antiken Funde mag ihn in dieser Vorliebe für das Hinfällige und Vergängliche bestärkt haben.

Dali hat die Symbolik des Vergänglichen und Destruktiven in den vierziger und fünfziger Jahren nach zwei Richtungen hin erweitert. Als fanatischer Mystiker und Ekstatiker beharrt er auf dem Verfallsprozeß und dem Illusionären aller sinnlich wahrnehmbaren Materie. Die durchfensterten Körper seiner aufschwebenden Heiligen- und Engelsfiguren öffnen sich symbolisch zur Ewigkeit und verweisen auf ein real existierendes beständiges Sein, das in menschlich vergänglicher, individueller Gestalt nicht mehr vorstellbar ist. Als naturwissenschaftlich aufgeklärter Künstler glaubt Dali, zu einer modernen Malerei verpflichtet zu sein, die die Rückführung des Konkreten auf das Abstrakte, die atomistische Auflösung der Erscheinungswelt symbolisch sichtbar macht. Im surrealistischen «Todesengel» fallen beide Standpunkte zusammen. Er symbolisiert ebenso eine Annäherung an Gott wie an die auf letzte Elementarteilchen zurückführbare Materie. So kommt Dali dazu, vom «erzengelhaften Genuß meiner Vernichtung» zu schwärmen, die ihn Gott und der elementaren Materie näherbringe und an «verklärte Korpuskeln» glauben lasse, «aus denen wir uns nach dem Tod wieder zusammensetzen».

Aus kritischem Zweifel am ‹gesunden Menschenverstand› bekannte Dali sich einst zum Surrealismus, dem er anschließend die irrationale egozentrische Wendung auf eine mystisch-religiöse Erfahrung und ein atomares Gleichnis gibt. «Das Mittelalter suchte das Gespräch mit den Engeln. Wir werden ein neues Mittelalter haben, verschönert von der modernen Wissenschaft und Intelligenz, nachdem wir in einer Katastrophe die Müdigkeit des Lebens und Liebens durch den Ausguß gespült haben.»

9 «Servierlust». Versuch über Attersee und den gastrosophischen Eros

«Die Kunst als Unbewußtes ist erst das Problem, die Kunst als soziale Lösung des Unbewußten die wahrscheinlichste Antwort.» *Lew S. Wygotski*

I.

Christian Ludwig, genannt Attersee, konnte einer verdinglichenden Behandlung und Etikettierung durch Kunstmarkt und Kunstkritik bisher entgehen. Dies war möglich, weil er die Grenzen zwischen Alltagsästhetik und Stilkunst, zwischen dem Häßlichen und Schönen überschritten und den Anachronismus einer solchen Abgrenzung stets ironisiert hat. Außerdem ist Attersee imstande, viele partikulare Erfahrungen, die in der Kunstproduktion heute unter verkürzten Stilbezeichnungen auseinanderstreben, aufeinander zu beziehen und in einen persönlichen Zusammenhang zu stellen.

Überschaut man die Schwerpunkte seiner künstlerischen, an Versuchen und Umwegen reichen Entwicklung von 1961 bis heute: die Sphinx-Bilder, die Kompositionen mit Fleischstücken (1961–62), die Erfindung der Regenbogenanomalien und Wetter-Bilder (1963–64), der Speisekugeln und Blauen Suppen (1965–66), des Suppenschwammlöffels, der Zeichengabel und des Fleischpfluges (1965), der Butterbrotgedichte (1965) wie auch das Vaginaobjekt (1966) *(Abb. 10)*, die sogenannten Körperaufsätze und das Prothesenalphabet (1966), sodann seine Aktionen in der Wiener Gruppe zwischen 1966 und 1971, schließlich die turbulente ‹paranoische› Fabulierlust der materialreichen Werkreihen nach 1973, die Serviettenbilder zwischen 1973 und 1975, Zyklen wie «Der Frisör», «Triebstör-», «Breeze-Kunst», «Der Sonder», «Das Atterselbst», so wird verständlich, warum Attersee so viele flüchtige Betrachter irritiert hat und am Ende doch einer oberflächlichen etikettierenden Kenntnisnahme als *pop artist*, als neodadaistischer Nonsense-Schöpfer, mal als Surrealist, mal als Expressionist, sowohl als Vertreter der *erotic* wie der *psychedelic art*, als *body* wie als *eat artist* erscheinen konnte. Er ist nichts von alledem und hat doch mehrere Erfahrungen, die von den disparaten Stilmarken zugedeckt wurden, gemacht. Er ist ebenso Segelsportler, Schönling, Rock 'n' Roll-Sänger, androgyner Exhibitionist und Transformer *(Abb. 135)*, Dionysiker, obszöner Aktionist wie ganz und gar hermetischer Zeichner, Enigmatiker, erotomaner Phantast, Maler des Unbewußten wie des trivial Schönen – ein Introvertierter.

Lassen wir die Mystifikation seiner Person beiseite. Seine Bild-Zyklen, die als zusammenhängende Vorstellungskomplexe gelesen und in ihrer formalen wie skripturalen Mehrdeutigkeit entziffert sein wollen, gehören – neben den Arbeiten Baruchellos und Anna Oppermanns – zu den komplizierteren, ‹zu lesenden› Bilddichtungen der Gegenwart. Indem sich bei Attersee Klischees des Sehens, alltagsästhetische, massenspezifische Wahrnehmungsmuster, die Mickymaus-Sprache von Comics und Werbung und die sensible Introspektion auf den eigenen Bewußtseinsstrom vermischen[167], entsteht jene psychophysische Durchdringung von Innen- und Außenwelt, die in der narrativ-figurativen Kunst der sechziger und siebziger Jahre ein gemeinsames Konstruktionsprinzip erkennen läßt: die surreale Bild-Wort-Montage eines mehrschichtigen Systems bewußter, unbewußter und vorbewußter Vorstellungen, das der Aufarbeitung und Stilisierung einer eigenen Biographie dienen kann.

Auch als stilistische Aneignung des eigenen Lebens, das ungelebtes, gesellschaftlich entfremdetes Leben bleibt, kann die Phantasieproduktion der Künstler dem Warencharakter nicht entgehen, aber die Autoanalyse stärkt das lädierte Bewußtsein, selbst noch da zu sein. Mit ‹innerer Emigration›, die diffamierende Formel der sechziger Jahre, hat diese Suche nach Ichidentität nichts mehr zu tun. Das Bedürfnis nach Selbstversicherung und Selbsterfahrung ist jetzt um so stärker, als nahezu kein Sensibilist mehr von dem Verdikt, alles ist manipuliert, alles entfremdet, alles Ware, nicht sterilisiert und verdüstert wurde. In dieser Restitutionsphase werden das Gefühl, das Assoziative, Phantasien und erotische Passionen, das Interieur der Geschlechterbeziehung, die unterdrückten Faktoren des persönlichen Lebenszusammenhangs ihr Recht zurückverlangen. Aufarbeitung des ‹subjektiven Faktors›, des Nebensächlichen vor dem vermeintlich Wesentlichen also auch hier – unter Künstlern. Das ist die eine Seite der Rezeption, von der Attersee und die narrativ-figurativen Sensibilisten profitieren und ihre Introversion aktueller als je zuvor erscheinen lassen.

Andererseits geht dies Attersee alles nichts an. Er hat sich nicht angepaßt, und wir würden ihm nicht gerecht durch die Feststellung, ob er in einen aktuellen Trend hineinpaßt und sogar seine Avantgarde ist. Wenn man will, steht der Wiener Christian Ludwig durch den epikureischen, ebenso lebensbejahenden wie vitalen Zugriff auf sein Anschauungsmaterial immer noch in der konservativen barocken Tradition Österreichs. Sein ästhetischer Transformationswille kennt keine Grenzen. Er kann nahezu alles dem eigenen Blickwinkel subsumieren und sich stilistisch *einverleiben*. Die Leitlinie dieser optimistischen Wirklichkeitseinstellung zieht der *orale Eros*, der steigerungsfähig ist bis zur kannibalischen Ob-

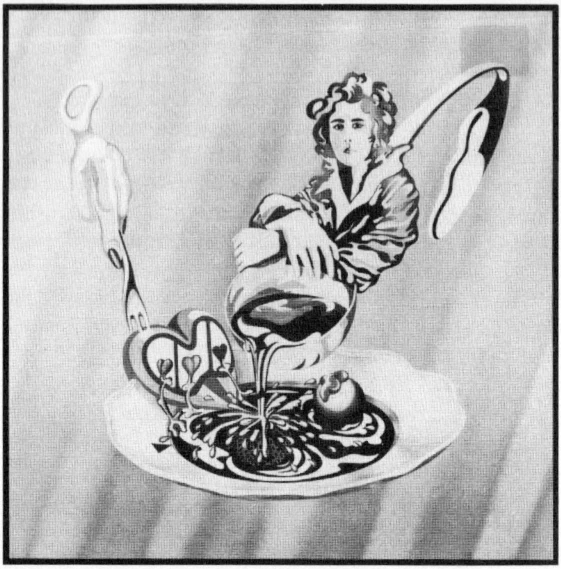

Abb. 123. Christian Ludwig Attersee:
Großes Suppenschöpferbild. Acryl, Lack auf Lwd., 1968

session und der Euphorie des liebebedürftigen «Kindmannes» (Groddeck).

Zahllos sind die Groteskkoppelungen und surrealen Formverdichtungen seiner Bilder, die die libidinöse Bindung an den oralen Genuß, der durchaus künstlichen Paradiese der Eßlust verraten und süchtig auftrumpfen in Titeln wie «Geküßte Weißwurst», «Suppenschwammlöffelbild», «Farbherz mit Spaghetti», «Zwei Butterbrote mit Eiszapfen». Eine manisch gehobene erotische Stimmung scheint hier am Werk zu sein. Das «Große Suppenschöpferbild» von 1968 *(Abb. 123)* kombiniert das Selbstportrait schon mit den wichtigsten Hantierungen des oralen Sadisten, das Mischen der flüssigen, das Aufspießen der weichen und festen Bestandteile durch die Gabel. Als ästhetischer Aktionsradius erscheint ein überdimensionaler, frei schwebender Teller, die Palette und der eigentliche Maluntergrund des oralen Hedonisten, der am Gegen- und Miteinander der Formpartikel und Farbsaucen sich nicht satt sehen kann. Das «Große Suppenschöpferbild» ist Sinnbild einer Malerei, die den Geschmack einer jeden ästhetischen Einstellung an seine orale Herkunft aus der prägenitalen Libido erinnern möchte. Das Herauslocken eines ‹niederen Sinnes› wie den unserer Geschmacksnerven ist Bestandteil der Attersee-Ästhetik. Ihre konsequentesten Bilder erreichen eine Koppelung von Seh- und Geschmackssinn, streben deren demokratische Gleichberechtigung gegen die kulturelle Herrschaft des optischen Sinnesorgans an. Ihr Sensibilismus appelliert an uns, mit der Zunge zu sehen und den Augen zu schmecken. Er steht in der Tradition einer ästhetischen Grenzüberschreitung, die wir über verwandte programmatische Einstellungen im Surrealismus und Jugendstil bis zur Romantik zurückverfolgen können.

Fünf Jahre nach dem «Großen Suppenschöpferbild» hat Attersee die Themen und formalen Möglichkeiten seiner Malerei beträchtlich erweitert. Am auffälligsten ist der Wandel in der Auffassung der Farbe, die jetzt eher einen abstrakt-expressiven Wert anstrebt, der manchmal an die «primitive» Buntheit bäuerlicher Votivkunst oder auch an die «intensive Beziehung von Gefühl und Farben/Formen» in der *comic art* erinnert.[168] Die Farbe wird zunehmend mehr intuitiv eingesetzt im Vertrauen ihrer exzentrischen und konzentrischen, warmen und kalten Gefühlswerte für den Betrachter, während sie vorher von der Mimesis der künstlichen Warenfarbe inspiriert war. Das koloristische *plaire au goût* der Speisekugeln hat sich verflüchtigt. Die Anregung durch das trivial Farbige, die lackigen, leuchtenden Farben der Konsumgüter, der verderbliche Schmelz der Eßwaren und Kosmetika ist weitgehend den subjektiven verinnerlichten Farben des Expressionismus gewichen, die – wie hartes Gelb neben weichem Blau – übergangslos nebeneinander gesetzt sind. Der regenbogenartige Dekor der eßbaren Schönheiten, die chromatische Farbenskala der Retorten-Rottöne der Lippenstifte und Nagellacke, die sichtlich gefärbten Süßigkeiten – alles, was von dieser Seite der oralen Phantasie Attersees zufloß, um unseren Augensinn zu überrumpeln und das Schmecken zu lehren, ist jetzt unterbrochen. Die orale Suggestion, die früher von der *cuisine* der Farben ausging, ist jetzt zum größten Teil an das graphische Strichsystem der Farbstifte delegiert.

Die Linie hat sich bei Attersee bald von der Gegenstandsdarstellung emanzipiert, ohne diese jedoch aufzugeben. Die Linie wird gleichzeitig abstrakt und gegenständlich gebraucht. Daraus resultiert ein überaus komplizierter zeichnerischer Duktus. Frei assoziierende Abstraktionen, das ungehemmte Triebleben der autonomen Linie, automatische Hieb- und Kritzelzeichnungen wechseln ab mit gegenständlichen Darstellungen und der Montage beider Liniensorten, die der kombinatorischen Arbeitsweise Attersees besonders gut liegt. Der Anteil des Motorischen, des Rhythmisch-Ornamentalen und des automatischen Zeichnens ist auf den zweiten Blick beträchtlich. Er wäre als bloßes Füllsel, das auf die Lücken zwischen den Gegenstandsdarstellungen verteilt wird, falsch verstanden. Wie man weiß, ist der physische Eßvorgang weitgehend auf unbewußte Stereotypien und Wiederholungen in der oralen Organisation aufgebaut.

Entsprechend verknüpft Attersee Motorik, Rhythmik und Automatismus des ungegenständlichen Zeichnens mit der ornamentalen Versinnlichung des Saugens, Lutschens, Schmatzens, Rülpsens wie des Beißens, Nagens, Knabberns, im weiteren des Pickens, Hackens, Aufspießens, Schneidens und Zerteilens – der oralen Hilfsarbeit der Bestecke.

Die unbewußten Einverleibungs- und Zerstückelungsphantasien des oralen Sadisten blieben bis heute an der Formgebung des Künstlers Attersee beteiligt. Seine Bilddichtungen erlauben ihm und uns, die wir gleichfalls von der oral-sadistischen Libido zum Glück nie ganz loskommen, eine sublime Art der Befriedigung und des Lustgewinns. Die fabulierenden Bildtitel und Legenden ersparen eine mühsame Beschreibung einzelner Inhalte: wangenfleischteller, suppenscharnier, perlengabel, stirnfleischballett, lockenfleisch, wurst und bausch, schinkenrolle – gestrandet, der messerschweber, das blaurote saften, im licht des lockenfleisches, beuge vor suppe und blut, weiße kralle mit beerenpyramidchen, die blutschneide.

Der Zusammenhang von Eßlust und Sexualität wird in der Psychoanalyse erklärt. Freud unterscheidet in seinen «Drei Abhandlungen zur Sexualtheorie» zwei Entwicklungsphasen des kindlichen Sexuallebens, «in denen die Genitalzonen noch nicht in ihre vorherrschende Rolle eingetreten sind», deswegen «prägenitale» Organisationen heißen können. Die früheste ist «die *orale* oder... *kannibalische*. Die Sexualtätigkeit ist hier von der Nahrungsaufnahme noch nicht gesondert... Das Objekt der einen Tätigkeit ist auch das der anderen, das Sexualziel besteht in der *Einverleibung* des Objektes.» Sie kann auch als Greiftrieb und Lutschen auftreten, wenn die «Sexualtätigkeit, von der Ernährungstätigkeit abgelöst, das fremde Objekt gegen eines am eigenen Körper aufgegeben hat.»[169]

Ist die orale Betätigung des kindlichen Sexuallebens noch autoerotisch, nämlich «nicht auf ein fremdes Objekt gerichtet», so hat die zweite Phase bereits eine Gegensätzlichkeit von aktiv und passiv ausgebildet. Freud nennt sie die «analsadistische»; auch hier stehen die Organisation und Unterordnung der Sexualität unter die Fortpflanzungsfunktion noch aus: «Die Aktivität wird durch den Bemächtigungstrieb von seiten der Körpermuskulatur hergestellt, als Organ mit passivem Sexualziel macht sich vor allem die erogene Schleimhaut geltend.»

Die Psychoanalyse hat gezeigt, daß diese prägenitalen infantilen Formen der Sexualität im Unbewußten zeitlebens fortbestehen und daß der perverse Erwachsene zu einer bereits überwundenen Entwicklungsphase der Libido zurückkehrt. Karl Abraham, der die orale Entwicklungsphase am eingehendsten erforscht hat, stellt fest, «daß bei erwachsenen Menschen ein positives und unverkennbares Verharren im Triebleben des Säuglings vorkommt und daß die Libido dieser Personen ein Bild darbietet, welches dem von Freud angenommenen oralen oder kannibalischen

Stadium bis in die letzten Einzelheiten entspricht.»[170] Wir bleiben daher noch im Bereich der «normalen Erotik», wenn festgestellt wird, «daß der Mund seine Bedeutung als erogene Zone keineswegs aufgibt. Mehr noch läßt das Studium der sexuellen Perversionen erkennen, daß der Mund vollkommen die Bedeutung des Sexualorgans – eine Genitalrolle – übernehmen kann.» Die Grenzen zwischen perverser und normaler Erotik fließen.

Damit wurde an die wichtigsten psychologischen Voraussetzungen erinnert, die uns ermöglichen, unsere projektive erotische Haltung gegenüber dem oral organisierten Kunstwerk ebenso zu verstehen wie zuzugeben und bei einem Künstler wie Attersee die orale und oral-sadistische Spezialisierung der Libido zu erkennen. Sie führt bei ihm nicht zu einer Verarmung und Rückbildung der erotischen Phantasieproduktion, sondern zur ästhetischen Entfaltung der gesamten Libido. Die orale Obsession wirkt sich insgesamt anregend, nicht dämpfend aus. Infantile Fixierungen nehmen ja im künstlerischen Problemlösungsverhalten einen ganz anderen Stellenwert ein als bei der Ausbildung der Psychoneurosen, worauf bereits Maryse Choisy hingewiesen hat. Sie dankt dem «oralen Typ» im Namen der Kunstgeschichte für die «schönsten Liebesklagen und... narzißtische Haltung. Dieses orale Stadium zwischen Geburt und Entwöhnung ist nicht mehr das wunderbare Paradies des Mutterschoßes jenseits von Zeit und Raum. Es ist aber immerhin das erste irdische Paradies... Das Kind ist ein kleiner König. Als Mann wird er in seinen Erinnerungen immer die Sehnsucht nach diesem monarchischen Zustand in sich tragen. Er wird sich mit allen Märchenprinzen identifizieren. Der kleine König verweigert die Trennung, er weigert sich, das warme Glück von Musik und Milch zu verlassen, wo die ganze Haut so zartliebend wogt. Vater, Brüder oder Schwestern sind nur Störenfriede, nur feindliche Riesen des kleinen Königs der Stadt der Träume.»[171] Wilhelm Stekel hat diese Charakteristik des «kleinen Königs» aus seiner psychopathologischen Kenntnis des «ewigen Säuglings» um einige Züge ergänzt, die man auch bei einem Künstler vom oralen Typ allgemein wiederfindet. Er spielt an der Brust der Mutter und Amme vor allem «eine weibliche Rolle. Es wird etwas in ihn hineingesteckt. Dadurch dürfte bei Männern eine gewisse Tendenz zur Weiblichkeit fixiert werden. Wahrscheinlich schwelgt er in Fellatiophantasien und betreibt auch das Saugen bei den Frauen mit großer Libido. Er will eine passive Rolle spielen. Er will genommen und verführt werden.» Choisy nennt das Beispiel Mozart, der, um komponieren zu können, geliebt werden mußte.

Die Bedeutung der kindlichen Sexualität für die Ausbildung bestimmter Charakterzüge wurde von der Psychoanalyse erarbeitet. Es ist hier keineswegs beabsichtigt, spekulative Vermutungen zur Psychogenese der Persönlichkeit Attersees zu äußern. Sondern die Aufzählung neurotischer Symptome wird herangezogen, um etwas von jenem wahrscheinlichen psychischen Rohmaterial kenntlich zu machen, das der «Kindmann», der Künstler vom oralen Typ, einer formalen und inhaltlichen Bearbeitung unterzieht und ins Allgemeinmenschliche transponiert. Es heißt dort, die «Funktionen des Essens sind abnormal: Entweder zu lustbetont oder mit Ekel verbunden», wobei Stekel wieder den psychoneurotischen Grenzfall im Auge hat. Die Männer vom weiblichkeitsfixierten oralen Typ «legen eine kindliche Freude am Fahren, Schaukeln, Reiten, Segeln, Schiffsfahren an den Tag, wenn nicht durch frühe Verdrängung die Lustgewinnung aus diesen Bewegungsarten in Angst und Ekel verwandelt erscheint. Kurzum: Sie spielen das Kind, das von der Amme getragen wird. – Ihre Träume bringen Situationen, in denen sie sich auf einem beweglichen Hause, einem hohen Wagen, einem Pferde, einem Turm, einem Balkon usw. befinden. Oder sie leben unter Riesen und werden von einem dieser Riesen herumgetragen... Dieser Lustgewinn wird ihnen durch die Fiktion geboten, unter Großen ein Kleiner, also ein Kind zu sein.»[172]

Die Beispiele sind austauschbar. Der entscheidende Hinweis ist der auf die lustbesetzte Erfahrung, geschaukelt, getragen, durch fremde Kraft bewegt zu werden. Stabilität und Ruhe sind kein vorrangiger libidinöser Wert für jeden oralen Kindmann. Aber Bewegung wird lustvoll und dabei passiv erlebt. Die räumliche Anschauung, das perspektivistische Sehen wird zusätzlich von dem Wunsch diktiert, unter Großen ein Kleiner, ein geliebtes Kind zu sein, in das eventuell etwas Nahrhaftes und Lustspendendes hineingesteckt wird. Die passive weibliche Rolle gibt dem Kindmann emotional mehr als die aktive männliche.

Hier ergeben sich überraschende Analogien zwischen der Phänomenologie der oralen Obsessionen und den oralen Phantasiebildern eines Attersee. Passives Bewegtwerden ist auch für ihn die dominante Erfahrung und das Konstruktionsprinzip seiner Raumdarstellung. Die libidinöse Grunderfahrung, auf schwankendem oder gar keinem festen Boden zu stehen, manifestiert sich in der bevorzugten Darstellung eines frei flutenden, bodenlosen, atmosphärischen Raums, in dem die Dingwelt wie durch Wettereinfluß ihre Position dauernd verändert. Alles, was als ruhend dargestellt ist, scheint sich im nächsten Augenblick von der Stelle zu bewegen. Figuren, Körper, Dinge, die fetischisierten Besteck- und Geschirrformen sind ihres Standortes nicht sicher. Teils fliegen, fallen, rutschen oder schieben sie sich im Raum. Oder sie werden in der Groteskmontage durch ein aufgesetztes, vom Wind geblähtes Segel als potentielle Bewegung aufgefaßt. Letzteres ist als Windfänger und Bewegungsverursacher bei Attersee in einem freilich erotischen und mythologischen Sinne gebraucht. Es hat als ästhetisches Zeichen keine funktionelle Bedeutung mehr wie im Segelsport, der bei aller spielerischen Hingabe seiner Fans eine Naturbeherrschung darstellt. Wesentlich ist der Bezug zum

Lustgewinn, den die Bewegungsart des Segelns, aber auch des Gleitens und Bootfahrens für den oralen Erotiker Attersee hat und ihn z. B. das Boot, das dreieckige Segel wie die ihm nachgebildete Serviette, den Ski und «skilöffel» als weibliche Symbole tragender Aktivität erfahren läßt. Die wettkampfartigen Sportarten von heute haben diesen Lustgewinn entweder rationalisiert («sich bewegen heißt länger leben») oder durch Leistungsnormen verdrängt. Dagegen rebelliert die Bewegungslust des Oralerotikers, der auf einsamen Fahrten den ihn tragenden Bootskörper als weiblichen Partner begreift und das geblähte Segel als lustvolle Prothese, die ihn vor den Wind bringt. Im Selbstportrait «Körpertakelage» von 1972 hat sich der Künstler dieser oral-erotischen Mythologie vergewissert. Es zeigt ein androgynes sphinxhaftes Wesen mit ausgebreiteten Flügeln und gehißten Segeln.

Attersee bevorzugt die Darstellung des runden Raums und der panoramahaften Horizontlinien, die den Betrachter zwingen, einen Blickpunkt zu suchen, wo er eine allseitige Balance spürt. Die bevorzugten Elemente Luft und Wasser unterstützen den Gesamteindruck, daß alle Orientierungspunkte im Fluß sind und wir einem Bewegungsvorgang beiwohnen, der den Raum verzeitlicht darstellt. Fast denkt man an klimatische Landschaftsdarstellungen des Frühimpressionismus bei Turner – ein Vergleich, der nicht mehr so abwegig ist, wenn man sich die expliziten «Seestücke» vergegenwärtigt, die der passionierte Segelsportler Attersee geschaffen hat. Der mobile Landschaftsraum der See bleibt bei aller Verfremdung durch die für Attersee typische Montage von innerer und äußerer Erfahrung, von Expression und Impression dennoch transparent. In einem seiner aufschlußreichen Selbstbildnisse sprießen die segelübersäten Horizontlinien wie Zweige aus den Augenhöhlen und bilden einen Strahlenkranz von Blickrichtungen: «augenblick, seglerblick» (1974).

Der Zyklus «Segelsport» aus dem Jahre 1972 läßt den verzeitlichten, in Bewegungen und Richtungsänderungen relativierten Raum des oralen Eros deutlich hervortreten. Ohne Zweifel liegen auch die Seherfahrungen des Seglers beim Kreuzen, Wenden, in der Schräglage des Bootes usw. zugrunde, wenn die Horizonte aus der Perspektive rutschen, nach links oder rechts kippen, wenn die Darstellung viereckiger Räume und Gehäuse selten ist, weil ihnen das Bewegungsmoment fehlt. Der Blickwinkel wird meist etwas schräg vorgegeben, was für den intuitiven Betrachter dieser «Seestücke» bedeutet, daß er für die meisten Kompositionen die Diagonale als formales Orientierungsdatum nimmt. Eine genauere Analyse könnte zeigen, daß Attersee das diagonale Kompositionsschema der Vertikalen und Horizontalen unbewußt vorzieht. Die Bewegungssuggestion der Diagonale kann durch wieder andere Diagonalen weiter modifiziert werden mit dem Ergebnis, daß in der Bildaufeinanderfolge der Zyklen eine Schaukelbewegung wahrnehmbar wird. Deren nach psychoanalytischer Einsicht libidinöse Bedeutung wurde schon erwähnt. Wenn nicht alles täuscht, liegt hier ihre ästhetische Transformation vor.

Die ästhetische Umsetzung des oralen Eros hat Attersee eine Reihe von Formerfindungen (Neomorphismen, Neologismen), Gegenstandsverfremdungen und Groteskkopplungen (Agglutinationen) ermöglicht. Sie wurden nicht alle unbewußt gefunden, wie es die psychoanalytische Vorstellung ist. Sondern die unbewußte Phantasietätigkeit, die «primären Prozesse» der Verdichtung und Verschiebung werden dem eigenen Gestaltungsinteresse unterstellt. Attersee ist alles andere als psychoanalytisch naiv. Aber er geht auch nicht literarisch vor, indem er Obsessionen vortäuscht, die in seiner Biographie nicht enthalten sind. Aus der Bandbreite des oralen Erotismus seien in der Folge nur zwei Komplexe hervorgehoben, die bei Attersee ikonographisch festzumachen sind. Es sind die beiden Wunschvorstellungen, unter Großen ein Kleiner, ein geliebtes Kind zu sein, in das etwas Nahrhaftes und Lustspendendes hineingesteckt wird.

Ziehen wir den zweiten Komplex vor. Die Wunschvorstellung, etwas einverleibt zu bekommen, auf seiten des weiblichkeitsfixierten passiven Manns führt zu einer Bevorzugung derjenigen Formen, die für den «ewigen Säugling» und «oralen Vielfraß» aktive erotische Bedeutung haben. Daher die Inflation phallischer Speisekörper und des «Gliedschmucks», deren erotischer Symbolismus bei Attersee nur selten versteckt oder mystifiziert wird. Hingewiesen sei auf die erotische Verfremdung der Eßbestecke wie Messer, Gabel und Löffel und anderer Gebrauchsgegenstände wie auch auf die komplizierteren Verdichtungen von oral und phallisch in den Zyklen «skiflöte» (1975), «schneeservietter» (1975/76), «der sonder» (1975) und «der stör» (1976). «Schwule Skizze mit Hündchen» (1970) monumentalisiert die phallische Form, «bissige achsel mit zungenschmuck» (1972) die entgegengesetzte vaginale. «Nicht nur der jungen zunge segelt» und «geschmacksschützer-pyramide», zwei Arbeiten von 1971 und 1974, vereinigen die aktive und passive Bedeutung zu einem ambivalenten Fellatiosymbol von Zunge und Phallus. Subjekt und Objekt der oralen Degustation erscheinen hier verdichtet zur phallischen Zunge oder, sieht man den Akzent auf der aktiven Verführung gesetzt, zum überdimensionalen Zungenphallus. Er avanciert neben dem geblähten Segel zum Markenzeichen des oralen Phantasieproduzenten Attersee.

Erinnern wir uns jetzt der Wunschvorstellung, unter Großen ein Kleiner, ein liebebedürftiges Kind zu sein. Ihr ästhetisches Korrelat findet sich in der Kunstgeschichte im bekannten Kunstgriff der phantastischen Figuration, Größenverhältnisse umzukehren und den realen Relationen zwischen Menschen und Dingen eine, sei es lust-, sei es angstbesetzte Erlebnisperspektive vorzuschalten, die das Kleine zu groß und das Große zu klein erscheinen läßt. Dem oralen Hedonisten kommen die eßbaren Schönheiten begehrenswerter vor als alles andere und daher überdimensional. Manchmal türmt sie Attersee zu riesigen Speiselandschaften auf, aus deren weicher Materie die starren Bestecke wie eiserne Denkmäler aufragen. Dann wieder läßt er sie zu Lustgärten verwuchern, in denen die Esser sich verirren. Oder das Speisenallerlei wächst aus dem Teller empor wie Pflanzen aus dem Stock. Der Teller erweitert sich zum nahrhaften Schwimmbecken, in den die rasenden Esser eintauchen; die «tellerrandbaroness» (1974/75) turnt auf dem Rand eines dieser Tellerbecken. Nur noch die skizzierten «Kolossal-Monumente» des Claes Oldenburg wie «Baked Potato» oder «Peeled Banana» (1965), deren Aufstellung auf dem Times Square gewünscht wird, können mit dieser Gigantomanie Schritt halten.

Oder der Inhalt der Suppenschale dehnt sich zur Seenplatte, auf dem ein winziges Segelboot kreuzt, das Kind, den dionysischen Kleinen, der bewegt sein will, an Bord. «Wer segelt nicht gern im feendarm», ein Beispiel aus dem Zyklus «atternatter» von 1975, kann auch als erotisches Selbstbildnis aus dem Unbewußten gedeutet werden. Ein Segler manövriert in einer Nußschale von Boot mit vollem Segel zwischen riesigem Wellengedärm auf den gähnenden Schlund eines «feendarms», der ein Mund, ein Schließmuskel (Anus oder Vagina), eine geringelte Natter sein mag. Der Mund als Genitalzone ist eine für Attersee nicht ungewöhnliche Konfiguration. Mancher wird eine Assoziation zu Gullivers Reisen darin sehen wollen, gleichfalls eine Verkörperung der libidinösen Phantasie vom Kleinen unter Großen.

Der orale und oral-sadistische Kindmann, desgleichen die Kindfrau, haben durch Attersee die verschiedensten Interpretationen erfahren wie, in totemistischer Bedeutung, das anthropomorphe Tier, in das die Gefühle des Kleinkindes für Mutter und Vater übertragen werden. Da gibt es der kindlichen Ambivalenz nachgebildet ‹gute Tiere› zum Knautschen und Liebhaben wie Häschen, Kätzchen, Hündchen, Schweinchen, Giraffen und Fische, «Jumbos» und sogar ein «Schmuse-Reh», und «Angsttiere», die wie im «stirnfleischballett» (1975) zu bedrohlicher, alptraumartiger Größe anwachsen können, womit die normalen Größenverhältnisse zwischen Mensch und Tier pervertiert sind. Und es gibt vor allem Tiere zum Ärgern und Quälen, worauf schon in einem frühen Bild von 1968 «klips für unser flossi» nachdrücklich verwiesen wird. Für diese Gattung oral-sadistischer Phantasieproduktion stehen die wiederholt gemalten «Kätzchen-» und «Dackelstelzen», das beseelte Haustier als tranchiertes saftiges Fleischstilleben. Aber auch eine niedliche Groteskmontage wie der «hundepelzhocker» (1968), die Idee eines in Kugeln gepreßten «Hundekunstwerks» (1966) und die Ankündigung des früheren Aktionisten, «einen lebendigen dackel auf doppelte größe aufzupumpen» (1967)[173], die Attersee in Konflikt mit der Polizei und Zoophilie des Tierschutzvereins brachte, verweisen auf die gleiche Obsession.

Die oral-sadistische Phantasieproduktion kann man, Freud folgend, auch die ‹kannibalische› nennen. Das Sexualziel besteht im ‹Auffressen›, der ‹Einverleibung› des begehrten Objekts, und nach Abraham ist es nicht ungewöhnlich, wenn unbewußte kannibalische Regungen uns gelegentlich im Traum quälen und wir glauben, die Körper geliebter Personen zerstückeln und verzehren zu müssen. Der Schritt vom Saugen, Beißen und Greifen zum Zerstückeln, Sezieren und Verspeisen ist in der Phantasie gering. Nicht nur bei uns, auch bei Attersee. Seine zum Teil unbewußten Groteskkoppelungen von Stelze und weiblichem Unterleib in der aggressiven Manier von «Schinkenhöschen» (1968), die schon beim frühen Attersee zu findenden kannibalischen Häppchen wie «finger snack» oder der Farbstiftkarton «Freundinnen» (1967), wo die Köpfe der Angebeteten, Trophäen und Gabelbissen in einem, zum Kalten Büffet aufgereiht sind, finden eine Fortsetzung auch in den neuesten Arbeiten wie «das herz der krallfleischbacke» (1975), «der speichel der sonnendogge» (1975), «serviettenhalter» und «junggesellin, beschattet» aus dem vielsagenden Zyklus «serviettenallerlei» von 1974. In der Serie «breezekunst» (1974/75) manipuliert der kannibalische Eros die begehrte Frau sowohl zum knusprigen Eßobjekt wie zum schlemmenden Vampir. Nicht weniger kraß ist das Aufspießen eines Hinterteils auf dem Speiseteller in «tellerbluten oder die freizeit der regattabraut». In «augenstich» (1976) tobt der Künstler seine anal-sadistischen Phantasien aus.

II.

Das Motiv der Zerstückelung ist in der Kunstgeschichte nicht eben selten; der Surrealismus hat es allerdings erstmals bewußt aufgegriffen und ausführlich zelebriert. Dalis vorausschauende Ästhetik *de la beauté terrifiante et comestible*, die er teilweise Gaudí absah, hat den erotischen Kannibalismus ohne Zweifel entmystifiziert: *la beauté sera comestible ou ne sera pas*. Die neue Schönheit wird eßbar sein oder nicht sein. *La beauté n'est que la somme de conscience de nos perversions*. Die Schönheit ist nichts als die Summe unserer bewußten Perversionen.[174]

Vorausschauend war diese Ästhetik, weil sie dem grenzüberschreitenden surrealistischen Schönheitsbegriff des Konvulsivischen und Wunderbaren eine neue Richtung gab, die ihn heute antielitär: alltäglich und trivial, wenn nicht geradezu populär und den konsumierenden Massen verständlich erscheinen läßt.[175] Daß die oralkannibalische Perversion wie die sie feiernde Ästhetik einer allgemeinen, gesellschaftlich produzierten

Entfremdung entgegenkommen, ist offensichtlich. Es besteht ein Zusammenhang zwischen dieser Ästhetik und dem herrschenden Konsumhedonismus, den Dali unkritisch verherrlicht und in dessen Dienst er ein libidinöses Grundbedürfnis des Menschen ausgebeutet hat. Er verriet ein emanzipatorisches Erkenntnisinteresse für Sexualität im Surrealismus, das er mitbegründet hatte, an das industrielle Design der Waren und Konsumobjekte. Die Sexualisierung der Ware mit Hilfe der oralen und kannibalischen Libido wurde inzwischen allgemein. Dalis Korruption ist heute nur noch Symptom einer Gesamtentwicklung im Kapitalismus.

Es fragt sich, wie erotische Kunst heute von dieser Funktionalisierung der Libido sich überhaupt noch abgrenzen kann oder ob sie der ubiquitären sinnlichen Manipulation immer schon verfallen ist. Alles hängt offensichtlich davon ab, ob die erotische Kunst den sexuellen Schein und die in Dienst genommene Libido der Warenästhetik nur noch abbildet oder Mittel und Formen findet, ihre gemachte Sinnlichkeit zu denunzieren. Die Möglichkeit einer Gegenästhetik des häßlichen Scheins hat der Surrealismus ganz allgemein und ohne Verpflichtung auf einen bestimmten Stil vorgezeichnet. Heutige Künstler können davon profitieren oder tun es bereits, ohne sich deshalb zu einer obsoleten Kunstrichtung bekennen zu müssen. Attersee war, ohne jemals Surrealist zu sein, bereits in seinen frühen Arbeiten von der kannibalischen Sinnlichkeit im Konsum fasziniert. Andernfalls wären die Arbeiten im Umkreis der sogenannten «Erfindungen» von 1965 bis 1967, die Speisekugeln, der Suppenschwammlöffel, die Blauen Suppen, die *idée fixe* eines «Mundsprays zur modischen Färbung des Speichels» gar nicht möglich gewesen. Sie waren gekoppelt mit seinem Interesse für das trivial Schöne und für einen Gegenstandsbereich, den die konservative Ästhetik Kitsch nennt. «Beauty Suggestions» (1968) oder «Revlongeküßte Lassi» (1967) nannte er diese mit Lack oder Acryl geschönten Farbstiftzeichnungen. Sie machten bereits deutlich, daß fast jedes erotische Gebrauchswertversprechen einer Ware sich auf die oral-kannibalische Herkunft des trivialen Schönheitsempfindens beim Betrachter verlassen kann: Schön ist, was ich zum Auffressen gern haben möchte.

Attersee machte sich früh an das Schönheitsverständnis der Alltagserfahrung heran. Geschmeide, Talmischmuck und Accessoires, Tapeten und Dekorationen werden aufgegriffen, um der Entfremdung des Schönen zum Niedlichen, Reizenden und Gefühlvollen habhaft zu werden. Auch die verbalen Suggestionen der Werbung, die triviale Prosa, der Slang der Massenkommunikation werden formal übernommen und inhaltlich in Nonsense überführt. Gebrauchsanweisungen, Verhaltensregeln, das rezeptartige Denken der Warenpropaganda werden in deren Karikatur überführt durch rhetorischen Leerlauf. Die «26 Modeprothesen für Ein- und Zweibeinige» verheißen: «Attersees Buchstabenprothesen geben Ihren Beinen die Sicherheit, etwas Besonderes zu sein. Prothesen zum Ertrinken und Cocktailmixen. Für den Besuch von Konditoreien, zum Staubsaugen und Nußknacken. – Ein zweistündiger Wettlauf der ganzen Familie mit Attersees Buchstabenprothesen um das eigene Campingzelt ist der unvergeßliche Höhepunkt eines Ferienaufenthaltes. – Beinamputierte Mannequins tragen Attersees Buchstabenprothesen. – Mit Attersees Prothesenalphabet wird jeder Tag zum Sonntag.»

Auch die «Suppenschwammlöffel»- und «Speisekugeln»-Werbung hintertreibt das Gebrauchswertversprechen durch einen erfundenen Inhalt, der im Sinne der Innovation und des Modediktats sich als noch nie dagewesen empfiehlt: «speisekugeln geben den suppen und saucen einen neuen farbigen kontrast...» Attersee nennt dieses Arbeiten mit dem trivial Schönen seine «Ästhetik des ausgebeuteten Klischees». Wie in den Arbeiten von Oldenburg, Lichtenstein und Warhol erscheint das Klischee nicht nur als ein zu denunzierender, zu karikierender Manipulationsmechanismus, sondern es wird gesehen, daß das Klischee ebenso authentische Bedürfniskomponenten enthält, die – von ihrer manipulativen Funktion getrennt – das Klischee originell erscheinen lassen. Wir tun daher gut daran, bei der ästhetischen Abqualifizierung des trivial Schönen, des Kitsches zu bedenken, daß in ihm und gerade in ihm ein Lustanspruch zu seinem Recht kommen kann, der seine Herkunft aus kannibalischen Triebregungen nicht verdrängt oder erst über die ‹veredelnde› Sublimationsleistung der Kunst zugelassen wird.

Erstaunlich, daß immerhin ein Kunsthistoriker so frei war, unsere positiven Reaktionen gegenüber dem Kitsch als durchaus zulässig, echt und nicht verbrecherisch anzuerkennen. Ernst Gombrich fordert sogar die nähere Untersuchung der «Rolle der oralen Befriedigung als eines genetischen Modells alles ästhetischen Lustempfindens».[176] Schließlich sei «die Nahrung das erste, an dem wir von Geburt an lernen, Unterscheidungen zu treffen. Auch die Sprache weist in dieselbe Richtung, da wir ja das Wort ‹Geschmack› verwenden, um die ästhetische Einstellung eines Menschen zu kennzeichnen. Und doch ist das platonische Vorurteil zugunsten der höheren, ‹geistigen› Sinne, des Gesichts und Gehörs, anscheinend so mächtig, daß die ‹animalischen› Freuden des Essens und Trinkens noch immer als unfein aus der Diskussion ausgeschaltet werden.»

Die neueste Kunstgeschichte hat sich an dieses Tabu nicht mehr so streng gehalten wie die ihr hinterherlaufende Diskussion. Daß sie seit langem und nicht erst seit der *Pop Art* eine Tendenz zur ‹Entsublimierung› der geistigen Sinne und eine Anpassung an das interessevolle Wohlgefallen im Konsumhedonismus aufweist, ist nicht mehr zu übersehen. Es bedarf in einer Zeit, da Stilkunst und Warenästhetik miteinander zu konkurrieren begonnen haben, wohl kaum noch jener Apologie, die den kulinarischen Zusammenhang von Essen und Sehen auf eine Spezialität wie die bürgerliche Kunst der Speisestilleben zurückführt. So meinte Gombrich in bester Absicht zur Rettung der ‹animalischen Freuden›: «...ich weiß nicht, ob ein guter Koch durch die Sauce, die er zubereitet oder erfindet, etwas ausdrückt, aber ich glaube, daß sich eine solche Erfindung nicht so sehr von anderen ästhetischen Schöpfungen unterscheidet, wie im allgemeinen angenommen wird. Die Franzosen, die sowohl vom Kochen als auch vom Malen etwas verstehen, nennen die Art, wie ein Maler mit seinen Farben umgeht, seine ‹Cuisine›, und schließlich gibt es ja auch Bilder, die eigens für das Speisezimmer gemalt wurden als eine Art von Schaugericht.»

Gombrich weiß, damit ist nicht alles über die Malerei gesagt; aber er zieht eine aus dem Vergleich von Kochen und Malen wichtige Schlußfolgerung auf die Dosierungsmöglichkeit des Künstlers. Dieser kann ein Zuwenig oder Zuviel an oraler Befriedigung dem Betrachter anbieten oder die «Mitte zwischen zuviel und zuwenig» halten. «Beim Essen lernen wir zuerst, daß zuviel des Guten Genuß in Ekel verkehren kann. Zuviel Fett, zuviel Süße, zuviel Weichheit... erzeugen auch diese Abwehrreaktionen, deren ursprünglicher Sinn der einer biologischen Warnung gegen das ‹Überfressen› war... Wir empfinden einen Widerwillen gegen Dinge, die uns zu selbstverständliche, zu infantile Befriedigung bieten.»

Die Psychoanalyse zeigt, Essen kann entweder lustbetont, sogar extrem lustbetont, oder mit Ekel bis zur totalen Eßverweigerung verbunden sein. Ebenso kann der Maler durch Dosierung der oralen und oralsadistischen Libido mehr Lust oder mehr Ekel beim Betrachter seiner Bilder auslösen. Er kann eine Überdosis an oraler Befriedigung verabreichen, nämlich durch ein Übermaß an oraler Befriedigung dessen libidinöse Grundlage zerstören oder sie doch durch die Auswahl der oralen Nährstoffe und Gegenstände verfremden, um mit Hilfe von Abwehr und Ekel eine Ästhetik des Unästhetischen und Häßlichen zu organisieren. Diesen Weg geht Attersee. Er begnügt sich nicht damit, die Konventionen der Lustabfuhr im Konsum, gewissermaßen die ‹normale Dosis› an oraler Libido, abzubilden. Er organisiert im Betrachter zugleich eine Abwehrhaltung, eine ästhetische Distanzierung, die Lust in Unlust, Süchtigkeit in Ekel umschlagen läßt.

Die von Attersee kultivierte Groteskmontage ermöglicht gleichzeitig die Anziehung und Abstoßung gegenüber dem oralen Schauobjekt. Er koppelt ein Übermaß an oraler Befriedigung mit einem Übermaß an häßlichen, unästhetischen, eigentlich ungenießbaren Stoffen und Objekten. Durch diese zweifache Überdosierung bewirkt er eine Wahrnehmung, in der libidinöse und ästhetische Interessen im hysterischen Streit liegen. Schon Dali sprach von der «schaurigen *und* eßbaren Schönheit», dem Paradoxon einer Ästhetik des Unästhetischen. Er hat an einem Beispiel verdeutlicht, was eine ekelerregende Qualität für unsere Geschmacksnerven von jeher besitzt und sich auf den Appetit nach eßbaren Schönheiten verheerend auswirkt. Haare in der Speise sind ein Anschlag auf unsere Eßlust.

«Vor Zorn unverdauliche Haare, die Wut des Bürokraten, der mit bestürzter, unwiderruflicher Geste den ‹unmoralischen› Teller zurückweist. Das plötzlich aus der Brotrinde auftauchende Haar wird mit einer brüsken, schnellen, zutiefst heuchlerischen Bewegung entfernt... Da bist du und widersprichst dem tiefen Sinn der weichen Struktur der Krume, da bist du mit deiner ganzen morphologischen, an die physikalische Schwerkraft des Falles unanpaßbaren Persönlichkeit. Paßte sich das Haar wie ein Faden den weichen Oberflächen genau an, bestünde noch Hoffnung, die Affaire beizulegen. Doch das Haar schlägt, spindeldürr wie es ist und selbst in klitschnassem Zustand, weiterhin immer eine eigene Richtung ein. Es paßt sich streckenweise an, doch das ist noch schlimmer, denn ausgerechnet an der unverzeihlichsten Stelle steht es in einer grausigen Kurve ab. Grauen der in Mayonnaise getränkten Haare... Grauen über Grauen jedoch, wenn man hysterische Haare im wabbelnden Gallert überbackener Schweinsfüße entdeckt!»[177]

Diese und ähnliche Erfahrungen haben wir alle gemacht, ohne dagegen immun geworden zu sein. Attersee hat den ästhetischen Anschlag auf unseren Eßsinn durch das Haar und noch manches andere zum wichtigen Verfremdungsfaktor des Schönen erkoren. Man denke an Arbeiten, deren Titel in diesem Zusammenhang schon eindringlich genug sind wie «Spaghetti mit Lockenwicklern» von 1968 oder «Lockenfleisch» von 1976, eine saftige, teils behaarte Stelze, mit Lockenwicklern und Kamm gespickt, von Salatblättern eingerahmt – ein Schaugericht, das ein wichtiges Detail einer früheren Arbeit mit dem programmatischen Titel «Vier Beiträge zur klassischen Schönheit» (1969) variiert. Das miteinander Unverträgliche und Sich-Ausschließende türmt sich in immer schlimmeren Kombinationen vor dem oralen Betrachter auf: Haare und Schokolade, Haare und Mayonnaise, Soße und Blut, Fleisch mit Kamm und Bürste in «tellertorso» (1976) *(Abb. 124)*. Im «Frisör»-Zyklus von 1976 legt es Attersee auf die Konfrontation des Unappetitlichen mit dem Appetitlichen geradezu an. Aus der ungemütlichen Verschränkung von Frisörsalon und Küche entstehen Interieurs, in denen Haare, Kamm und Speisecreme eine neue Einheit bilden. Die nicht immer identifizierbaren Mitesser auf Teller und Speisen wie Käfer und Insekten versetzen dem oralen Erotiker den Todesstoß. Kamm und Gabel gehören nach kulinarischem Verständnis nicht zusammen; bei Attersee hingegen werden sie zu einem Besteck vereint. Im «schuhschmeck» (1976) spießt der hohe Damenabsatz, der sich in eine Gabel verlängert, ein Stück Fleisch auf; ein gespenstiger Kleiner, wahrscheinlich eine Verkörperung des kannibalischen Kindmanns, steht dabei und nimmt die Spießorgie zur Kenntnis.

Der gleiche oral-sadistische Kombinationswahn führte Meret Oppenheim zur Assemblage von «Ma Gouvernante» (1936/37), ein weißes Da-

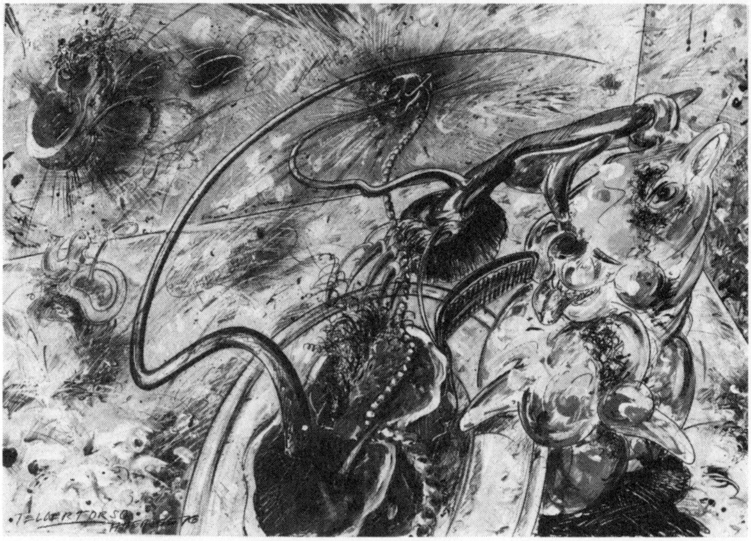

Abb. 124. Christian Ludwig Attersee: Tellertorso.
Mischtechnik auf Karton, 1976

menschuhpaar, umbunden wie eine Roulade, auf silbernem Tablett gereicht, die halbhohen Absätze mit weißen Papiermanschetten eingeschlagen wie Geflügelkeulchen. Das zum Eßobjekt verfremdete Damenschuhpaar, gewiß ein erotischer Männerfetisch, ist eigentlich häßlich, eher Sinnbild eines aufgewärmten gutbürgerlichen Gerichts als besonders verlockend. Es ist eine typische surrealistische Objektmontage, die mit dem primären Mechanismus der Verdichtung und Verschiebung arbeitet, auch ein «schuhschmeck», der zum Sexualfetisch ein kannibalisches Verhältnis aktualisiert.

Attersees «Servierlust» zeigt auf dem gleichnamigen Blatt ihre Nähe zur surrealistischen Montage und deren komestible Häßlichkeiten noch einmal. In Abwandlung eines Diktums von Lautréamont könnte man das Resultat dieser Servierlust in die ästhetische Formel zusammenfassen: Schön ist die zufällige Begegnung dreier Brillanten mit einem Würstl auf einem Teller.

Der Zufall steht bei Attersee freilich nicht allein im Dienst der bewußten Desillusionierung des Schönen, sondern auch der Enterotisierung des oralen Genusses und seiner ästhetischen Eßwünsche. Die Groteskmontagen stellen eine anstößige Vereinigung von unästhetischen und libidinösen Komponenten, von angeregtem Appetit und oral hemmender Häßlichkeit her. Dieser Antikulinarismus bedient sich auch der ornamentalen Vorstellungskraft und ihrer Aversionen. So verfremdete Attersee industriell vorgefertigte Raster, die Wegwerftüten und Tragetaschen aufgedruckt sein können; aber auch Maserungen, Streifen und Karos aus dem konzeptionslosen Massendekor hat er als ästhetische «Appetitzügler» eingesetzt wie auch die gräßlichen Muster jener klebrigen Wachstuchdekken, die in Wiener Beisln einem das Fürchten beibringen können.

Die grotesk kombinierten Speiselandschaften des Attersee haben die kulinarische Gattung der Eßzimmerbilder, der appetitlichen Speisestilleben und Schaustücke endgültig überwunden. Ihre Absage gegenüber der scheinhaften Versöhnung von Schönheit und oraler Lust in der bürgerlichen Kunstgeschichte gründet sich auf die realistische Erfahrung, daß Lust einerseits allgemein unterdrückt ist, andererseits nur zum Schein ihre Befriedigung in der Sexualform der Waren und eßbaren Konsumobjekte erlebt. Die Groteskmontage hat den utopischen Charakter des Bündnisses von Schönheit und oraler Lust nur dadurch bewahren können, daß sie es als noch unverwirklichtes Bündnis darstellt: als Zusammenstoß und Dissonanz von ästhetischen und erotischen Bedürfnissen, die in einer widerspruchsvollen, gebrochenen Ästhetik *ungenießbarer Schönheiten* zusammenlaufen.

Hatte es den Anschein, daß Eßlust und Kannibalismus des kulinarischen Kunstbetrachters von Attersee angeregt und gesucht werden, so zeigt sich jetzt, daß er das orale Schönheitsideal der Kindfrau und des Kindmanns mit der Erfindung aller möglichen ästhetischen Scheußlichkeiten verfremdet. Diese doppelte Intention auf die Zulassung und die Verhinderung eines blinden Appetits ermöglicht Attersee gegenüber der Funktionalisierung der Libido im sexuellen Schein der Waren und zu konsumierenden Objekte eine kritische Abgrenzung. Die Groteskmontage ermöglicht ihm die notwendige Desillusionierung gegenüber dem oralen Eros, der ja nie in emanzipatorischer Gestalt erscheint, nämlich als individuelle Befriedigung eines sonst unterdrückten Bedürfnisses, sondern stets eingebunden in den alltäglichen Manipulationsmechanismus der Konsumästhetik auftritt. Die groteske Montage erlaubt gegenüber dieser erzwungenen Einheit eine differenzierende Einstellung auf den Doppelcharakter der *eßbaren Schönheit*: Diese stellt einerseits ein wahres Bedürfnis nach oraler Befriedigung dar und kann im erotischen Fetischismus der Kunst Unterstützung finden. Sie spendet aber andererseits nur zum Schein die gewünschte Befriedigung; die Warenform ihrer Libido muß daher in einer Gegenästhetik der *ungenießbaren Schönheit* und des oralen Horrors erst transparent gemacht werden. Es ist evident, daß diese Ästhetik des unästhetisch Schönen keine psychoneurotische Wurzel hat. Verhäßlichung und Abwehr der eßbaren Schönheit sind bei Attersee nicht auf eine frühe Verdrängung des oralen Lustgewinns zurückzuführen, sondern sind bewußte Stilmittel der Desillusionierung eines Realitätsprinzips, das die ‹animalische› orale Lust unterdrückt oder zum Schein befriedigt oder zum Geistigen sublimiert.

Die kombinatorische Phantasie eines Attersee und allgemeiner die der Narrativ-Figurativen steht in der europäischen Tradition der ästhetischen Grenzüberschreitung oder, wie man auch gesagt hat, der «nicht mehr schönen Künste», deren Möglichkeiten – wie die gegenwärtige, erst beginnende Inspiration der Kunst durch das alltäglich Schöne beweist – noch lange nicht ausgeschöpft sind. Dabei kann eine ausgesprochene Sympathie für den Wiener Aktionismus, den Attersee nicht in allen Phasen und nicht nach allen Richtungen mitbestimmt hat, nicht übersehen werden. Attersee war, wie seine Teilnahme am «Zock»-Fest von 1967 mit Nitsch, Muehl, Prießnitz, Steiger, Weibel, Wiener und anderen zeigt[178], vorübergehend Aktionist. Er konnte im weiteren Verlauf seiner künstlerischen Entwicklung sich die Radikalität, mit der Aggressionen in der engeren Gruppe der Aktionisten dargestellt wurden und deren ästhetische Artikulationsfähigkeit an den Rand der Selbstzerstörung brachten, ersparen. Die Malerei und die Zeichnung blieben für Attersee das ausschlaggebende Medium, wo der radikale Aktionismus eines Muehl das Ende der Kunst für gekommen hielt.

Viele Spuren der ästhetischen Verweigerung, des Häßlichkeitskults und der Skandalproduktion im Wiener Aktionismus, sein perverses Klima sind bei Attersee ebenso anzutreffen. Die sadistisch-masochistische Körperästhetik eines Schwarzkogler, die Deformitäts- und Verstümmelungsphantasien des Freundes Günter Brus, der sich nicht immer mit Phantasien zufriedengegeben hat, die Blut- und Wundenmystik eines Hermann Nitsch, der gnostische Speisen- und Geschmacksfetischismus von Sperma und Urin, Schleim und Speichel, Wein und Zucker, von Blut und Fleisch, von Nähr- und Ausscheidungsstoffen, deren ästhetischer Gebrauch tabuiert ist – vieles aus diesem Komplex der direkten Aktion war bei Attersee malerisch ausformuliert bereits vorhanden. Insofern wurde er nicht vom Aktionismus beeinflußt, sondern hat sich parallel zu ihm entwickelt, was wir heute mit aller Deutlichkeit sehen, nachdem der Wiener Aktionismus historisch abgeschlossen ist. Bestandteile der Nahrung waren beispielsweise bei Muehl Mittel zum Zweck einer «antipornographischen» und «antikünstlerischen» Propaganda, Versatzstücke einer anarchischen Kulturdemontage, während sie bei Attersee ins Blickfeld des ästhetischen Scheins und der Utopie von eßbarer Schönheit gelangen. Farbe und Form von Fleisch und Wein sind bei Nitsch auf die Synästhesie von Riechen und Schmecken hin erweitert. Er verwirklicht seine Ästhetik in der romantischen Regression auf das Gesamtkunstwerk, während Attersee in die monoästhetische Abstraktion seiner Malerei die korrespondierenden Sinne in ihrer historisch vorgefundenen Gestalt einbezieht. Die Ästhetik des Schmeckens und Essens wurde sein Ausgangspunkt im Hinblick des alltäglich Schönen und der Fesselung der erotischen Triebkräfte im Konsum.

III.

Wo nach der Ernüchterung über Concept- und Performance-Kunst wieder dem spontanen Malen der Vorzug gegeben wird, eine unkritische Gefühlskultur und ein irrationaler Postexpressionismus entstanden sind, wird es uns schwer gemacht, die neuen programmatischen Dekorateure des Innenlebens von den authentischen Spontaneisten zu unterscheiden.

Die spontane und dramatische malerische Geste, verbunden mit impulsiver Farbgebung und einer im Gegenständlichen verbleibenden Assoziationslust, die sich aus dem Unbewußten und den trivialen Mythen unseres Alltags versorgt, ist seit langem ein Charakteristikum der Malerei von Christian Ludwig Attersee. Sie ist mit der riesenformatig auftrumpfenden Dekorationslust und gestikulierenden Brachialgewalt der «Neuen Wilden» in Deutschland und Italien, ihrer exhibitionistischen Thematisierung erotischer Beziehungen und Inhalte nicht auf einen gemeinsamen modischen Nenner zu bringen. Attersee hat die Arbeit der letzten Jahre unter die Themen «das traumzweit» und «treibholzphantasien» gestellt. Vielleicht klingt das apokryphisch in den Ohren derer, die sich in der Kunst des Träumens und der künstlerischen Aneignung der Verdichtungsarbeit des Traums nicht auskennen. Es geht dabei nicht um die langweilige Abschrift von Trauminhalten oder um eine Fortsetzung der surrealistischen «Traumprotokolle» der zwanziger Jahre, sondern der Künstler macht sich die besonderen Aneignungs- und Verarbeitungsformen der Realitätserfahrung im Traum zu eigen. Aus der *synopsis* geträumter und wirklicher Wirklichkeit holt er seine Einfälle für die zahllosen Formverdichtungen, Groteskkoppelungen, Assoziationsketten und Neomorphismen, die das fertige Bild häufig zu einem Rebus, zu einem Bilderrätsel oder sogar Testbild für den Beschauer machen.

Wie in jeder Dichtung hat hier der poetische Neologismus und Kryptographismus einen konkreten Bezug auf die erfahrene Wirklichkeit. Sie erscheint bei Attersee mit erotischen Vorzeichen. Die Zwei in der Wortbildung «traumzweit» verweist auf zwei grundsätzlich zusammengehörige Dinge, auf die Konstellation des Paars oder die Doppelform der geschlechtlichen Vereinigung.

Seitdem wir wissen, daß der Träumer und der auf seinen Spuren wandelnde Künstler in Anspielungen, Andeutungen und auf eine indirekte, symbolisch verschlüsselte Weise die Befriedigung verdrängter sexueller

Wünsche darstellen, kann auch von den Zahlen als versteckten erotischen Bedeutungen gesprochen werden. Aus Mythos, Märchen und Traum kennt die Psychoanalyse die «paarigen Organe», den «Hoden (Zwei-Ei)», den «Busen (die Schwestern)», die «Hinterbacken (die Brüder)», die «Beine, die Hände» (W. Stekel). Alle Sexualsymbole sind ursprünglich bisexuell. Selbstverständlich kann hier nur von einem Durchschnittswert die Rede sein, der in der künstlerischen Metamorphose seine individuelle Abwandlung erfährt.

Die Paar-Bildung, die hermaphroditischen Symbole des Unbewußten sind für Attersee keine neue Entdeckung. Die Hemisphären der Pflaume, der Arschbacken, die Bein- und Astgabel, der gespaltene Baumstumpf, der geschlitzte Keil, der Torbogen, der Schaumlöffel sind ihm als doppelgeschlechtliche Formen vertraut. In der Serie «das traumzweit» hat er lediglich die komplizierten Symbolketten und Groteskkopplungen der vorangegangenen Jahre unterbrochen und sich auf die Assoziation weniger Motive unter sein durchgehaltenes Hauptthema, *die Befruchtung durch das Essen*, besonnen.

Die Einverleibung von Stoffen und auch ihr obszönes Gegenstück, die Ausscheidung, sind seit mindestens zwanzig Jahren ikonographisch präsent, sei es in den frühen Kompositionen mit Fleischstücken aus den sechziger Jahren oder den «Serviettenbildern» der siebziger Jahre, die dem Betrachter den Doppelaspekt der beseelten Natur als Leckerbissen und Exkrement stets vor Augen halten. Auch die allerletzten Arbeiten bleiben der oralen und analerotischen Sinnlichkeit in wenn auch verkürzter symbolhafter Gestalt treu.

Ich erinnere daran, daß Essen und Ausscheiden zutiefst erotische Vorgänge sind und daß sie in der Geschichte der Kunst und Literatur mehr oder weniger verdeckt und transformiert immer anzutreffen sind. Georges Bataille hat in einer ethnographisch und religionsphilosophisch materialreichen Studie die erotische Aktivität des Menschen als einen Prozeß von *appropriation* und *excretion*, der körperlichen Aufnahme und Abgabe von Stoffen bestimmt. Er hat auf die archetypische Erotik der Sadeschen Libertins hingewiesen, die den Körper permanent stärken und schwächen, mästen und entleeren, zur Ader lassen, aufputschen und vergiften. Es war stets auch ein Bedürfnis der subversiven erotischen Kunst, die Verdrängung dieser ‹polymorph perversen› Lust des Menschen am Stoffwechsel der Natur sichtbar und bewußt zu machen.

Selbstverständlich bestehen zwischen einem kulinarischen Früchtestillleben in der holländischen Malerei des 17. und 18. Jahrhunderts und den bald nahrhaften, bald giftigen Laugen der Atterseeschen «Speiselandschaften» große Unterschiede – Unterschiede nicht der künstlerischen Qualität, sondern der historisch veränderten Einstellung der Menschen zum Eros. Die Aufarbeitung der erotischen Grunderfahrungen des Menschen am eigenen oder fremden Körper ist eine andere geworden. Die Rubenssche Darstellung eines fetten defäzierenden Aktes, die in ihr enthaltene ästhetische Rechtfertigung des Häßlichen, und ein Speisestilleben Attersees, wo Fleisch und Kot, Frisches und Verdorbenes, Glitschiges und Festes, Haariges und Fettiges, das Genießbare neben dem Ungenießbaren aggressiv aufgetischt sind, differieren – aus mehreren Gründen – in der Freiheit der künstlerischen Darstellung und in der Auffassung darüber, was ästhetisch darstellungswürdig ist.

Die Anziehungskraft des Unästhetischen, die Reflexion der obszönen schmutzigen Sexualität durch die Psychoanalyse, die romantische und postromantische Thematisierung des konvulsivisch Schönen (Breton), die Existentialanalyse des Ekels bei Sartre oder die Vernichtung der Schönheit durch den Sexualakt, worauf Bataille gegenüber der Ästhetik der Klassik insistiert, sind Wegmarken einer Einstellungsänderung, die in der Kunst unseres Jahrhunderts radikal sichtbar wird.

Attersees letzte Bilder «ich schneide das samenzickzack», «ich esse das mondloch» zeigen, daß das durchgehende Leitthema der oralen Erotik eine neue sparsame, fast asketische Orchestrierung erfahren hat. Der Abbau von Komplexität in den jüngsten Arbeiten kommt ihrer emotionellen und optischen Wirkung zugute. Die ans Detail sich verschwendende Fabulierlust der siebziger Jahre weicht der großzügigen, schwungvollen Metapher, die in breiter malerischer und pastoser Manier, mit einer weit ausholenden Farbskala von trauerndem, kalten Blau bis zu körperwarmem Ocker und heiterstem Gelb den Befruchtungsvorgang abbreviiert.

Der Aufenthalt im Wasser erscheint bei Attersee seit langem als Grundelement der Befruchtung und Geburt. Der Sturz ins Wasser, das Auftauchen aus dem Wasser, das schwimmende Element in Gestalt des Bootes, des Einbaums, des Gegenstandes, der auf dem Wasser treibt, sind Phantasien, die unser Leben unbewußt mit dem Ursprung im Mutterleib lust- und angstvoll rückverbinden. In der malerischen Fulminanz der letzten Arbeiten tauchen die einst in vielgestaltige Analogiebildungen aufgefächerten Formen des Männlichen und Weiblichen vereinfacht und archaisiert wieder auf. Der genitale Doppelcharakter der differenzierten Segelbootform findet sich im archaischen Bild des schwimmenden Baumstamms wieder. Das bewohnte weibliche Haus hat im Symbol des Ziegelsteins eine Abkürzung erfahren. Die «fruchtbaren» Speiselandschaften werden karger und wesentlicher zugleich.

Das Fleisch ist vom Knochen. Der Tisch ist nach wie vor reich gedeckt; doch sind die ausschweifenden Fließ- und Tropfenformen, die dionysischen Gleichnisse des Wogens und Spritzens, des Gießens und Schöpfens jetzt auf die geschlechtliche Metapher des «treibholzes», des «treibfleisches» eingestimmt. Träg, in ihrer Bewegung verlangsamt treiben und schwimmen die entlaubten Hölzer, die nackten Balken und Bretter, Astwerk und Knochen in der nahrhaften Lauge. In diesen lasziven «treibholzphantasien» hat eine sanfte, passive Horizontalität der Formen die aggressive Vertikalität der phallozentrischen Sexualität abgelöst. Der gefällte, im befruchtenden Wasser treibende Baumstamm, das «horizontholz», wird zum beherrschenden Lebenssymbol. Das aufspießende Gabelmotiv der sadistischen Eßerotik hat sich auf vom «fruchtwasser» umspülte inselhafte Körperfragmente zurückgezogen.

Die «treibholzphantasien» formulieren eine Krisenstimmung, die uns mehr oder weniger vertraut ist. Man muß nicht unbedingt psychoanalytische und sexualpsychologische Kenntnisse bemühen, um das hier vorherrschende Lebenselement des Wassers in seiner Ambivalenz zu verstehen. Einerseits ist es dasjenige Element, das den Schwimmer – die für Attersee entscheidende Metapher menschlicher Existenz – trägt und vorwärts treibt. Andererseits wird es als bedrohendes, in die Tiefe reißendes und aus der Tiefe kommendes nivellierendes Element erfahren, das der Schwimmer mit Angst besetzt. Von Bild zu Bild verschiebt sich die ambivalente Lebenssymbolik der «treibholzphantasien» mehr ins Negative und Bedrohliche oder mehr ins Positive und Tragfähige. Über diesen bald verfinsterten, bald durchlichteten Wasserlandschaften liegt die *depressive Heiterkeit* eines letztlich besänftigten, trauernden und fastenden Eros. Ich bin versucht, in diesem Oxymoron einen Hinweis auf die Grundstimmung der kommenden Arbeiten zu sehen, auf einen Stil des Ausgleichs und des Alters, der das Ich der Kontinuität des Lebens zurückgibt.

10 Blake – Füßli – Hrdlicka. Ein Diskurs über Kunst und Sexualität

Der Wunsch, vom Sex zu sprechen, und der Nutzen, den man sich davon verspricht, haben offenbar ein Ausmaß angenommen, das über die Möglichkeiten des Anhörens weit hinausgeht – weshalb bestimmte Leute schon ihre Ohren vermietet haben.
Wesentlicher aber als dieser ökonomische Effekt scheint mir für unsere Epoche die Existenz eines Diskurses zu sein, in dem der Sex, die Enthüllung der Wahrheit, die Umkehrung des Weltlaufs, die Ankündigung eines künftigen Tages und das Versprechen einer Glückseligkeit miteinander liiert sind.

Michel Foucault

I.

Daß die Pranke des Bildhauers immer wieder zum Zeichenstift greift und auf dem Papier oder der Radierplatte die subtilsten malerischen Wirkungen zu erzielen weiß, sind wir von Alfred Hrdlicka seit langem gewohnt. Seine Neigung zur zeichnerischen Prosa, zur Genredarstellung und zum anekdotischen Moritatenbild, die in der Stein- und Bronzeplastik zwangsläufig unbefriedigt bleibt, ist uns aus zahlreichen graphischen Arbeiten bekannt. 1983 ist wieder ein Zyklus von siebenundvierzig Zeichnungen in Kreide, Pastell, Kohle und Aquarell entstanden, der diesmal «Blake und Füßli», den bedeutenden Schlüsselfiguren des Fin de 18ième siècle, gewidmet ist.

Hrdlicka ist bis zu einem gewissen Grade auf die stilistischen Merkmale, die charakteristischen Gesten und Pathosformeln seiner Vorgänger zitatweise eingegangen, um das Thema seines Zyklus für den Betrachter sichtbar anzuschlagen. Wir unterscheiden daher zwei Schwerpunkte. Die lichten, auf hellen Hintergründen aufbauenden aquarellierten Blätter halten sich mehr an Blakes Ungebrochenheit der Linien und Farben, die ornamentale Umrißhaftigkeit und Spiritualität seiner Handschrift, die oft mit der Illuminationsgraphik des Mittelalters verglichen wurde. Die auf Füßli eingestimmten Blätter mit ihren opaken dunklen, z. B. auf braunem, blauem und schwarzem Papier angelegten Hintergründen, vor denen die Figuren sich schemenartig abheben, bevorzugen die hellen, grellen, weißen oder farbigen Kreiden und Pastellstifte. Hrdlicka hat in seiner Graphik mittels der Schabtechnik auf Aquatintagrund schon immer diffuses Rembrandtsches Dunkel eingesetzt, um das realistische Menschenbild auch in seinen unberechenbaren, triebmäßigen, irrationalen Dimensionen einzukreisen. In den letzten Jahren ist zum Dunkel der Hintergründe, den Anklängen von Depression und Trauer, ein manischer Unterton hinzugekommen wie in den giftigen, in Rosa oder Grün schwelgenden Blättern des «Schubert»-Zyklus (1982), wo der polychrome Auftrag von Kreiden und Pastellen, Rötel, Bister und Kohle, gelegentlich auch von Aquarell- und Temperafarben, eine kulinarische Aura des Verruchten und Dekadenten bewirkt hat. Die ins Aggressive oder Schlüpfrige ausufernde Euphorie der Farbgebung fand in den Zyklen zum Türken- und Lutherjahr ihre Fortsetzung, und wir finden sie in den neuesten Arbeiten über «Blake und Füßli» wieder.

Was auf den ersten Blick nur dekorativ zu sein scheint und eine Schwäche für erotisch-metaphorische und manieristische Formen der Kunst um 1800 verrät, erweist sich bei längerer Betrachtung als ein fast methodisches Hineinleben in die thematisierten Vorlagen. In der Hypertrophierung und karikierenden Übertreibung Blakescher und Füßlischer Motive erreicht Hrdlicka jene ironische Distanz, die seinen eigenen Beitrag zum Thema sichtbar macht. Wenn Hrdlicka ausgerechnet zu Blake und Füßli Stellung nimmt, so sicher nicht, weil er sich den Arbeiten dieser Künstler stilistisch und inhaltlich verpflichtet weiß. Er kann mit der symbolistischen, den präraffaelitischen Edelkitsch vorbereitenden Bildwelt Blakes, die auch schon den Jugendstil ankündigt, im Grunde ebensowenig anfangen wie mit der nachdichtenden Malerei eines Füßli, der – ein passionierter klassischer Philologe – seine Stoffe aus Homer, der Nibelungen-Sage, Dante, Shakespeare, Milton und Wieland bezieht und in England die Historienmalerei einführt.[179]

Blakes klassizistischer, später romantisch geprägter Stil war an mystischen und mythologischen Traditionen orientiert, die er visionär transformierte. Seine stilisierten, in ein Zeichensystem gepreßten Figuren sind häufig nur Ornamente und Allegorien einer dualistischen Theosophie von Himmel und Hölle, Gut und Böse, aktiv-männlichem und passiv-weiblichem Prinzip; sie variieren die philosophische Mystik von Swedenborg, Böhme und Paracelsus und kommen im Formalen über manierierte Anlehnungen an den linearen Zeichenstil Raffaels und Dürers, Michelangelos und Giulio Romanos nicht hinaus. Gleichwohl finden wir bei Blake auch Hymnen auf die Französische Revolution und den amerikanischen Unabhängigkeitskrieg, unverhohlene Sympathien für den republikanischen Freundeskreis um Thomas Paine und Mary Wollstonecraft, deren «Original Stories from Real Life» (1791) er illustrierte, eine Absage an das institutionalisierte bürokratische Christentum und den akademischen Klerus. So ist es nicht erstaunlich, daß Blakes christliche Erlösungsphantasien und Utopien auch frei erfundene, häretische Verkörperungen der Weltrevolution wie die heroisch-männliche Gestalt von ORC aufweisen, der URIZEN, die Figuration der erstarrten, etablierten Mächte Ratio, Gesetz und Ordnung, gegenübersteht.

Auf die christlich-mystologisch verpackte Sozialkritik bei Blake, sein «revolutionäres Christentum» (W. Hofmann), das den realen Geschichtsprozeß zum Welt- und Menschheitsdrama remythologisiert, ist Hrdlicka bewußt nicht eingegangen. Aber auch Füßlis romantische Ikonographie, seine zahlreichen Bezüge auf die Feen und Fairies der englischen Mythologie[180], sind für Hrdlicka kein unmittelbarer Anknüpfungspunkt, wenngleich ihm die antiraffaelische, promanieristische Stilebene des Sturm und Drang, die Priorität des Ausdrucks vor dem Schönen, die einen sexuellen Obsessionisten wie Füßli an die Grenze des Pornographischen führt, ohne Zweifel mehr liegen als der Schematismus der Blakeschen Schautafeln, wo die jugendstilhafte Ornamentik und Allegorik der zu Proportionen und Symmetrien geordneten Figurenkompositionen, die Isolierung und das Berührungsverbot der einzelnen Figuren untereinander[181], jeden besonderen kommunikativen Ausdruck unterbinden.

In einem Satz zusammengefaßt, Hrdlicka hat sich Blake und Füßli weder inhaltlich noch stilistisch, sondern biographisch angenähert. Freundschaft und Künstler-Kameradschaft, die Blake und Füßli 1787 eingingen und lebenslang, wenn auch nicht ungetrübt durchhielten, haben ihn interessiert, und er ist dabei so weit gegangen, die private Beziehung dieser beiden Männer füreinander als Boheme einer ‹Kameradie› auszulegen und auf indiskrete Weise ‹anzudichten›. Es ist dies ein extrem subjektives Herangehen an Stoffe, das wir bei Hrdlicka als fast schon methodischen Einstieg in ein heißes Thema häufig finden. Die Zyklen über Winckelmann, Haarmann, Martha Beck, Schubert, Rodin, Pasolini zeigen dies ebenso wie der Zyklus «Randolectil», wo die anonyme Biographie des Wahnkranken zum Anlaß genommen wird. Immer geht die Phantasie des Künstlers mit dem Leben, der Lust- und Leidensgeschichte eines Menschen, der ihn betroffen macht, eine waghalsige Verbindung ein, und stets kommt ein überschwengliches Bild heraus, in das der Künstler mehr an persönlicher Sympathie und narzißtischer Selbstbefriedigung investiert hat, als dem ausgewählten Opfer recht sein kann. Hrdlicka hat dies in der Diskussion zur Ausstellungseröffnung mit dem Hinweis auf den Hang des modernen Künstlers zur Selbstdarstellung und individuellen Mythologie gerechtfertigt. In den Mittelpunkt seines Schubert-Zyklus, der diese Einstellung bereits sehr gut illustriert, stellt er den erotischen Notstand des proletarisierten Biedermeier-Bohemiens. Der Bohemien zahlt einen hohen Preis für seine künstlerische Freiheit. Das Leben Schuberts, der Alltag eines übersensiblen, femininen, unpraktischen Charakters, von Stolz und Angst gegenüber einengenden Verpflichtungen geprägt, der Clique des Freundeskreises ausgeliefert, war armselig und ohne Größe. Die heroische Lebenseinstellung des bewunderten Beethoven war Schubert nicht zugänglich. Das von unerfüllter Liebe, notorischer Geldnot, Alkoholismus und den streng verheimlichten Spätfolgen einer erlittenen venerischen Infektionskrankheit gezeichnete Leben macht in den Augen

Hrdlickas die Kehrseite des Schubertkultes in der Romantik hinreichend deutlich. Die Umstände setzten dem pflegebedürftigen Leben des Genies ein frühzeitiges Ende. Schubert starb einunddreißigjährig und wurde auf seinen Wunsch neben Beethoven begraben. Schubert wird als frühreifes Genie gefeiert und führte doch das Leben eines unselbständigen proletarisierten Musikers, der auf die Almosen seiner Gönner und Bewunderer angewiesen war und familiäre Geborgenheit ebenso ablehnte wie eine Karriere im Musikbetrieb. Hrdlicka legt den Finger auf die offene Wunde. Das Genie erscheint als bebrillter, kleingewachsener, dicklicher Herr mit biedermeierlichen Rockschößen und Pantoffeln, der auf dem Fügel spielend, am Schreibpult komponierend und in der unansehnlichen Wohngemeinschaft mit dem Freunde Schober von erotischen Phantasien und Fratzen umringt ist.

«Blake und Füßli» erscheinen als ein verwandtes Gespann, auf das sich Hrdlicka abermals nicht etwa als rekonstruierender Biograph einläßt, sondern das er sich als ein paradigmatisches Freundespaar in der Boheme um 1800 ausmalt, mit dem er fraternisiert und in das er seinen eigenen Erfahrungshorizont projiziert. Füßli hat die Rolle des unbefriedigten Fetischisten und kontaktarmen Voyeuristen, der wie Blake, als dessen hilfreicher Kumpan er karikiert wird, von Impotenzphantasien unaufhörlich traktiert scheint. Obszön entblößtes Fleisch, aufgeklaffte Schenkel und wohlfeile Hintern, wohin man blickt. Blake, der in vielem dem proletarischen Habitus Schuberts ähnlich ist, wie dieser von nur wenig Freunden als Genie akzeptiert, ständig in Geldnöten, als Gebrauchsgraphiker in verlegerischen Diensten ausgenutzt, dabei kompromißlos und anpassungsfeindlich, eine einträgliche Zeichenlehrerstellung in der königlichen Familie Georg III. ablehnend, wird von Hrdlicka bewußt auf dem schäbigen Niveau der Sexualneurose und ihrer Entlarvung abgehandelt.

Der Inspirierte, der Seher und Visionär, erscheint bei ihm als Voyeur. Die Mystifikation von Blakes Eingebungen, seine Geistererscheinungen und Seelenverkörperungen werden in scheinbar pornographischen Figuren aufgeschlüsselt, in die das ungelebte Leben, die unterdrückte Sexualität wie ein rächender Blitz eingeschlagen und zurückgekehrt ist. Hrdlicka hat bereits anläßlich des «Schubert»-Zyklus auf dem Sichtbarmachen der «psychosomatischen Verkettung» von «platonisch-artifizieller» künstlerischer Aktivität mit sexueller bestanden[182] und damit einen Gedanken in künstlerische Praxis umgesetzt, den bekanntlich schon Freud selbst geäußert hat, als er auf den ‹obszönen› gekreuzigten weiblichen Akt des Félicien Rops stieß *(Abb. 132)* und die sexuellen Verfolgungsphantasien eines so keuschen und in der Meditation aufgehenden Heiligen, wie es der Antonius ist, wenig erstaunlich fand: «In und hinter dem Verdrängenden macht sich endlich siegreich das Verdrängte geltend.»[183]

Wir wissen, daß die Freundschaft zwischen Blake und Füßli nicht problemlos war, auf Dauer nicht reibungslos sein konnte; denn einem Rationalisten und Sensualisten wie Füßli schien sich Blake dann doch von der Basis jeder Kunst, der Naturbeobachtung immer weiter zu entfernen, das Sichtbare durch die Mystik des Unsichtbaren zu ersetzen und damit sich jeder Kontrolle des Common sense zu entziehen. Füßli schätzte Visionen und Prophetien gering. Seine eigenen Einbildungen und Geistererscheinungen, die in den Milton- und Shakespeare-Illustrationen vorherrschenden Sukkuben, Feen und Nachtmahre sind nach Gert Schiff eher gesellschaftskritisch zu verstehen, als übertrieben ironische Darstellungen der Phantasieindustrie der herrschenden Gesellschaftsschicht in England, die nach 1780 dem modernen Trend zur Aufklärung und Skepsis untreu wurde und den Glauben an das Übersinnliche, die Grenzbereiche des Okkulten und Satanistischen, zur neuen Mode erhob.

So wurde Füßli zum kritisch registrierenden Maler okkultistischer Moden, sexueller Obsessionen und perverser Fetischismen in der Ton angebenden besseren Gesellschaft, während Blake weltfremd und sendungsbewußt auf das eigene Erlösungswerk fixiert, den Glauben an das Wahre, Gute und Schöne im Menschen wachhielt und dessen proletarische, an materiellen Gütern arme Existenz in positiven Symbolen beschwor. Das 1825 vollendete «Book of Job», sein künstlerisches Testament, ist auch als eine Selbstdarstellung seines Lebens zu verstehen. Füßli hat für die unerreichte Fülle und Phantastik der Blakeschen Motive, deren Herkunft ihm suspekt blieb, stets ein aufmerksames Auge gehabt, und er muß sich manchmal diesem an Seltsamkeiten, auch an Zwangsvorstellungen, Halluzinationen und fixen Ideen so reichen Werk wie ein im Grunde kleiner, gesunder, kompilierender Intellektueller vorgekommen sein. Aufschlußreich für die entgegengesetzte Einstellung der Freunde zum Sinnlichen ist ein Wortwechsel, den Kaethe Wolf-Gumpold in ihrer Blake-Biographie anführt. «Wieder einmal steht Füßli frappiert vor einem Bild des Freundes und fragt: ‹Jemand hat dir wohl gesagt, daß dies sehr gut sei?› Worauf Blake in seiner Wahrheitsliebe strahlend gestand: ‹Ja, die Jungfrau Maria erschien mir und fand es vortrefflich. Was sagst du nun?› – ‹Was ich sage? Nichts! Nur, daß sie keinen unbefleckten Geschmack hat.›»[184]

Den hier sichtbar werdenden Diskurs einer visionär gerichteten, das Übersinnliche als gesichert einschließenden Phantasie mit einer im Sexuellen häufig selbstquälerisch und sakrilegisch kreisenden Vorstellungskraft, der den Künstlerdialog ständig polarisiert, halte ich für den wesentlichen Anknüpfungspunkt Alfred Hrdlickas, dem – wenn man will – Dritten im Bunde von Blake und Füßli, der nun weit über die historischen Tatsachen dieser Freundschaft hinaus sich in die enge Beziehung der Freunde einschaltet und sie unter Beachtung der psychosomatischen Verkettung von Geist und Fleisch imaginär vertieft. Die verletzende Ironie, mit der Füßli den edlen Phantasien und Gesichten Blakes begegnet und sie auf den klammen Boden der in zweideutigen Anspielungen sich gefallenden hedonistischen Fin-de-siècle-Bourgeoisie herunterholt, ist Hrdlicka in der Biographie dieses exzentrischen Freundespaars nicht entgangen. Mit «Blake und Füßli, Visionär und Voyeur» gibt er schon im Titel dieser programmatischen Zeichnung den Auftakt für die in den meisten Blättern zentrale triebdynamische Dialektik von künstlerischer Vision und sexuellem Voyeurismus. Er spart hier wie auch sonst nicht mit Horroreffekten. Er zeichnet Voyeurstypen so, als ob Blicke töten könnten, penetrant und stechend. Der von sexueller Gier und Frustration entstellte, sado-masochistisch massakrierte Menschenleib ist das viele seiner Zyklen verklammernde Motiv. *Homo homini lupus*, Krieg wütet überall, zwischen den Systemen, Geschlechtern und Rassen wie zwischen Mensch und Mensch. Der Übergang der erotischen Thematik zu den Antikriegszyklen wie dem «Bauernkrieg» und «Im Namen Gottes» verläuft nahezu nahtlos. Hier nur zwei Beispiele: Ein Landsknecht bewacht «Gefangene Bauern», die eng aneinandergefesselt ihre Notdurft verrichten. Im nächtlich neutralen Burggraben des türkisch belagerten Wien findet ein handgreiflicher «Naturalientausch» der ausgehungerten Geschlechter statt. Das sexuelle Genre verrät demnach mehr über die Wirklichkeit des Bauern- und Türkenkrieges als imposante Reiterattacken, ritterliche Zweikämpfe und ornamentale Schlachtordnungen. Der obszöne Ausdruck der Massaker überfordert jede Ästhetik.

Hrdlicka hat in der Festschreibung der sozialkritischen Graphik auf die Darstellung der Lust am Morden und Foltern von Angesicht zu Angesicht in der Nachfolge Goyas, aber auch des Liebes- so gut wie Todeskampfes in der Nachfolge Géricaults und Rodins, nicht die Gefahr einer besänftigenden Ästhetisierung, einer unkritischen Nivellierung der weitverzweigten Geschichte menschlicher Leiden und Leidenschaften gesehen. Im Gegenteil: Daß die vielseitigen Bilder der Vergewaltigung sich über viele Zeiten und ideologische Fronten hinweg so ähnlich sehen, weist auf die verborgene Aktualität und Sprengkraft historischer Stoffe für die Gegenwart hin. Die hohe Reflexionsform der Zeichnungen, der Rückgriff auf geschichtliche Stoffe, das Angewiesensein auf literarisch und künstlerisch vermittelte Bildthemen, die wie im Falle des «Blake und Füßli»-Zyklus sehr komplizierte, kompilierte Gebilde aus mythologischen, biblischen und dichterischen Vorlagen sein können, legitimiert sich aus der Hoffnung auf einen geschichtlichen Lernprozeß, auf die menschliche Fähigkeit zum Fortschritt und den immer wieder versuchten Ausbruch aus dem Kreislauf der Wiederkehr des Immergleichen. Hrdlicka wendet sich nicht als Denkmalpfleger und Historizist den Abgründen und Ekstasen der Sittengeschichte zu und auch nicht, weil er meint, die Stoffe aus der alltäglichen Anschauung seien erschöpft, sondern in der Gewißheit, daß der künstlerisch sistierende Blick auf das Haarsträubende und Herzzerreißende einer Moritat, auf ‹akzentuierte Einzelszenen› anstatt das abstrakte Ganze, die unter die Haut gehende Anekdote[185], den verhärteten Betrachter noch am ehesten zum Mitphantasieren, zu einer mitfühlenden, teilnehmenden Einstellung sensibilisieren können.

Eine moritatenhafte Versinnlichung und Vermenschlichung des historischen Stoffes durch Mythen, Legenden, anekdotische Auszüge, Geschichten, Bibelstellen, literarische und bildnerische Kompilationen der Überlieferung findet sich in hohem Maße auch bei Blake und Füßli. Der Rückgriff auf diese Künstler ist bei Hrdlicka, so gesehen, kein Zufall.

II.

Füßli hat ab 1780, seit der in England erfolgenden Emanzipation vom Kunstland Italien, das Erotische und Pornographische in seinen Bilddichtungen immer mehr in den Vordergrund gestellt. Er ließ sich in den folgenden Jahrzehnten von den Grausamkeiten der germanischen Mythologie wie den «Nibelungen», antiken und biblischen Greuelszenen, von Shakespeares Lustspielen, vor allem dem «Sommernachtstraum», ebenso anregen wie von der zeitgenössischen Sado-Maso-Mode des gelangweilten englischen Bürgertums, in die er mehr oder weniger persönlich verwickelt war. Die Nachforschungen der Biographen verzeichnen Füßlis Faszination für die grausame Virago, die sexuell dominante Femme fatale[186] und die dazugehörige männliche Unterwerfungslust mit all ihren fetischistischen Ritualen. Füßlis extravagante Vorliebe für künstlich hochgetürmte und zum Phallus stilisierte Haarfrisuren, die durch scharfe Rasuren teilweise wieder «kastriert» werden, nicht nur eine Reverenz an die perverse Zeitmode, sind bekannt.[187] Hrdlicka hat sich nur am Rande auf diesen Teilaspekt des Fetischismus eingelassen, wie aus dem als «Hiob I» betitelten Blatt ersichtlich ist. Eine «Martialische Studie» zur genital protzenden Sexualform liegt ihm offenbar mehr.

Aufschlußreich ist der Hinweis von Frederick Antal, weil die psychologische Modernität Füßlis unterstreichend, daß dieser vielleicht «der erste Künstler» gewesen sei, der die «Darstellung von Alpdrücken, bösen Träumen und Furchterlebnissen in Szenen durchaus eigener Erfindung» bewußt unternommen habe.[188] Und wenn wir die «psychosomatische» Lesart Füßlischer Motive durch Hrdlicka richtig verstanden haben, wäre Füßli auch der erste, der die tiefenpsychologisch erkannten Mechanismen der Verdrängung, der Verschiebung und Symbolisierung sexueller Bewußtseinsinhalte als ein eigenes Thema künstlerisch aufzuschließen vermochte. Diese Annahme ist indirekt durch Freud selbst bestätigt, in dessen Wiener Ordinationszimmer neben anderem Wandschmuck sich auch ein Stich nach Füßlis berühmtem «Nachtmahr» – das Original zeigt das Goethe-Museum in Frankfurt *(Abb. 125)* – findet.

Füßli hat das Motiv einer schlafenden Frau, die sich auf einem Bett wälzt, während ein Alp auf ihrem Magen hockt und ein «Geisterpferd», der Nachtmahr, durch den Bettvorhang späht, mehrmals behandelt. Die Biographen halten es für eine künstlerische Umsetzung der unglücklichen Leidenschaft Füßlis für Anna Landolt, Lavaters Nichte. Demnach hätte er die aussichtslos Geliebte und sich kalt Verweigernde als von schweren Träumen und Phantasmagorien traktierte Schläferin gemalt, psychologisch verstanden einen Akt der Abwehr eigener Qualen.

Hrdlicka stellt vier (von I bis IV durchnumerierte) Variationen zum «Nachtmahr» Füßlis vor *(Abb. 126)*, die in der eng benachbarten Blattfolge «Die Rute I–IV» ihre Fortsetzung und Erweiterung auf sadomasochistische Wunschphantasien erfahren. Hrdlicka hat sich von den kunsthistorischen Vorlagen sichtlich weit entfernt, ohne das zentrale Verfolgungsmotiv aufzugeben. Er faßt es als Vexierbild auf, das ebenso aus der Sicht der Verfolgten wie der Verfolger gesehen werden kann. Die Frau erscheint als phantasiertes Lustobjekt der sie bedrängenden und begehrlich beobachtenden Männer. Sie kann aber auch als Opfer des eigenen Abwehr- und Verdrängungsmechanismus aufgefaßt werden, das von seinen unerwünschten sexuellen Phantasien und Wunschvorstellungen, der Rückkehr des Verdrängten, eingeholt und überwältigt wird. Es ist unschwer vorstellbar, daß der liebeskranke, gekränkte Füßli mit seinen «Nachtmahr»-Bildern sich in das unerreichbare Lustobjekt hineinversetzt und abreagiert hat.

In Hrdlickas «Nachtmahr»-Versionen bestimmt die Dreiergruppe, zwei Männer und eine Frau, das Bild, wobei aktive und passive Handlungen austauschbar erscheinen und zumindest für die Männer eine karikaturhafte Annäherung an die originalen Köpfe von Blake und Füßli angestrebt wird. Dies ist aber schon das einzige Zugeständnis an die historische Richtigkeit der Vorlagen; denn Hrdlicka beabsichtigt eben keine biographische Rekonstruktion, sondern es geht ihm um die Darstellung der psychischen Wirklichkeit in dieser Männerfreundschaft. Vereinzelt finden wir Reminiszenzen an die schwere Portiere des Schlafgemachs mit dem «Geisterpferd», die Attribute der Beklemmung; alles andere ist frei erfunden und kann vom Betrachter durch Projektion besetzt und interpretiert werden. Ob die von Hrdlicka gezeichnete Frauenkarikatur, um die der handgreifliche Füßli und der spähende Blake gruppiert sind, eine Bezugnahme auf die authentische Anna Landolt darstellt oder auf Füßlis Gattin und häufiges Modell Sophia Rawlins gemünzt ist, wofür das Blatt «Blake besucht das Ehepaar Füßli» spricht, bleibt für das Verständnis der «Blake- und Füßli»-Paraphrasen letztlich gleichgültig. Denn Hrdlicka imaginiert immer ein Szenarium, dessen handelnde Personen austausch-

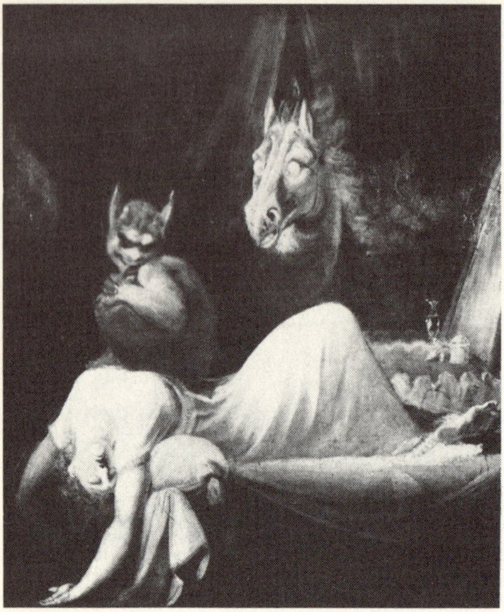

Abb. 125. Johann Heinrich Füßli: Nachtmahr. Öl auf Lwd., 1781 (Goethemuseum Frankfurt)

Abb. 126. Alfred Hrdlicka: Nachtmahr I. Kreide und Kohle, 1983

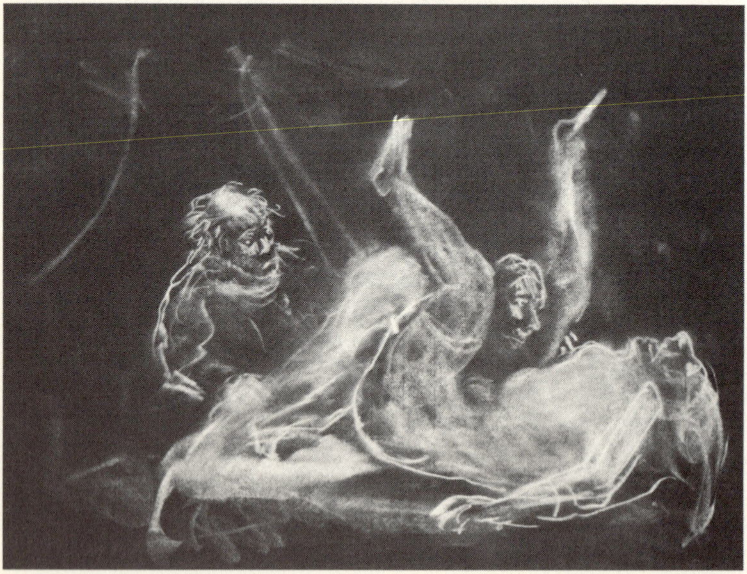

bar und deren sexuelle Beziehungen zueinander für heute symptomatisch sind.

Hrdlicka zeigt die Produktivität, die «Fruchtbarkeit» der Künstler Blake und Füßli als einen Bruch von Inspiration und Sinnlichkeit auf, als ein Zerbröckeln und Auseinanderfallen in die Extreme geistigen Visionismus und sexuellen Voyeurtums. Dieser historisch nachweisbare Spaltungsvorgang läßt die Künstler abwechselnd um das eigene Werk und ein weibliches Lustobjekt kreisen. Die Antipoden «Blake und Füßli, Visionär und Voyeur» sind kein willkürlich gewähltes Gegensatzpaar, sondern mit dem auslaufenden 18. Jahrhundert begann sich die Zwiespältigkeit, Zerrissenheit und schließlich Arbeitsteiligkeit des modernen Menschen zwischen Trieb und Persönlichkeit voll auszubilden. Das Prinzip der Einheitlichkeit, Ungebrochenheit und Ganzheitlichkeit der Liebe wurde ein konservatives Ideal vor allem in der Sphäre der männlichen Phantasieproduktion oder, wie Emil Lucka geltend macht, ein Reservat der «normal empfindenden Frau».[189]

III.

Niklas Luhmann weist darauf hin, daß bereits im 18. Jahrhundert mit dem weiteren «Ausbau personaler und sozialer Reflexivität» das Phänomen der obszönen Sexualität und Liebe seine moderne Ausprägung erhalten hat. Das Obszöne, die Kehrseite der modernen Liebe, aber auch das Perverse und Pornographische entstehen in der polemischen Stellung gegen den Wert der Persönlichkeit, bekunden das «fehlende Interesse an der Person» oder vielmehr die «Auswechselbarkeit der Bezugsperson».[190] Moderne Liebe schließt die jetzt durchaus positiv erfahrbare Möglichkeit ein, obszön zu sein, weil sie es nicht ständig in dem Bereich der persönlichen Liebe, wo Körper und Seele zusammenlaufen, aushält und eine davon abgesonderte entspannte Sphäre der Geschlechtslust beansprucht. Hier wird das Geschlechtliche als ein besonderer, abgrenzbarer Komplex erlebt und ausgelebt. Die abgespaltene Geschlechtslust hat die Tendenz, die höhere Form der Liebe und die Schönheit des Körpers zu karikieren, zu verhöhnen und, worin später Bataille die Avantgardefunktion des Eros sehen wird, bis an die Grenze der Beschmutzung zu verletzen.

Für die Geschichte der modernen Erotik, wo Geschlechtsliebe und Geschlechtstrieb zunehmend dissonant und diskrepant erfahren werden, ist die Gegenüberstellung von Blake (1757–1827) und Füßli (1741–1825) vielleicht ein optimales Beispiel. Was Hrdlicka an diesem Gegensatzpaar zeichnerisch herausarbeitet, ist genau jener die Moderne charakterisierende Zwiespalt von Liebe und Trieb, nämlich von persönlicher Liebe, die sich in die Erfahrung des Übersinnlichen und Göttlichen, den Mystizismus hineinsteigert, und von unverbindlichem Trieb, der das Geschlechtliche als einen für sich abgesondert zu genießenden, unpersönlichen, gattungsmäßig verankerten Wert beansprucht. Die erotische Moderne problematisiert die Liebe des Menschen als ein Auseinander und Gegeneinander von Kopf und Geschlecht in ein und demselben Individuum. Dieser Bruch oder Dualismus, der zwischen die einheitliche Schönheit von Körper und Seele einen Keil treibt und fortan mit zweierlei Maß mißt, klingt bereits in der Kunst von Manierismus und Gegenreformation an. Er führt im 18. Jahrhundert zu einer «obszönen» Freisetzung und Verselbständigung des Geschlechtsgenusses, d. h. Künstler, «Ästhet und Wüstling begeben sich damit auf das niedrige Niveau der Lust und fühlen obszön in einem feineren, aber doch innerlich gleichen Sinn».[191]

Die Geschichte der Sexualität und im Verein mit ihr der erotischen Kunst wird meistens falsch und einseitig als eine Abfolge von Tabus und Repressionen bestimmt. Es ist aber eine Täuschung, monierte Michel Foucault zu Recht, wenn man das «Verbot des Sexes... zu dem grundlegenden und konstitutiven Element macht, von dem ausgehend sich die Geschichte dessen schreiben läßt, was seit Beginn der Moderne über den Sex gesagt worden ist. Alle diese negativen Elemente – Verbote, Verweigerungen, Zensuren, Verneinungen –, die die Repressionshypothese in einem großen zentralen Mechanismus zusammenfaßt, der auf Verneinung zielt, sind zweifellos nur Stücke, die eine lokale und taktische Rolle in einer Diskursstrategie zu spielen haben: in einer Machttechnik und in einem Willen zum Wissen, die sich keineswegs auf Repression reduzieren lassen.»[192]

In der von Foucault angedeuteten modernen Tradition einer «Diskursivierung des Sexes» seit dem Ende des 16. Jahrhunderts, die vom Willen zum Wissen schließlich zu einer Verwissenschaftlichung der Sexualsphäre führte, hat die Kunst ein gewichtiges Wort mitzureden. Ein Diskurs mit dem Sexus wird in der Kunst überall dort geführt, wo sie das Sexuelle als einen eigenen Bereich ausgrenzt und für sich reflektiert. Liebe und Trieb sind fortan nicht mehr zwingend aneinandergekoppelt, und auch das ästhetische Interesse daran spaltet sich: Schönheit und Ausdruck fallen auseinander. Die im 19. Jahrhundert viel diskutierte «Emanzipation des Fleisches» (Rosenkranz) signalisiert eine Ablösung der Sexualität von der übergeordneten ganzheitlichen Sphäre der Erotik. In den hedonistischen Ausfällen Füßlis, unter anderem gegen Blake, ist dieser Ablösungsvorgang bereits stark ausgeprägt. Dieser neuzeitliche «Ästhet und Wüstling» in Personalunion fühlt in der Tat bereits «in einem feineren Sinn» obszön. Hrdlicka gehört einer späten Phase der gleichen Tradition an. Die verhärtete Dissonanz zwischen Geist und Trieb führt bei ihm zu einer Eskalation des obszönen Ausdrucks. Die Reflexion auf die Sexualsphäre, das Wissen über Sexualität, nicht ihre Funktion, wird die ausschlaggebende Inspirationsquelle und führt den Künstler zu dem massiven Arbeitsmotto «Alle Macht in der Kunst geht vom Fleisch aus». Das klingt apodiktisch und ist vielleicht von der privaten Mythologie mitbestimmt, die Hrdlicka in seine Bildthemen projiziert. In welchem Sinne waren Füßli und Hrdlicka wirklich ‹Voyeure› und haben jenen von Foucault gemeinten modernen (auf Repression nicht reduzierbaren) Diskurs mit der abgespaltenen Sexualität und ihren polymorphen Qualitäten geführt?

Wenn wir die grundlegenden Obszönitätsdefinitionen von Rosenkranz bis Scheler einmal paradigmatisch auslegen, so erweist sich die Modernität einer sexuellen Darstellung darin, daß sie gegenüber dem Schamgefühl, dem eigenen wie dem fremden, eine verletzende Einstellung zeigt, die mit Lust und Willen verbunden ist, also nicht gelitten, sondern vielmehr genossen und gewollt wird. Was wir mit Hrdlicka bei Füßli in der Tat als modern, von heutiger Erfahrung gedeckt empfinden, ist diese überdeutliche Präsenz von entfremdeter Grausamkeit, die den zugefügten Schmerz zwar nachfühlt, aber ihn zufügt, um ihn genießen und erkennen zu können – sei es an sich selbst oder einem anderen. Die «Rollengestalten von Herrenmenschen und Duldern», die erotische «Polarität von Triumph und Verzweiflung» durchziehen Füßlis gesamtes Werk.[193] Hier schließt Hrdlicka an und sucht den Diskurs mit Füßli. Neben den verschiedenen «Nachtmahr»-Versionen, die das Motiv der Vergewaltigung variieren, zieht Hrdlicka Füßlis Illustrationen zum Nibelungenlied heran, darunter die bekannte Zeichnung «Kriemhild zeigt Hagen das Haupt Gunthers» (1805), eine Kompilation von Kastrationsmotiven aus dem Nibelungen-, Judith- und Salomestoff[194], ferner das Zeichenblatt «Brunhilde betrachtet den von ihr gefesselt an der Decke aufgehängten Gunther» (1807)[195], dessen Thema *(Abb. 127)* bei Hrdlicka modifiziert wieder auftaucht in den Zeichnungen «Brunhilde züchtigt Füßli» *(Abb. 128)* und «Wolfram I». Hrdlicka unterstellt modernistisch, daß – wie er selbst – auch Füßli sich in die traktierten Körper von Gunther und Wolfram oder den spätantiken «Laokoon», Metaphern der Entfremdung des Menschen vom Menschen, hineinphantasiert und hineingedacht habe. Die «Wolfram V» beschriftete Zeichnung variiert, das Sadistische ins Nekrophile steigernd, ein Motiv aus Füßlis Illustration zu einer Geschichte aus Marguerite von Navarras «Heptameron», nach Antal eine später favorisierte Quelle der französischen Romantik: «Eine schlafende Frau ist mit dem Gerippe ihres Liebhabers zusammengesperrt und wird von ihrem Gatten, einem alten, eisengepanzerten Mann, beobachtet.»[196]

Auch die dem Blakeschen Werk entnommenen Vorlagen werden Hrdlicka unter der Hand zu reflektierenden Moritaten, in denen das Anekdotische, abgetrennt vom interpretativen, mystisch-visionären Kontext des Originals, vorherrscht. Die Zeichnung mit dem Titel «Pilger belauscht von Unholden» oder «Ein Vater nimmt Abschied von Weib und

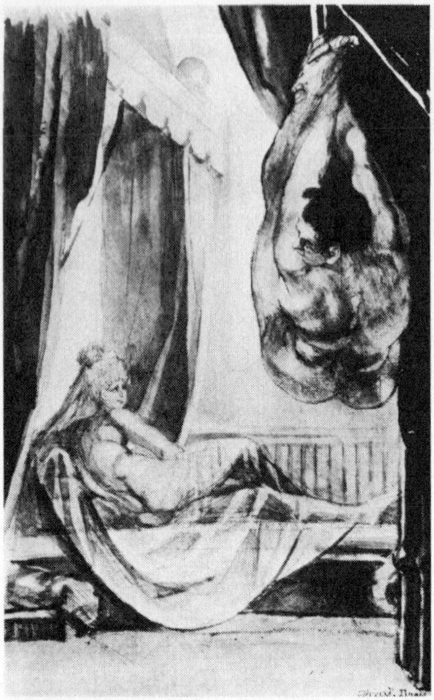

Abb. 127. Johann Heinrich Füßli: Brunhild betrachtet den von ihr gefesselten an der Decke aufgehängten Gunther. Bleistift, Feder und Tusche, 1807

Abb. 128. Alfred Hrdlicka: Brunhild züchtigt Füßli. Kohle / Pastell, 1983

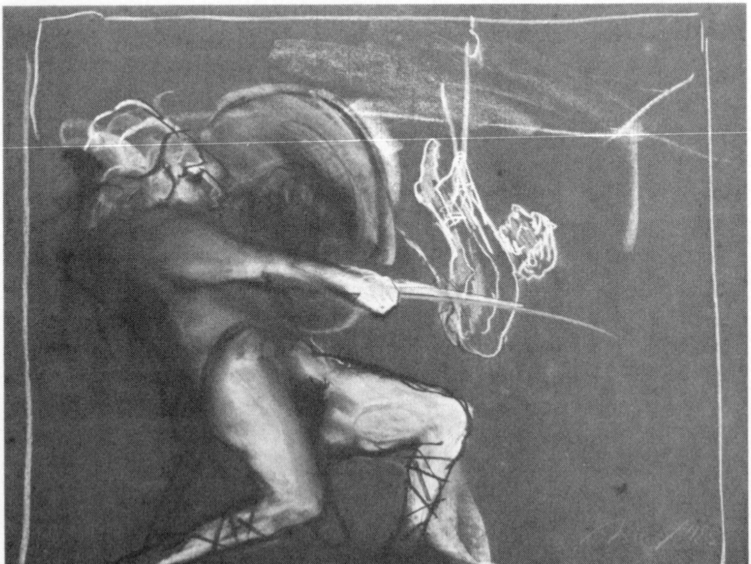

Kind» geht auf ein 1799 entstandenes Aquarell «Maleviolence» oder «A Father Taking Leave of his Wife and Child»[197] zurück: Während der Vater von Frau und Kindern Abschied nimmt und sich auf den Weg der Erlösung begibt, lauern Unholde dem Pilger auf, bei Blake eine brave Allegorie der Verfolgung des Geistmenschen durch die niedrigen Mächte, die Bosheit und Mißgunst der Mitmenschen, bei Hrdlicka eine halb abstrakte, «psychosomatische» Skizze des Täters, der sein Opfer am Tatort beobachtet.

IV.

Füßli, dem «Voyeur», steht als positive Kontrastfigur der «Visionär» und Inspirierte Blake gegenüber. Mit seiner religiösen Deutung aller Affekte einschließlich der Geschlechtslust und der «freien Liebe» vertritt er die sexuelle Mystik, die metaphysische Gipfelung und Veredelung des Triebes zu einer «Ethik der Fruchtbarkeit», die «die geistigen Kinder, das Werk, über die leiblichen» stellt.[198] Nicht der Mensch kann den Menschen durch seine Liebe erlösen, in die das Lustmoment noch eingesenkt ist, sondern nur durch sein Werk, einen übersinnlichen Zeugungsakt erfährt der Mensch Erlösung. In ihm offenbart sich die Liebe Christi, der bei Blake als «das Vorbild und Ideal des Künstlers» beschworen wird. «Christus ist für Blake der Trieb als der göttliche Geist der Inspiration, der treibende Geist der Phantasie»[199], eine innere Gewißheit, die Blake und die ihm gläubig assistierende Gattin Catherine Sophia Boucher zu schöpferischen Höchstleistungen antrieb. Blake zeichnete nicht nach Modellen, sondern nach Visionen. Blieben die ihm Portrait sitzenden Geister weg, trat das Bittgebet an ihre Stelle. Einen Kunststudenten, der über mangelnde Produktivität klagte, tröstete er zu Catherine gewendet mit den Worten: «Nicht wahr, Kate? Es kommen Wochen, wo uns Visionen gänzlich verlassen. Was aber tun wir dann, Kate? – Wir knien nieder und beten.»[200]

Hrdlicka ist dieser rührenden Geschichte mit seiner Zeichnung «Blake und seine Frau beten nackend ihr Nachtgebet» sehr nahe gekommen. In dieser an Füßlis Ironie geschulten Persiflage wird das übersinnliche Image der Inspiration und des künstlerischen Zeugungsaktes verhöhnt, erscheint Blakes Ethik der Fruchtbarkeit, die vom Fleisch gänzlich abgesonderte Sphäre des Inspiriertseins, auf ihren sinnlichen Ursprung in der Sexualität zurückgeworfen. In der blasphemisch gemeinten, sogenannten «Religiösen Szene» und in einer Spottzeichnung wie «Blakes Hang zum Seriellen» *(Abb. 129)* obsiegt wieder das leibliche über das geistige Kind, während «William Blake, ein totes Kind tragend» als die Kehrseite dieser Reinkarnation gedeutet werden könnte, als Symbol visionärer Totgeburt.

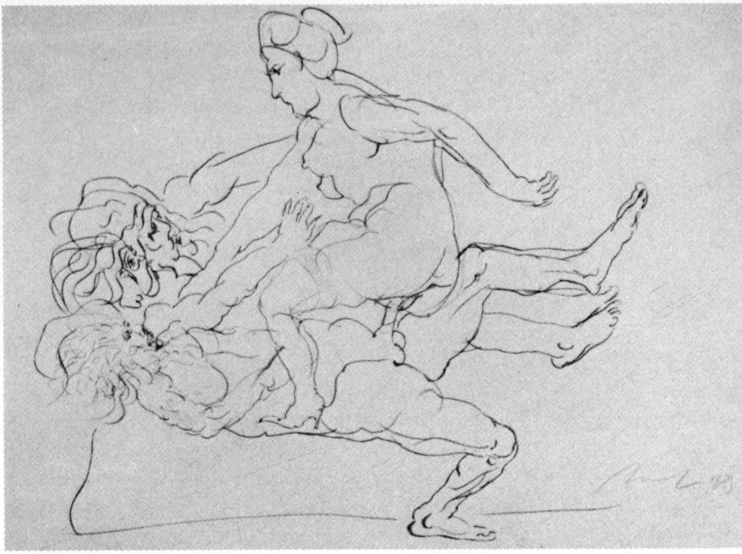

Abb. 129. Alfred Hrdlicka: Blakes Hang zum Seriellen.
Kohle, 1983

Eine Reihe obszöner Blake-Paraphrasen zeigt die gleiche feindselige, gegen das vermeintlich Höhere und Erhabene gerichtete Handschrift: einen «Blake als Kupferstecher» als Metapher des Koitus und «Blake und seine Frau beim Kolorieren» ihrer Körper; die «Vision» wird zur Fleischbeschau, zweideutig schwillt dem Visionär der Nimbus zum Kamm. Der Repression verdächtige Vokabeln wie «gottesfürchtig», «Ehrfurcht», die Demütigung und Duldsamkeit des «Hiob I–III» werden zu Metaphern der sexuellen Unterwerfung verfremdet.

Der Diskurs zwischen Hrdlicka und Blake, dem Bürgen des Visionismus und Mystizismus, ist polemisch und ohne die Einschaltung Füßlis, des triebbewußten, im Sexuellen verankerten Künstlervoyeurs, zu keinem befriedigenden Abschluß zu bringen. Der moderne Künstler – und dies ist die Blake und Füßli zusammendenkende Position des Realisten Hrdlicka – kann nur aus der historisch erfolgten Spaltung und Dissonanz von Geist und Trieb heraus produktiv und auch authentisch sein. Blake wollte ein Gleichnis des schöpferischen, nicht entfremdeten Menschen geben, der das Getrennte wieder vereint hat; doch die Utopie der Versöhnung läßt sich nicht im Rückzug auf eine persönliche Mystik, einen Akt der Wesensschau erzwingen. Dies zeigt das entfremdete, gegen Kommunikation und Berührung sich sperrende Verhältnis der Blakeschen Bildfiguren untereinander selbst am besten.

Füßlis einsamer Voyeurismus vertritt nicht weniger als Blake ein einseitiges, steriles Verhältnis zur Sexualität, der nur im Diskurs über den grundsätzlichen Zwiespalt von Sinnlichkeit und Liebe, Trieb und Geist künstlerisch produktiv wird. Sexualität ist heute nichts Selbstverständliches und Natürliches mehr, sondern kann nur in der Reflexion auf ihre obszöne, pornographisch entfremdete Gestalt neu besessen und gelebt werden. Dies ist die Position und eigentliche Botschaft eines erotischen Künstlers wie Hrdlicka.

11 Sexualität in der Kunst: die Wiederkehr des Unterdrückten

Dem wechselseitigen Zusammenhang von Kunst und Sexualität begegnet der Archäologe auf Schritt und Tritt. Anfänge sexueller Darstellungen können wir in den Bestattungsbräuchen und Gräberfunden bis ins Jungpaläolithikum, für einen Zeitraum von 80000 bis 8000 Jahren v. u. Z. zurückverfolgen. In den Höhlenmalereien des Paläolithikums zwischen 16000 und 14000 v. u. Z., auf einem Territorium von 10000 qkm, fand man weibliche Fruchtbarkeitsgöttinnen, die sogenannten «Paläolithischen Venusfiguren». Bei diesen weiblichen Idolen, männliche Darstellungen sind dagegen in der Altsteinzeit selten, fehlen übereinstimmend alle Gesichtszüge, während Bauch, Brüste, Hüften überbetont sind und eine mehr als schematische Andeutung der Arme und Beine nicht gefunden wurde.

In der Höhle Pech-Merle von Cabrerets begegnet man der Darstellung dreier fettleibiger nackter Frauen, die – vornüber geneigt – sich auf einen Mann zubewegen, der wie ein Toter ausgestreckt daliegt, gleichzeitig den angeschwollenen Bauch der Wasserleiche und ein aufgerichtetes Geschlechtsglied aufweist. Es handelt sich um die keineswegs absurde Abbildung eines Wiedergeburtsrituals, in dem der Tote durch die Magie des Geschlechtsverkehrs ein zweites Leben erhält.

«Wiedergeburt – ein für uns so abstraktes und metaphysisches Wort – setzte für die körperlich denkenden Paläolithiker einen konkreten Geschlechtsakt voraus, der dem Toten durch magische Mittel ermöglicht wurde; sein Geschlechtsglied wird aufgerichtet, und drei Frauen werden herbeigezaubert, um den Samen zu empfangen und den Wiedergeborenen zu ernähren, wie die starke Betonung der Brüste vermuten lassen könnte. Das Auffällige, aber auch das Wesentliche an dieser Deutung ist, daß der Tote sein eigener Vater wird, indem er sein zweites Leben selbst zu zeugen hat. Es könnte sich sehr wohl um eine Geburts- oder Wiedergeburtsszene handeln.»[201]

Die Anfänge der erotischen Kunst verweisen auf ein den Menschen der Urgesellschaft gemeinsames Bedürfnis nach Fruchtbarkeit und Wiedergeburt, das im Abbild der Sexualität durch Zauber beschworen wird. Die in den paläolithischen Gräbern und Höhlen gefundenen Belege von

Fruchtbarkeits- und Wiedergeburtsmagie lassen vermuten, daß sich das Denken dieser Menschen bereits auf die Existenz nach dem Tode, auf Unsterblichkeit erstreckte und ein hohes Maß an sexueller Bewußtheit aufwies. Die vom paläolithischen Menschen in der Magie ausgeliehenen Naturkräfte konnten töten, vor allem aber konnten sie zum neuen Leben erwecken. Dieser Doppelaspekt ist uns im heutigen rationalistischen Spätstadium der Naturbeherrschung fast völlig verlorengegangen. Der Zauber der Sexualität erscheint zunehmend mehr nur unter negativen lebensfeindlichen und destruktiven Vorzeichen.

Da hier keine historische Ableitung beabsichtigt ist, mag der Hinweis genügen, daß sexuelle Darstellungen in der archaischen Kunst- und Menschheitsgeschichte im Mittelpunkt stehen, weil sie dort als für immer lebendige Verkörperungen und Projektionen der im einzelnen Menschen wirkenden universalen Naturkräfte angesehen wurden. Daß uns Sexualität als hauptsächliches Motiv und zentraler Gegenstand der Kunst abhanden kam, ist eine verhältnismäßig späte gesellschaftliche Entwicklung, die einen ihrer Höhepunkte im christlichen Mittelalter hatte, nachdem der praktische Lebenszusammenhang zwischen Leben und Tod, die ihn einst sichernde magische Einheit von Kunst, Religion und Sexualität gebrochen und in eine theologische Hierarchie von Wertvorstellungen verwandelt worden war. Zwischen Mensch und Natur klafft seither ein Abgrund, der durch erotische Darstellungen nicht mehr zu überbrücken ist.

Der fortgeschrittene Prozeß der Naturbeherrschung hat den neuzeitlichen Streit zwischen Leben und Tod, Eros und Thanatos, Liebe und Aggression erst recht bestärkt und unsere Einstellung zur Sexualität einseitig rationalisiert. Das Sexuelle erscheint als Teilstück der Natur, wie diese nur mehr als ein zu beherrschender und zu erforschender, in Wirklichkeit aber ausgebeuteter Gegenstand, der seine Heilwirkung und seinen Lebenszauber auf die Menschen verloren hat. Notwendige Aufklärung über Sexualität ist in ihre Unterdrückung umgeschlagen. Das einst unbezweifelte Grundbedürfnis nach Fruchtbarkeit und Wiedergeburt ist in viele konkurrierende Bilder, Reize, Wertvorstellungen und Weltanschauungen zerstreut. So relativiert ist Sexualität längst kein gemeinsamer lebenspendender Nenner mehr, und ihre Zersplitterung in viele Funktionen spiegelt sich nicht zuletzt in der Geschichte der Kunst, die mit viel Berechtigung Eduard Fuchs zu Beginn unseres Jahrhunderts in die Zuständigkeitsbereiche des «Nur»-, des «Auch»- und Garnicht-Erotikers (letzteren hielt er für pathologisch) aufgliederte. Der ursprünglich lebenerhaltende und -bejahende Zusammenhang von Kunst und Sexualität wurde in dem Augenblick ein Problem, als das Verhältnis der Menschen zur Natur nicht mehr selbstverständlich auf Fruchtbarkeits- und Zeugungsmagie (neben dem Jagdzauber) ausgerichtet war und das sexuelle Selbstverständnis sich auf andere Ziele als die Vermehrung einzustellen begann. Als die Kunst und Literatur, die sexuelle Gegenstände berühren, sich so weit verselbständigt und denaturiert hatten, daß sie öffentliches Ärgernis anstatt Einverständnis erregen konnten, war die Sexualität schließlich eine dem Individuum fremd gegenüberstehende Macht geworden, erschien sie ihm als ein Angriff auf sein besseres Ich, das sich mit Gewissen und Schamgefühl gepanzert hat.

Die Aufklärung der französischen Enzyklopädisten hat den neuzeitlichen Konflikt zwischen Öffentlichkeit und erotischer Kunst erstmals reflektiert. So bestimmten Pierre Bayle und Denis Diderot, stellvertretend für die bürgerliche Emanzipation zum eigentlichen Geschmacks- und Sittenrichter, den Umfang der öffentlichen Toleranz gegenüber obszönen und pornographischen Darstellungen in Kunst und Wissenschaft. Sie nahmen kritisch Stellung gegen die ‹puritanische Gefühlsverzärtelung›, die darauf hinauslaufe, «daß der Historiker keinerlei Obszönes dem Leser zur Apperzeption bringen dürfe» und die «obszönen Fakta der Quellenwerke»[202] zu unterdrücken oder gefälligst «mit zweideutigen Periphrasen» zu bemänteln habe.[203] Ebenso aber bewachten die Verfechter der bürgerlichen Aufklärung die öffentliche Sittlichkeit vor «unzüchtigen Kunstwerken» und allen «offenbaren Verächtern des allgemeinen Anstandes», die nicht darauf bedacht seien, «uns Tugend einzuflößen und unsere Sitten zu läutern». «Mich dünkt, ich habe genügend Brüste und Hinterteile gesehen», urteilte Diderot abschätzig von dem ‹Dirnenmaler› Boucher; «diese verführerischen Gegenstände verhindern die Erschütterung der Seele, indem sie die Sinne in Verwirrung bringen.»[204]

Die bürgerliche Aufklärung weist zwiespältig immer beide Seiten auf: die Verdrängung wie die Befreiung des Fleisches; die sie begleitenden Ästhetiken waren teils rigid puritanisch, teils libertär hedonistisch orientiert. Selbst im Werk de Sades finden sich sexuelle Unterdrückung und Aufklärung dicht nebeneinander. Eine weitere Eskalation erfuhr das polemische Dauerthema von Kunst und Sexualität im Viktorianismus, im europäischen Bildungsbürgertum des 19. Jahrhunderts. In diesem Jahrhundert und im Anfang des darauf folgenden ereigneten sich auch die heftigsten Gegenreaktionen auf die zensierende puritanische Moral, die in Wirklichkeit eine Sexualheuchelei war. Es begann der bis heute nicht abgeschlossene Kampf gegen die ‹Pansexualisten›, insbesondere gegen den Sozialdarwinismus und Freudianismus, aber auch gegen eine schwelende romantische Gesinnung, die verdächtigt wurde, unter dem Deckmantel der Kunst heimlich der Lust zu frönen.

Selbstverständlich ist Vorsicht geboten, wenn der Darwinismus behauptet, daß die ästhetischen Reize der Pflanzen und Tiere Mittel für die geschlechtliche Zuchtwahl seien; denn ob diese Reize im Sinne des menschlichen Ästhetikbegriffs gedeutet werden dürfen, kann bezweifelt werden. Vom menschlichen Standpunkt aus mögen die ästhetischen Produktionen der Tiere während der Brunstzeit eine Analogie zu Kunstleistungen haben, «die jedoch in der Tierwelt im wesentlichen praktischen Zwecken, eben der Fortpflanzung dienen». Der rein sexuelle Charakter der tierischen Ästhetikproduktion ist sicher ein Unterscheidungsmerkmal zu menschlichen Kunstleistungen, aber nicht gleichfalls deren Ursprung.[205]

Der Darwinismus war nicht der einzige Verdächtige, zwischen Sexualleben und Kultur einen direkten Kausalzusammenhang behauptet und jede Kunst aus der Sexualwurzel abgeleitet zu haben. Freud selbst, der neben Darwin als Hauptattentäter ‹auf die Würde des Menschengeschlechts› diskriminiert und verdächtigt wurde[206], hat diese Simplifizierung nie vorgenommen. Seine Trieblehre war immer streng dualistisch. Sie behauptet, daß für Kunst- und Kulturleistungen immer Sexual- und Ichtriebe, Eros und Todestrieb verantwortlich seien. Die Unterdrückung der Sexualität durch Kultur und die realitätsangepaßten Selbsterhaltungstriebe des Menschen sind an der Entstehung der Kunst ebenso beteiligt wie der Sexualtrieb. Meistens übersehen wird auch die Gesamtentwicklung des Freudschen Denkens, das im Spätwerk von «Jenseits des Lustprinzips» (1920) die Nähe des Sexualitätsbegriffes zum platonischen Eros hervorgehoben und damit die sublimierten Manifestationen der Sexualität dem Gesamtbereich des Lebenstriebs subsumiert hat.

Freuds Vorstellungen sind für eine rationale Erklärung des Zusammenhangs von Kunst und Sexualität unentbehrlich geworden; denn mit dem Nachweis, daß die Verdrängung des Sexuellen sich in seiner zügellosen Wiederkehr rächt, hat er ungewollt einen entscheidenden Beitrag zum Verständnis der obszönen Kunst unseres Jahrhunderts geleistet. Freuds Gegner haben sich mit sturer Einseitigkeit auf eine provozierende Anmerkung in den «Drei Abhandlungen zur Sexualtheorie» (von 1914) bezogen, wo es heißt: «Es scheint mir unzweifelhaft, daß der Begriff des Schönen auf dem Boden der Sexualerregung wurzelt und ursprünglich das sexuell Reizende(‹die Reize›) bedeutet. Es steht im Zusammenhang damit, daß wir die Genitalien selbst, deren Anblick die stärkste sexuelle Erregung hervorruft, eigentlich niemals schön finden können»[207], weshalb wir uns, wie schon Karl Rosenkranz in seiner «Ästhetik des Häßlichen» feststellte, bei ihrer Entblößung schämen müssen.

Aus dieser Fußnote hat erst der Surrealismus Bretons und Dalis eine eigene Sexualästhetik zu begründen versucht, während Freud selbst und seine Schüler diese Einseitigkeit nie begangen haben. Freud hat darüber hinaus überhaupt «nie Anspruch auf eine umfassende ästhetische Theorie» erhoben[208], sondern vor der psychoanalytischen Deutung des Kunstwerks als Kunstwerk haltgemacht. Der populäre Vorwurf, Freud würde alles auf Sexualität zurückführen, verwechselt Künstler- mit Kunstpsychologie. Eine Integration der Psychoanalyse in die Hermeneutik des

Kunstwerks hätte zur Folge, in ihm den offenbaren Sinn im Namen eines verborgenen Sinns zurückweisen zu müssen. Und dies ginge am Kunstwerk ganz und gar vorbei. Die Unterscheidung zwischen latentem und manifestem Trauminhalt aus Freuds «Traumdeutung» ist für die Literatur- und Kunstkritik nebensächlich; denn sie führt das Formverständnis in die Hinterwelt der psychischen Komplexe, die Künstler und Literaten ohne Zweifel aufweisen können. An der ästhetischen Differenz zwischen künstlerischer Biographie und Kunstwerk kann nicht gerüttelt werden. Der Kunstbetrachter hat das Recht, ein Symbol nicht auflösen zu müssen, sondern in seiner ästhetischen Eigenständigkeit zu erfahren. Die Rationalisierung eines offenbaren Sinns auf einen verborgenen Sinn hin führt meistens aus dem Kunstwerk hinaus.

Obwohl Freuds Terminologie wie Narzißmus, Sadismus, Masochismus, Ödipus- bzw. Elektrakomplex die literarische Herkunft einbekennt und seine Sprache, wie Jean Starobinsky zeigt, dem mythischen Naturbild der Romantik verpflichtet ist[209], war er zeitlebens auf eine Abgrenzungsstrategie zwischen Psychoanalyse und Literatur bzw. Kunst bedacht. Die Furcht, wegen seiner metaphorischen Sprache als Literat und Dichter angesehen zu werden, könnte Freud zu seiner Distanzierung gegenüber literarischen und künstlerischen Verarbeitungen der Psychoanalyse geführt haben. Seine Ablehnung des Surrealismus wird von Starobinsky auf dieses Motiv zurückgeführt.

Die Kritik an Freud seitens der Künstler wie Hermann Hesse machte sich seltener an seinem Sexualismus fest als vielmehr an der Sublimationstheorie, wonach sexuelle Energien ins Künstlerische abgelenkt, ‹sublimiert› werden können. Der Sexualtrieb «wird in dem Maße ‹sublimiert› genannt, in dem er auf ein neues, nicht sexuelles Ziel abgelenkt wird und sich auf ein neues, nicht sexuelles Objekt richtet» (Pontalis). Diese These bleibt freilich fragwürdig, weil sie den produktiven Künstler auf einen Typus festnagelt, der erstens ungewöhnlich starke Triebforderungen hat, die er zweitens nicht befriedigen kann und deshalb – an der Grenze der Neurose – einer «Umformung» unterzieht, die das Anstößige der persönlichen Wunschphantasien mildert und durch «Einhaltung von Schönheitsregeln» auch für andere genießbar wird. Wie der Künstler seine Phantasie in Sublimierungen abführt, durch welche Techniken ihm dies gelingt, hat Freud nicht ausgeführt. Die Sublimationstheorie blieb ein Rudiment. Die meisten Künstler lehnen sie als faulen Kompromiß mit der allgemeinen kulturellen Unterdrückung, ihren Schönheitsregeln und Ästhetiken ab.

Hier verdient der Hinweis von Jack Spector Beachtung, daß Freuds platonisch-erotisch erweiterter Sexualitätsbegriff ihn wieder jener viktorianischen Sexualverdrängung näherrückte, die er im Grunde ablehnt. «Freuds echt viktorianischer Widerwille gegen den genitalen Aspekt der Sexualität war mit daran schuld, daß er die Kunst als eine Verfeinerung

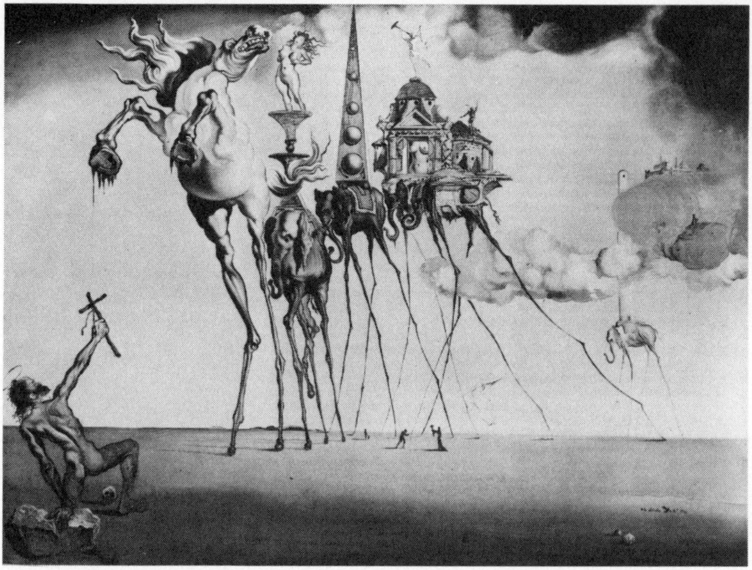

Abb. 130. Salvador Dali: La Tentation de Saint Antoine. Öl auf Lwd., 1946

ihres sexuellen Urgrundes ansah» und die eigentliche Sexualität als keineswegs identisch «mit dem Trieb zur Vereinigung der geschiedenen Geschlechter oder nach Erzeugung von Lustempfindung an den Genitalien» definierte, «sondern weit eher mit dem allumfassenden und alles enthaltenden Eros des Symposions Platons.»[210]

Für die moderne Kunstgeschichte und Kunsttheorie in der Nachfolge Freuds ist nicht zufällig seine Sublimationstheorie ohne Bedeutung geblieben. Der Surrealismus, der sich so häufig auf Freud bezog, hat künstlerische «Wunschkompensationen» nicht in den Formen der Sublimation, sondern nur der Perversion («der Libido ohne Verdrängung») respektiert. Er hat gerade jene Teile des Freudschen Denkens aktualisiert, die zwischen Schönheit und «Libidoregression» dem kulturell Verdrängten, Verpönten, Anstößigen, einen Zusammenhang herstellen – also jene Teile, die schon in der bürgerlich-viktorianischen Rezeption als unanständig beanstandet und zensiert wurden.

Salvador Dali hat in seiner «Versuchung des Heiligen Antonius» von 1946 *(Abb. 130)*, der eine Reihe von erotischen Zeichnungen vorausging *(Abb. 131)*, den asketischen Mönch in dem Augenblick dargestellt, wo er mit Hilfe des Kruzifixes die ausschweifenden Bilder der fleischlichen Versuchung zu vertreiben sucht. Doch vergeblich, «in und hinter dem Verdrängenden macht sich endlich siegreich das Verdrängte geltend», wie Freud in der Analyse einer Radierung von Félicien Rops feststellt, der bereits das gleiche Thema auf die gleiche psychologische Weise bewußt machte *(Abb. 132)*.

«Ein asketischer Mönch hat sich – gewiß vor den Versuchungen der Welt – zum Bild des gekreuzigten Erlösers geflüchtet. Da sinkt dieses Kreuz schattenhaft nieder und strahlend erhebt sich an seiner Stelle, zu seinem Ersatze das Bild eines üppigen nackten Weibes in der gleichen Situation der Kreuzigung. Andere Maler von geringerem psychologischen Scharfblick haben in solchen Darstellungen der Versuchung die Sünde frech und triumphierend an irgendeine Stelle neben dem Erlöser am Kreuz gewiesen. Rops allein hat sie den Platz des Erlösers selbst am Kreuz einnehmen lassen; er scheint gewußt zu haben, daß das Verdrängte bei seiner Wiederkehr aus dem Verdrängenden selbst hervortritt.»[211]

Die Kunst des 18. und 19. Jahrhunderts war in zahlreichen ‹satanistischen› Antonius-Paraphrasen diesem Verdrängungsmechanismus auf der Spur. Die kulturelle Unterdrückung der Sexualität, ein Zuwenig an se-

Abb. 131. Salvador Dali: Dessin érotique. Federzeichnung, 1931

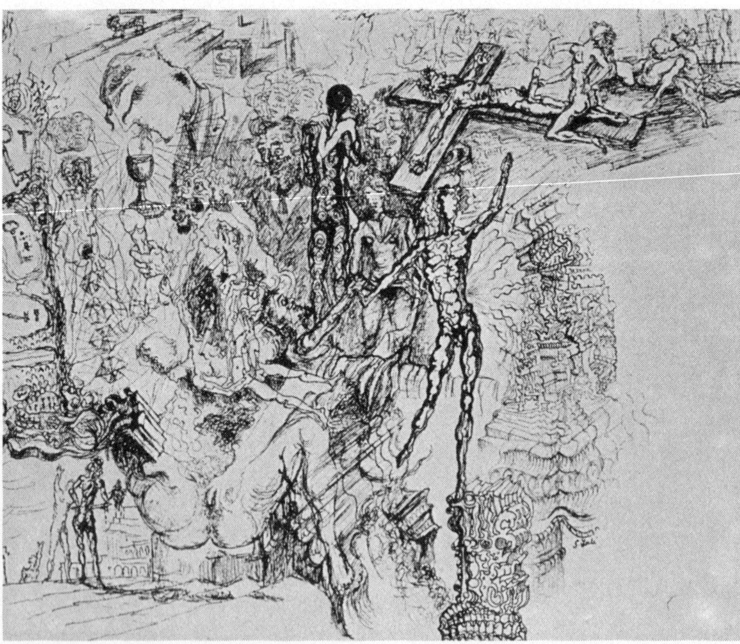

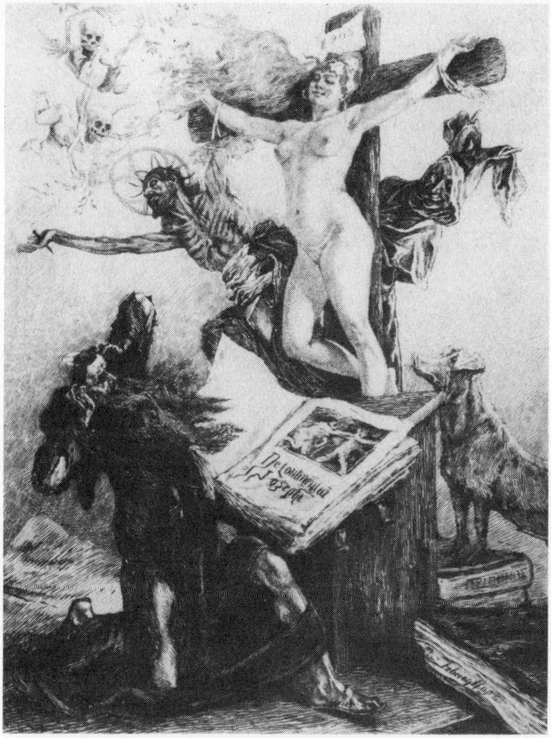

Abb. 132. Félicien Rops: La Tentation de Saint Antoine, 1874 (Radierung, von Jean de la Palette)

xueller Selbstverwirklichung, provoziert eine übertriebene Wiederkehr des Unterdrückten, ein Zuviel an Sexualität. Die zensierte Phantasie wählt die gleichen assoziativen Wege, die bei ihrer Zensur wirksam waren. So verwandelt sich der Körper Christi in die weibliche Verführerin, Leiden in Wollust, Askese in Ausschweifung. Nicht Satan, sondern Christus erscheint in exhibitionistischer Gestalt, sei es eines weiblichen Akts, sei es eines halb entblößten, aufreizenden Frauenkörpers oder – wie im «Kalvarienberg» von 1896 – eines männlichen Verführers mit erigiertem Glied. Noch direkter wird Rops in der Darstellung der Heiligen Magdalena, die, nackt in der Betrachtung des gekreuzigten männlichen Genitales versunken, ein Vexierbild der Sünderin ist.

Massiv hat Alfred Hrdlicka die blasphemische Sexual-Ikonographie des Verdrängungsmechanismus (ihre Tradition von Rops über Grosz zu Ernst, Dali und Buñuel diskutiert er nicht) zur Visualisierung seiner antikirchlichen und antikatholischen Vorstellungen benutzt. Bester und jüngster Beweis sind sein auf über zwanzig Kreidezeichnungen angewachsener Francisco de Zurbarán-Zyklus (1985/86). Die asketische, mönchisch-patriarchale Bildwelt dieses gegenreformatorischen spanischen Barockmalers nimmt Hrdlicka zum Anlaß seiner ‹obszönen› Demaskierung der katholischen Verkennung und Beschränkung der menschlichen Triebnatur. Die Ideologie der Verteufelung und Abtötung des Fleisches fordert ihn zu Bildantworten heraus, in denen der unterdrückte Trieb sich auf exzeßhafte Weise rächt und austobt. Der verzückt-hysterische Ausdruck der andächtigen Franziskaner-Mönche bei Zurbarán wird als mystisch getarnter, lüsterner Beischlafwunsch ausgelegt. Sexuelle Keuschheit wird mit sexueller Zügellosigkeit konfrontiert, so daß eine turbulente Collage aus beidem entsteht, die das Mißlingen der Sexualverdrängung symbolisiert. Hrdlicka ist nicht davor zurückgeschreckt, die geschlossene Ge-

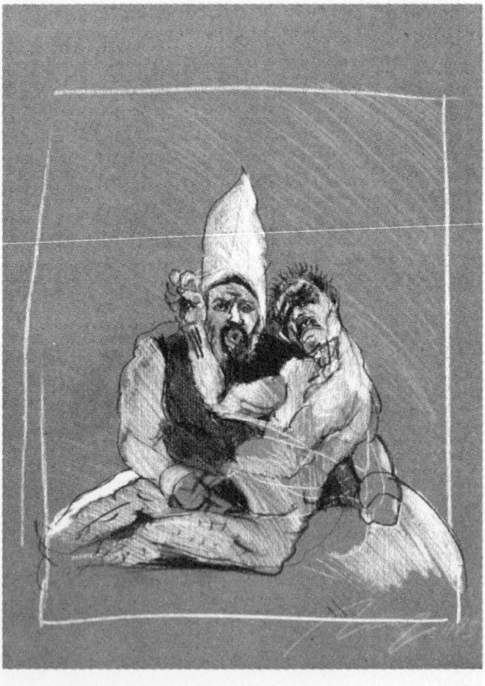

Abb. 133. Alfred Hrdlicka: Aus dem Zyklus «Hommage à Zurbarán». Kreide, Rötel auf Papier, 1985

sellschaft der frommen Gottesmänner mit Hilfe einer homosexuellen Karikatur der Pietà zu desavouieren *(Abb. 133)*. Kein Heiligtum ist vor seinem sakrilegischen Verstand sicher.

Freud hat mit seiner Deutung der Ropsschen Radierung den Weg zum Verständnis der zahlreichen Nachfolgebilder des Surrealismus von Pierre Molinier, Meret Oppenheim *(Abb. 134)* bis Pasolini oder Nitsch gewiesen, die sich noch der eingefleischten christlichen Symbolik bedienen, um auf eine allgemeine, keineswegs nur religiöse Triebverdrängung zu reagieren. Für viele Künstler sind die christliche Formensprache, Ikonographie und Ideologie, die unsere kulturelle Kommunikation geprägt haben, Mittel der Verständigung, kein Einverständnis mit ihren religiösen Botschaften. Sexuelle Unterdrückung und Triebverzicht bei gleichzeitiger kommerzieller Zurschaustellung und Idolisierung der Sexualität erzeugen jene aggressiven erotischen Interventionen, für die die Abreaktions-Kunst der Gegenwart berüchtigt geworden ist. Die «Wiederkehr des Verdrängten» macht sich in Grenzformen Luft, die nicht zufällig eine regressive, destruktive, antiästhetische Ausrichtung haben und am meisten der Definition der Erotik als «Beschmutzung des Schönen» entsprechen. Indem Georges Bataille im Obszönen den verdrängten Sexus rehabilitierte, bestärkte er, Ideen von Norman O. Brown und Herbert Marcuse vorwegnehmend, eine anarchische, kulturfeindliche Einstellung oder ‹Entsublimierung›, über deren ‹repressiven› oder ‹nicht repressiven› politischen Charakter die subversive Front sich bald wieder zerstritt.

Freud selbst schreckte vor den künstlerischen Parallelerscheinungen der «Wiederkehr des Verdrängten» zurück und gab dem fanatischen Surrealisten Dali zu verstehen, daß ihn viel mehr dessen Bewußtes als Unbewußtes interessiere. Er wollte den Durchbruch der infantilen Sexualität, des «polymorph Perversen» und der prälogischen Gestaltungsprozesse des Unbewußten in der gleichzeitigen Kunst und Literatur nicht wahrhaben. Der ‹gereifte›, vergeistigte Sexualitätsbegriff des späten Freud paßt entweder besser zu einer bereits historischen klassizistischen Stilepoche, oder sein Konservatismus müßte positiv für eine Rückkehr zu einer kerngesunden Kunst der Mitte gewendet werden, wo das integrale Ich wieder einziger Mittelpunkt der Kunst wird: Wo Es war, soll bekanntlich Ich werden – nämlich ein Individuum im harmonischen Ausgleich seiner Ich-, Überich- und Triebinstanzen, wenn auch in der Einschränkung auf den männlichen patriarchalischen Menschen. Auch Freud blieb unkritisch dem einseitigen Emanzipationsmodell und Ordnungsprinzip der ‹männlichen Kultur› verpflichtet.

Der Zusammenhang von Kunst und Sexualität kann sinnvoll nur als Teilaspekt eines übergreifenden Zusammenhangs von Kunst und gesellschaftlicher Wirklichkeit verstanden werden. Wenn Sexualität, Sinnlichkeit, Erotik, Liebe unverzichtbare Bestandteile des menschlichen Zu-

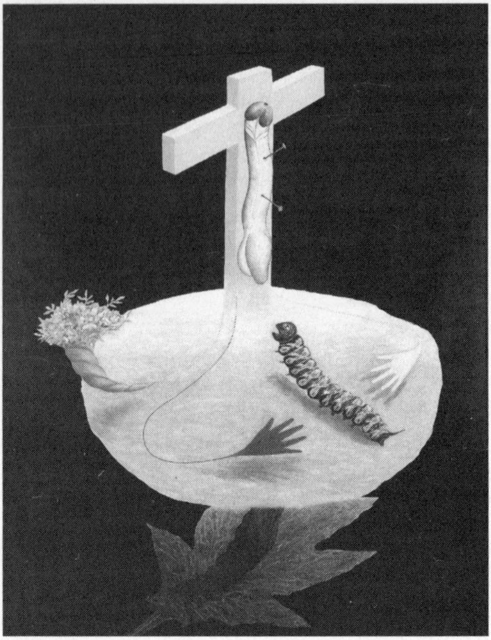

Abb. 134. Meret Oppenheim: La Fin embarassée. Öl, 1972 (nach einem «Cadavre exquis» 1971 mit Anna Boetti und Roberto Lupo)

sammenlebens sind, dürfen und sollen wir sie auch als Motivation und Gegenstand der künstlerischen Gestaltung anerkennen und genießen. Insofern impliziert Kunstgeschichte immer auch selbstverständliche Geschichte der menschlichen Sexualität. Dieses Fundamentalverhältnis zwischen Kunst und Sexualität, dem der humanistische Eros in den realistischen Nacktdarstellungen der Antike und Renaissance beträchtlich nahe kam, tritt uns im Prozeß der gesamten Zivilisation in vielfachen Brechungen und Trübungen entgegen, ebenso in der Geschichte der Sexualtabus, der moralischen Entrüstung und strafrechtlichen Verfolgungen der erotischen Kunst wie in der Geschichte der orgiastischen Ausschweifungen, der «bacchischen Ekstase» (Edgar Wind) und religiösen Verzückungserotik wie in den einseitigen geschlechtsspezifischen Unterwerfungen und Lustmorden an der Grenze des ‹Pathologischen›.

Die moderne Geschichte der Sexualität ist auch die Geschichte der Naturbeherrschung am eigenen Körper, die sich heute verkehrt hat in eine Geschichte der unterdrückten und verstümmelten, toten Körper. Nicht wir herrschen über unsere Körper und ihre Funktionen, sondern sie herrschen über uns, indem sie zu spezialisierten industriellen Arbeitsleistungen dressiert werden oder zu unbrauchbaren Anhängseln des isoliert arbeitenden Kopfes verkümmern. Sowohl die Hypertrophierung wie das gänzliche Aussparen körperlich-sinnlicher Darstellungsinhalte in der modernen Kunst drückt dieses gestörte Verhältnis des Menschen zur Natur seines Körpers aus. Die Abspaltung des Menschen von seinen sexuellen Beziehungsaspekten bewirkt, daß das Sexuelle in der Kunst heute entweder als das einzige oder als gar kein Thema mehr erscheint. Aggression und Verdrängung der menschlichen Sexualität haben im Verein mit den Ausbeutungsmechanismen der Massenmedien im 19. und 20. Jahrhundert eine Radikalität erreicht, die den rationalen humanen Sinn für die Selbstverständlichkeit sexueller Darstellungen in Kunst und Literatur nahezu zerstört hat. Zwar wurde letzteren vom modernen Strafrecht (in der BRD) ein Rechtfertigungscharakter für die Freizügigkeit sexueller Darstellungen eingeräumt, die Kunst und Literatur zum oft genug unterlegenen Anwalt der sexuellen Freiheit stilisiert; aber es sollte nicht erst einer umständlichen, ängstlichen Rechtfertigung als ‹große Kunst›, als ‹veredelte›, ‹sublimierte› Triebnatur oder ‹Ästhetik des Schönen› bedürfen, um die sexuelle Darstellung des Menschen in der Öffentlichkeit anzuerkennen. Die privilegierte Freiheit von Kunst und (Sexual-)Wissenschaft können kein Alibi für die eingeschränkte Freiheit der Darstellung menschlicher Sexualität sein.

Man begegnet in der modernen Kunst wie in der massenspezifischen Medien- und Warenästhetik zweifellos einer inflationären negativen Symbolisierung der Sinnlichkeit, die die tatsächliche Entfremdung der Menschen von ihren nicht mehr selbstverständlichen sexuellen Energiequellen anzeigt. Abgeschnitten von seinen subjektiven Ausdrucks- und Verwirklichungsmöglichkeiten erfährt der industriell produzierte, ‹neurotisierte› Gegenwartsmensch nur mehr das Unbefriedigende, Monströse und Verhängte seiner Sexualfunktionen. Doch es wäre falsch, in dieser Situation ein neues Bilderverbot gegen den obszönen Sexualsymbolismus, Pornographismus, Sexismus, gegen alle Grenzformen der Sinnlichkeit zu erlassen und die Kunst, die für gesellschaftliche Fehlentwicklungen nicht der Hauptverantwortliche ist, auf positive, heile und realitätsabgewandte Gegenbilder zu verpflichten. Dieser Moralismus verspielt die erreichten bescheidenen Positionen sexueller Liberalität, anstatt sie schrittweise auszubauen und sie nun auch von ihrer patriarchalischen Ideologie zu emanzipieren. Eine neue Lüge kann uns bei der notwendigen Umgestaltung der sinnlich-körperlichen Ausdrucksformen, die der menschlichen Entfaltung im ganzen dienen und dem Lebensentzug durch die Verwertungslogik des Profitdenkens Einhalt gebieten, nicht weiter helfen.

Anmerkungen

Kapitel 1

1 Wilhelm Reich: Charakteranalyse, Technik und Grundlagen für Studierende und praktizierende Analytiker. 1933 (Selbstverlag des Verfassers), S. 241.
2 A. a. O., S. 286f.
3 A. a. O., S. 248.
4 Sigmund Freud: Drei Abhandlungen zur Sexualtheorie. In: Gesammelte Werke. Bd. V. Frankfurt/M. 1962, S. 210.
5 Wilhelm Stekel: Der Fetischismus. Berlin/Wien 1923, S. 11.
6 Ludwig Klages: Der Geist als Widersacher der Seele. Bd. II. München/Bonn 1954, S. 1293.
7 Henri Bergson: Die beiden Quellen der Moral und der Religion. Jena 1933, S. 167.
8 Alfred Binet: Le Fétichisme dans l'amour. In: Revue philosophique, dirigée par Th. Ribot, Nr. 9, Sept. 1887, S. 274.
9 Victor Emil von Gebsattel: Über Fetischismus. In: Prolegomena einer medizinischen Anthropologie. Berlin/Göttingen/Heidelberg 1954, S. 155.
10 A. a. O., S. 146.
11 Aber gerade hier könnte die Erfahrung der medizinischen Anthropologie der Kunstkritik zu Hilfe eilen, indem sie erweist, daß die fetischistische Phantasie nie zu ausgesprochen individuellen Manifestationen kommt, sondern immer mehr oder weniger zivilisatorisch-epidemisch, in Typen klassifizierbar, auftritt. Einmaligkeit und Einzigkeit einer fetischistischen Projektion, als sei sie ursprünglich schöpferisch wie der Künstler, ist nach Ansicht vieler Forscher eine Fiktion, ein Grund auch, der der modernen Psychopathologie Schwierigkeiten bereitet, den – wie man früher annahm – esoterischen ‹pathologischen› Gehalt des Fetischismus (*le grand fétichisme*) vom nicht pathologischen (*le petit fétichisme*), der ein Bestandteil jeder Liebe ist, abzugrenzen. Mit dem Wegfall einer wesentlichen Differenz zwischen ihnen bekommt der Fetischismus aber das Prädikat eines allgemeinen Erfahrungsgutes, und die fetischistische Projektion des Beschauers im Bilde auch des Kunstwerks wäre dann nicht mehr subjektive ‹pathologische› Ausnahme, sondern die Abweichung als Erfahrungsnorm.
12 Christian Helfer: Zur Genese des Vergeltungsprinzips. In: Kriminologische Aktualität. Hg. v. A. Mergen. Hamburg 1966, S. 63ff.
13 Klages, a. a. O., S. 1294.
14 Von Gebsattel, a. a. O., S. 146.
15 Herbert Marcuse: Triebstruktur und Gesellschaft. Ein philosophischer Beitrag zu Sigmund Freud. Frankfurt/M. 1965, S. 201.
16 Von Gebsattel, a. a. O., S. 160.
17 A. a. O., S. 152.
18 Stekel, a. a. O., S. 590.
19 Von Gebsattel: Daseinsanalytische und anthropologische Auslegung der sexuellen Perversionen. In: Prolegomena, a. a. O., S. 215.
20 Medard Boss: Sinn und Gehalt der sexuellen Perversionen. Ein daseinsanaly-

tischer Beitrag zur Psychopathologie des Phänomens der Liebe. Bern 1947, S. 48. (Vgl. die in terminologischer Anlehnung an Heidegger umformulierte 3. Auflage des Jahres 1966.) «Dies aber heißt mit anderen Worten, daß jeder einzelne perverse Sexualakt keineswegs etwas qualitativ ganz anderes als ein normgemäßes Lieben ist, sondern lediglich dessen privative Erscheinung darstellt. Eine Privation aber ist grundsätzlich alles andere als die Verneinung dessen, dem etwas ‹geraubt› wurde, dem etwas fehlt. Schon gar nicht wird zufolge einer Privation ein Phänomen in seinem Sinn und Gehalt in sein Gegenteil verkehrt. Vielmehr verweist jedes privative Phänomen erst recht auf den vollen Bedeutungsgehalt der unversehrten Erscheinung» (nach der 3. Aufl., Bern 1966, S. 140). Von Gebsattel bestreitet die von Boss behauptete Transparenz der Liebesnorm in der Abweichung der Perversion. Der Transparenz des schöpferischen dualen Eros in der perversen Teilsetzung setzt von Gebsattel die These entgegen, daß die Perversionen ebenso «umgekehrt transparent für das Nichtige» sein können. (In: Prolegomena, a. a. O., S. 219.) Bei den von Boss geschilderten Fällen gehe es «in der Hauptsache um entwicklungsfähige, psychosexuelle Neurotiker..., neben denen der triebgestörte Vollpsychopath zurücktritt» (a. a. O., S. 218). Es sei ein Unterschied, ob «es sich um das vollperverse gegen die Liebe abgedichtete Verhalten des triebanormalen Psychopathen handelt oder um das auf Liebe in irgendeiner Form hin transparente perverse Verhalten des psychosexuellen Neurotikers» (a. a. O., S. 219). Vgl. Boss' Entgegnung in der 3. Aufl., S. 140ff.

21 Boss, 3. Aufl., Bern 1966, S. 12.

22 Dies betrifft ihre Ausprägungen sowohl in der anthropologischen Perversionstheorie wie in der daseinsanalytischen von Boss, nicht zuletzt ebenso den anthropologischen Ansatz Binswangers in Anlehnung an Husserl und mißverständlich an Heidegger. Insgesamt wird ausgegangen von der Fiktion einer ganzheitlichen, am platonischen Eros orientierten dualen Wir-Bildung als herrschender Liebesnorm, zu welchen unterschiedlichen Bewertungen der Perversion die anthropologische und die daseinsanalytische Interpretation mit Bezug auf jene Norm auch kommen mag.

23 Von Gebsattel: Süchtiges Verhalten im Gebiet sexueller Verirrungen. In: Prolegomena, a. a. O., S. 178.

24 Vgl. L'Écart absolu, La XIe Exposition internationale du Surréalisme à la Galerie de l'Œil. Paris 1965. Im engeren Kreise der Surrealisten führte Benoit schon im Jahre 1959 ein dem Marquis de Sade gewidmetes Kostüm vor. Bei dieser Gelegenheit hat er sich die Initialen des D. A. F. de Sade mit einem glühenden Stempeleisen in die Brust gebrannt. Von den im übrigen völlig überraschten Teilnehmern dieser Soiree hat sich noch Matta der gleichen Prozedur unterzogen. – Das Kostüm «Le nécrophile» wird von Benoit im wesentlichen wie folgt beschrieben: Die Schulter schmückt eine große Halskrause, die Grabsteinen nachgebildet 39 Namen ‹negativer Helden› eingraviert zeigt: Messalina, Louise Labé, Ninon de Lenclos, Pauline Borghese, Jeanne Duval u. a. m. Unterhalb der Halskrause verläuft ein Ring aus zwanzig schwarzen Vögeln in Analogie zu den unheilvollen Raben auf van Goghs letztem Bild. Anzug und Cape des Kostüms hat das Muster einer Friedhofsmauer. Die Rückseite des Capes ziert ein Kreuz mit dem Gesicht einer Frau im Scheitelpunkt und der Unterschrift: *Mort, la vie te guette*. Um die Taille hängen an

einer Kette Utensilien und Handwerkszeug des Totengräbers. Die Halskette hat einen Phallus als Anhänger mit der Aufschrift: *Hommage à Sergent Bertrand*. Füße und Hände sind mit den Klauen des Ameisenbärs bekleidet. Das Geschlecht ringelt sich schwanzartig auf den Boden herab. Die eine Hand hält ein großes Zepter, dessen Knauf die Form einer auf dem Rücken liegenden Riesenspinne hat; auf den spitzen Spinnengliedern balancieren als Figuren Engel und Dämon. Das Gesicht des Kostümträgers ist mit der gleichen bleichgrünen Farbe geschminkt, die das ganze Kostüm hat. Die den Schädel und die obere Gesichtshälfte bedeckende Maske bezieht das Vorbild für ihre Zeichnung und den samtenen Glanz der Farbe vom Nachtschmetterling, wenn man ihm im Morgenlicht begegnet. (Frei übersetzt aus einer Mitteilung Benoits an den Verfasser.)

25 Vgl. Jean Jacques Lebel: Le Happening. In: Les Lettres Nouvelles. Hg. v. Maurice Nadeau. Paris 1966.

26 Von Gebsattel: Über Fetischismus, a. a. O., S. 159.

27 Freud: Fetischismus. In: Ges. Werke, Bd. XIV. Frankfurt/M. 1962, S. 317.

28 Christo, Einführungen v. David Bourdon, Otto Hahn, Pierre Restany. Mailand 1966. Vergleichbare Fetischobjekte finden sich bei Bellmer, Brehmer, Beuys, Gabriel, Conner, Kalinowski, Manzoni, Muehl, Ray u. a.

29 Vgl. Nachrichten der Deutschen Gesellschaft zur Entwicklung von Kunststoff-Prothesen e. V. Hg. v. Bernhard Höke. Berlin 1967. Literatur: Wilhelm Stekel: Ein Fall von orthopädischem Fetischismus. In: Der Fetischismus, a. a. O., S. 423–533. – Hans Giese/Jürg Hansen/Wilfried Rasch: Psychiatrische Beiträge zur modernen Kunst. In: Beiträge zur Sexualforschung. Hg. v. Bürger-Prinz und Giese. 38. Heft. Stuttgart 1967.

30 Zur Entwicklungsgeschichte der Ästhetik des Feuerwerks und ihrer Ausprägung in der modernen Kunst vgl. Erling Eng: The Lightness of Fireworks. In: Conditio humana. Erwin W. Strauss on his 75th birthday. Hg. v. Walter von Baeyer und Richard M. Griffith. Berlin/Heidelberg/New York 1966, S. 74–83.

31 Vgl. meine Erwägungen über «Subjektlose Kunst». Desgl. in: Zur Phänomenologie des Bewußtseinsstroms. Bonn 1966. Vgl. Gottfried Bräuer: Das Finden als Moment des Schöpferischen. Tübingen 1966. – Mit Recht konstatiert Pierre Restany eine neuerliche Tendenz in der Kunst, «von der Assemblage zur Fläche überzuwechseln... Die auf die Bildfläche übertragene Aufnahme entspricht der Übertragung des *ready-made* auf eine zweidimensionale Fläche. Es gibt keinen philosophischen Unterschied zwischen einer Accumulation von Arman und einer Wiederholung von Fotos bei Andy Warhol: im ersten Fall haben wir es mit gefundenen dreidimensionalen Gegenständen, im zweiten Fall mit gefundenen zweidimensionalen Foto-Objekten zu tun» (zit. aus Das Kunstwerk, 5–6/XX, Febr. 1967). Was Restany hier für die «mechanische Malerei» von Beguier, Bertini, Pol Bury, Jacquet, Nikos und Rotella im einzelnen ausführt, habe ich ähnlich am Beispiel Peter Klasens unter dem Aspekt «Die Collage als Fiktion» zu zeigen versucht. Dort heißt es (Kat. d. Gal. Mathias Fels Cie v. 22. 4. 1966) mit Bezug auf jene Künstler, die «mit Vorliebe in den halbmechanischen Medien der optischen Reproduktion und Montage rezeptiv nach Ausdruck» suchen: «Einerseits haben sie die ästhetische Relevanz der halbmechanischen Herstellungsverfahren, die Collage

und Assemblage oder die fotomechanische Metamorphose, für das moderne subjektive Bild scharfsinnig erkannt, andererseits weigern sie sich mit Recht, diese in der herkömmlichen, viel strapazierten Form als ein Wiederzusammensetzen von Formfundstücken weiterhin zu verwenden. Offensichtlich ist die unsere Wahrnehmung einst revolutionierende Collage zum konventionellen Kompositionsrezept für beliebige Inhalte heruntergekommen, zum bloßen Surrogat für Formerfindungen, die wir den ersten Collagen in der Tat verdanken. Peter Klasen... versucht die... rezeptive Einstellung des Findens und Zusammenfügens der optischen Tatsachen in das Illusionistische und Subjektive von Malerei im weitesten Sinne hinüberzuretten. Das verblüffende Resultat sind jene... Bilder, die... eine Zusammenstellung von Formfundstücken sind, diese aber nicht mehr unmittelbar selber als ein Ding oder als ein fotographisches Zitat aus der Zeitschrift, dem Magazin oder dem Film ins Bild bringen, sondern sie nur mehr auf zweidimensionaler Fläche naturalistisch abbilden. Die artistische bildnerische Pointe ist diese Retransponierung einer dreidimensionalen Assemblage oder einer Collage ins illusionistische Medium des zweidimensionalen Tafelbildes... Die Formfundstücke eines wirklichen oder fotographierten Autoreifens, Thermometers, Lippenstiftes u. a. m. werden mit Hilfe einer dafür ausprobierten Schablonier- und Spritztechnik so getreu und sinnlich auf die Leinwand projiziert, daß der Collages beziehungsweise Assemblages zu sehen gewohnte Beschauer verführt ist, nach jenen Formfunden zu greifen, als seien sie unmittelbar präsent und nicht ihre zweidimensionale Darstellung.»

32 Helmuth Plessner: Zur Genesis moderner Malerei. In: Konkrete Vernunft. Festschrift für Erich Rothacker. Hg. v. Gerhard Funke. Bonn 1958, S. 414f.

33 Ausgeklammert bleiben daher die unter dem Fetischismus-Aspekt im weitesten Sinne interpretierbaren Bacon, René Magritte, Picasso u. a. meist stellvertretend gleich für ganze Kunstrichtungen, ebenso der ‹zweidimensionale› Fetischismus eines Georg Baselitz, Hans Bellmer, Ferro, Tilo Keil, Konrad Klapheck, Rainer Küchenmeister, Richard Lindner, Pierre Molinier, Heinrich Richter, Eberhard Schlotter, Paul Wunderlich.

34 Außer acht bleibt die Frage, inwieweit auch das zweidimensionale Bild durch Vergrößerung und Verzerrung seines Gegenstandes fetischhaft anmuten kann. Die Überdimension vermag dem Dargestellten jene Idolität zu verleihen, die der Fetisch in seiner Körperlichkeit unmittelbar hat. Man denke an die ins Riesenhafte übersetzten Gliedmaßen, Finger, Waden, Brüste etc. bei Keil, Stevenson, Wesselmann, Wintersberger und in der Pop Art, insgesamt Beispiele für erotische Idolisierungen, die sie der «Übergröße» und Monumentalität der Darstellung verdanken.

35 Wie sehr eine gerade häßliche oder ‹unästhetische› Dimension des Stofflichen zur Bildung neuer ästhetischer Ausdrucksweisen, die den akademischen Bereich des anerkannt Bildfähigen überschreiten, beitragen kann, zeigt Joseph Beuys. Die von ihm bevorzugten ungewöhnlichen Materialien Filz, Fett, Talg, Margarine, Wachs u. dgl. lassen sich schwerlich in ihrer rein ästhetischen und formalen Wirkung wahrnehmen. Sie sind das formal und ästhetisch nie Isolierbare, was den mit diesen Materialien erreichten Formerfindungen eine zusätzlich ‹magische› Qualität verleiht. Die außerästhetischen Implikationen der verwendeten Materialien werden vom Beschauer mit wahrgenommen, d. h.

unabtrennbar von der Wahrnehmung dieses ‹unästhetischen› Stofflichen wie dem Fett ist dessen Wert- und Bedeutungshorizont für den Beschauer der normativen Einstellung: als Nahrungsmittel, Konsumgut, beschränkte Konsumierbarkeit bzw. Verderblichkeit, physische Verträglichkeit für den menschlichen Organismus. Die verwendeten Materialien sind potentiell Stoffe der Einverleibung durch den Menschen, und als solche haben sie eine außerästhetische Anmutungsqualität für den Beschauer. Dieser nimmt teil an der ästhetischen Manipulation eines Stoffes, der dafür nicht vorgesehen, ja geradezu für einen nur ästhetischen Gebrauch tabuiert ist und in der Mißhandlung oder Verfremdung seines Gebrauchswertes als Nahrung für eklig, verdorben, ‹unappetitlich› wahrgenommen wird. Die ästhetische Faszination der von Beuys geschaffenen «Fettecken» und «Fetträume» verdankt sich ohne Zweifel auch der Tatsache, daß das von ihnen gebrauchte Material als ‹anthropologisch› vorstrukturiert erfahren wird. Begnügte sich Beuys ersatzweise mit einem Material, das zwar die Konsistenz und alle sinnlichen Eigenschaften der Fettqualität noch besäße, aber eben nicht mehr die originäre Tabu-Qualität des Nahrungsstoffes, bliebe die behauptete Faszination weg. Diese verdankt sich also der Anmutungsqualität des Materials als eines potentiellen Stoffes der Einverleibung durch den Menschen. Im Fett der Nahrung erfährt der mit ihm arbeitende Künstler, wie ebenso der Zuschauer, das Material als ein Stück von sich selber, und zwar im Fall des Fettes als ein Stück von sich selber *vor* der Einverleibung, wie der Kot als ein Stück *nach* der Einverleibung und als ihr ‹ästhetisches› Endprodukt erfahren werden kann.

So ‹anthropologisch› strukturiert sind der Kot und vergleichbare Verwesungsabschnitzel, wie verfaulendes rohes Fleisch, als bildnerisches Material in den Arbeiten von Diter Rot zu finden. Sicher kann man mit Bezug auf die ‹anthropologische› Anmutungsqualität der bei Beuys verwendeten Stoffe sagen: Das modulierbare Fett ist dem modulierten Kot, einem Endprodukt, der Nahrungsverarbeitung durch den Menschen (insofern einem organisch vorgeformten *objet trouvé*) näher als den klassischen Materialien des Bildhauers wie Ton, Gips, Holz, Stein oder den neueren wie Kunststoff, Schrott, Beton, Elektrizität, spektrales Licht, Wasser usw. Diesen weitgehend mimetisch amorphen Stoffen stehen die mimetischen, ‹anthropologisch› präformierten der menschlichen Einverleibung provozierend gegenüber. Wie die Leinwand als ein Stück der verlängerten Körpersphäre des Menschen, vergleichbar seiner Kleidung, vom Künstler, wie Fontana bekennt, erfahren werden kann, so könnte ebenso der Fettstoff als noch ungeformtes, aber potentielles Stück der eigenen Körpersphäre (wie der Kot als peristaltisch geformtes postumes Stück ihrer, was die Kinderpsychologie bestätigt) erfahren werden. Alle Stoffe der menschlichen Einverleibung haben eine gemeinsame anthropomorphe Anmutungsqualität, ebenso die optisch unvertrauten inneren Organe der Körpersphäre. Gehörten früher die ungesehenen konservierten Organe Leber, Niere, Magen, Herz, Fötus und allerlei histologische Abschnitzel zu den schockierenden Attraktionen der Jahrmärkte, so beginnt man heute, kunsthistorisch: in einer beginnenden Epoche ästhetischer Grenzüberschreitungen und im Rekurs auf eine neue Ästhetik des Häßlichen, die auch bildnerischen Möglichkeiten dieser und anderer ästhetisch tabuierter Formen zu sehen. Hier sind die weit vorausschauenden Arbeiten von Paul Thek und Cornelius

Kolig zu nennen; bei freilich anderen bildnerischen Intentionen auch die ästhetische Präparation des Tierkadavers, die Assemblage menschlicher und tierischer Organe oder Innereien durch Hermann Nitsch. (Vgl. des Verf. Prolegomenon für eine zeitgemäße Ästhetik des Häßlichen in «Das Prinzip Obszön», a. a. O.)

36 Vgl. den Katalog der Ausstellung «Fetisch-Formen». Hg. v. Städt. Museum Leverkusen, Schloß Morsbroich, dem Berliner Kunstverein und dem Haus am Waldsee. Leverkusen/Berlin 1967.

37 Vgl. Heinrich Lützeler: Die Auffassung der Kunst bei den Naturvölkern. In: Konkrete Vernunft. Festschrift für Erich Rothacker. Hg. v. Gerhard Funke. Bonn 1958. Aufschlußreich für die Kategorie des Gebrauchten heißt es dort: «Wenn wir gebrauchte Kunst so ansehen, als ob sie autonome Kunst wäre, entgeht uns eine Fülle von Sinn und Leben. Es fragt sich, ob wir diese Kunst, losgelöst von ihrer Aufgabe, überhaupt noch verstehen, freilich auch, ob wir sie zusammen mit ihrer Aufgabe noch verstehen können. Rilke, in großer Sehnsucht, Kunst wieder notwendig zu machen, sah einen mittelalterlichen Reliquienschrein, vor dem die Menschen knieten und beteten, eben durch dies Knien und Beten verwandelt; das Wer gewann eine Dimension hinzu, die wir, nur auf seine meisterliche Gestaltung angewiesen, kaum mehr erkennen können» (S. 125).

38 Robert Lebel: Sur Marcel Duchamp, avec des textes de André Breton et H. P. Roché. Paris 1959 (dt. Ausg. bei DuMont Schauberg, Köln). Cat. rais: No. 106 (Broyeuse de Chocolat), No. 132, 175 (Fontaine), No. 191 (Prière de Toucher). Vgl. Not seen and/or less seen of/by Marcel Duchamp/Prose Selavy 1904–64. Austellung der Mary Sisler Collection in der Gal. Cordier & Ekstrom, Inc. New York 1965.

39 Otto Rank: Der Künstler und andere Beiträge zur Psychoanalyse des dichterischen Schaffens. Leipzig/Wien/Zürich 1925, S. 80 (u. ö.).

40 Maryse Choisy: Kunst und Sexualität. In: Kunst und Kommunikation. Schriften zur Kunstsoziologie und Massenkommunikation. Hg. von Alphons Silbermann. Bd. 7, S. 74.

41 Wie ergiebig diese Betrachtung des Künstlers als eines «polymorphen Perversen» mit Bezug auf die halbmechanischen Herstellungsverfahren des Bildes, den Akt seiner Entstehung sein kann (Rauschenbergs und Vostells «Verwischung», Rainers «Übermalung», Fontanas «Schnitte», Kleins «Anthropometrien», Rotellas «Decollage», Tàpies' «Grattage» etc.), habe ich an anderer Stelle ausgeführt. Siehe «Kunst (moderne, bildende)». In: Armand Mergen: Sexualforschung. Stichwort und Bild. Bd. 1. Hamburg 1963, S. 468ff.

42 Boss: Sinn, a. a. O., S. 59.

43 Freud: Fetischismus, a. a. O., S. 317.

44 Von Gebsattel: Über Fetischismus, a. a. O., S. 159.

45 Choisy, a. a. O., S. 74.

46 Choisy, a. a. O., S. 67.

47 Michael Landmann: Kulturbewußtsein. In: Konkrete Vernunft. Festschrift für Erich Rothacker. Hg. von Gerhard Funke. Bonn 1958, S. 108f.

48 Brief an den Verfasser v. 16.6.1963.
49 Georges Bataille: L'érotisme. Arguments 5. Paris 1957 (dt. Ausg. hg. u. übers. v. Max Hölzer: Der heilige Eros. Neuwied 1963).
50 Hans Bellmer: Petite Anatomie de l'Inconscient Physique ou l'Anatomie de l'Image. Paris 1957.
51 Brief an den Verfasser, a. a. O.
52 Hans Bellmer: Die Puppe – Die Spiele der Puppe – Die Anatomie des Bildes. Berlin 1962, S. 127.
53 A. a. O., S. 60.
54 A. a. O., S. 128.
55 A. a. O., S. 58f.
56 A. a. O., S. 59f.
57 Walter Benjamin: Der Sürrealismus. Die letzte Momentaufnahme der europäischen Intelligenz. In: Literarische Welt, Jg. 5, Nr. 5, 6 u. 7 vom Februar 1929. Zitiert aus Walter Benjamin: Angelus Novus. Ausgew. Schriften 2. Frankfurt/M. 1966, S. 210 (u. ö.).
58 Den surrealistischen Manifesten liegt an der Versöhnung von Traum und Wirklichkeit (*rêve et réalité*) durch deren Synthese zu einer Art der *réalité absolue*, der *surréalité*. Die sonst diskontinuierlichen Bilder der Wahrnehmung und des Traums sind in ihr zu einer einzigen «Kontinuität des Lebens» (André Breton: Die Manifeste des Surrealismus. Reinbek 1986, S. 14) ineinander verlaufen, in solcher Vereinigung die vollkommene surrealistische Freiheit. Sie herzustellen ist nach dem ersten Manifest von 1924 allein von dem Künstler abhängig, der sie will: «Es hängt nur von ihm ab, ob er sich ganz gehören, das heißt, die jeden Tag furchterregende Zahl seiner Begierden im anarchischen Zustand halten will.» Darin drückt sich implizit die Utopie des hochkapitalistischen Bürgertums aus: die Verherrlichung des persönlichen Willens zum artistischen Individualismus; nach dem dazugehörenden Sprichwort ist jeder «seines Glückes Schmied», *‹la poésie le lui enseigne›*. Die Kunst regt das Individuum an, ganz und in Freiheit sich selbst zu gehören. Die Kunst «trägt in sich den vollkommenen Ausgleich für das Elend, das wir ertragen» (ebd.). Die nicht zugegebenen Motive solcher Auslegung durch den Surrealismus sind Irrationalisierung der Wirklichkeit, die verteidigte private Freiheit des Erlebens durch den träumenden Künstler, der – ein *logicien dormant* – schöpferisch ist in seiner Welt. «Das Poetische» und «das Wunderbare», die «Okkultation» werden zu befreienden evokativen Formeln der artistischen Abkehr von der Phantasiearmut der realen Welt, ihrem Elend und ihrem unästhetischen Mitleid. Ihnen gegenüber wird in der Adoration der *surréalité,* also dessen, was über Traum und Wirklichkeit als ihre Versöhnung konstruiert ist, eine kontemplative, rein zuschauende Haltung eingenommen. Die politischen Invektiven gegen das Bürgertum können nicht davon ablenken, daß der surrealistische Anarchismus seine Denkmotive weniger aus dem häufig zitierten Marxismus als vielmehr aus der bürgerlichen Lebensphilosophie der Zeit bezieht. Vgl. meine Ausführungen in: Zur Phänomenologie des Bewußtseinsstroms. Bergson, Dilthey, Husserl, Simmel und die lebensphilosophischen Antinomien. Bonn 1966.

59 Victor Emil von Gebsattel: Prolegomena einer medizinischen Anthropologie. Ausgewählte Aufsätze. Berlin/Göttingen/Heidelberg 1954, S. 157.
60 Herbert Marcuse: Triebstruktur und Gesellschaft. Ein philosophischer Beitrag zu Sigmund Freud. Frankfurt/M. 1965, S. 201.
61 Peter Gorsen: Die Revision des Portraits durch Francis Bacon. In: Das Kunstwerk 2–3, XVII, 1963.
62 Bellmer: Die Puppe, a. a. O., S. 145.
63 A. a. O., S. 150.
64 Ebd.; vgl. Les Dessins de Hans Bellmer. Préface de Constantin Jelenski. Paris 1966.
65 A. a. O., S. 150.
66 Siehe die Abbildungen in Les Dessins de Hans Bellmer, a. a. O., vor allem jene der S. 81. Hier scheint einer der, so weit ich sehe, seltenen Fälle eingetreten, wo das Bild die hermaphroditische Dynamik vom Standpunkt des weiblichen Antagonisten aus einleitet. Die Extrovertierung des Phallischen durch den weiblichen Körper ist derart unzweideutig zum Ausdruck gebracht, daß man die immer prinzipiell mögliche Gegenfrage, liegt nicht doch ein männlicher Narzißmus vor, verneinen kann. Bei der deskriptiven Beurteilung gerade des hermaphroditischen Bildes ist der Standpunkt der eigenen Subjektivität sehr schwer auszuklammern. Wird der weibliche oder der männliche Betrachter das hermaphroditische Bild nicht immer vom Standpunkt des eigenen Selbst aus eingeleitet sehen, so daß vor ein und demselben Bild der männliche Betrachter eine Projektion des eigenen Phallischen erblickt, während der weibliche Betrachter zwar ebenso sich selbst, aber extrovertiert: in der Simulierung des männlich Phallischen begegnet? Allein so schlicht klassifiziert werden die Reaktionen vor den Bildern nicht ausfallen. Der ästhetischen Struktur des erotischen Bildes korrespondiert eine psychisch-konstitutionelle im Betrachter, die im Akt der Betrachtung sich nicht im Einklang befinden. Der theoretisch uninteressierte Betrachter wird es allerdings für reichlich überflüssig halten, für ein Bild, das ohnehin aus der Äquivokation von phallisch und vaginal lebt, auch noch den dominanten der Antagonisten zu ermitteln. Und doch hängt für eine Beurteilung des konkreten erotischen Gehalts des hermaphroditischen Bildes viel von dieser Ermittlung ab, will man es nicht zum bloßen Projektionsschirm für seinen erotischen Betrachter subjektivieren und in seinem Ansich relativieren.
67 Vgl. Les Dessins de Hans Bellmer, a. a. O., S. 96. Dort gibt der Künstler den Hermaphroditismus des männlichen Bildes in mehr intentional-illustrativer Form als schon selber ein hermaphroditisches Bild. Ich erinnere mich nur an ein Blatt, Radierung aus der Serie «à Sade», das die hermaphroditische Anatomie im Bilde des Mannes anbringt, die Darstellung eines männlichen Kopfes in der Verformung der Nase und unteren Gesichtshälfte zu Klitoris und Vulva.

Bibliographische Angaben und Materialien zu einem Œuvreverzeichnis der Graphik finden sich in «Katalog 6» der Kestner-Gesellschaft. Eingerichtet und eingeleitet von Wieland Schmied. Hannover 1967.

Vgl. Sigrid Schade über Dekonstruktion bürgerlicher Totalitätskonzepte. In: Ursula Konnertz (Hg.): Weiblichkeit in der Moderne. Tübingen 1986.

Kapitel 3

68 Oskar Kokoschka: Mein Leben. München 1971, S. 129.
69 A. a. O., S. 191.
70 Alma Mahler-Werfel: Mein Leben, Frankfurt/M. 1960, S. 57.
71 Brief v. 9. Nov. 1959 an Joseph Paul Hodin, in: Hodin: Oskar Kokoschka: Eine Psychographie. Wien/Frankfurt/Zürich 1971, S. 272.
72 Kokoschka, Mein Leben, a. a. O., S. 190, 191.
73 Wilhelm Stekel: Der Fetischismus. Berlin/Wien 1923, S. 65.
74 Siegfried Placzek: Erotik und Schaffen. Berlin/Köln 1934, S. 189.
75 Oskar Kokoschka: Briefe I. 1905–1919. Hg. v. Olda Kokoschka und Heinz Spielmann, Düsseldorf 1984, S. 293.
76 Aus dem Katalog der Lefevre Gallery, March–April 1957, London, dort als «Standing Nude», um 1918, Öl auf Papier (im Katalog falsch mit 1914 datiert), 73 1/4 × 31 inches bezeichnet.
77 Kokoschka, Briefe I, a. a. O., S. 293 f (u. ö.).
78 Sie befinden sich im Oskar Kokoschka-Dokumentationszentrum in Pöchlarn (NÖ) und waren erst vor etwa drei Jahren im Züricher Antiquitäten-Buchhandel aufgetaucht. Eines der Photos zeigt auch eine lebensgroße Skizze des Kopfes.
79 Kokoschka, Briefe I, a. a. O., S. 294 (u. ö.).
80 Die wiederholt in der Sekundärliteratur zu Kokoschka und jüngst wieder von Wieland Schmied (Der Fetisch. Oskar Kokoschkas Selbstbildnis mit der Puppe. In: ders.: Nach Klimt. Schriften zur Kunst in Österreich. Salzburg 1979, S. 53) geschätzte Zahl von «weit über hundert Zeichnungen – darunter einigen lebensgroßen!» ist unhaltbar. Vgl. auch Ernest Rathenaus Bestandsaufnahmen: Oskar Kokoschka. Handzeichnungen. Bd. I–V. Berlin (und New York) 1934–77.
81 Kokoschka, Briefe I, a. a. O., S. 301.
82 Die Verwendung des Puppenmotivs in der Dichtung Kokoschkas untersuchten Gerhard Johann Lischka: Oskar Kokoschka, Maler und Dichter. Eine literar-ästhetische Untersuchung zu seiner Doppelbegabung. Bern/Frankfurt 1972, und Alfred Reisinger: Kokoschkas Dichtungen nach dem Expressionismus. Wien/München/Zürich 1978.
83 Kokoschka: Mein Leben, a. a. O., S. 190, und Briefe I, a. a. O., S. 300.
84 Kokoschka: Mein Leben, a. a. O., S. 191 f.

Kapitel 4

85 Vgl. Richard Lindner: Katalog des Städtischen Museums «Schloß Morsbroich», Leverkusen, v. 11. 10.–24. 11. 1968. Dort ausführliche Bibliographie mit Beiträgen von Wieland Schmied, Rolf-Gunter Dienst, Sidney Tillim, Roland Penrose. – Rolf-Gunter Dienst: Lindner. Stuttgart 1970. – Dore Ashton: Richard Lindner. New York 1969.
86 Wie Lindner in einem Interview mit Wolfgang Georg Fischer im Katalog der Städtischen Kunsthalle, Düsseldorf 1974, und ebenso in einem Gespräch mit Robert Cordier für die Zeitschrift Zoom, No. 20, 1973, betont.

87 Lindner-Katalog der Städtischen Kunsthalle Düsseldorf 1974, Nr. 62, 64, 69 und 26.
88 A. a. O., Nr. 15, 17, 37, 66, 72.
89 A. a. O., Nr. 29, 31, 63, 73.
90 A. a. O., Nr. 18, 23, 29.
91 Abgebildet in Dienst, a. a. O., Nr. 6.
92 A. a. O., Nr. 35.
93 A. a. O., Nr. 37.
94 Max Horkheimer: Art and Mass Culture (New York 1941). In: ders.: Kritische Theorie. Eine Dokumentation. Hg. von Alfred Schmidt. Bd. II. Frankfurt/M. 1968, S. 319.
95 Vgl. das Interview Fischers im Katalog der Städtischen Kunsthalle Düsseldorf, a. a. O.
96 Dienst, a. a. O.
97 Theodor W. Adorno: Ästhetische Theorie. Frankfurt/M. 1970, S. 27.
98 Sigmund Freud: Gesammelte Werke. Bd. XIV. Frankfurt/M., S. 312.
99 Eduard Fuchs: Geschichte der erotischen Kunst. Bd. II. München 1926, S. 390. Expliziert in Gorsen: Körperrituale. Zu den Arbeiten Adolf Frohners. Wien 1974.
100 Roger Dadoun: Der Fetischismus im Horrorfilm. In: J. B. Pontalis (Hg.): Objekte des Fetischismus. Frankfurt/M. 1972, S. 361.
101 Katalog Lindner des Städtischen Museums «Schloß Morsbroich». Leverkusen 1969.
102 Vgl. Nr. 19, 27, 30, 50, in: Dienst, a. a. O.
103 Vgl. das Interview durch W. G. Fischer im Katalog der Städtischen Kunsthalle Düsseldorf, a. a. O.
104 Dies stimmt mit der persönlichen Auffassung Lindners überein, der Frauen für stärker, Männer für eine «pathetische Angelegenheit» hält, seinen Vater als netten Mann erfahren hat, «aber er war ein Feigling. Er hat alles auf meine Mutter geschoben, die dadurch eine starke Figur wurde», «eine sehr wagnerianische Frau, auch physically, mit Busen, vielleicht auch in meinen Bildern hier und da zu finden». Ausgeführt im Interview mit W. G. Fischer im Katalog der Städtischen Kunsthalle Düsseldorf, a. a. O.
105 Vgl. Pontalis, a. a. O., S. 338, 84, 28.
106 «The Target», in: Dienst, a. a. O., Nr. 41. Bisweilen sind auch Oberkörper oder Stirn zielscheibenartig markiert. Zur Sexualsymbolik der Zielscheibe vgl. Gorsen: Kunst. Stichwort in: A. Mergen: Sexualforschung. Bd. I. Hamburg 1963, S. 447–518.
107 Abgebildet in: Dienst, a. a. O., Nr. 21.
108 Vgl. die malerische *hommage à Proust* durch Lindner, Kat. Nr. 1, in: Dienst, a. a. O.
109 Die Tatsache, daß auf diesem Bild der «Boy» sein mechanisches Spiel mit Ring und Faden an den Automatismus einer hinter ihm stehenden Maschinerie angeschlossen hat, veranlaßt Gilles Deleuze und Félix Guattari, hier von einer Darstellung der «Wunschmaschinen» (machines désirantes – production désirante) zu sprechen. Damit ist ein von der industriellen Produktion unterdrücktes Triebpotential: die produktiven Kräfte der Libido, gemeint. Obwohl vom industriellen Produktionssystem unterdrückt oder zu sakrosankten Sublimie-

rungen verurteilt, ist dieses Potential gleichwohl eine der Grundlagen der industriellen Produktion. Der Kapitalismus produziert somit seine eigenen Widersprüche. Einerseits braucht er die libidinöse Energie, Sexualität und Phantasietätigkeit dringend zur Kompensation gegenüber der Erfahrung des entfremdeten Arbeitsprozesses, er schafft sich damit ein triebökonomisches Gleichgewicht. Andererseits muß er alles unterdrücken, was seinem Verwertungsinteresse nicht subsumierbar ist. Er lebt von etwas, was er gleichzeitig unterdrückt. Diesen Widerspruch soll Lindners Gemälde «où le gros petit garçon a déjà branché une machine désirante sur une machine sociale» angeblich versinnbildlichen. «Boy with Machine» soll diesen kapitalistischen Grundwiderspruch illustrieren. Er ist als einziges Bild in den Textband von Deleuze/Guattari aufgenommen. Doch bekommt diese Interpretation etwas Willkürliches, vergleicht man die allein herangezogene Version von 1954 mit jener von 1955. Dort fällt nämlich der Aspekt der machine sociale, das feed-back der «Wunschproduktion» an das industrielle Produktionssystem, aus der Darstellung heraus. Die fehlende Maschinendarstellung suggeriert ein eher «onastisches» Phantasiespiel. Vgl. Deleuze/Guattari: Capitalisme et Schizophrénie. L'Anti-Œdipe. Paris 1972.

110 Nr. 56 und 63 im Kat. Düsseldorf, a. a. O.

111 Vgl. das Interview mit Robert Cordier, in: Zoom, No. 20, 1973, S. 78.

112 Vgl. Interview mit Cordier, in Zoom, a. a. O.

113 Karl Abraham: Bemerkungen zur Psychoanalyse eines Falles von Fuß- und Korsettfetischismus (1912). In: Abraham. Psychoanalytische Studien. Bd. II. Frankfurt/M. 1971, S. 240.

114 Beispielsweise pflegte der von Abraham beschriebene Korsett- und Fußfetischist «sich so niederzulassen, daß die Ferse des einen Fußes einen Druck auf die Analgegend ausübte. In den entsprechenden Erinnerungen finden wir die unmittelbare assoziative Verknüpfung von Fuß und After. Die Ferse diente gewissermaßen als männliches, der Anus als weibliches Organ» (Abraham, a. a. O., S. 240). Die gleiche Wertverschiebung wird durch den Surrealisten Pierre Molinier zum Thema seiner Montagen und Selbstdarstellungen. Vgl. Gorsen: Molinier. Essay über den hermaphroditischen Surrealisten. München 1972. – Ähnlich führt Stekel eine Fetischisierung der Anal- und Beckenzone darauf zurück, daß etwa «durch die bei der Kindespflege entstandenen Streichungen des Dammes libidinöse Empfindungen ausgelöst wurden, welche den Damm dann zur erogenen Zone machten. Wir sehen ... hier die Wichtigkeit des Fesselns und Schnürens, des Einpressens mit deutlicher Beziehung auf die Lage in den Windeln» (Stekel: Der Fetischismus. Berlin/Wien 1923, S. 94).

115 Stekel, a. a. O., S. 92.

116 Abraham, a. a. O., S. 235.

117 Peter Gorsen: Sexualästhetik. Zur bürgerlichen Rezeption von Obszönität und Pornographie. Reinbek 1972, S. 89f.

118 Wolfgang Fritz Haug: Kritik der Warenästhetik. In: Kursbuch 20 (1970), S. 157. Vgl. ders.: Warenästhetik, Sexualität und Herrschaft. Ges. Aufsätze. Frankfurt/M. 1972.

Kapitel 5

119 Diese wäre den sogenannten Nicht-Sextagebüchern von fast 10000 Blättern zu entnehmen, die noch nicht wieder aufgetaucht, vielleicht vernichtet worden sind. Nach Jürg Hansen, der Einblick in dieses Material hatte, wurden «auch in diesem sehr viel Sexualität, entsprechende Träume und Phantasmata abgehandelt»; so «stellt das eigentliche Sextagebuch nur einen ganz kleinen Abschnitt des Gesamt-Tagebuch-Werkes dar» (Brief Hansens vom 20.8.1982 an den Verf.).

120 Jürg Hansen: Abstraktion vom sinnlichen Erleben. In: Giese/Hansen/Rasch: Psychiatrische Beiträge zur modernen Kunst. Stuttgart 1967.

121 Eberhard Berger: Verlauf einer abnormen sexuellen Entwicklung, dargestellt anhand eines über 30 Jahre geführten Tagebuches sexuellen Erlebens. Dissertation aus der Psychiatrischen- und Nervenklinik der Universität Hamburg 1965.

122 Einige Abbildungen des fetischistischen Materials brachte Armand Mergen in seinem Werk «Sexualforschung, Stichwort und Bild», Hamburg 1963, ohne auf diesen Fall gesondert einzugehen oder auch nur quellenmäßig darauf zu verweisen. – Eine Ausstellung Nouveaus (gem. mit Molinier) hatte ich für die «documenta V» (Kassel 1972) geplant. Vgl. das Kap. «Schwierigkeiten beim Herstellen einer Pornographiedokumentation», in: Klaus Staeck (Hg.): Befragung der Documenta oder Die Kunst soll schön bleiben. Göttingen 1972. Dort weiteres Bildmaterial.

123 Hansen, a. a. O., S. 87.

124 Berger, a. a. O., S. 67.

125 Roger Caillois: Die Spiele und die Menschen. Maske und Rausch. Frankfurt/Berlin/Wien 1982, S. 16.

126 Berger, a. a. O., S. 18 (u. ö.).

127 Wilhelm Stekel: Der Fetischismus. Berlin/Wien 1923, S. 25.

128 A. a. O., S. 396 (u. ö.).

129 Berger, a. a. O., S. 62.

130 Stekel, a. a. O., S. 590.

131 Ebd.

132 Vgl. die Ausführungen Martin Danneckers, in: Der Homosexuelle und die Homosexualität. Frankfurt/M. 1978, S. 61ff.

133 Fritz Morgenthaler: Die Stellung der Perversionen in Metapsychologie und Technik. In: Psyche, XXVIII. Jg., H. 12, 1974, S. 1078f.

Kapitel 6

134 Vgl. John Willie: The Adventures of Sweet Gwendoline. New York 1974 (dt. Übersetzung Frankfurt/M. 1974).

135 Vgl. Allen Jones: Figures. Berlin/Mailand 1969. Das Objekt «Table» Sculpture von 1969 ist mit Sicherheit inspiriert auch von photographischen Darstellungen Willies. Eine mit Jones' Objekt vergleichbare Vorlage bringt Friedrich Thelen: Das Verhalten der Flagellanten in Realität und Phantasie. Wiesbaden 1963, Abb. 14.

136 Vgl. Tomi Ungerer: Totempole, Erst-Zeichnung zw. 1968–75, Zürich 1976. Siehe Interview with Jeff Rund: Bondage Art Collector. In: Brut, Vol. 1, No. 11/1976, S. 17ff.

137 R. L. Park/Irving Klaw: The Godfather of Bondage. In: Fetish Times Gazette, Vol. 1, No. 1/1976, S. 18–21.

138 E. Schorsch: Sexuelle Deviationen: Ideologie, Klinik, Kritik. In: V. Sigusch (Hg.): Therapie sexueller Störungen. Stuttgart 1975, S. 135f. – «Ist eine sexuelle Deviation sozial nicht akzeptierbar (z. B. Kopplung von Sexualität mit Gewalttätigkeit) oder fehlt die gesellschaftliche Realisierungsmöglichkeit (z. B. bei Pädophilie), so daß massive soziale Sanktionen drohen, dann ist ein Hinwirken auf ein Akzeptieren der Deviation therapeutisch sinnlos» (a. a. O., S. 148). – Sehr überzeugend hat Fritz Morgenthaler die Beseitigung der sexuellen Perversion als Ziel der psychoanalytischen Behandlung verneint. Er versteht Perversionen als kompensatorische Ich-Leistungen, die den unlösbaren Widerspruch zwischen Triebanspruch und gesellschaftlicher Realisierungsmöglichkeit überbrücken. Die perverse Triebbefriedigung wird mit einer «Plombe» verglichen, die eine in früher Kindheit erworbene Lücke der Selbstwert-Regulation füllt. Vgl. Morgenthaler: Die Stellung der Perversionen in Metapsychologie und Technik. In: Psyche Nr. 12/1974, S. 1077–1098.

139 W. G. Heller/H. S. Wagner/J. Pauly: Der Flagellantismus und verwandte Formen exzentrischer Sexualität in Amerika. Wiesbaden 1959, S. 48, 159.

140 N. Becker/E. Schorsch: Die psychoanalytische Theorie sexueller Deviationen. In: Sigusch, a. a. O., S. 173ff.

141 Siehe John Willie, a. a. O., S. XI–XVI, «Brief über Fesselungsmanie».

142 Die Ausstellung der Galerie Kunze (Berlin 1977) zeigte erstmals die kürzlich aufgefundenen und von Bellmer zeitlebens verheimlichten Photos unbekannter Pariser Aktmodelle, die als Vorlagen und Vorstudien für seine Kaltnadelradierungen und Zeichnungen gedient haben.

143 Peter Gorsen: Pierre Molinier à lui-même. Essay über den surrealistischen Hermaphroditen. München 1972.

144 Schorsch, a. a. O., S. 127.

Kapitel 7

145 Vgl. André Breton: Ode à Charles Fourier, présentée par F. Kiesler. Paris 1947 (^{2}1961).

146 Aus einem Brief von Prof. Dr. Helmut Rennert vom 19. 10. 1962 an den Verfasser. – Bader spricht relativer von «schizophrener Persönlichkeitsänderung», in: Geisteskranker oder Künstler? Der Fall Friedrich Schröder-Sonnenstern. Bern/Stuttgart/Wien 1972, S. 121.

147 Vgl. Peter Gorsen: Friedrich Schröder-Sonnenstern. Eine Interpretation. Frankfurt/M. 1962 (im Verlag von Sydow-Zirkwitz). Ein im gleichen Jahr in Basel erschienenes Buch über Schröder-Sonnenstern ist ein fast textloser, überdies technisch mangelhafter Bildband, der lediglich Schröders Lebenslauf und ein plakatives Vorwort des Kunsthändlers Carl Laszlo enthält. Kaum informativer ist die im gleichen Jahr erscheinende, Sonnenstern gewidmete Sondernummer von «Panderma» (Nr. 5, 1962).

148 Genaueres zum problematischen Zusammenhang von Kunst und Krankheit in Gorsen: Kunst und Krankheit. Metamorphosen der ästhetischen Einbildungskraft. Frankfurt/M. 1980.

149 In einem Bericht zum achtzigsten Geburtstag Schröder-Sonnensterns schrieb Camilla Blechen aus Berlin: «Schröder-Sonnenstern, dessen originäres Genie mit dem des Zöllners Rousseau, mit Picasso gar verglichen wurde, ist als Person so gut wie vergessen. Körperlich und seelisch leidend, ein Wohlfahrtsempfänger, ist er auf die Fürsorge der Kreuzberger ‹Künstlermutter› Hertha Fiedler angewiesen, deren Mann mit Siebdrucken nach Sonnenstern-Zeichnungen für die inflationäre Verbreitung der skurrilen Motivik des ‹Meisters› sorgt, der jetzt achtzig wird» (FAZ vom 11.9.1972). Heute wissen wir, daß Sonnenstern als Person unvergessen bleiben wird, während der Markt ihn als unverstandenen «Fälscher» fast unisono ablehnt.

150 Früher fand ich dies «bedenklich» und hielt es nur für die Signatur der psychopathologischen Persönlichkeit in Schröder-Sonnenstern (vgl. meinen Text im Katalog der Düsseldorfer Ausstellung von 1967/68, S. 10; wieder abgedruckt in Gorsen: Kunst und Krankheit, a. a. O., S. 82). Inzwischen habe ich dazugelernt.

151 Dokumentiert auch bei Jes Petersen (Hg.): Die Pferdearschbetrachtung. München 1972, S. 82. Vgl. dessen biographische Studie «F.S.S.», in: Friedrich Schröder-Sonnenstern. Ausstellungskatalog anläßl. des 80. Geburtstages des Künstlers. Hg. v. Galerie Hans Hoeppner. Hamburg/München 1972.

152 Peter Gorsen: Kunst und Krankheit, a. a. O., S. 86f; Bader, a. a. O., S. 69.

153 Insofern konnte Schröder-Sonnenstern zum Teil mißverständlich von sich sagen: «Alle Welt hält mich für einen Maler. Dabei sind meine Bilder doch nur Illustrationen zu meinem literarischen Werk, zu meiner Philosophie. Sonnensterns Philosophie und Werk kann man nur verstehen, wenn man alle Bilder an eine riesige Wand dicht nebeneinander hängen würde. Alle Bilder sind nur Teilabschnitte von der großen Sonnensternphilosophie» (Zitat aus Petersen, a. a. O., S. 82).

154 Vgl. Alfred Bader: Geisteskranker oder Künstler? Der Fall Friedrich Schröder-Sonnenstern. Bern/Stuttgart/Wien 1972, S. 42.

155 Hemmo Müller-Suur: Das Sinn-Problem in der Psychose. Gedanken zur Interpretation des sprachlichen Ausdrucks psychotischen Erlebens. Göttingen/Toronto/Zürich 1980, S. 20ff.

156 Bader, a. a. O., S. 34, beschränkt sich auf die Analyse einiger «psychopathologischer Eigenheiten» der – wie er es nennt – «schriftlichen Aufzeichnungen», die er für künstlerisch belanglos hält.

157 Müller-Suur, a. a. O., S. 22. – Hierin stimme ich voll überein. Die wissenschaftliche Kommunikation mit dem Wahn-Sinn hat bisher mehr zu seiner Verdunklung als seiner Lesbarkeit beigetragen. Vgl. Gorsen: Kunst und Krankheit. Metamorphosen der ästhetischen Einbildungskraft. Frankfurt/M. 1980, S. 11, 13, 144 u. ö.

158 Brief an den Verfasser vom 24.7.1962.

159 Vgl. C. G. Jung u. a.: Der Mensch und seine Symbole. Olten/Freiburg 1968, S. 153f, 238f.

160 Ernst Kris: Die ästhetische Illusion. Phänomene der Kunst in der Sicht der Psychoanalyse. Frankfurt/M. 1977, S. 91, 93, 104; 118.

161 Vgl. Bader, a. a. O., S. 107f.
162 Vgl. Panderma, Nr. 5.
163 Peter Gorsen: Kunst und Krankheit, a. a. O., S. 332f; S. 11, 13.
164 Bader, a. a. O., S. 28.

Kapitel 8

165 Tout Dali en un visage. Paris 1975, S. 249.
166 Salvador Dali: Meine Leidenschaften. Aufgezeichnet von Louis Pauwels. Gütersloh 1969, S. 137.

Kapitel 9

167 «Let's mix all feelings together», der Titel eines Bildes Baruchellos gab den Titel für eine in diesem Zusammenhang aufschlußreiche Ausstellung ab (München und Frankfurt 1975), deren Thema nicht auf die hier teilnehmenden Künstler Baruchello, Erró, Fahlström und Liebig eingeschränkt werden kann.
168 Vgl. Dagmar v. Ovetinchen / Klaus Hartung: Zum Thema Gewalt in Superhelden-Comics. Berlin 1974, S. 40. – Für einen Vergleich mit dem Comic-Medium fällt aber bei Attersee mehr noch die Dynamisierung und Dramatisierung der Raumbedeutung ins Gewicht wie Frosch- und Vogelschauperspektive, die springende Augenhöhle und der Perspektivwechsel. «Das heißt, die Betrachtungsweise selber wird zusätzlich dadurch dynamisiert, daß der Beschauer hin- und her- und hoch- und runtergerissen wird» (S. 118).
169 Sigmund Freud: Gesammelte Werke. Bd. V. Frankfurt/M. 1968, S. 98f.
170 Karl Abraham: Untersuchungen über die früheste prägenitale Entwicklungsstufe der Libido. In: Abraham, Psychoanalytische Studien. Bd. 1. Frankfurt/M. 1969, S. 88f.
171 Maryse Choisy: Kunst und Sexualität. Köln/Opladen 1962, S. 74.
172 Wilhelm Stekel: Die Sprache des Traums. München/Wiesbaden 1922, S. 202.
173 Peter Weibel/Valie Export: wien. bildkompendium wiener aktionismus und film. Frankfurt/M. 1970, S. 286.
174 Salvador Dali: Unabhängigkeitserklärung der Phantasie und Erklärung der Rechte des Menschen auf seine Verrücktheit. Gesammelte Schriften. Mit einem Kommentar von Peter Gorsen. München 1974, S. 225.
175 Peter Gorsen: Sexualästhetik. Zur bürgerlichen Rezeption von Kunst und Pornographie. Reinbek 1972, S. 143f.
176 Ernst Gombrich, Psychoanalyse und Kunstgeschichte. In: ders.: Meditationen über ein Steckenpferd. Von den Wurzeln und Grenzen der Kunst. Wien 1963, S. 69f.
177 Dali: Première loi morphologique sur les poils (1936). Übersetzt in Dali, a. a. O., S. 267.
178 Weibel/Export, a. a. O., S. 286.

179 Gert Schiff: Füßli, Luzifer und die Medusa. In: Johann Heinrich Füßli: Katalog der Hamburger Kunsthalle. München 1974, S. 9, 11.
180 Gert Schiff, a. a. O., S. 13.
181 Martin Warnke hat in einer interessanten Einzelbeobachtung auf den «Mitteilungsentzug» hingewiesen, der bei Blake «das Verhältnis der Bildfiguren zueinander» prägt. «Blakes Figuren fassen sich niemals an, und sie kommunizieren nur in Zwangsbeziehungen, nur Tote oder in Schrecken Erstarrte dürfen berührt werden. Eine der fundamentalen Errungenschaften der figürlichen Malerei seit um 1300: die zwischenmenschliche Handlungsfähigkeit der Figuren und die Entfaltung von Intersubjektivität wird von Blake radikal abgeschnitten, nachdem sie im 18. Jahrhundert noch einmal Triumphe gefeiert hatte. War das Madonna-Kind-Verhältnis jahrhundertelang ein Übungsthema familiärer Intimität, so streckt in Blakes Temperabild von 1810 Maria fast panisch die Hände vom Kinde weg. Blakes Figuren sind sich nirgends gleichgültig, wie sie es bei den Klassizisten sein können, aber eine höchst sensibilisierte Berührungsangst stößt sie voneinander weg. Daß es sich hierbei um eine bewußt festgehaltene Hauptaussage von Blakes Bilddenken handelt, zeigen die wenigen, sehr genau gewählten Ausnahmen: Wo Blake einen Gott erfindet, der Adam und Eva liebevoll mit Lammfell bekleidet und wieder zusammenführt; wo, wie einmal in der Serie der Blair-Illustrationen, eine Familie im Himmel ihre Wiederbegegnung feiert, dort dürfen fast exzessive Umarmungsszenen stattfinden. Von hier aus lassen sich Blakes frühe Kinderbücher als Lehrbücher der Berührungs- und Geselligkeitserfahrung, der Berührungsund Geselligkeitsängste und -folgen, aber auch die Berührungs- und Geselligkeitserwartung ansehen. Löste das Wort ‹Entfremdung› nicht auch Berührungsangst aus, dann würde man von ihm aus wohl den historischen Erfahrungshintergrund bestimmen können, der Blakes Wahrnehmungsmuster entstehen ließ» (in: Frankfurter Rundschau vom 31. Mai 1975).
182 Alfred Hrdlicka: Franz Schubert. Mit einem Text von A. Hrdlicka. Hg. Ernst Hilger. Wien 1982, S. 9.
183 Sigmund Freud: Ges. Werke. Bd. XIV. Frankfurt/M. 1968, S. 105.
184 Kaethe Wolf-Gumpold: William Blake. Versuch einer Einführung in sein Leben und Werk. Stuttgart 1964, S. 39.
185 Hrdlicka, in: «In Gottes Namen». Ausstellungskatalog. Wien 1983.
186 Schiff, a. a. O., S. 14, 16.
187 Schiff, a. a. O., S. 16–19, und Peter Webb, in: The Erotic Art. London 1975, S. 152 ff. haben einiges darüber angeführt.
188 Frederick Antal: Füßli Studien. Dresden 1973, S. 91.
189 Emil Lucka: Die drei Stufen der Erotik. Berlin/Leipzig 1913, S. 350.
190 Niklas Luhmann: Liebe als Passion. Zur Kodierung von Intimität. Frankfurt/M. 1982, S. 141, 151.
191 Lucka, a. a. O., S. 350 f.
192 Michel Foucault: Sexualität und Wahrheit. Bd. I. Frankfurt/M. 1977, S. 22 f.
193 Werner Hofmann: Ein Gefangener. In: Johann Heinrich Füßli, a. a. O., S. 44.
194 Johann Heinrich Füßli: Katalog der Hamburger Kunsthalle. München 1974, Nr. 139.

195 Ebd., Nr. 135.

196 Antal, a. a. O., S. 120, Abb. 98. Hrdlicka lag eine anders betitelte Abbildung vor aus Edward Lucie-Smith: Das Erotische in der Kunst. München/Wien/Zürich 1972, Abb. 121: «Wolfram betrachtet seine Frau, die er mit dem Leichnam ihres Liebhabers ins Gefängnis gesetzt hatte», ein Ölgemälde von 1812–1820.

197 William Blake. Ausstellungskatalog des Städelschen Kunstinstitutes und der Städtischen Galerie Frankfurt. München 1975, Kat. Nr. 98.

198 William Blake: Die Ethik der Fruchtbarkeit. Hg. und eingel. von Otto Freiherr von Taube. Jena 1907, S. XLIV.

199 Ebd., S. XXXV.

200 Kaethe Wolf-Gumpold, a. a. O., S. 166f.

Kapitel 11

201 Max Raphael: Wiedergeburtsmagie in der Altsteinzeit. Zur Geschichte der Religion und religiöser Symbole. Hg. von Shirley Chesney und Ilse Hirschfeld. Frankfurt/M. 1979, S. 23. Vgl. Ferdinand von Reitzenstein: Die ältesten sexuellen Darstellungen der Menschheit. In: Geschlecht und Gesellschaft. Bd. X, 1921, S. 338–372. Ders.: Urgeschichte der Ehe. Stuttgart 1908.

202 Pierre Bayle: Obszönitäten. Kritische Glossen. Bearbeitet und zeitgemäß erweitert von Alfred Kind. Berlin 1908, S. 45 («Sur les obscénités». Nachtrag zum Dictionnaire historique et critique von 1697).

203 A. a. O., S. 36. Vgl. meine Ausführungen unter dem Stichwort «obszön» in: Joachim Ritter/Karlfried Gründer (Hg.): Historisches Wörterbuch der Philosophie. Basel/Stuttgart 1984.

204 Denis Diderot: Ästhetische Schriften. Hg. v. Friedrich Bassenge. Bd. II. Frankfurt/M. 1962, S. 586.

205 Müller-Freienfels: Stichwort «Kunst». In: Max Marcuse: Handwörterbuch der Sexualwissenschaft. Bonn 1926, S. 401.

206 Sigmund Freud: Gesammelte Werke. Bd. XIV. Frankfurt/M. 1968, S. 105.

207 A. a. O., Bd. V, S. 55.

208 Jack Spector: Freud und die Ästhetik. München 1973, S. 91.

209 Jean Starobinsky: Psychoanalyse und Literatur. Hg. v. Alexander Mitscherlich. Frankfurt/M. 1974, S. 83ff, 92ff, 100f. Man hat die Psychoanalyse einmal als einen Gipfel der romantischen Literatur des 19. Jahrhunderts bezeichnet. Starobinski geht nicht so weit. Doch nach einem Kurzreferat der nachgewiesenen philosophisch-literarischen Quellen des Freudschen Denkens (Diderot, Tobler, romantischer Naturbegriff) kommt er auf die außerordentliche Gereiztheit Freuds gegenüber dem Künstler zu sprechen.

210 A. a. O., S. 112.

211 Freud, a. a. O., Bd. VII, S. 60f.

IV Grenzformen der Sinnlichkeit

1 Körperrituale der Travestie und des Transvestismus. Die Geschlechterentspannung als Grenzform und ästhetisches Verhalten

Kulturhistorischer Aspekt

Die Körpersprache des Intersexualismus ist so alt, wie es Frauendarsteller, psychische Hermaphroditen, ‹Frauenimitatoren›, ‹Damenkomiker›, female impersonators, Transvestiten und drag queens (homosexuelle Transvestiten) gibt. Die Frauendarstellung durch Männer reicht in die Anfänge der Theatergeschichte zurück. Doch ihre Emanzipation vom Theater, die Travestie als female impersonation durch ausschließlich Transvestiten, als selbständige Gattung mit eigener Rhetorik und eigenem Repertoire, macht sich erst gegen 1900 in Amerika bemerkbar, nachdem die Vergnügungsindustrie und die mass media sich für den transvestitischen Mimus und Gestus ökonomisch zu interessieren begannen. Doch hier sind keine Prolegomena für eine interne Kulturgeschichte des Transvestismus[1] beabsichtigt, ebensowenig eine Einführung in die ungeschriebene Kunstgeschichte des Intersexualismus bzw. Hermaphroditismus. Vielmehr soll im Medium der paradigmatischen Arbeit einiger Künstler der Gegenwart das Einsickern eines sexualästhetischen Minoritäten-Verhaltens in den gesamtkulturellen Lebenszusammenhang skizziert werden. Gemeint ist der Gestus und Mimus der Effemination.

Die soziologisch beobachtete Angleichung der Rollendefinition für Mann und Frau in entwickelten Industriegesellschaften, der Einbezug der Frau in den Produktionsprozeß der Männer läßt auch eine allgemeine Relativierung der früheren rigide ‹biologischen› Einstellung zur Geschlechterdifferenzierung erwarten. Die äußerliche, kleiderästhetische Angleichung der Geschlechter ist ja seit der ‹Emanzipation› der Frau für den industriellen Produktionsprozeß in vollem Gang und nicht nur als befristete Mode einzuschätzen. Wie tief oder nach wie vor wie wenig tief dieser nur ästhetische Abbau der Geschlechterspannung in die gesellschaftliche Arbeitsteilung zwischen Mann und Frau eingreift, diese komplexe Fragestellung kann hier nicht berücksichtigt werden. Ebensowenig kann auf die besondere Lebensproblematik der Transvestiten eingegangen werden, sondern ich halte mich an die kulturästhetische Komponente

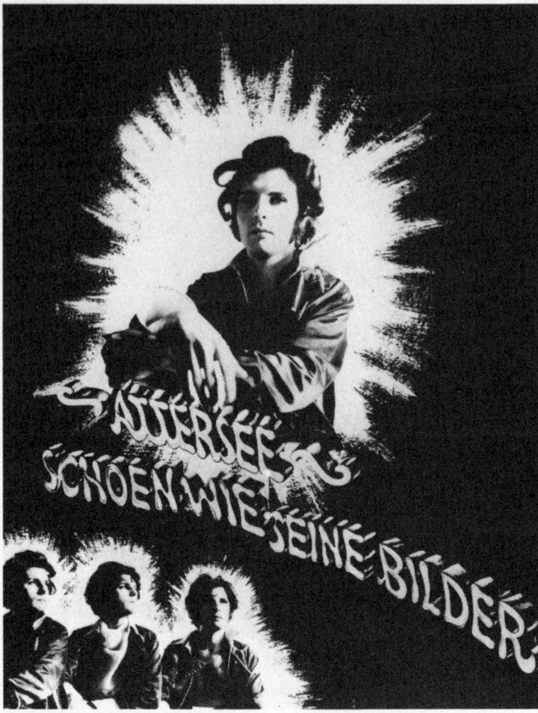

Abb. 135. Christian Ludwig Attersee:
Attersee... schön wie seine Bilder. Ausstellungsplakat, 1968

des Intersexualismus und stelle einige für die gegenwärtige Situation paradigmatische Künstler-Transvestiten vor, deren Arbeit für die Vergesellschaftung eines subkulturellen Teilaspektes symptomatisch zu sein scheint. Ich meine Christian Attersee, Luciano Castelli, Jürgen Klauke, Urs Lüthi, Pierre Molinier, Salomé und die transvestitische Theatergruppe der *Cockettes* oder *Coquets* (im Amerikanischen gleichlautend), deren in San Francisco aufgeführte Revuen in vieler Hinsicht für die Körperrituale der Travestie in der pop und hippie culture typisch waren. Eine weitaus größere Zahl von Künstlern hat das Gebiet der intersexuellen Körpersprache gelegentlich abgestreift, in der gegenwärtigen Kunstszene Vito Acconci *(Abb. 136)*, Günter Brus *(Abb. 137)*, Tilo Keil, Vettor Pisani, Klaus Rinke (mit dem Projekt «maskulin-feminin», 1970), Lucas Samaras (mit seinen erotischen «Autopolaroids», 1971), Alex Silber, Luigi Ontani, Walter Pfeifer, Andrew Sherwood (letzterer mit seinen in der Luzerner Travestie-Ausstellung «Transformer» 1974 gezeigten Arbeiten) und andere mehr.

Alle genannten Künstler-Transvestiten verbindet eine aktionistisch-schauspielerische Aneignung der extensiven und intensiven Ausdruckswirklichkeit der Körperbewegungen, der leibgebundenen Expressionen Effeminierter. Der aktuelle mimetische Bezug auf den subkulturellen Lebenszusammenhang wird für den Künstlertransvestiten wichtiger als die Fortsetzung der Travestie im traditionellen Kontext von Kunst, Literatur und Mythos, wozu am ehesten Pisani (in «Carne umana e oro», 1971/72)[2] neigt. Dennoch ist der travestierende Künstler kein Transvestit. Nur im

Abb. 136. Vito Acconci: Conversions. Performance, aus «Avalanche», No. 2/1971

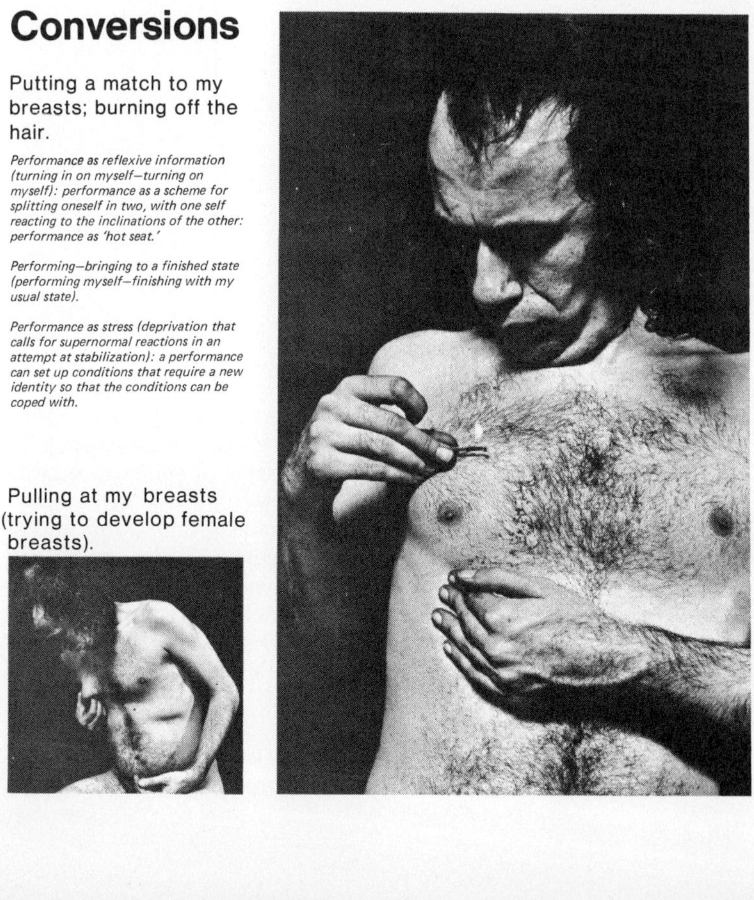

Conversions

Putting a match to my breasts; burning off the hair.

Performance as reflexive information (turning in on myself—turning on myself): performance as a scheme for splitting oneself in two, with one self reacting to the inclinations of the other: performance as 'hot seat.'

Performing—bringing to a finished state (performing myself—finishing with my usual state).

Performance as stress (deprivation that calls for supernormal reactions in an attempt at stabilization): a performance can set up conditions that require a new identity so that the conditions can be coped with.

Pulling at my breasts (trying to develop female breasts).

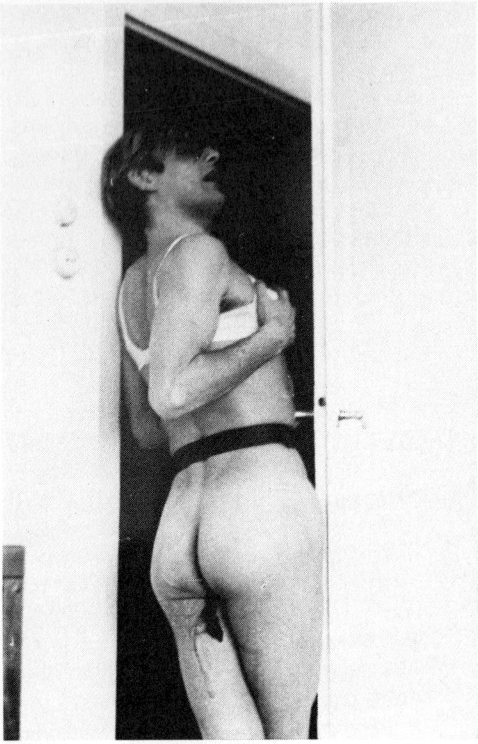

Abb. 137. Günter Brus: Freizeitgestaltung, Aktion, 1967

Falle Salomés und Moliniers stimmen die Biographie des Transvestiten und die künstlerische Travestie überein. Ihr echter Transvestismus ist vom Pseudo-Transvestismus der übrigen Künstler abgrenzbar, obwohl die Übergänge fließend sind.

Der Ausdruck ‹Transvestismus› bzw. ‹Transvestitismus› wird im folgenden nicht diskriminierend und psychopathologisch diagnostizierend gebraucht. Virginia Charles Prince hat in seinem autobiographischen Bekenntnisbuch «The transvestite and his wife» (Los Angeles 1967) vorgeschlagen, ihn durch den positiv wertenden, parteiischen Begriff «femmiphillia» zu ersetzen. Dieser manierierte Begriff konnte sich nicht durchsetzen, obwohl er dem Bekenntnis-Transvestismus vieler Künstler entgegenkommen muß und sachlich zutreffender ist als die in den USA gebräuchliche, aber zu eng am kleiderästhetischen Aspekt fixierte Bezeichnung «cross-dressing». Ich ziehe vor, den traditionellen Ausdruck

Transvesti(ti)smus in ausschließlich deskriptiver Bedeutung beizubehalten und seinen Sinn am einzelnen Fall zu erläutern.

Auch mein Ausdruck ‹Künstler-Transvestit› erhebt keinen Anspruch auf eine erschöpfende psychologische Wertung des ästhetischen Phänomens, sondern bezieht sich auf die Einheit von Sexualästhetik und Symptomatik des Transvesti(ti)smus, die im umgangssprachlichen Begriff der Travestie angezeigt ist. Die reduzierte Terminologie aus Psychiatrie und Psychopathologie läßt die für die Bekenntnis-Transvestiten und «real deviants» lebenswichtigen sexualästhetischen Intentionen außer Betracht, verfehlt geradezu die für diese Gruppe typische grenzüberschreitende Lebensform zwischen Sein und Schein.

Die Gruppe der *Cockettes (Abb. 138–139)* besteht sowohl aus männlichen Transvestiten wie weiblichen Darstellern[3], was ihren transvestic revues eine reich abgestufte Skala zwischen den körperästhetischen Prototypen von ‹maskulin› und ‹feminin› verleiht. Diesen Eindruck vermittelt auch der ästhetische Hermaphroditismus der gemischt homo- und heterosexuellen Musikgruppen wie Rolling Stones, Roxy Music, Amore per tutti, New York Dolls.

Der eigene Körper wird in der Travestie zum Rohstoff und Zeichenträger der sexualästhetischen Darstellung, die sich bewußt auf körperbestimmte Expressionen bezieht, auf ein autonomes körpersprachliches Verhalten mit eigenem ‹Wortschatz›, eigener Grammatik und Semantik. Es scheint wichtig, den neuen Körperaktionismus nicht als Neoexpressionismus mißzuverstehen, sondern ihn in der Tradition des exzentrischen Varieté-Theaters von Marinetti und Prampolini (1913), des ‹biomechanischen› Meyerhold- und sowjetrussischen Proletkult-Theaters der zwanziger Jahre zu sehen. Der volkstümliche Zirkus, Guignol-Theater, Hanswurstiade, Buffonade, Varieté verstanden den Körper von jeher als wichtigstes Material der Kommunikation. Hier schlossen Artaud und seine Nachfolger wie die ‹Body Art› und der ‹Wiener Aktionismus› an.[4] Der Transvestismus hat letzteren freilich nur sporadisch und zu kabarettistisch-karikierenden Zwecken wie Brus in seiner Aktion «Freizeitgestaltung» (1971) und Muehl in seiner Aktion «0 Sensibility» (1970) interessiert.

Die lustvolle Motivation jeder Travestie ist die mimetisch-‹theatralische› Überschreitung der alternativen, nur männlichen oder nur weiblichen Geschlechtsrolle. Sie ist im wesentlichen ‹Selbstinszenierung› oder ‹self performance›, die heute bevorzugt Photographie, Video und Film heranzieht, um ihren Anspruch auf einen möglichst wirklichkeitsgetreuen, multimedialen ‹Auftritt› verwirklichen zu können. Wie schon Magnus Hirschfeld hervorhob, wäre die wie immer als Rollentausch, Rollenflucht oder Rollenverlust zu bestimmende Verwandlung des Transvestiten als bloßer Kleiderwechsel, als cross-dressing, unzureichend be-

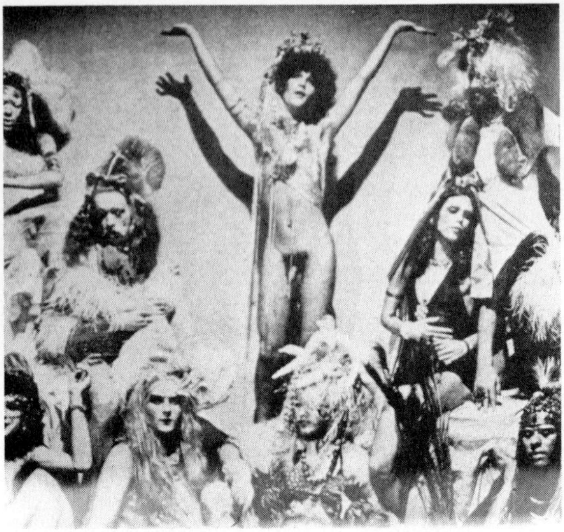

Abb. 138. The Cockettes: Midsummer-Night Dream.
Photo aus «The Organ», 1970

stimmt. Das travestierte ‹Geschlechtskleid› ist das Medium einer tiefer greifenden Veränderung des psychischen Verhaltens und der körpergebundenen Expressionen. Daß es außerdem den reinen Verkleidungsulk, den Karnevalsscherz gibt oder daß der klassische Frauendarsteller des Theaters weniger ein Transvestit als von der Konvention des Auftrittsverbots für Frauen bestimmt ist, soll nicht bestritten werden; doch sind diese und vergleichbare Fälle sowohl für die medizinische Psychopathologie (eines Hirschfeld) wie für die am subkulturellen Gebrauchswert der Intersexualität orientierte ästhetische Praxis der Körperakteure ohne Bedeutung. Die Travestie in der Bedeutung von Karikatur des einen Geschlechts durch das andere ist heute nicht vergessen. Sie argumentiert und persifliert jedoch auf der unproblematisierten etablierten Ebene der gesellschaftlichen Geschlechtertrennung. Sie partizipiert nicht an der ästhetischen Entdeckung einer autonomen intersexuellen Körpersprache. Die künstlerischen Körperakteure der Travestie beziehen sich auf Groteskkoppelungen von Körperbewegungen, auf die für unaustauschbar geltenden signifikanten Zeichen der Geschlechterdifferenzierung, die im ‹devianten› Akt der männlichen Travestie effeminiert, sexualästhetisch ‹zweideutig› gemacht werden. Die dabei entstehenden Neomorphismen des intersexuellen Körperbildes – erinnert sei an den aus der Kultur- und

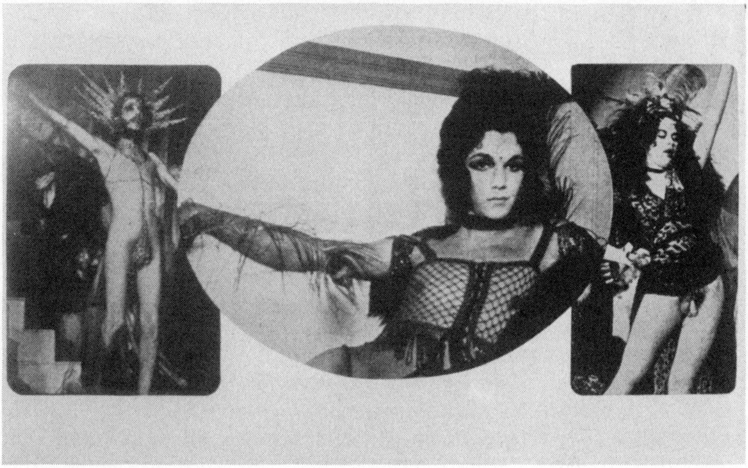

Abb. 139. The Cockettes: The Cock in the right is mine.
Photo aus «The Organ», 1970

Kunstgeschichte längst bekannten androgynen Mischtyp – sind im ‹normativen› heterosexuellen Kommunikationszusammenhang negativ als geziert, unnatürlich, verschroben, manieriert bestimmt. Sieht man von der künstlerischen Idealisierung des ‹häßlichen› Alltags-Transvestiten ab, handelt es sich durchweg um Stigmata der Effemination. Der Vorwurf des Unechten, der hier erhoben wird, verstellt sogleich die für Teile des subkulturellen Lebenszusammenhangs selbstverständliche Erfahrung, daß wir – entgegen der gesellschaftlichen Geschlechterdifferenzierung – psychisch durchaus doppelgeschlechtlich strukturiert sind und dieser Ambisexualität einen originären ästhetischen Ausdruck verleihen können. Was immer noch mißverständlich Groteskkoppelung genannt wurde, die transvestitische Montage von männlichen und weiblichen Körperzeichen, erbringt in der mimetisch darstellenden Selbstmanipulation der Körperakteure eine unteilbare ‹hermaphroditische› Qualität, ein Ausdrucksbild von Effemination, das nicht auf maskuline und feminine Grundelemente zurückführbar ist wie in der Tat das pathologische Erscheinungsbild des biologischen (‹pseudohermaphroditischen›) Zwitters. Der Zwitter ist das mißglückte Werk der Natur, dem die Zweideutigkeit des ästhetischen Hermaphroditen, die ein Abbildungsversuch der psychischen Ambisexualität ist, gegenübersteht.

Die transvestitische Selbstmanipulation des Körperakteurs ist der ästhetisch gestaltete Annäherungsversuch an das psychisch erlebte und anerkannte Ideal – die androgyne Fiktion, die Fiktion bleiben muß, weil sie gesellschaftlich weder als Rolle vorgesehen noch als Ausnahme oder Privileg definiert ist (ethnologische Gemeinschaften kennen z. B. die Rollenzuweisung als Schamane) oder nur als biologisch mißglückte (pathologische) Erscheinung vorkommen kann. Wo der biologische Zwitter, oder besser Pseudo-Zwitter (denn Gebärfunktion und männliche Zeugungsfunktion sind nie gleichzeitig vorhanden), in der Regel trotz der (notwendigerweise nicht immer vorhandenen) Uneindeutigkeit seiner äußeren Erscheinung[5] eine eindeutige Geschlechtsidentifizierung anstrebt[6] und treu der Geschlechtsrolle, auf die er als Kind hin sozialisiert wurde, auch realisiert, zielt die Körperästhetik der Künstler-Transvestiten auf die Verunsicherung und Problematisierung der alternativen männlichen *oder* weiblichen Geschlechtsidentität. Die Körperästhetik hebt sich von der alternativen Geschlechtsrolle ab und transformiert den psychischen Ambisexualismus auf die Ebene des schönen Scheins. Hier kann ausgebreitet und ausgelebt werden, was dort diskreditiert (stigmatisiert) ist. Der transvestitische Körperakteur operiert an der Synchronisation, der Versinnlichung des psychischen Erlebnisbildes in ein ästhetisches körpersprachliches Erscheinungsbild. (Nebenbei umgeht er die Stigmatisation, die auf dem Körperbild des Transvestiten lastet.)

In der Terminologie der Kasseler documenta 5 (1972) gesprochen, operiert der Körperaktionismus der Transvestiten nicht – wie man vielleicht erwartet hat – auf der Wirklichkeitsebene des Abgebildeten, sondern jener der Abbildung. Entgegen dieser Unterscheidung verweisen die Körperakteure auf die selbständige Ästhetik der transvestitischen Selbstdarstellungen und der Körperrituale im subkulturellen Wirklichkeitszusammenhang. Das Privileg einer arbeitsteilig von ihm abgetrennten Travestie als Kunst, die Wirklichkeitsebene als Abbildung, die das androgyne Ideal als Fiktion einzig zu gestalten vermöchte, erkennen sie nicht an. Fiktion und Wirklichkeit, Abbildung und Abgebildetes fallen zusammen. Die ästhetische Differenz von Kunst und Realität als eine zwischen der Wirklichkeitsebene der Abbildung auf der einen und des Abgebildeten auf der anderen Seite ist eben in dieser Verallgemeinerung falsch und innerhalb des subkulturellen Lebenszusammenhangs durch die Tatsache einer autonomen (selbstgewählten) intersexuellen Ästhetik und Körpersprache widerlegt. Es kann in vielen Fällen von einer ‹Körperkunst› der Transvestiten und Effeminierten gesprochen werden, die den behaupteten Unterschied von fiktiver Abbildung und abgebildeter Realität annulliert. Die Authentizität der transvestitischen Körpersprache ist nicht einfach in Schein und Wirklichkeit, die arbeitsteiligen Bereiche von künstlerischer Gestaltung und Wirklichkeitsprotokoll zu trennen. Der Bereich der transvestitischen ‹Körperkunst› liegt genau zwischen den Gegensätzen des androgynen Schönheitsideals und des biologischen Pseudo-Zwitters, während die normative Ästhetik der alternativen Sexualität zwischen Décadence in der Kunst und Pathologie in der Natur streng unterscheidet.

Wenn im Interesse der gesellschaftlich herrschenden Geschlechterdifferenzierung dieser abstrakte Gegensatz geboten ist, weil die spannungslosen psychischen und ästhetischen Zwischenstufen der Sexualität für die Reproduktion der Arbeitsteilung zwischen Mann und Frau ohne Funktion sind und nur die Geschlechterspannung gesellschaftlich produktiv sein kann, so hat umgekehrt die Entdifferenzierung von sexuellem Schein und sexueller Wirklichkeit, die *Konstruktion der Zwischenstufe*, für die ambisexuellen Bedürfnisse im subkulturellen Lebenszusammenhang einigen Gebrauchswert. Daß dieser gesamtgesellschaftlich bestritten und nicht wirklich in das kapitalistische Verwertungsinteresse am Unisex einbezogen wird, zeigt sich in der anhaltenden Stigmatisation der Effeminierten, Transvestiten und Homosexuellen. Ihr manierierter Verhaltensstil hat einen sehr begrenzten Tauschwert. Nur wenige photogene Mannequins und Stars aus Revue, Film und Velvet Underground können die gesellschaftliche Diskreditierung unterlaufen. Ihr zweifelhafter Erfolg beruht bereits auf der bürgerlichen Toleranz für ‹künstlerische› Darstellungen der sexuellen Zwischenstufen.

Die gesellschaftliche Diskreditierung der Effeminierten unterstützt die Meinung von ihren verhaltens- und körperspezifischen ‹Degenerationszeichen›. Diese gesellschaftlich produzierte Seite der Rezeption wird weder die Aufklärung der Queens Liberation Front, eine Art Bürgerinitiative in den USA, noch der sporadische Vorstoß der transvestitischen Körperakteure wirklich verändern können. Doch können sie auf den empirischen Gebrauchswertzusammenhang der Degenerationszeichen mit den gesellschaftlich Unterdrückten, die ihrer ausdrucksmäßig bedürfen, demonstrativ und provokatorisch hinweisen. Wo es den Künstler-Transvestiten an der Liberation Front gelingt, für eine selbstbewußte Öffentlichkeit der Effeminierten zu operieren, gegen verbreitete Verheimlichung und Anonymität zu wirken, erlangen die stigmatisierten (diskreditierten) Eigenschaften, Ausdrucks- und Verhaltensformen der Effeminierten ihre bestrittene ästhetische Qualität und ihren bezweifelten Wert für den gesamtkulturellen Lernprozeß zurück. Sie lassen eine schöpferische Differenzerfahrung zum gesellschaftlichen Status quo erkennen. Das Getto der Fummeltanten, Tunten und Schwulen streift seine oberflächliche pornographische Erscheinung, seine vermeintliche Obszönität und pathologische Fratzenhaftigkeit ab. Es offenbart sich hinter der Fassade einer falschen Selbstmystifikation als Widerspruch zu den tauschwertorientierten Bedürfnissen, zu ihrer Norm, als in der Tat sozial abweichendes stigmatisiertes Verlangen. Seine Erfüllung vollzieht sich dennoch in der kapitalistischen Gesellschaft in entfremdeter Gestalt und ist darin gerade nicht erfüllt. So muß das transvestitische Verlangen in der bloßen Utopie zwischen realer Nichterfüllung und falscher Erfüllung verharren. Auch die ‹Körperkunst› der Intersexuellen bringt keine Lösung, sondern verlagert die Versöhnbarkeit von Bedürfnis und Erfüllung auf eine ästhetische irreale Ebene. Doch kann sie aus dem Widerspruch zu jeder anderen, für den Tauschwert produzierten Kunstform die unterdrückten verdinglichten Bedürfnisse frei zum Sprechen bringen. Zu ihrer realen Befriedigung vermag sie, die ästhetische Verkörperung der Entfremdung, nichts darüber hinaus beizutragen.

Auf die Phänomenologie des ästhetischen und symbolischen Hermaphroditismus kann hier explizit nicht eingegangen werden.[7] Doch können die ambisexuellen Selbstdarstellungen der benannten Körperakteure zumindest das körpersprachliche Interaktionsfeld der Travestie und des Transvestismus in einigen Hauptlinien verdeutlichen. Diese Selbstdarstellungen tendieren entweder zu einer Form des Selbstportraits mit dem Akzent auf der autobiographischen Protokollierung. Hierher gehören die Visualisierungsversuche und ästhetischen Manipulationen authentischer Transvestiten wie z. B. Molinier. Ebenso sind einzelne transvestitische Akteure der Cockettes und der Ridiculous Theatrical Company nur im Zusammenhang mit der Theatralisierung ihrer eigenen Lebensverhältnisse zu verstehen. Oder die Selbstdarstellungen tendieren zur fiktiven Selbstinszenierung ihrer Körperakteure. Hier liegt der Akzent auf dem mimetischen Nachvollzug und der ästhetischen Aneignung der transvestitischen Körpersprache. Das inszenierte Körperbild entsteht dabei aus der Verschmelzung des eigenen erlebten psychischen Hermaphroditismus mit den Stigmata der authentischen Transvestiten und Effeminierten. Hierher gehören die photoästhetischen Realisationen von Attersee *(Abb. 135)*, Castelli, Klauke, Lüthi und anderen. Sie sind am Gebrauchswert der Sexualästhetik im subkulturellen Lebenszusammenhang orientiert und bringen ihre eigenen ambisexuellen Bedürfnisse mit der transvestitischen Körperdarstellung in Übereinstimmung, um deren Synthese zu versuchen. Die Übergänge zur Sexualästhetik der Pseudo-Transvestiten der tauschwertorientierten hip- und pop-Mode (Jagger, Cooper, z. B.) sind eher schroff und deskriptive Abgrenzungen zu den Formen des vorgetäuschten Transvestismus durchaus möglich. Die groben Imitationen und unfreiwilligen Karikaturen des Kostüm-Transvestismus, der Einbau exzentrischer Einzelaspekte und Details der Effemination in die pop-Mode bezeichnen die Grenze dieses Pseudo-Hermaphroditismus und seines massenhaften Konsums zum authentischen, psychisch fundierten Hermaphroditismus in der fiktiven Selbstinszenierung der benannten Körperakteure. Bei ihnen ist der ästhetische Bezug auf sexuelle Travestie und Ambisexualität aus der Autobiographie gespeist und für deren Aufarbeitung nützlich. So unterstreicht Ammann am Transvestismus Castellis, es gehe «bei ihm weniger (um) ein grundsätzliches Verhältnis zwischen den Geschlechtern... Es gibt bei Castelli kein Programm, keine Methode der Investition. Seine bildnerische Äußerung steht direkt in Verbindung mit der intuitiven Erkenntnis von Eigenschaften, die seine Person betreffen und die sich mittels seiner Verfügbarkeit offenbaren.»[8] Dies gilt ebenso für die als Wohngemeinschaft zusammenlebende Gruppe der Cockettes[9], und eine persönliche psychische Motivation ohne Anspruch einer programmatischen Verallgemeinerung trifft auch für die Arbeit Klaukes, Lüthis und Moliniers zu, obwohl die ästhetische Aufarbeitung der Biographie durch den letzteren unbeabsichtigt mit dem Programm des Surrealismus zusammenfällt und die erotische self performance Moliniers von Breton dem surrealistischen Erotismus zugeschlagen wurde.[10] Im Pseudo-Hermaphroditismus der pop scene hingegen ist die Travestie in das musikalische und theatralische Programm, die Aufführung, didaktisch eingesetzt, ist als austauschbarer flüchtiger Reiz die Regel und signalisiert als solcher das modisch Neueste.

Sexualästhetischer Aspekt

Der überraschende Fund, den die Körpersprache von Effeminierten und Transvestiten aus ästhetischer (nicht aus pathologisch-diagnostischer) Sicht darstellt, ist die Tatsache, daß es sich häufig nicht um Nachbildungen, sondern freie Auslegungen des jeweiligen weiblichen Vorbildes handelt. Effemination und Travestie sind nicht als momentane Kopie, sondern als Nachahmung, als Lernprozeß vorzustellen, der in die Identität des Nachahmenden eingreift (psychoanalytischer Aspekt), Verhalten und Kommunikation, das Environment der Wohnung allmählich verändert. Der angestrebte weibliche Phänotyp wird vom typischen Transvestiten schrittweise, sozusagen mit jedem neuen Kleidungsstück mehr erreicht. Der Aneignungsprozeß, die Psychopathologie hat ihn bisweilen als Sucht beschrieben, geht, wie die Biographien der Transvestiten zeigen, über längere Zeiträume hinweg und ist wie jede Biographie abhängig vom Alter und den konkreten Lebensbedingungen. Die Skala der Zwischentöne, das Ausdruckspotential zwischen den Polen von maskulin und feminin, ist in Anbetracht dieses Zeitfaktors in der transvestitischen Biographie groß. Analog der psychischen Entwicklung des Kindes könnte die Travestie des Transvestiten auch als «Nachahmungsspiel» (Wundt) beschrieben werden. Er bezieht immer weitere Kreise des weiblichen Environments in sein Darstellungsrepertoire ein. Gebrauchsgegenstände der Frau, Schminkartikel, Parfums, Schmuck, aber auch Haushaltsartikel des

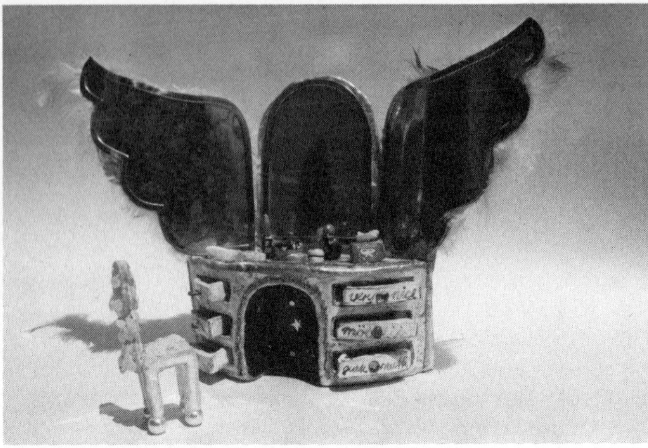

Abb. 140. Luciano Castelli: Modell für meinen Schminktisch. Objekt, Ton, Federn, Glimmer, Lippenstift, 1973

für weiblich geltenden Tätigkeitsbereichs wie die Küche werden zu fetischistischen Bezugspunkten des transvestitischen Nachahmungsspiels.

Lüthi stellt Travestie daher mehr topographisch als psychologisch dar. Sein Beitrag in der Ausstellung «Visualisierte Denkprozesse» (Kunstmuseum Luzern, 1970) zeigte «einen Raum, in dem an den Wänden seine farbigen Kleider, in einer Vitrine seine Ringe, Armreifen, seine Identitätskarte, sogar der Hausschlüssel zu sehen waren». Und in einem «Doppelbild mit Selbstdarstellung und Landschaft» vereinigen sich «die Sicht seiner selbst und die Sicht, in diesem Fall, auf eine Landschaft» zum Gesamteindruck «von Eintönigkeit, Verlassensein, gestorbenem Leben».[11]

Auch Castelli und Klauke verlegen die Travestie auf die Ebene der Gegenständlichkeit und der Sachen – dorthin, wo der Transvestit ‹hantiert› und ‹fummelt›, seine ausgedehnten Schmink- und ‹Umkleidungs›-Rituale sich verselbständigen *(Abb. 140–141)*.

Was man Effemination und Travestie nennt, wäre hier als Reproduktion der weiblichen Kleidermode, als ein Vorgang, der sich in der Bestimmung von Kopie und Original (wie der Verkleidungsulk) erschöpfte, falsch verstanden. Sondern die freie Auslegung des weiblichen Environments wandelt ihr Vorbild ab, integriert es in den szenischen und situativen Selbstdarstellungsprozeß des männlichen Transvestiten. Der übernimmt die (hinweisenden und darstellenden) Gebärden, die stummen Interaktionen der Frau vor dem Spiegel, die signifikanten Gesten beim Sichzurechtmachen, die Posen des ‹Wie steht mir dieses Kleid?› oder was immer die symbolische Repräsentanz des ‹typisch weiblichen› narzißtischen Zeremoniells bestimmt, wobei die mimetische Aneignung, das Resultat der Übernahme, doch etwas qualitativ davon Verschiedenes zeigt, eine Hypertrophierung oder Atrophierung des travestierten Vorbildes. Der transvestitische Mimus schwankt zwischen ausgelassener Übertreibung und larvierter Depression, ist ein ‹Grimassieren› auf diese Extreme hin, eine qualitative Umformung des weiblichen Mimus und Gestus, die mit dem Begriff der Metamorphose noch am ehesten getroffen ist.

Die effeminierenden Selbstportraits Attersees *(Abb. 135)*, Klaukes, Lüthis, Salomés und Moliniers – die Photomontagen und die Retuschierungen des letzteren verdeutlichen dies – sind Maskierungen, die aber die Ursprungssituation und das männliche Subjekt der Metamorphose visuell nachprüfbar erhalten. Erhalten wiederum nicht in der Weise, daß man vom rudimentär erhaltenen Phänotyp des Männlichen einen angenommenen weiblichen Bestandteil wie eine Maske oder ein Kostüm abheben könnte, sondern männliche und weibliche Komponenten sind im inter-

Abb. 141. Pierre Molinier: Photoportrait Luciano Castelli, 1974

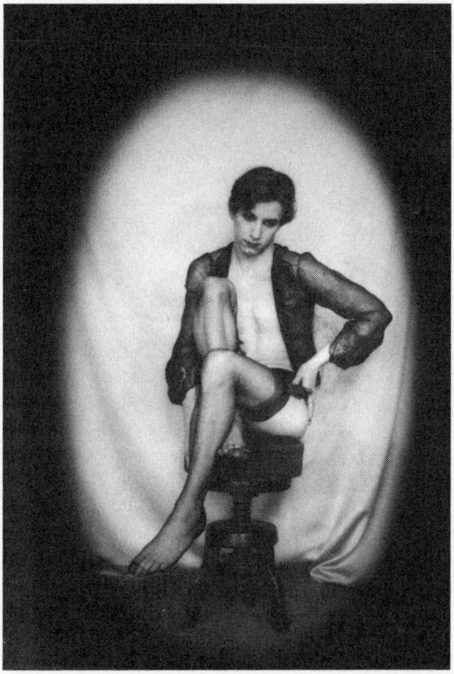

sexuellen Mimus und Gestus eine Legierung von überdies fetischistischer Struktur eingegangen. Neben der femininen Mimesis, die der top female impersonator und der Transsexuelle in der perfekt ästhetischen Nachbildung des weiblichen Körperbildes übertreiben, sich in der bloßen Tautologie des Weiblichen verlieren lassen, wird gleichzeitig die Versinnlichung der Widerstände für die transvestitische Metamorphose angestrebt. Die maskulinen Körperzeichen und Geschlechtsmerkmale kommen bei Klauke, Lüthi, Molinier als ihrer Effeminierung widerstrebend, als Widerstände der Manipulation ins Bild; nicht werden sie für eine perfekte Kopie des weiblichen Phänotyps auch ästhetisch amputiert. Da eine Täuschung nicht beabsichtigt wird, ist die unperfekte, ‹dilettantische› Nachahmung des weiblichen Antagonisten ästhetische Absicht (die flache, behaarte Brust; das auf einzelne Körperteile beschränkte weibliche Make-up; die partielle Travestie z. B. der Beine, Füße, Hand oder des Kopfes, der zwar verweiblichend geschminkt ist, aber weder bei Lüthi, Klauke oder Molinier durch die verweiblichende Perücke einem Verwandlungszwang unkontrolliert unterliegt). Auch fungieren Kleider und Körper-Make-up nicht als äußerliche Uniform, nicht als Abzeichen, die man beliebig ‹anziehen› und ‹ausziehen› möchte, sondern sie schmiegen sich dem authentischen ambisexuellen Ausdrucksbedürfnis an und begleiten es nicht nur bei ‹besonderen Anlässen›. Darin unterscheiden sich die Körperakteure Klauke, Lüthi, Molinier, die Transvestiten-Darsteller der Cockettes, von den meisten Kostüm-Transvestiten und modischen Mitläufern der pop show.

Die sexualästhetische Teil-Metamorphose, die Verweiblichung einzelner Körperteile, bestimmter Ausdrucksäußerungen, nur bestimmter Gesten und anderer nicht, artikuliert sich bei Molinier in der Bevorzugung und Fetischisierung des Beins, der Wade des (phallisch beschuhten) Fußes *(Abb. 142)*, während andere Körperteile und Ausdrucksaspekte nicht betroffen sind und den effeminierten Gesamteindruck verfremden. Stöckelschuh, der schwarze Seidenstrumpf und Strumpfhalter sind für Molinier ständige alltägliche Begleiter. Es ist bekannt, daß partielle Transvestiten sich mit weiblicher Wäsche, die unter der männlichen Oberbekleidung getragen wird, begnügen. Dieses sozusagen naturwüchsige Ausdrucksbedürfnis des authentischen Beinfetischisten und Transvestiten Molinier geht in die sexualästhetische Autobiographie seiner photographischen Selbstaufnahmen und Montagen ein und gibt die Grundlage für die weitere metamorphotische und anamorphotische Manipulation des eigenen Körperbildes ab. In dieses werden zusätzlich die Wünsche nach dem Geschlechtsakt als effeminierter (vaginal ausgestatteter) Mann, die ‹polymorph perversen› Intentionen (das Analerotische), das narzißtische Zeremoniell vor dem Spiegel eingetragen, ebenso aber auch reale Begegnungen mit einem weiblichen transvestitischen Partner

Abb. 142. Pierre Molinier: Fétiche au escarpin, 1966

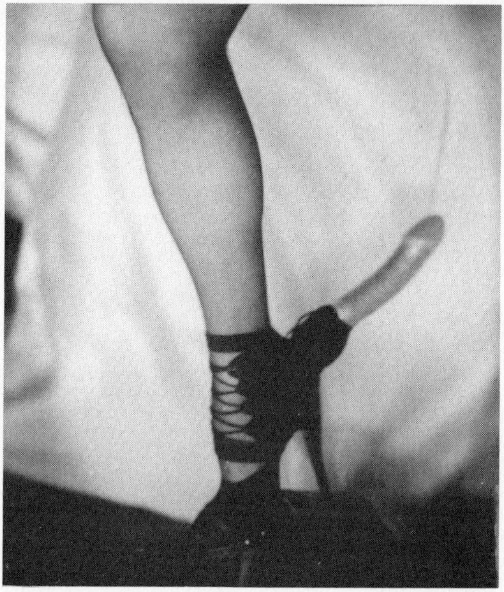

(Abb. 143) (dem ‹lesbischen› Komplementärgeschlecht des homosexuellen Transvestiten).

So kann die ästhetische Abbildung des männlicherseits vertretenen Ambisexualismus auch noch von seinem weiblichen Repräsentanten und seiner Selbstmaskulinisierung her komplettiert werden *(Abb. 143)*. Die transvestitische Metamorphose läuft in diesem Fall auf ein anamorphotisches Doppelportrait hinaus, das in zwei entgegengesetzte Richtungen weist: sowohl auf den männlichen Transvestiten im Erscheinungsbild des weiblichen Antagonisten wie auf den weiblichen Transvestiten (die ‹Transvestitin› im Erscheinungsbild des männlichen Antagonisten. Das wechselseitige Umschlagen oder ‹Umfallen› des jeweils fixierten Körperbildes von männlich auf weiblich und umgekehrt, dieses Vexierbild der Geschlechtsidentität macht die Pointe des ästhetischen Hermaphroditismus aus.[12] Er versinnbildlicht die Vereinigung des sich verweiblichenden Mannes mit der sich vermännlichenden Frau *(Abb. 143)*. Im Doppelportrait des männlichen und weiblichen Transvestiten, das die Gegensätze vereinigt, wird insofern auch eine Verallgemeinerung des singulären (pathologischen) Transvestitismus auf den universalen (utopischen) Ambisexualismus der Geschlechter erbracht. Sowohl der Autismus des empirischen Transvestiten in dieser Gesellschaft wie die Einseitigkeit homo- und heterosexueller Einstellungen erscheinen als Aufsplitterungen und Verarmungen des ambisexuellen Grundmusters.

Die hermaphroditische Zwischenstufe wird auch in den photographisch dokumentierten Selbstdarstellungen Klaukes festgehalten. Die ästhetische Differenz zur totalen Mimikry des top female impersonator und Transsexuellen ist offenkundig. Die Fetischfunktion der transvestitischen Kleidung und Objekte wird wichtiger als ihre optische Täuschung.

Abb. 143. Pierre Molinier:
Hanel et Pierre – les ambigus.
Photographische Selbstdarstellung, 1971

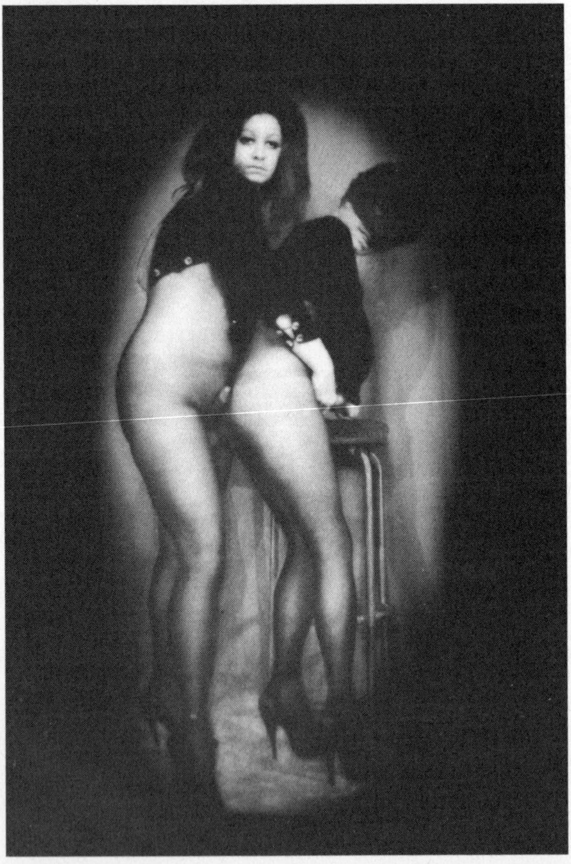

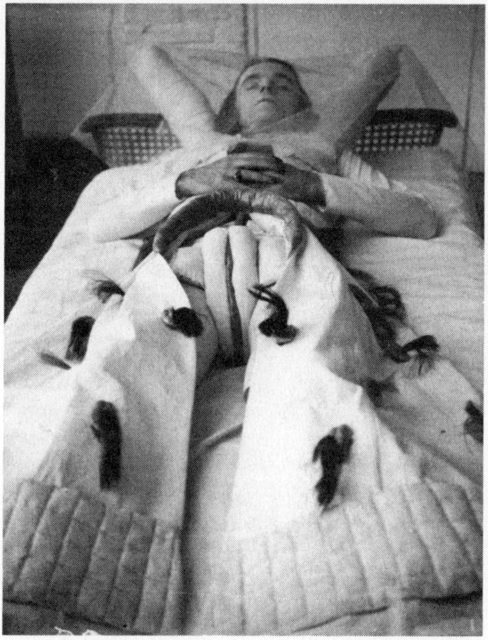

Abb. 144. Jürgen Klauke: Brautkleid. Selbstaufnahme, 1972/73

Klaukes selbstgefertigtes Brautkleid *(Abb. 144)* eines Transvestiten ist eben alles andere als eine naturalistische Übernahme dieses üblichen Kleidungsstückes. Und seine «Vaginalplastik», das anlegbare Gegenstück der Phalloplastik Moliniers *(Abb. 144)*, hat keine Surrogatfunktion für die anzustrebende operative Einpflanzung des weiblichen Genitalapparats, sondern ermöglicht eine Projektionsebene und damit die ästhetische Fiktionalisierung der erfahrenen Sexualambivalenz. Sowohl Vagina- wie Phalloplastik dienen nicht der Eskamotierung des zu verheimlichenden Eigengeschlechts (transsexuelle Einstellung). Die Ambisexualität, der mann-weibliche Intersexualismus, ist das ästhetisch fingierte Resultat, nicht die Verleugnung der maskulinen Sexualform.

Dies ist ablesbar auch von den weiblichen Bekleidungsstücken Castellis, Lüthis und Moliniers, die ein artistisch-handwerkliches Verhältnis zu ihnen realisieren. Molinier stellt z. T. Schuhwerk und (ein- und zweigliedrige) Phalloplastiken selber her. Castelli verkleinert und verinnerlicht gar die Utensilien der Travestie wie den Stöckelschuh, den Strumpfgürtel und den Schminktisch zu zierlichen Modellen, die etwas Amuletthaftes annehmen *(Abb. 140)*. Und der phantastische Putz der Cockettes *(Abb. 138–139)* repräsentiert den selbstgeschneiderten hippie look der sechziger Jahre, bevor er chic und Mode wurde. Übrigens ist der männliche Transvestit als sein eigener amateurhafter Schneider und Ausstatter psychologisch keine seltene Erscheinung. So häufen sich die Gebrauchsgegenstände der Travestie nicht selten zu einem Arsenal von Spielsachen und Fetisch-Gegenständen, die die Tendenz haben, sich zu Ausstellungsstücken, Quasi-Bildern und -Plastiken zu verselbständigen. Die ein- und zweigliedrigen Godemichés Moliniers hat Breton nachträglich als Paradigma des surrealistischen Erotismus für ausstellungswürdig befunden.[13] Dem narzißtischen Effeminierungsakt auf der psychischen Ebene der Körperakteure korrespondiert eine eigene Sphäre der transvestitischen Bilder- und Objektewerkstatt, aus der die Eigenproduktion vor allem der fetischistisch bevorzugten Kleidung hervorgeht. Diese artistisch-handwerkliche Produktionsweise, das transvestitische ‹Kunsthandwerk›, unterscheidet die benannten Körperakteure von der nur konsumierenden Mehrheit der Transsexuellen und meisten Transvestiten, die ihre ‹Fummel› möglichst nach der letzten Mode vom Bekleidungsangebot der Kaufhäuser und Boutiquen unverändert übernehmen. Zwar leben sie fast ausschließlich für den Bestand ihrer Garderobe, aber ihre Sucht unterscheidet sich in kaum etwas vom Kleiderkonsum der Frauen jener Schicht, der sie materiell sich zurechnen dürfen. Auch der muffige Dekor der schicken Boudoirs und Stilmöbelwohnungen der meisten Mittelschicht-Transvestiten und Transsexuellen wird daher niemand überraschen.

Psychoanalytischer Aspekt

Der ästhetische Hermaphroditismus hat darüber hinaus eine psychoanalytische Dimension. Wenn andeutungsweise von der Fetischfunktion der transvestitischen Objekte und Kleidung die Rede war, so wurde auf den Zusammenhang von Körpersprache und unbewußter Symbolbildung in der transvestitischen Selbstdarstellung und Selbstinszenierung angespielt. Das Selbstbild des Transvestiten, sein effeminierter ästhetischer Körper ist von Wünschen reichlich signiert, die nur teilweise bewußt bemerkt und im transvestitischen Selbstportrait thematisiert sind. Ein nicht geringer Teil bleibt dem spontanen Körperakteur selber unbewußt, ja unverständlich und kann durch Psychoanalyse dechiffriert werden.

Die Travestie formuliert den Verwandlungswunsch des Transvestiten auf einer phänomenalen und einer symbolischen Ebene, so daß eine sexuelle Mehrdeutigkeit und ‹Wertverschiebung› vom männlichen Selbstbild zum weiblichen Fremdbild sich häufig nicht nur auf der erscheinungsmäßigen, mimetisch-darstellenden Ebene herstellt, sondern noch im Verhältnis des körperlichen Erscheinungsbildes zum Ausdruck des psychisch Unbewußten. Hier ist an den Freudschen Fund der genitalen Symbolik des weiblichen Penis zu erinnern. Dieses vom Knäblein begehrte und später aufgegebene, aber nie ganz verleugnete Lustobjekt findet sich im Fuß- und Schuhfetisch des Mannes als ein «Ersatzsymbol für das einst verehrte, seither vermißte Glied des Weibes»[14]. Im verbreiteten Fuß- und Schuhfetischismus auch oder gerade unter Künstlern – Eduard Fuchs sprach geradezu von einem «beinfetischistischen Paroxysmus» in der bürgerlichen Kunst des 19. und 20. Jahrhunderts – kehrt die infantile Phantasie von der ‹phallischen Frau› und Mutter in abgewandelter, ‹sublimierter› Gestalt wieder. Man findet ihre unbewußte Gestaltung im Zentrum der transvestitischen Selbstdarstellung. Denn es charakterisiert den Transvestiten, sich primär in der weiblichen Identifikation mit dem Körperbild der Frau (unbewußt mit der Mutter) zu erfahren und dabei den eigenen männlichen Narzißmus zu vernachlässigen. Die transvestitische Identifikation mit der realen penislosen Frau hat das eigene männliche Genitale und das der einstigen phallischen Mutter in den ästhetischen Fetischbildungen von Bein, Fuß, Strumpf und Schuh unbewußt versteckt. In ihnen überlebt der schwach ausgebildete genitale Narzißmus des transvestitischen Mannes, der gleichzeitig im mimetischen Akt der Travestie sich der lustvollen Eskamotierung seiner Genitalität, sich der kastrierten phallischen Präsenz seines Ichs hingibt. Dies ist, verkürzt dargestellt, die psychoanalytische Situation der Künstler-Transvestiten Castelli, Klauke, Lüthi, Molinier, der Frauendarsteller in der Gruppe der Cockettes.

Der ‹normale› heterosexuelle Mann ist psychisch nicht dafür disponiert, den männlichen Phänotyp, sein eigenes Körperbild als Objekt und womöglich Opfer der Effeminierung darzustellen. Jedes Selbstportrait wird von der Abwehr effeminierender Verfremdung bestimmt sein. Die unbewußte Angst vor dem schmerzenden Verlust der eigenen Phallizität ist stärker als die lustvolle Identifikation mit der penislosen (kastrierten) Frau. Er glaubt, seine verletzbare geschlechtliche Identität verteidigen zu müssen, und verlegt sicherheitshalber die ambisexuelle Darstellung vom Selbstportrait ganz auf das Portrait der Frau. Deren Körperbild wird nun unbewußt von der männlichen Phantasie der ‹phallischen Frau› und Mutter deformiert. Der Ambisexualismus des Mannes kann sich ohne Gefährdung seines narzißtischen Ichs realisieren. Das Portrait der Frau erweist den weiblichen Phänotyp als überall «vermännlicht» und «phallifiziert». Die Darstellung des Bein-, Fuß-, Schuhkörpers erscheint von den unbewußten Gestaltungen der phallischen Genitalität gleichsam überwuchert. Ohne Zweifel ist dies nicht der psychische Mechanismus, der den Narzißmus des Künstler-Transvestiten reguliert. Er würde für die Darstellung seiner Sexualambivalenz auch nicht auf die Portraitierung der Frau ausweichen. Seine Basis ist und bleibt das Selbstportrait.

Der ‹deviante› transvestitische Mann geht vom Körperbild des Mannes aus, bleibt für die ambisexuelle Darstellung der Rückerinnerung an die ‹phallische Frau› und Mutter ganz bei sich. Sein Effeminierungsakt tendiert eher zur Aufgabe der geschlechtlichen Ichidentität und orientiert daher das Körperbild des Mannes, sich selbst, nach dem Erscheinungsbild der realen penislosen Frau. Die phallische Aggression des männlichen Narzißten tritt zurück; der unbewußte Phallizismus von Bein und Strumpf, der Fuß- und Schuhfetische schwächt sich zu rudimentären Formen, Überlebensformen der maskulinen Genitalität ab. Sie werden annähernd entfetischisiert. Aus der Perspektive der transvestitischen Darstellung sind sie die eindeutigen Körperzeichen des weiblichen Phänotyps, während sie sonst (in der ‹normalen› heterosexuellen Einstellung) primär Elemente einer unbewußt phallischen Darstellung sind.

Das genitale narzißtische Ich des Mannes bleibt in den ambisexuellen Darstellungen Castellis, Klaukes, Lüthis, Moliniers, der Cockettes noch erhalten – und dies unterscheidet ihre Selbstportraits von der Selbstliquidation im pathologisch entfalteten Transvestismus und im Transsexualismus; aber das doch geschwächte Ich hat im Kompromiß zwischen Trieb- und Realitätsanspruch, der jeder Fetischbildung zugrunde liegt und sie lebensnotwendig macht, nicht mehr die autoritäre Führerrolle inne. Man könnte sagen, die Kastrationsdrohung seitens der Realität wird vom Transvestiten gefährlich auf die leichte Schulter genommen. Die ihn beherrschende libidinöse Identifikation mit dem Weiblichen muß der transvestitische Mann mit Ichschwäche und vermindertem Realitätssinn bezahlen.

Man könnte aber zugunsten auch des ichschwachen transvestitischen Mannes sagen, daß das gesellschaftliche Äquivalent des genitalen männlichen Narzißmus, nämlich die jahrhundertealte Männerherrschaft über die Frau, in der transvestitischen Ichstruktur gebrochen und problematisiert ist. Doch verständlicherweise gibt es heute kein psychoanalytisches Interpretationsmodell, das den transvestitischen Defekt auf der psychischen Seite als einen Abbau von männlicher Autorität auf der gesellschaftlichen Seite (den bürgerlichen Sozialisationsinstanzen wie Familie) *positiv* hervorhebt. In der patriarchalen Psychoanalyse findet sich dieser Herrschaftsanspruch der männlichen Sexualform ausgedrückt, wenn z. B. Freud die Lösung des Konflikts zwischen Trieb und Realität einseitig an der Kompromißlösung des phallischen Fetischisten darstellt und mit keinem Wort auf eine Realitätsbewältigung eingeht, die den Kompromiß auf die Identifikation mit der weiblichen Autorität stützt. Doch eine solche steht gesellschaftlich in keinem hohen Ansehen. Den vulvischen Fetischisten als normative, gesellschaftlich sanktionierte Kompromißformel für den Trieb-Realitätsausgleich ermöglichte in der Tat erst eine kopernikanische Umkehrung des gesellschaftlichen Herrschaftsverhältnisses zwischen Mann und Frau. Solange es besteht (die ästhetischen Angleichungen von Mann und Frau im industriellen Produktionsprozeß verschleiern das grundsätzliche Herrschaftsverhältnis), wird eine Demontage der Maskulinisierung des weiblichen Phänotyps nach dem Herrscherbild des Mannes zugunsten der Feminisierung des männlichen Phänotyps nach dem – vakanten – Herrscherbild der Frau als zwangsläufig ‹deviantes› und ‹phantastisches› Ansinnen erscheinen müssen. Dennoch ist nicht zu übersehen, daß männliche Transvestiten einen Kult des weiblichen Herrscherbildes betreiben und die historischen Lulus, ‹Männer fressenden› Vamps und Filmstars wie Mae West, Bette Davis, Marlene Dietrich, Zarah Leander zu antipatriarchalen Autoritäten erheben.

Gegen die gesellschaftliche Verweigerung eines weiblichen matriarchalischen Herrschaftsprinzips scheinen auch die Photosequenzen und Filme von Katharina Sieverding gerichtet zu sein. Ihre Aggressivität und ihr Narzißmus werden freilich heute nur dem transvestitischen ‹androgynen Mann› – ihre Mitarbeiter Klaus Mettig und Stephan Runge scheinen diesen Typ zu verkörpern – verständlich und akzeptabel vorkommen.

Daß der Transvestismus ‹deviant› erscheinen muß, verweist auf die Kontrollfunktion der Psychopathologie gegenüber Effeminierungstendenzen, die sich gesellschaftlich dysfunktional auswirken können. Daß er hingegen auch ‹phantastisch›, ‹exzentrisch›, ‹bizarr› erscheinen kann, verweist auf die Entlastungsfunktion der Kunst und religiösen Volkskunst (Christus mit dem Rock, androgyne Märtyrer wie San Sebastian). Die Ablösung der ambisexuellen Phantasie von der ‹phallischen Frau› durch die ambisexuelle Phantasie vom ‹androgynen Mann› ist in der Tat die Ausnahme der Kunst geblieben, wo für die unterdrückte transvestitische Identifikation mit der Sexualform der Frau ein Ventil geschaffen wurde. In der kulturellen Rezeption wird hier gewöhnlich von dekadenter und romantischer Kunst gesprochen. Nur soviel als Hinweis auf den historischen Zusammenhang, in dem auch die transvestitischen Darstellungen der Körperakteure stehen, obwohl gerade sie gegenüber der Privilegierung weiblicher Identifikationsmöglichkeiten in der Kunst auf dem psychischen Gebrauchswert ihrer transvestitischen Bilder und Darstellungen bestehen.

Für eine Abgrenzung der unbewußten Körpersprache der Travestie kann zusammenfassend festgehalten werden, daß die ästhetische und psychische Wertverschiebung zwischen männlichen und weiblichen Eigenschaften stets in zwei Richtungen verläuft, entweder mit der Zielvorstellung der ‹phallischen Frau› oder jener des ‹androgynen Mannes›. Das unbewußte Selbstportrait des heterosexuellen Mannes geht vom Körperbild der Frau aus, um es nach seinem Bild zu vermännlichen, zu ‹verhäßlichen›, zu ‹phallifizieren›. Sein Narzißmus hat eine gewaltsame sadistische Struktur. Bein, Fuß, Schuh oder Strumpf sind Ausformungen einer betont männlichen, aktiven, aggressiven Ausrichtung seiner Genitalität. Das Selbstportrait des transvestitischen (ambisexuellen) Mannes geht vom Körperbild des Mannes aus und verweiblicht, ‹ästhetisiert›, ‹vulvifiziert› es. Sein Narzißmus hat eine gewaltlose masochistische Struktur. Bein, Fuß, Schuh oder Strumpf sind Ausformungen einer betont *un*männlichen (aber deswegen noch nicht weiblichen) passiven, zärtlichen Ausrichtung seiner Genitalität. Sie ist in der Tendenz die psychische und ästhetische Reproduktion des weiblichen (mütterlichen) Penis, an den das Kind geglaubt hat und Freud zufolge auch später unbewußt sein Begehren heftet.

Die transvestitischen Frauendarsteller und Körperakteure bewegen sich in die zweite Richtung. Der Reproduktionswunsch nach der weiblichen Genitalität ist stärker als die genitale Selbstbespiegelung des Mannes. Lüthis «I'll be your Mirror» (1972) und Castellis self performance im Luzerner «Spiegelkabinett» (Dia-Serie von 1973) sind Selbstportraits des verweiblichten kastrierten Mannes, sind Ästhetisierungen des unbewußten Identifikationswunsches mit der weiblichen Genitalität. Die häufig vorkommenden Bein-, Fuß-, Schuh- und Strumpffetische, projiziert auf die Vorstellung des androgynen Mannes, tendieren – auch bei Klauke und Molinier – mehr zu Schrumpfformen der unbewußten Phallizität als zu deren voller symbolischer Repräsentanz. Dennoch produzieren auch die transvestitischen Körperakteure den lebensnotwendigen Kompromiß zwischen Trieb- und Realitätsansprüchen; dies zeigt sich an der Ambivalenzkonstruktion ihrer zahlreichen Fetische, die immer zugleich als weiblich erscheinen und dabei phallisch sind. Doch da die Rolle des Schlichters zwischen Trieb und Realität nicht das reale narzißtische Ich des Mannes übernommen hat, sondern die fiktive phallische Frau, tritt im transvestitischen Kompromiß der phallische Charakter der Fetische in den Hintergrund. Ihre aufgerichtete, erigierte Form verliert sich zugunsten einer klitoriden, halb erigierten oder ‹schlaffen› Phallusform. (Deren Bevorzugung in transvestitischen Porno-Magazinen erfolgt daher nicht etwa aus Zensurgründen.) Man könnte fast von der phallischen Verniedlichung der Genitalität im Transvestismus sprechen. Der Phallus-Aversion korrespondiert der ästhetische Gesamteindruck: der hermaphroditische Habitus und die entspannte Haltung des androgynen Mannes. Als pathologischer Endpunkt der Effemination droht freilich der vollständige Verlust des phallischen Fetischs – Ausdruck des gänzlichen Versagens der männlichen Ichidentität in der Psychose oder des Geschlechtswechsels im Transsexualismus.

Die transvestitische Metamorphose kann psychisch und ästhetisch zur Sackgasse werden. Das Identifikationsbedürfnis mit dem Weiblichen kann so stark werden, daß der transvestitische Körperakteur zu einem Kunstgriff seine Zuflucht nehmen muß, um einen Rest an mimetischer

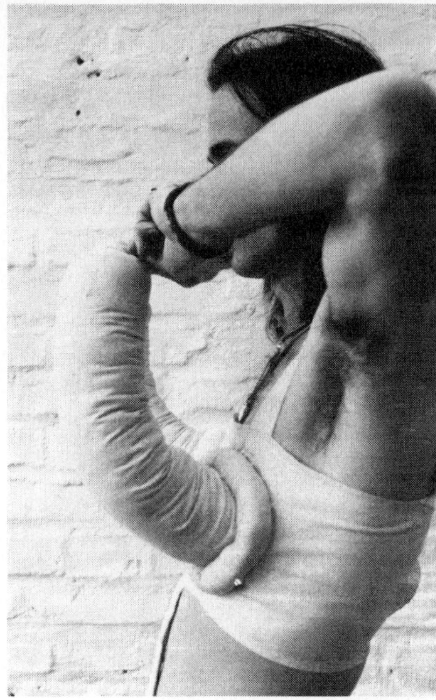

Abb. 145. Jürgen Klauke: Phalloplastik, 1972/73

und symbolischer Repräsentanz des phallischen Unbewußten in der Effemination zu erhalten. Es ist auffallend, daß sowohl Klauke und Lüthi wie Molinier die Metamorphose zum Weiblichen an fortgeschrittener Stelle unterbrechen und doch noch zum Phallischen hin verfremden. Sie machen das verweiblichte travestierte Körperbild: jeweils sich selber, den zur Frau verwandelt dargestellten Mann (bzw. einzelne Körperbewegungen, Gesten, Gliedmaßen, Organe von ihm), zum Gegenstand einer erneuten Verwandlung, die den weiblichen Phänotyp des Transvestiten in den ursprünglichen männlichen rückübersetzt. In dieser *Travestie der Travestie* läuft die zuerst vorgenommene Wertverschiebung vom Männlichen zum Weiblichen in umgekehrter Richtung auf eine Vermännlichung des verweiblichten Körperbildes des Mannes hinaus. Die stattgefundene Effeminierung des männlichen Körperbildes wird von der nachfolgenden *Re*maskulinisierung relativiert. Diese unbewußte Korrektur an der Effemination, als setzte sich im letzten Augenblick der genitale Narzißmus des Mannes gegenüber der selbstzerstörerischen weiblichen Identifikation zur Wehr, verrät sich in der ausgeprägt phallischen Form der plastisch

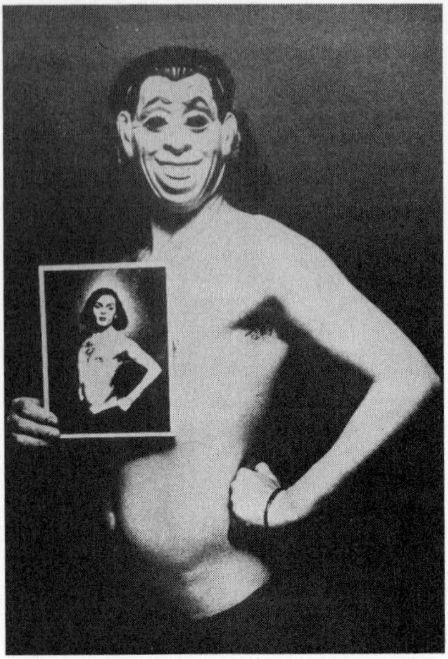

Abb. 146. Urs Lüthi: The Numbergirl. Photoserie, 1973

nachgebildeten weiblichen Brustkörper bei Klauke *(Abb. 145)*. In seiner «The Numbergirl» betitelten Serie photographischer Selbstaufnahmen (1973) verfremdet Lüthi das effeminierte Selbstbild durch Überstülpen einer männlichen Gesichtsmaske *(Abb. 146)*, während eine andere Einstellung dieser Serie das effeminierte Selbstbild mit dem weiblichen Phänotyp der Frau durch eine Bild im Bild-Darstellung in einen Vergleich zwingt *(Abb. 147)*. So wird der erreichte Grad der Effeminierung zum Gegenstand einer bildnerischen Reflexion gemacht, die die transvestitische Metamorphose zwischen den Grenzwerten von eindeutig männlich und eindeutig weiblich kontrolliert. Auch im Aufführungsstil der Rolling Stones finden sich Beispiele für eine Remaskulinisierung des erst verweiblichten Körperbildes im Sinne der beschriebenen Travestie in der Travestie. So benutzt Mick Jagger die phallische Symbolik des Mikrophons dazu, den vorherrschenden Habitus zu verfremden und den Eindruck eines hermaphroditischen Mischwesens zu erzeugen.

Eine Korrektur der Effemination liegt unbewußt und bewußt auch bei Molinier vor. Er stellt sich in der Pose des Schamanen dar – mit aggressiv erigiertem Godemiché. An die Stelle des ästhetisch amputierten (retuschierten) Penis *(Abb. 148a)* tritt das mächtige Kunstglied *(Abb. 148b)*.

Abb. 147. Urs Lüthi:
The Numbergirl. Photoserie, 1973

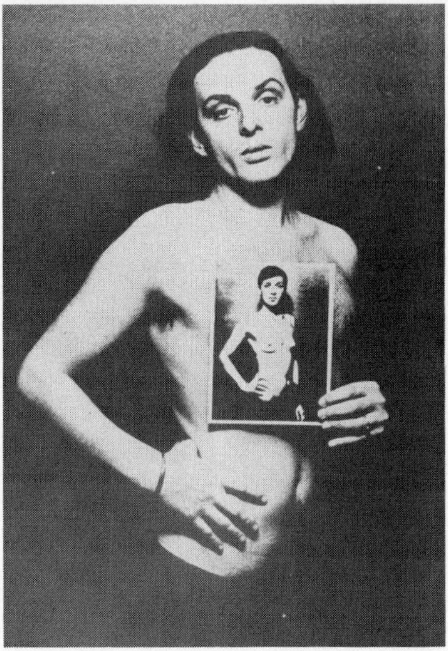

Seine phallische Imposanz kompensiert den fiktiven Verlust des Transvestiten. Die Pointe ist hier nicht die rückgängig gemachte Effeminierung des Mannes, sondern die Travestie der Effeminierung mit den Mitteln der sexualästhetischen Darstellung. Molinier hat von allen Körperakteuren die transvestitische Metamophose am weitesten getrieben; er hat durch photographische Retuschen und Montagen bisweilen den Eindruck der Penislosigkeit erweckt, weibliche Brustformen und die vaginale Ausstattung seines Körpers vorgetäuscht und muß nun diese Illusion bei seinen Beschauern durch einen Schock zerstören. Das transvestitische Selbstportrait mit dem Kunstglied scheint das gestörte Gleichgewicht zwischen der weiblichen Identifikation mit dem alter ego der Frau und der männlichen Selbstidentifikation mimetisch und sexualästhetisch wiederhergestellt zu haben. Keine Frage, daß der nur pathologisch entfaltete Transvestismus zu dieser ästhetisch darstellenden Stabilisierung des Körperakteurs nicht mehr fähig, sondern – im Bild gesprochen – aus dem labilen Gleichgewicht geraten ist, den fetischistischen Kompromiß zwischen Trieb- und Realitätsansprüchen einfach nicht mehr schafft. Die Fetischproduktion und auf künstlerischer Ebene die Ikonographie des ‹androgynen Mannes› bilden das Medium der

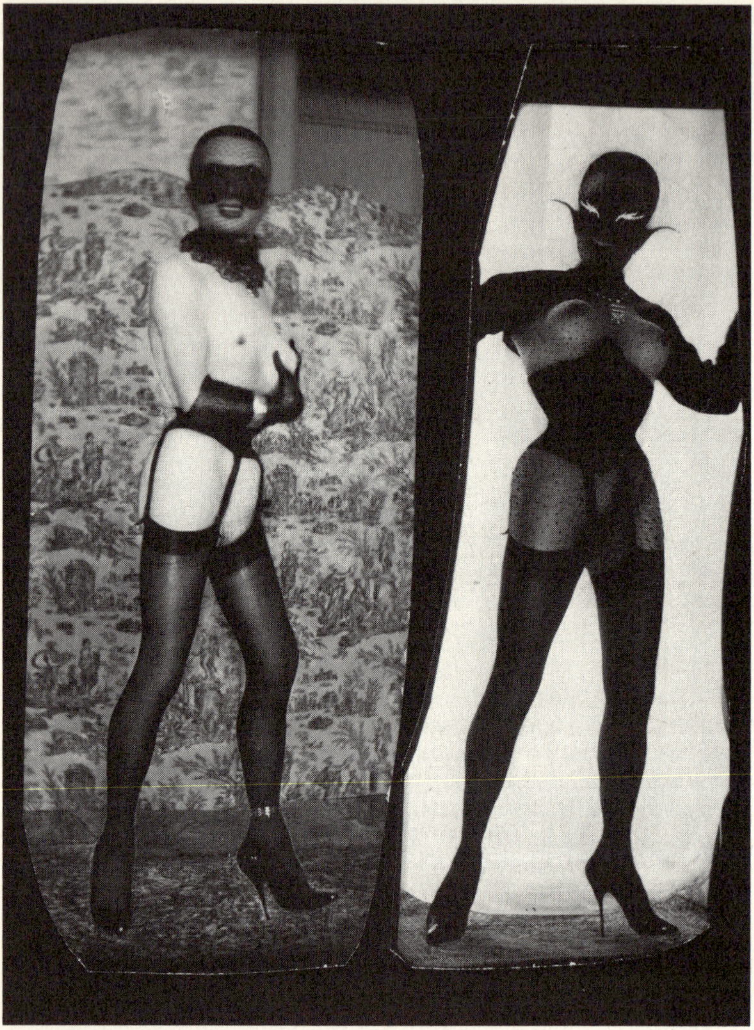

Abb. 148a–b. Pierre Molinier: Die Travestie der Travestie.
Photographische Selbstdarstellung, 1968

Travestie, und wo sie aufhören, ist auch der schöpferische Transvestismus am Ende.

Die Fetischproduktion und ihre ästhetischen Objektivationen sind, psychoanalytisch verstanden, lebensnotwendig – auch oder gerade für den ichlabilen Transvestiten. Daher wäre es irreführend und vermessen, die wenigen als bildnerisch und literarisch relevant erkannten Travestien dem Bereich der künstlerischen Darstellung zuzuschlagen, den anonymen Rest hingegen der Psychopathologie. Die erarbeitete sexualästhetische Differenz von Mimesis und Mimikry, von Darstellung des Transvestismus und Verfallenheit an den Transvestismus, diente nicht dem problematischen Abgrenzungsversuch von Travestie in der Kunst und Travestie im Leben. Es geht hier nicht um den Transvestismus in der Kunst, sondern um die *Kunst der Transvestiten*. Was als «Körper-Kunst» der Travestie – paradigmatisch an den ästhetischen Realisationen von Castelli, Klauke [15], Molinier, den Cockettes – vorgestellt wurde, deckt einen weitaus größeren Bereich des subkulturellen Genres ab, der nicht dem Markt zuliebe in Fummeltanten, Tunten, effeminierte Schwule auf der einen, Star, Show- oder Künstler-Transvestiten auf der anderen Seite aufgeteilt werden sollte. Die – ästhetisch darstellende – ‹Theatralisierung› vorhandener ambisexueller Bedürfnisse wird hier alltäglich praktiziert. Dies geschieht subjektiv unabhängig davon, ob sie als Kunst anerkannt und vom Markt verwertet oder unterdrückt wird. [16]

2 Vom Bild zum Prozeß: Happening, Fluxus, Aktionismus, Performance, Körperkunst

Die Grenzüberschreitung der Aktionskunst

Dieses stichwortartig angedeutete Thema gehört nicht nur zu einem umstrittenen, sondern auch am wenigsten aufgearbeiteten, äußerst lükkenhaft dokumentierten Teilbereich der Kunstgeschichte des 20. Jahrhunderts.[17] Der Begriff Happening ist heute in den allgemeinen Sprachgebrauch eingegangen, so daß alle möglichen auffallenden Ereignisse und Vorfälle damit etikettiert werden. Dies ist eine Popularisierung, mit der eigentlich die Protagonisten des Happenings zufrieden sein könnten, hatten sie doch selbst ausdrücklich nicht die ästhetische Nachahmung und Transformation der Wirklichkeit, sondern die direkte Erfahrung alltäglicher Begebenheiten, des vorgefundenen Lebens in seiner unabgeschlossenen Prozeßhaftigkeit und offenen Räumlichkeit zur Basis ihrer Arbeit erklärt. Allein der heute nivellierende, vieles und verschiedenes einebnende Happening-Begriff war einst als ein differenzierender, ausschließender gemeint, mit dem ein Teil der grenzüberschreitenden, expansiven modernen Künste sich von der tradionellen Formgesetzlichkeit und Geschlossenheit des Werks zu distanzieren und zu entfernen gedachte. «Vielleicht hat ein Happening mehr mit der Form von Spiel und Sport zu tun als mit den Formen der Kunst», schreibt Allan Kaprow, der Begründer des Happenings in den USA. «In diesem Zusammenhang ist es nützlich zu beobachten, wie Kinder ihre Spiele erfinden. Ihre formale Konzeption ist oft streng, aber ihr Inhalt ist von Ästhetik unbelastet. Das Spiel von Kindern ist außerdem kommunikativ, mehr als ein Kind trägt Ideen bei. Entsprechend kann ein Happening von mehreren Personen gemacht werden und zugleich das Wetter, Tiere und Insekten einbeziehen.»[18] Das Happening soll demnach nicht nur alles mit allem verbinden können – auf diesen Collage-Charakter wird zurückzukommen sein –, sondern es soll auch seine Anregungen, seine Formen und Gegenstände von überall herholen, «nur nicht von den Künsten, von ihren Derivaten und ihrem Milieu. Eliminierung der Künste und alles dessen, was überhaupt nur von ferne an sie erinnert, wie Vermeidung der Galerien, Theater, Konzertsäle und anderer Formen des Kulturbetriebs...: darin liegt die Chance, daß sich eine andere Kunst entwickeln wird.»[19]

Diese Hoffnung des amerikanischen Happening-Begründers hat sich freilich nicht oder nur teilweise erfüllt. Wichtig ist, daß das Happening an seinem Ursprung, Ende der fünfziger Jahre in Amerika, als eine alternative Kunstform vorgestellt wird, während in Europa zur gleichen Zeit die kunstverneinende, destruktive Attitüde des Dadaismus vorherrscht, wie sie sich bei Huelsenbeck und anderen ‹Antikünstlern› in großer Gedankennähe zum späteren neodadaistischen Happening formuliert findet. Kaprow hat seinen Standpunkt im Laufe der Zeit differenziert und damit eine Unterscheidungsmöglichkeit zur Kulturdemontage und zu jenen ultralinken Bilderstürmern gesucht, die aus der 1962 entstandenen rheinländischen «Fluxus-Gruppe» hervorgegangen waren, so George Maciunas, der später in den USA mit Henry Flynt die «Action Against Cultural Imperialism» begründete.[20]

«Happenings sind keine Misch- und Gesamtkunstwerke, wie die Wagner-Oper es sein wollte... Ungleich den meisten Standard-Künsten ist ihr Ursprung Nicht-Kunst, und die Quasi-Kunst, die daraus entsteht, hat immer etwas von dieser unbestimmten Identität. Eine Anleitung zum Dschungelkampf für die U.S. Marines, die Besichtigung eines Laboratoriums, in dem Kunststoffnieren gemacht werden, eine Massenkarambolage auf Long Island Expressway sind brauchbarer als Beethoven, Racine oder Michelangelo.»

Diese Vorbehalte gegen die «Restriktionen der konventionellen Kunstmittel»[21] haben zweifellos ihre historischen Voraussetzungen im Futurismus, und wie einst im Futurismus verwahrt sich auch Kaprow gegen den Vorwurf der «Formlosigkeit», den man gegen seine Happenings erhoben hat. Er vermeide lediglich «Formtheorien, die ganz speziell mit den Künsten zusammenhängen und die mit der Idee der Ordnung per se zu tun haben, wie zum Beispiel serielles Verfahren, dynamische Symmetrie, Sonettform usw.» Für ihn werden Kategorien wie Zufall, Unbestimmtheit, Möglichkeit, Vieldeutigkeit und Offenheit wichtig, ferner der Vergleich mit Lebenspraktiken, die an die «Künste grenzen, etwa Paraden, Karneval, Spiele, Expeditionen, Führungen, Orgien, religiöse Feiern», um den «Quasi-Kunst» und «Quasi-Ritual»-Charakter des Happenings zu bestimmen. Das Happening ist auch kein Bühnen-Theater, obwohl es wie dieses in der Zeit abläuft; aber es wiederholt nicht, und es inszeniert seiner Meinung nach auch nicht für ein konsumierendes Publikum, obwohl das Happening häufig über eine Partitur, einen Spielplan verfügt, der der Rahmen für ein allerdings unwiederholbares Ereignis ist. Zwar erlaubt die Partitur Wiederholungen, und Happenings sind wiederholt aufgeführt worden; doch durch die geforderte Partizipation, das Mitspielen der Teilnehmer, gleicht kein Happening dem anderen. Es hat zumindest programmatisch die Qualität des Lebens selbst, des Veränderlichen, Unwiederholbaren und Vergänglichen. In der Ablehnung des Werk- und Produktcharakters haben die meisten Happening-Protagonisten die Chance und Alternative des Happenings zum Kunstbetrieb mit seinen Institutionalisierungen, Verdinglichungsmechanismen und Kommerzialisierungen gesehen, so auch Kaprow, der im Happening die «einzige Underground-Avantgarde» sieht: «In dem Maße, wie ein Happening keine Ware, sondern ein flüchtiges Ereignis ist, kann es... ein Bewußtseinszustand werden.» Als immaterielles Ereignis und Selbsterfahrung entgehe das Happening der Zirkulationssphäre der Waren, der Wertabschöpfung der Kunstwerke, verlagere den Mythos des Werkes auf den der ephemeren Tätigkeit. An diese knüpfte sich in Europa in den sechziger Jahren bei Wolf Vostell und Jean Jacques Lebel, in der «Situationistischen Internationale» und ihr nahestehenden Künstlern die Hoffnung auf die bewußtseinsverändernde, für Aufklärung und alternative Phantasie sensibilisierende Wirkung des Happenings. Selbst Herbert Marcuse bezog vorübergehend seine politischen Hoffnungen an eine living art, die «das Ende der Trennung des Ästhetischen vom Wirklichen, aber ebenso das Ende der kommerziellen Vereinigung von Geschäft und Schönheit, Ausbeutung und Freude»[22] bedeutet. Die soziale Utopie der Aktionskunst strebte aus der Isolation des dadaistischen Einzelgängers und Außenseiters, der in exzentrischen Gesten und dandyhaften Manieren seine Einsamkeit inszenierte und stilisierte, heraus – auf die Straße, in den Alltag, in die Öffentlichkeit. Dieser Entästhetisierungs- und Politisierungseffekt, seine Konvergenz mit Marcuses «Entwurf der Entsublimierung der Kultur»[23], war nicht unbedingt die ursprüngliche Intention des vor allem amerikanischen Happenings, sondern durch die Verhältnisse bedingt. Das aus der Expansion der Künste entstandene Happening konnte nur das Instrumentarium bereitstellen, mit dem die schwarzen und weißen Radikalen eine Neubestimmung der Kultur versuchten. So meinte auch Kaprow – und dieser Gedanke wurde von allen Happening-Theoretikern übernommen, auch wenn sie teilweise dazu widerspruchsvoll dem Happening eine Werkform in Objekten, Environments, Collagen und Decollagen abgerungen haben (man denke an George Brecht, Beuys, Vostell, Spoerri und andere Aktions-Künstler) –, daß die Happenings «die einzige Kunst-Aktivität» verwirklichen, «die dem unvermeidlichen Publizitätstod, zu dem die andere Kunst verurteilt ist, entkommen kann, denn: erdacht für eine kurze Lebensdauer, könnten sie nicht überstrapaziert werden. Sie seien buchstäblich tot, sobald sie geschehen.» Sie wollten nicht überdauern und langfristig wirken, sondern momentan etwas bewirken. Sie könnten nicht besessen, sondern nur vorübergehend erlebt werden. Der Happening-Künstler arbeite sozusagen immer aufs neue für den Augenblick, und Kaprows Hoffnung dabei ist nach wie vor, daß er der Kommerzialisierung und dem Konsum seiner Ideen durch die Massenmedien entgehen kann. Den inflationären, der ursprünglichen

Sache entfremdeten Begriff ‹Happening› hat er Mitte der siebziger Jahre durch den der «Activity» ersetzt.

Andererseits wissen wir, daß das Happening und der Aktionismus der Künstler ohne Kunstwerk der Verdinglichung durch Markt und Kunstkonsum damals wie heute nicht entkommen, sie das Schicksal der Ästhetisierung in vielen Ritualen der ästhetischen Selbstdarstellung, der «Selbstausstellung» (Timm Ulrichs) und des blinden Narzißmus, in den «individuellen Mythologien», den vielfachen Künstlerattitüden wie auch künstlerischen Abfallprodukten von Aktionen ereilt, ja die Flüchtigkeit, Form- und Werklosigkeit mancher Prozeßkunst sich auf fatale Weise den Wegwerffetischen der Konsumgesellschaft angeglichen hat. Die Verweigerung des ästhetischen Werk- und Illusionscharakters allein, die im Happening erreichte Praxisnähe, in der Tat eine Desillusionierung von der Raum-Zeit-Fiktion des Kunstwerks in die Real-Zeit und den Real-Raum, garantieren dem Happening noch keine bewußtseinserweiternde oder gar wirklichkeitsverändernde subversive Qualität. Es scheint vielmehr so, daß das amerikanische Ur-Happening es zu mehr als einer befremdenden Wiederholung des realen Alltagsgeschehens, zu einem Zusammenstoß der Kunst mit der Lebenspraxis nicht gebracht hat und deren konkrete, inhaltliche Veränderungsmöglichkeit völlig offen ließ.

Die Reflexion auf ein alternatives Leben wurde eine Spezialität der Happening-Bewegung vor allem auf europäischem Boden, die hier teilweise im Kontakt mit der revolutionären Studentenbewegung der sechziger Jahre eine eigene Geschichte hervorgebracht hat. Kaprow hat den Verfremdungseffekt des sich in das Leben einmischenden Happenings, der allenfalls zu einer Erweiterung der Wahrnehmung und Veränderung der ästhetischen Sensibilität führt, selbst am besten beschrieben.

«Die Grenze zwischen Happening und Alltag sollte so fließend und vielleicht so undeutlich wie möglich gehalten werden. Die Austauschbarkeit zwischen ‹man-made› und ‹ready-made› wird auf diese Weise am stärksten wirksam. Auf einer Landstraße stoßen zwei Autos zusammen. Violette Flüssigkeit läuft aus dem beschädigten Kühler des einen Autos, und auf dem Rücksitz des anderen liegt eine riesige Ladung toter Hühner. Die Polizei nimmt den Vorfall auf, Antworten werden ordnungsgemäß gegeben, Abschleppwagen entfernen die Wracks, Rechnungen werden beglichen, die Fahrer gehen nach Hause zum Mittagessen.»[24]

Die frühen amerikanischen Happening-Vertreter wie Jim Dine (mit «Car crash», 1960) oder Allan Kaprow (mit «Yard», 1961), aber auch Wolf Vostell (mit seinen seit 1962 geplanten «Schrottplatzhappenings» *[Abb. 149]*, einer Aktion wie «In Ulm, um Ulm und um Ulm herum», 1964), der Nouveau Réalisme (mit Césars zerquetschten Automobil-Plastiken) *[Abb. 150]*, Otto Muehl (mit «Gerümpelplastiken», 1962 und seinen 1963 beginnenden «Materialaktionen») oder HA Schult, der Autowracks in eine Arena verfrachtete und zu Artefakten einer «archäo-

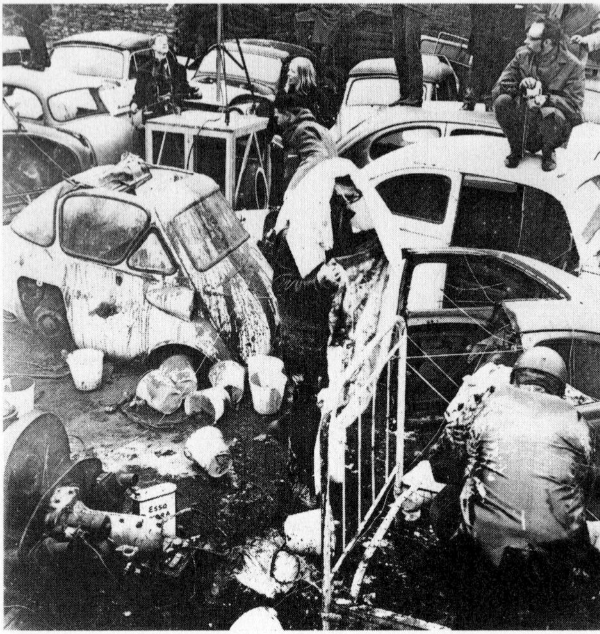

Abb. 149. Wolf Vostell: Happening-Phänomene, Berlin, 1965

logischen Reise in die Gegenwart» erhob *(Abb. 151)*, waren von den zufälligen, lebenden Collagen, die ein Autounfall verursacht, wie auch von den Autofriedhöfen und Schrottplätzen der Wegwerfgesellschaft fasziniert. Sie waren bemüht, die Ästhetik der vorgefundenen Abfallräume und Ereignisse des industrialisierten Alltagslebens nachzuvollziehen und etwas zu inszenieren, was den gleichen Realitätsgehalt hat, die gleiche Irrationalität und Zufälligkeit erkennen läßt, durch Überraschung und Schock, durch sinnliche Direktheit und Körperhaftigkeit, durch eine Authentizität betroffen macht, die nur das wirkliche Leben hat.

In seinem Ulmer Happening, einer absurden Collage von vierundzwanzig Schauplätzen wie Flugplatz, Autowaschanlage, Schlachthof, Großgarage, ließ Vostell unter anderem ein Auto mit gelber Farbe beschütten und gegen aufgespießtes, noch blutiges Schlachtvieh anfahren. Der blut- und farbüberströmte Wagen wurde gewaschen, abermals beschmutzt, wieder gewaschen, ein Vorgang, der sich wiederholte, ein fast banaler und gleichzeitig erschreckender Ritus, der die verschiedenen Materialien mischt wie ein Verkehrsunfall. Happening erlebt Vostell als «zu Leben gemachte Pop Art».[25] So kann gerade ein banaler «täglicher Vor-

Abb. 150. César: Une tonne et demie. Sculpture, 1960

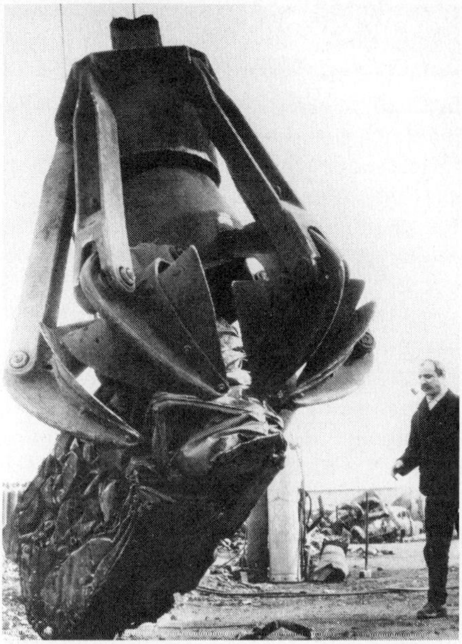

Abb. 151. HA Schult: Jetzt! Zeit... Eine archäologische Reise in die Gegenwart, Köln 1980

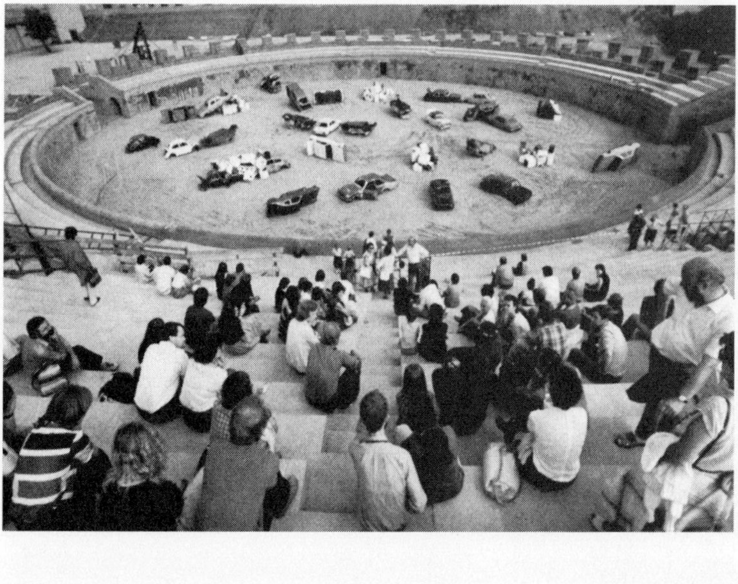

gang wie ein Autounfall als Ausdruck in meinem Happening das Bewußtsein der Menschen schärfen – als Denkanreiz und gedankliches Spiel ist der Unfallsvorgang so stärker an unserem Leben beteiligt und erreicht durch seine Wiederholung beim Publikum Schockreflexe, die sich schließlich gegen den Unfall richten».[26]

Dieses einfache Reiz-Reaktions-Modell zeigt, wie weit die Kunst des Happenings der Schock-Therapie und einem ‹behavioristischen› Menschenbild verpflichtet ist. Nicht zufällig hat gerade Vostell im Einflußbereich des Happenings die Decollage am frühesten und weitesten entwikkelt. 1954 übertrug er den Begriff aus der Zeitungsreportage eines Flugzeugabsturzes auf das Zerreißen von Plakatwänden[27], wie es zur gleichen Zeit in der Gruppe des «Nouveau Réalisme» (Dufrêne, Hains, Rotella, Villeglé) gepflegt wurde. Er zerquetschte Autowracks und technisches Gerümpel zu Reliefs wie César *(Abb. 150)*, schmolz Kriegsspielzeug zu ansehnlichen Klumpen, umgab Konsumobjekte mit Stacheldrahtverhau, deformierte Illustriertenphotos und Fernsehbilder *(Abb. 152)*. Diese «Verzerrungen» und «Verwischungen» verstanden sich als ein politischer Protest mit den ästhetischen Mitteln der Decollage. In den sechziger Jahren folgten nach der Gründung der Fluxus-Gruppe die großen «Aktions-Environments», die Zusammenarbeit mit Kaprow, die «Straßenhappenings» und «Umfunktionierungen» auf dem Hintergrund der Studentenrevolte.

Fast zu gleicher Zeit entstanden in verschiedenen Kunstzentren der Welt das «Collage environment», die Assemblage, das Happening, die vielen modernen Formen des Artaudschen «Theaters der Grausamkeit», das Aktionstheater der Gutai-Gruppe in Japan, das «Living Theatre», das «Orgien-Mysterien-Theater» und die «Materialaktionen» als neue grenzüberschreitende Kunstformen, die ohne Metaphorik und Symbolik der traditionellen Illusionskunst auskommen wollen.

Nicht zufällig bezogen sich Nitsch und Muehl in ihrem 1963 verfaßten «Manifest des psycho-physischen Naturalismus» abermals auf den Zufalls- und Ereignischarakter des Verkehrsunfalls, um an einem Grenzfall des Alltagslebens darzulegen, was die authentische Aktionskunst von der Ästhetik und Scheinproduktion im traditionellen Kunstwerk unterscheidet: «Registrierung eines realen Geschehens oder Handlungsablaufes. Das Ergebnis eines Verkehrsunfalls wird fixiert... Szenen des täglichen Lebens und Teilausschnitte der Wirklichkeit werden als Kunstwerke erlebt.» Die frühen Aktionisten wie Günter Brus, Nitsch und Muehl, die um 1960 mit tachistischer Malerei experimentierten, fühlten sich «provoziert, jede glatte Fläche... mit intensivem Leben zu beschmutzen». Ihre «Obszönitäten» waren gegen die ästhetische Lüge der Tafelbildmalerei gerichtet. Sie arbeiteten «so lange, bis die Fläche aufgebraucht» und damit ein Artefakt der klassischen Kunst von Aktion vereinnahmt ist, die stellvertretend für jeden Verlebendigungsprozeß der Kultur erlebt wurde.

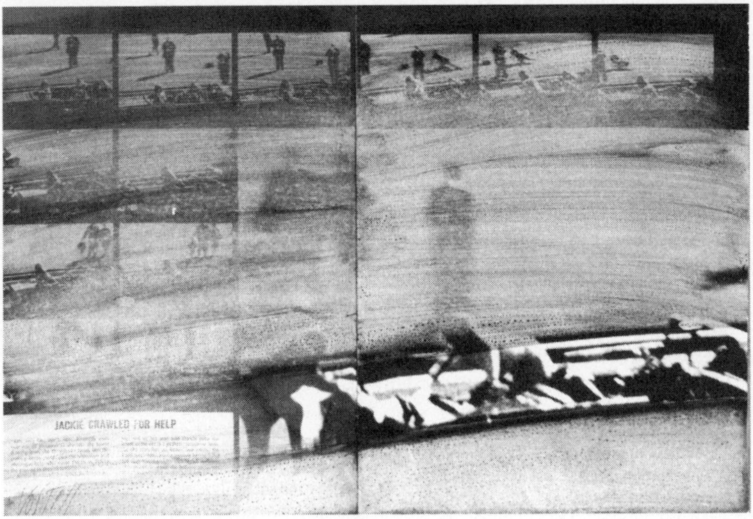

Abb. 152. Wolf Vostell: Dallas. Dé-collage, 1964

Die Expansion der Bildfläche zum Raum und zum Ereignis durchschritt der neodadaistisch und anarchistisch (besser triebanarchisch) stark motivierte Muehl am schnellsten. Die Überwindung und Vernichtung des Tafelbildes datiert schon um 1960/61 und führte über eine Phase zivilisationskritischer Schrottplastiken und Assemblagen zu einem quasi psychotherapeutischen kunstfreien Ansatz, einer Lebensform schließlich, die der individuellen ästhetischen Selbstverwirklichung in der AA-Komune absagt. Auch Nitsch vertritt den Katharsis-Gedanken, die Idee der Abreaktion und Triebabfuhr, für die er aber schon 1961 eine neue ästhetische Form des Abreaktionsspiels fand, ein Malerei, Handlung und Musik vereinigendes Totaltheater, das den neodadaistischen Affront des Aktionismus und des politisierten Happenings, vor allem in der Spielart der Fluxus-Gruppe unter Maciunas, ebenso ablehnt wie den reduzierten Therapie-Effekt. Brus schließlich machte den längsten und komplexesten Entwicklungsprozeß durch. Seine erstmals 1961 mit Alfons Schilling ausgestellte Aktionsmalerei führte ihn – nicht unähnlich den Bemühungen des abstrakten Expressionismus der New Yorker Schule der fünfziger Jahre bei Pollock, Johns und Rauschenberg und der halbautomatischen Aktionsmalerei eines Mathieu und Klein oder auch Prachensky – grenzüberschreitend von der Fläche zum Raum. Was ihn grundsätzlich von dieser allgemeinen Entwicklung unterscheidet, ist die Radikalität, mit der er den eigenen Körper durch Selbstbemalungen und ‹Selbstanalysen› in die grenzüberschreitende Expansion zu Aktion und Prozeß einbezog und Brus aus heutiger Sicht zum Vorläufer der unter den Etiketten von ‹Performance› und ‹Body Art› bekannt gewordenen, weitaus marktgängigeren Tendenzen machte. Die blutigen ‹Selbstverletzungen› und ‹Zerreißproben› mit dem Körper, die der psychisch weniger labile Muehl nur andeutungsweise und am fremden Objekt durchführte und Nitsch am Tierkörper vornimmt *(Abb. 166–169)*, wurden von Brus 1970 ein für allemal eingestellt. Die Reduktion des malerischen Aktes auf den Körper als Malutensil und Material ästhetischer Manipulation *(Abb. 164)* hatte vor dem letzten Schritt der skulpturellen Vergegenständlichung, der Selbstverletzung und Selbstentleibung als ästhetischem Ereignis haltgemacht. Die Aktionsästhetik schien bis auf diesen letzten Schritt, der inzwischen längst von anderen Aktionsformen in Kalifornien[28] oder bei Chris Burden mit «Prelude to 220» *(Abb. 176)*, «I became a secret hippy», 1971, «Trans Fixed», 1974 *(Abb. 177)*, Peter Gilles[29], Stelarc mit «Event for stretched skin», Tokio 1977 *(Abb. 178)*, und John Fare – er erfand Amputationsmaschinen und endete in seiner letzten Aktion durch Selbstenthauptung[30] – gewagt wurde, erschöpft. Brus suchte in den siebziger Jahren wieder Anschluß an seine anfänglichen literarischen und zeichnerischen Versuche, ohne freilich sich im Informel seiner Anfänge zu wiederholen. Der Wiener Aktionismus erreichte 1966 im «institut für direkte kunst» für kurze Zeit so etwas wie einen Gruppenkonsens und eine enge Zusammenarbeit im Hinblick auf eine möglichst geschlossene Präsentation der Wiener beim «destruction in art symposium» in London, das die Vielzahl der Aktions- und Happening-Vorstellungen zu sammeln gedachte. Diesem von Muehl und Brus gegründeten «institut» gehörten als Mitglieder an: Brus, Muehl, Nitsch, Kren, Weibel, als Theoretiker und Generalsekretär Dvorak, später Schwarzkogler, Bauer, Stumpfl und Valie Export, die dem Wiener Aktionismus schließlich eine feministische Ausrichtung abrang.[31]

Der Wiener Aktionismus ist, was seine Entstehung betrifft, im engen Zusammenhang mit seinem Vorläufer, den kabarettistischen, nicht ausschließlich literarischen, sondern auch körpersprachlichen Inszenierungen der Wiener Gruppe um Konrad Bayer und Oswald Wiener zu beurteilen. Dies wurde in dem überflüssigen Prioritätsstreit um die Erfindung des Happenings, den Vostell und die Dokumentation von ihm mit Jürgen Becker[32] vom Zaun brachen, immer vergessen. Oswald Wiener machte in seinem 1967 veröffentlichten Kommentar zum «‹literarischen cabaret› der wiener gruppe» geltend, daß in den entsprechenden Veranstaltungen von 1958 und 1959 wie auch in der 1958 verfaßten «kinderoper» schon viele Elemente dessen enthalten sind, was die Protagonisten des Happenings für sich in Anspruch nehmen. Wenn Susan Sontag in ihrer eher oberflächlichen Beschreibung den «vielleicht auffälligste(n)

Zug des Happenings» in seiner «Behandlung des Publikums», nämlich in der Art, es zu provozieren, «zu ärgern und zu beschimpfen», sieht[33] – als Beweis führt sie Kaprows «A Spring Happening» (1961 in der Reuben Gallery New York) an, wo die Zuschauer in eine Art Kasten mit Gucklöchern gesperrt wurden, in dem sie während der gesamten Veranstaltung verharren mußten und anschließend von einem elektrischen Rasenmäher herausgetrieben wurden –, so waren die Wiener «cabarets» bereits richtige – mit Chansons, Dichtung und Polemik vermischte – Happenings. Einer der Grundgedanken, schreibt Wiener über die Planung des Kabaretts, war, «‹wirklichkeit› auszustellen..., ein anderer, das publikum als schauspieltruppe zu betrachten, und uns selber als die zuschauer»[34]. Die Sequenz

«‹irreales und häufiges› war happening im heutigen sinn des terminus. da der gemietete saal mit einer küche ausgestattet war, liessen wir uns auf der bühne durch echtes personal kaffee und wein servieren. rühm las die heutige zeitung, achleitner sass unruhig herum. konrad und ich spielten schach. das aufgeben der bestellungen und deren ausführung dauerte sehr lange. nach etwa fünfzehn minuten wurde das publikum unruhig. wir glotzten böse hinein, ein wenig später stand konrad auf und drängte sich wie vorher die serviermädchen durch die reihen. er kletterte über die vollständig besetzten sitzreihen, beobachtet von allen anwesenden, und flüsterte einzelnen (fremden) besuchern, mit vollen backen kauend, ins ohr: trottel, löwe, schandmaul, heinrich, blume usw., jedem betroffenen ein einziges wort, das auch nur diesem verständlich war. später kehrte er zurück, wir soffen noch ein bisschen und dann liessen wir den vorhang runter.»[35]

Als wir diese «schlichten begebenheiten» und Ereignisse ablaufen ließen, schreibt Wiener, «hatten wir von den zeitlich parallel ablaufenden new yorker ‹happenings› so wenig ahnung wie die amerikaner von uns».[36] Der erste Kontakt erfolgte erst sehr viel später, als der Wiener Gruppe «die abhaltung von happenings als altmodischer und untauglicher versuch erschien», als «eine etablierte kunstform, eine angelegenheit von studenten», wie Wiener im Rückblick auf die ‹literarischen cabarets› anmerkt, die für ihn bereits den «endpunkt der wiener gruppe» bedeuteten.[37]

Für die nachfolgende Gruppe der Wiener Aktionisten im engeren Sinne kam die Kunde von New Yorker Happenings durch Zufall erst 1963, als eine österreichische Künstlerin aus New York das geplante «fest des psycho-physischen naturalismus» mit der Bemerkung bedachte, das sei wie Happening. Die späteren Kontakte mit der amerikanischen Happening-Bewegung klassischer künstlerischer Ausrichtung wie bei Kaprow und Schneemann und in Europa mit Nam June Paik haben den Wiener Aktionismus, insbesondere Nitsch bestärkt, der schon 1964 in Amerika bekannt wurde. Die neodadaistischen Ausrichtungen bei Vostell, Lebel und Maciunas, deren gesellschaftskritischen Ansatz Nitsch ablehnte, waren weniger anregend. Außerdem war durch das realistische, jedenfalls zu einer politischen Bewertung der Wirklichkeit tendierende Engagement der Wiener Gruppe um Bayer, Rühm und Wiener die neodadaistische, kulturanarchistische Spielart des Happenings bereits so weit ausgereizt und bekannt, daß es bei seinem Auftreten in Europa (während der westdeutschen Fluxus-Feste in den sechziger Jahren) auf die Wiener Aktionskünstler etwas veraltet und verbraucht gewirkt haben mag. Viele der alten dadaistischen und futuristischen Attitüden, die schon in den «literarischen cabarets» zum Einsatz kamen und dem anarchischen Protest gegen die museale Vorstellung von Kunst, nämlich die «passive art, zuschauer zu sein» [38], Ausdruck verliehen wie das Zertrümmern einer Geige oder eines Klaviers, wurden bei den Wiesbadener Fluxus-Festen erneut benutzt. Die Methode der Provokation des Publikums und die pädagogische Absicht, den «wahrnehmungskreis des publikums zu erweitern», zeigten in jenen Jahren eine gewisse Uniformität. Sie verrieten überall die gleiche Ohnmacht und Wirkungslosigkeit der Elite der Happening-Künstler gegenüber dem musischen Konsumismus und der normierenden Kulturindustrie.

Ben Vautier, ein Vertreter der Fluxus-Gruppe, will unter Punkt 1 seiner «44 Theater-Vorschläge» das «Publikum durchsuchen und die Leute dann beim Ausgang durchprügeln», sodann müßten «nach gemeinsamer Übereinkunft Spoerri, Isaoni, Kaprow, Higgins, Maciunas, Patterson, Ich Ben und die übrigen damit einverstanden sein, 48 Stunden lang auf einer Bühne eingesperrt zu leben. Diese 48 Stunden wären das Stück. Vorhang am Anfang und Vorhang am Ende.» [39] Dieser letzte Programmpunkt wurde im Prinzip von den frühen Happenings, die gewöhnlich von Künstlergruppen abgehalten wurden, auch beherzigt.

Der von Oswald Wiener beschriebene Ablauf eines Happenings bei dem «literarischen cabaret» von 1959 ist typisch für den Ablauf der die Kunst parodierenden und grotesken Happenings der folgenden sechziger Jahre, die von der neodadaistischen Fluxus-Gruppe zelebriert wurden.

«ein klavier wurde auf die bühne geschoben, ich spielte darauf und sang mein chanson ‹fiad de god – oede grod›, um zu beweisen, dass der flügel tadellos in form war. konrad betrat die bühne und las mir was vor, aus einem buch über indische freudenhäuser. ich erhob mich und konterte mit ‹das sein und das nichts›..., achi warf im hintergrund des saales seinen motorroller an und fuhr, mit rühm auf dem rücksitz, durch den mittelgang zur bühne vor. beide schwangen sich runter, öffneten mitgebrachte koffer, legten fechtmasken an und zertrümmerten den flügel mit beilen. den leuten gefiels sehr, und eine mittellose musikstudentin im publikum bekam einen weinkrampf, denn sie hatte sich bislang noch keinen flügel leisten können. das freute uns.» [40]

Das Klavier war hier ein Symbol der toten, musealen Kultur, der etablierten, institutionalisierten Konzert- und Kunstmarktkunst, und als solches wurde es auch von einigen Fluxus-Vertretern gesehen, deren Ziele hauptsächlich «soziale (nicht ästhetische)» waren. George Maciunas in seiner nicht unangefochtenen theoretischen Führerrolle verkündete, «Fluxus» sei «gegen die professionelle Kunst oder Künstler, die durch Kunst ihren Lebensunterhalt verdienen oder ihre gesamte Zeit, ihr Leben der Kunst widmen», gerichtet; Fluxus verurteile «Kunst als Medium und Vehikel fürs Künstler-Ego», und er strebe nach dem Vorbild der sowjetrussischen Kulturrevolution der zwanziger Jahre wie insbesondere der LEF-Gruppe, dem «Geist des Kollektivs,... Anonymität und ANTI-INDIVIDUALISMUS» an, wolle sich von der europäischen l'art-pour-l'art-Ideologie lösen zugunsten einer sozial konstruktiven angewandten Kunst, die «industrielles Design, Journalismus, Architektur, Ingenieurwissenschaft, graphisch-typographische Künste, Drucken etc.» höher veranschlage als den Selbstausdruck des Künstlerindividuums.[41] Dieses Programm wurde freilich weder der gesamten, sehr gemischten Fluxus-Gruppe von Künstlern, Selbstdarstellern, Neodadaisten und Weltverbesserern gerecht, noch trug es dem Phänomen der ‹Aktionsmusik›, den primär nicht bildnerischen, sondern akustischen Ausdrucksfor-

Abb. 153. Charlotte Moorman: TV BRA for Living Sculpture. Performance, 1967

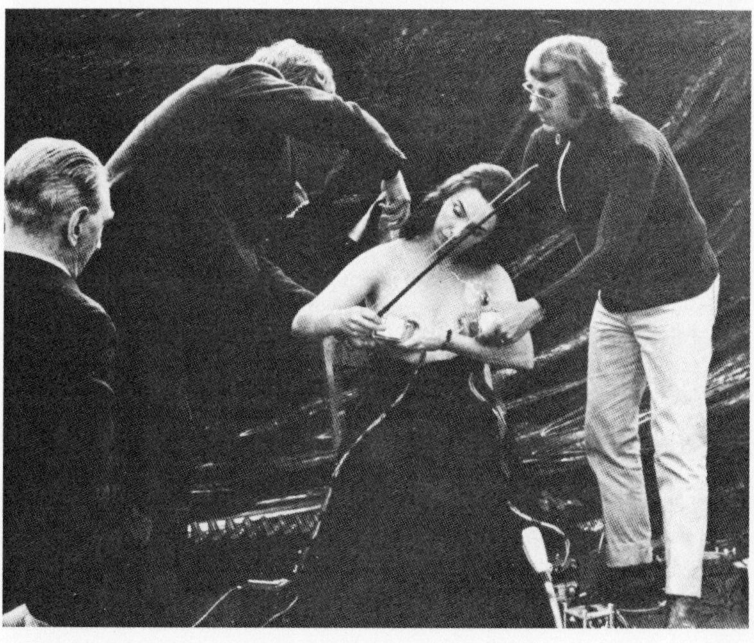

men der Mitglieder wie Dick Higgins, Nam June Paik, Charlotte Moorman, Robert Watts oder La Monte Young Rechnung.

Einerseits mußte ein Happening wie Moormans und Paiks Oper «Sextronique» (1967) oder «TV Brassiere for Living Sculpture» *(Abb. 153)* nach Maciunas' Geschmack sein, wurde doch hier der patriarchalische Medien-Voyeurismus im Musikbetrieb und den Massenmedien angeprangert. Die Cellistin Moorman spielte halbnackt, auf ihren Brüsten waren kleine TV-Apparate montiert, die das Bild der entblößten Solistin, während sie spielte, ausstrahlten. Die Montage von Musik und Fernsehbild dekuvrierte die Ablenkungs- und Zerstreuungsstrategie der technologischen Kommunikation, die Fixierung des Kunstkonsumenten auf Oberflächenreize, Sexualsymbolik und Starkult während der Aufführung.

Andererseits hatte Fluxus über die Destruktion der etablierten Kulturvermittlung hinausgehende, äußerst konstruktive, grenzüberschreitende Absichten, intendierte ein akustisches Totaltheater, das alle denkbaren Klänge und Geräusche des Lebens zu vereinnahmen gedachte. Die sogenannte Paper Music Benjamin Pattersons erzeugte das Zerreißen von Plakaten, Papierrollen und Bildflächen. Er hat diese Methode der Geräuscherzeugung auch für die Demontage religiöser, rassistischer und faschistischer Leitbilder verwendet und ist sicher ein gutes Beispiel für die subversive Sprache der «black militants» der sechziger Jahre *(Abb. 154)*. «Danger Music» nannten die Fluxus-Artisten ihre Musik-Decollagen, während der sie einen Konzertflügel mit Wurfpfeilen beschossen oder Teil für Teil auseinandernahmen und versteigerten. Joseph Beuys «füllte ein Klavier mit geometrischen Körpern, Bonbons, trockenen Eichenblättern, Majoran, einer Ansichtskarte des Aachener Doms und Waschpulver. Sehr locker, so daß es noch bespielbar war, der Klang jedoch durch die Füllung beeinflußt wurde.»[42] Befragt, ob diese «Schocksprache» das geeignete Mittel zur Kulturkritik sei, verwies er auf die notwendige «Erforschung von Gegenraum-Wärme-Zeit», die unser Leben zwischen Geburt und Tod bestimme. Seine Absicht sei das «heilsame Chaos, heilsame Amorphisierung in eine gewußte Richtung, die bewußt eine erkaltete, erstarrte Vergangenheitsform, gesellschaftliche Konvention durch Auflösung erwärmt und zukünftige Gestalt erst möglich macht». Statt Schocks sei Imagination beabsichtigt, die Zerstörung des Objekts bewirke die Freisetzung neuer, kulturell verdrängter Energien. Damit beanspruchte das neodadaistische Fluxus-Spektakel neben der von Vostell und anderen beanspruchten Schocktherapie einen therapeutischen, lebensbejahenden, vitalen Sinn. Beuys verkörperte in der Happening-Bewegung das anthroposophische, spirituelle Interesse, den Wärmepol, Vostell den Kältepol, die Destruktion. Mit Beuysschen Augen gesehen war die Aktionsmusik mit ihren demolierten Violinen und traktierten Klavieren

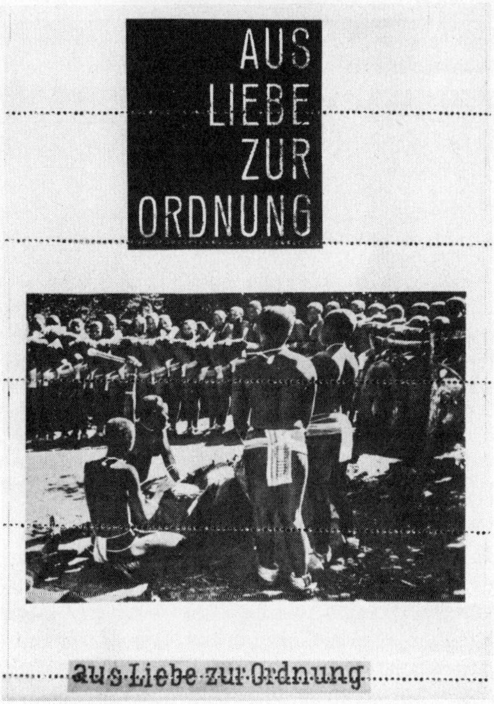

Abb. 154. Benjamin Patterson: Collected Poem No. 35. Aus «décollage», no. 1/1962 (Köln)

ein Symbol für die Erweiterung der Sinne und eines neuen Lebensgefühls, auf dessen revolutionäre Qualität freilich ein futuristischer Musiker wie Luigi Russolo schon um 1915 aufmerksam gemacht hatte.

Im Umkreis der sogenannten Fluxus-Konzerte wirkten ebenso Henri Michaux' Idee eines «Geräuschklaviers», das die Stimmen der Natur und des Lebens nachzubilden vermag, wie auch das «präparierte Klavier» von John Cage (1936), der auf die Saiten Dämpfer aus verschiedenen Materialien aufsetzte, um den normalen Klavierklang zu verfremden und zu verändern. Auf den Zusammenhang der Lärm- und Geräuschproduktion mit Bewegung und Aktion, wie sie in der Fluxus-Spielart des Happenings praktiziert wurde, war ein Dadaist wie Richard Huelsenbeck schon 1920 gestoßen, als er schrieb:

«Das Problem der Seele ist vulkanischer Natur», man könnte surrealistisch ergänzen: ‹konvulsivischer› Natur. «Jede Bewegung bringt natürlicherweise Geräusche. Während die Zahl und deshalb die Melodie Symbole sind, die eine Abstraktionsfähigkeit voraussetzen, ist das Geräusch der direkte Hinweis auf die Aktion. Musik ist so oder so eine harmonische Angelegenheit, eine Kunst, ... Bruitismus ist das Leben selbst, das... einen Teil unserer Persönlichkeit darstellt, uns angreift, verfolgt und zerfetzt.»[43]

Nam June Paik hat in einer Notiz zu seiner 1961 konzipierten «Symphonie for 20 rooms» die Absicht des Musik-Happenings grundsätzlich skizziert:

«I expose the music. I made various kinds of musical instruments, objects sonores, to expose them in a room so that the congregation may play them as they please. I am no longer a cook (composer), but only a feinkosthändler (delicatessen proprietor). This self-degradation gives me also some other unexpected joys, as every self-degradation usually does. For instance: (1) they give me possibilities of combing many senses; touching, blowing, caressing, seeing, treading, walking, running, hearing, striking etc. (2) they make music more calm than any former calm music, and they make the room more mobile than any former mobile room; therefore, they can exploit a new category between music and architecture.»[44]

Das von Paik beschriebene «collage environment» besteht aus zwanzig Raumabteilen mit zwanzig verschiedenen Klangerzeugern. Die Aktion, das Happening im engeren Sinne, wird vom aktiven Publikum in Gang gesetzt, das sich zwischen den Abteilen bewegt und die Geräusch- und Klangobjekte zu Gehör bringt. Der «Komponist» stellt nur den Rahmen, den begehbaren Raum, die Objekte als potentielle Klang- und Geräuschträger bereit, so daß die Rolle des Aktualisierens, des Komponierens an das Publikum übertragen wird, ebenso aber das Wie, die Ästhetik der Realisation. Diese ist nur so weit vorstrukturiert, als sie dem Publikum eine Kombination vieler Erfahrungen und Tätigkeiten innerhalb des Environments und seines Inventars von Klang- und Geräuscherzeugern ermöglicht. Diese Wahlmöglichkeiten sind selbstverständlich auch an einen «Roboter» delegierbar, wie ihn Paik in seiner «Robot Opera» für ein 24-Stunden-Happening in Wuppertal 1965 verwirklicht hat. Der in Tokio gebaute Robot KT678, ein «offenes Geflecht von einer Art Märklinschienen, Drähten, Plastik- und Pop-Teilen», rollt auf vier Rädern, «produziert (nach Paik) weiße Bohnen, elektronische Wellen empfangend, ferngelenkt von zwei mit Antennen bestückten Sendern, drahtlos kommandiert durch Paiks Direktiven, photographiert und gefilmt mittels Apparaturen für stehende und bewegte Bildträger.»[45]

Die Geräusch- und Aktionsmusik der Fluxus-Gruppe war nur eine Zwischenstation in der Entwicklung des Musiktheaters von den bruitistischen Anfängen im Dadaismus und Futurismus zu den heutigen elektronischen Möglichkeiten in der Manier von Stockhausen und Mauricio Kagel. Beide standen dem Happening nahe (wie Vostells frühe Kontakte und Zusammenarbeit mit ersterem von 1954 nahelegen), und beide haben das Happening mit allen Mitteln der Klang- und Geräuscherzeugung weiterentwickelt im Hinblick auf eine totale desillusionierende Theatralisierung des Lebens. Stockhausen hat in den sechziger Jahren das Publikum in den Ablauf eingeschaltet wie die klassischen Happenings; es konnte ein Konzert verlassen oder dazukommen, wann es wollte. Das dadaistische Werk «Originale» von 1961 läßt ebenso an ein Happening denken wie viele Aktionen der Cage-Klasse in den fünfziger Jahren. Zu Stockhausens Musik wurden «Todesanzeigen verlesen, Fische gefüttert, und Bühnentechniker verteil(t)en Obst an das Publikum. Anläßlich der Kölner Aufführung dirigierte der Komponist auch die Darbietungen der beteiligten bildenden Künstler. Die Malerin und Objektemacherin Mary Bauermeister malte auf dem Podium, Hans G. Helms las aus eigenen Dichtungen, und eine Gruppe Schauspieler rezitierte Klassikertexte.»[46]

Auch Mauricio Kagels «Musiktheater», sein «Theatrum Instrumentorum», bezieht optische, pantomimische und körpersprachliche Äußerungen des Publikums in die Partitur der Geräusch- und Klangerzeugung ein. Er versucht, experimentelle Musik visuell erlebbar zu machen, wobei das Vorbild nun nicht die Oper, sondern bewußt das Happening ist. Nicht professionelle Musiker und Akteure werden über Proben zur Mitarbeit herangezogen. Wie bei Paik werden die Musikinstrumente und Klangerzeuger zur Verfügung gestellt, damit sich das Publikum ihrer bedient und das Ritual der Aktionsmusik mitvollzieht. Bei dieser ‹Partizipation› des Publikums ist freilich jeder Zufall möglichst ausgeschlossen im Unterschied zum klassischen Happening. Es wird eine Partitur erarbeitet, die die gesamte akustische und optische Lärmmusik, jeden Handlungsablauf, den großen Bewegungsrahmen, die Art des körpersprachlichen Ausdrucks, die Gesten und Requisiten des beteiligten Publikums bis auf einen Rest an individuellem Spielraum festlegt – etwa vergleichbar der Spielpartitur, die Hermann Nitsch für den Ablauf seines mehrtägigen «Orgien-Mysterien-Theaters» entwirft.

Die Überführung der Kunst in Lebenspraxis. Zur Ambivalenz eines ‹avantgardistischen› Befreiungsaktes

Die Aktionsmusik, das Totaltheater, das multimediale Happening tendieren letztlich zu einer das traditionelle Gesamtkunstwerk übertreffenden Totalität. Hier ist der Punkt, wo das Happening als Vereinigungs- und Versöhnungsideologie von «Kreation und Realisation, Kunstwerk und Betrachter, Leben und Kunst» (Kaprow), als technologisch und organisatorisch entwickelte Form im ästhetischen, musik- und kunsthistorischen Kontext gesehen werden muß, aus dem es glaubte, sich durch Freisetzung eines grenzüberschreitenden Bewußtseins in der Rolle des kreativen Anregers konstruktiver, spiritueller ebenso wie sozialer Prozesse und als Entdecker tabuierter, unverbrauchter Stoffgebiete emanzipieren zu können.

Sämtliche Avantgarde-Bewegungen des 20. Jahrhunderts – und nicht nur die sich gesellschaftsverändernd interpretierenden im Umkreis der sowjetrussischen Oktoberrevolution – rückten von der praktischen Funktions- und Folgelosigkeit des bürgerlichen l'art-pour-l'art-Status, von Ästhetizismus und Individualismus als einzigen Verwirklichungsformen des modernen Künstlers ab und suchten Wege, um Kunst wieder dem Leben zu verbinden. Das Programm der historischen Avantgarde-Bewegungen sah an Stelle des vermeintlich autonomen künstlerischen Selbstausdrucks eine das Leben einschließende Kunstpraxis vor, oder wie es retrospektiv immer wieder einmal formuliert wird: «Avantgarde intendiert die Aufhebung der autonomen Kunst im Sinne einer Überführung der Kunst in Lebenspraxis.»[47] Diese Umstellung bedeutet historisch ein Abrücken von individueller Produktion und Rezeption, brachte ein Umschlagen des auf die Spitze getriebenen Individualismus zu den grenzüberschreitenden subjektlosen Kunstformen[48], deren krisenhafte Zuspitzung das Happening bedeutet, insoweit es die Last und Verantwortung des Schöpferischen auf die Rezipienten und Benutzer der Kunst abschiebt. Die moderne Kunst erlangte «schließlich gerade dadurch ihren Wert, daß es das Faktum der Kreativität in unserem gesamten Leben gibt»[49] und nicht in einer abgezirkelten Domäne der Kunst. Das zu Ende gehende 20. Jahrhundert zeigt, daß die es beherrschende Utopie, die Überführung der Kunst in Lebenspraxis, gescheitert ist und das aufklärerische Programm des Avantgardismus als eine Kunst der sozialen Wirkung, als Produktionsmittel und Gebrauchswert zur Befriedigung menschlicher Bedürfnisse, in der Begründung neuer Ästhetiken und Sensibilität, in bloßen Einstellungs- und Haltungsänderungen steckenblieb. Wir sind damit bei der modernen Kunstgeschichte im engeren innerästhetischen Sinne von ‹Avantgarde› angelangt, bei einer Entwicklung, deren Innovationen, Grenzüberschreitungen und Transzendierungen auf dem Hintergrund der gescheiterten politischen und sozialen Revolutionen kritisch zu beurteilen sind. Auch und gerade das Happening gehört in diesen Zusammenhang, wenn Wolf Vostell gewissermaßen als Sprachrohr so vieler aktionistischer Bestrebungen und revolutionärer Hoffnungen noch 1970 verkünden konnte, «in den Demonstrationsformen der Berliner Studentenbewegung – in Berkeley – im Pariser Mai gab es zum erstenmal keinen Unterschied mehr zwischen Leben und Kunst».[50]

Die Erwartungen, die ein Teil der Künstleraktionisten an die Pariser Barrikadenkämpfe von 1968 und genereller an das Happening als Instrument der «Subversiven Aktion» und als Medium der politischen Auseinandersetzung und der Klassenkämpfe knüpften, erweisen sich im Rück-

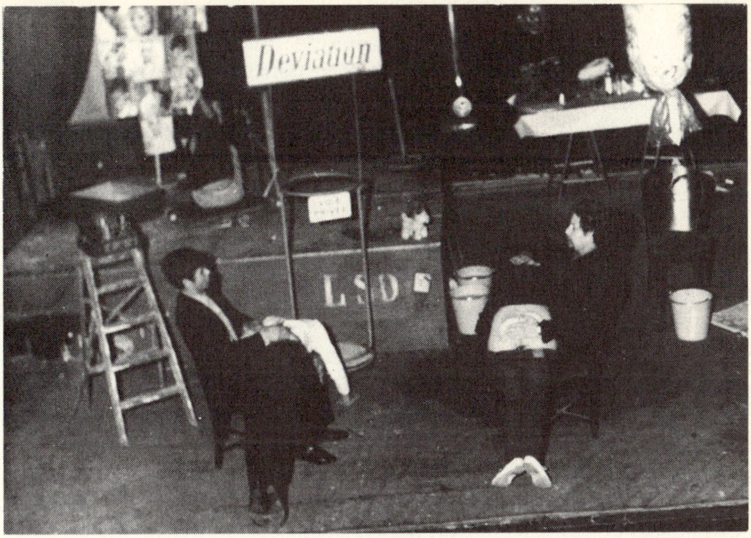

Abb. 155. Jean Jacques Lebel: La Fesée-Marseillaise. Happening, 3. Festival de la Libre Expression, Paris 1966

Abb. 156. Jean Jacques Lebel: Collage von 4 Filmen während des 3. Festival de la Libre Expression, Paris 1966

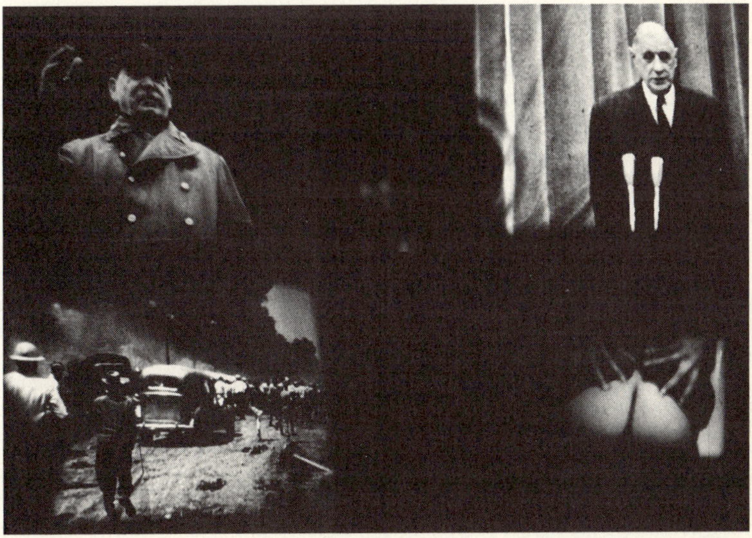

blick leider als aufgewärmte Romantik des Gesamtkunstwerkdenkens. Die Überstrapazierung von Phantasie und Imagination zeigte sich im ephemeren einmaligen Charakter der künstlerischen Provokationen und Kreativitätsanstöße ebenso bei Wolf Vostell wie Jean Jacques Lebel[51], der in seinen skatologischen Karikaturen des Gaullismus und französischen Chauvinismus einen ästhetischen Vorgriff auf die Pariser Mai-Revolte unternahm *(Abb. 155–156)*. Hier sei auch an die Gruppe «Subversive Aktion» (um Dieter Kunzelmann, Christofer Baldeney, Adolphe Gasche) erinnert, zu der sich die als pornographisch inkriminierte Künstlergruppe «Spur» gesellte, die ihr Programm im Anschluß an die auf dadaistischen, surrealistischen und lettristischen Vorstellungen fußende «Situationistische Internationale» (1958–1970)[52] in der Forderung zusammenfaßte, die auch zur Leitidee der Studentenbewegung und des SDS wurde: «Kritik muß in Aktion umschlagen. Aktion entlarvt die Herrschaft der Unterdrükkung»[53]. Mit dieser Formel konnten Widersprüche allenfalls entlarvt, aber nicht beseitigt werden. Die Phantasie kam wider Erwarten nicht länger an die Macht und fiel in das Getto des Kunst-Happenings zurück, in «eine trügerische ‹Gemeinschaft› innerhalb der Gesellschaft», wie Marcuse voraussah.[54]

Inwieweit später der feministische Aktionismus der Yoko Ono, Alison Knowles, Carolee Schneemann *(Abb. 160)*, Charlotte Moorman *(Abb. 153)*, Valie Export *(Abb. 161)*, Ulrike Rosenbach und mancher anderer Künstlerinnen dieses Erbe der Subversivität angetreten und gegen die Internationale des Patriarchalismus verteidigt hat, ist eine offene Frage. Der feministische Aktionismus erwies sich häufig als Interessenkonflikt oder Kompromiß zwischen politischer Frauenarbeit und Kunst-Happening, deren Unvereinbarkeit vielleicht in der Arbeit von Rosenbach am deutlichsten hervortritt. In ihrem paradigmatischen Werk «Frauenkultur-Kontaktversuch» von 1977 *(Abb. 157)* folgt die Form in der multimedialen Synthese von Environment, Video- und Live-Performance einer rein künstlerischen Problemstellung, während der Inhalt (die kompilierte Bildergalerie patriarchal ornamentierter Frauenkörper) feministisch ist. Der vom Kabel der Videokamera umwickelte Körper der Aktionistin, der mit jeder weiteren Umdrehung nicht nur um eine Windung mehr eingeschnürt wird, sondern auch ein extremeres Bilddokument des versklavten weiblichen Körpers in der Geschichte seiner sexuellen Dekoration abfilmt, ist Symbol der zunehmenden Fesselung und Verstrikkung der weiblichen durch die männliche Kultur. Vom Kabel «ungefesselt» liegt der Körper der Aktionistin nur vor dem allerersten Dokument der weiblichen Ahnengalerie, das eine Personifikation der matriarchalen Ackerbaukultur zeigt und den Ausgangspunkt sowohl der patriarchalen Manipulation wie der feministischen Video-Performance selber markiert.[55]

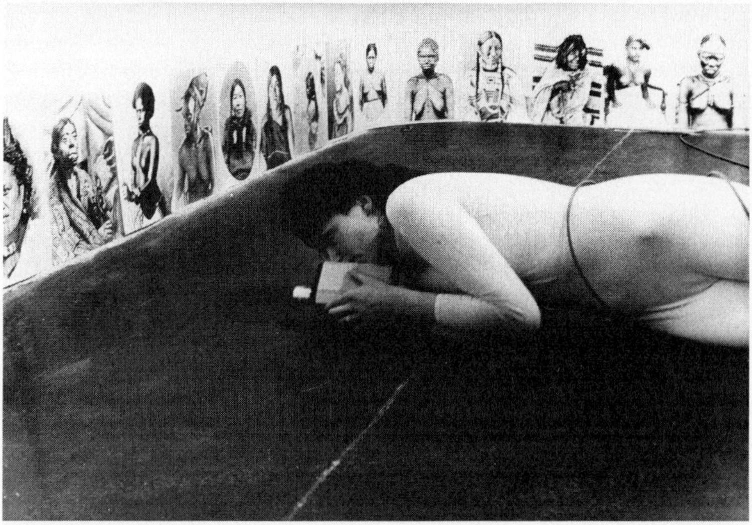

Abb. 157. Ulrike Rosenbach: Frauenkultur-Kontaktversuch. Performance, 1977

Die umfassende Vorgeschichte der Einheit von Kunst und Leben lassen das Happening und den Aktionismus heute widerspruchsvoll und vieldeutig erscheinen. Die Entstehung des Happenings und des Aktionismus ist ein Lehrstück über die Ambivalenz ihrer ‹avantgardistischen› Befreiungsakte vom traditionellen Kunstwerk. Sie zeigt einerseits die soziale Ohnmacht der modernen, grenzüberschreitenden, subversiven Kunst, entlarvt die Künstler in der gesellschaftlich tolerierten Rolle des Hofnarren und gibt andererseits eine Ahnung von der Utopie der Überführung einer rein konsumierenden, passiven Kunstrezeption in die Partizipation eines mündig gewordenen und selbst künstlerisch emanzipierten Betrachters: Eigentlich sollten alle Menschen Künstler sein, auch um den Preis des Verlustes von Kunst selber. Kunst und Leben werden im Sinne Vostells und Beuys', ja der Happening-Ideologie im ganzen, als Einheit vorgestellt.

Nicht grundlos haben daher manche Kunsttheoretiker und Diagnostiker davor gewarnt, die ästhetischen Grenzüberschreitungen zu einer blanken Identität von Kunst und Wirklichkeit voranzutreiben und damit jener Differenzerfahrung verlustig zu gehen, die Kunst von der vorfindlichen schlechten Praxis, vom verdinglichten Alltagsleben der Menschen im Kapitalismus unterscheiden kann. Die Kritische Theorie hat als erste die falsche Aufhebung der autonomen Kunst beanstandet, wie sie nicht nur im Happening, sondern in der Kulturindustrie, den Massenmedien und den angewandten Künsten in der Warenästhetik, wo ein Fluidum interessanter Reize das Formgesetz abgelöst hat, fortwährend stattfindet.

Lange vor der Geburt des Happenings in den fünfziger Jahren strebte man weg von den individuellen, selbst-bewußten Faktoren des Schöpfungsprozesses und der künstlerischen Sinngebung zugunsten einer ambivalent gefaßten, rezeptiven Spontaneität, die den Künstler als «ennui», als Tagträumer oder in der surrealistischen Gruppenphantasie arbeitend begriff. Man experimentierte mit halbmechanischen Herstellungsverfahren wie Collage und Decollage, Dripping und Combine painting. Der Kompositionsplan wurde von Zufallsproduktionen abgelöst, so in der surrealistischen «écriture» und «peinture automatique», im Informel und Actionpainting, den europäischen und amerikanischen Vorläufern des Happenings, der aktionistischen Kunst und des kinetischen Theaters.

Die Montage von Raum und Zeit

Die Expansion der ‹nicht mehr schönen Künste› erstreckte sich nicht nur auf die Auflösung und Verzeitlichung des ästhetischen Objekts, sondern auch auf die Art und den Umfang der Wahrnehmung. Friedrich Wolfram Heubach hat den hohen Anteil der Massenmedien bei der «Umstrukturierung der Wirklichkeitserfahrung» und der Vergrößerung des «Erfahrungsumfangs» die Erkenntnis McLuhans zu Recht als meist vergessene Voraussetzungen des Happenings zu bedenken gegeben. Die elektronische Kommunikation läßt die auf verschiedenen Kontinenten lebenden Menschen nicht nur zu einer globalen Dorfgemeinschaft (global village) zusammenschrumpfen, sondern ihre Technologie erlaubt, das Weltgeschehen simultan und ‹live› erfahrbar zu machen. Das zeitliche Zugleichsein der Bildinhalte mit der Live-Sendung eines aktuellen Geschehens, damit auch die ambivalente Erfahrung des Fernen als Nähe hat das Happening aufgegriffen.[56] Es definiert sich als ein Environment oder Raumerlebnis, in dem viele Ereignisse gleichzeitig sich ereignen und der Erlebende direkt beteiligt ist. Diese «Collages of action» werden oder sollen vom Happening-Publikum aktiv und operativ angeeignet, ja verändert werden können. Von der Ideologie der Live-Sendung übernimmt das authentische Happening nur die wahrnehmungsmäßige Aufhebung der ‹ästhetischen Distanz› von Bild und realem Geschehen, nicht das Konsumverhalten, das im ‹Mitmachen› gerade transformiert werden soll. Das Happening bedeutet nichts, symbolisiert und metaphorisiert nichts jenseits seines prozeßhaften Geschehens, sondern ist dieses an und für sich selbst – tendenziell eine magische Identität von Bedeutung und materiellem Sein. Kaprows Reifen-Environment «Yard» (1958/61) gerät durch die Anhäufung weggeworfener Autoreifen «nicht in eine andere Dimension, sei es der ‹Poesie des Banalen› oder der ‹ästhetischen Transzendenz›. Mit dieser Vordergründigkeit oder Faktizität einer unverstellten Dingwelt wird die Kunst zur Banalität und die Banalität zur Kunst.»[57]

Alles, was da ist und was dabei geschieht, muß im Sinne des Happenings, wie es ist und geschieht, akzeptiert werden. Dies unterscheidet die Happenings des frühen Dine, Kaprow und Oldenburg von den Assemblagen und Material-Collagen des Nouveau Réalisme in Europa, wo eine wie immer rudimentäre Bedeutungsdifferenz zu Kunst und Leben erhalten bleibt. George Brechts «Medicine Box» von 1962 besteht aus einer festgelegten Anzahl bestimmter Objekte in einem Schrank, die vom Objekt-Benutzer unterschiedlich kombiniert und aufgestellt werden können. Das ‹Do-it-yourself-Prinzip› des Happenings ist hier in große Nähe zur surrealistischen Montage und zur Assoziation des Betrachters gebracht. Auf überraschende Zufallskonstellationen spekulieren erst recht Armans Assemblage mit dem Titel «O. K. Dad, lets get a T. V.» von 1962 und Daniel Spoerris «City Gallery Restaurant» von 1965 *(Abb. 158)*, wo die auf den Tisch festgenagelten Reste einer Mahlzeit, die dem Zufall in der Komposition einen großen Spielraum geben, wie zu Stilleben fixierte, abgebrochene oder unterbrochene Tätigkeiten wirken. Im Unterschied zu den Happenings sind sie jedoch wie ebenso Spoerris visualisierte «Wortfallen» *(Abb. 159)* ästhetisch bewußte Arrangements, die wie einst Lautréamont auf poetische Wirkungen und Phantasievorstellungen im Betrachter abzielen. Das zufällige Zusammentreffen einer Nähmaschine mit einem Regenschirm auf dem Seziertisch stand hier Pate.

Das Happening hat viele Formen. Es kann in einer vorgegebenen Umgebung stattfinden und das Publikum ein Ereignis (event) beobachten lassen, und es kann eine Räumlichkeit erst arrangieren, verschiedene Gegenstände, Orte und Ereignisrahmen ‹gestalterisch› kombinieren, deren wirklichen Zusammenhang aber erst die Teilnehmer aktualisieren. Dergestalt bestanden Kaprows «18 Happenings in 6 Parts» (1959) aus drei voneinander abgegrenzten Raumabteilen in der Reuben Gallery, wo das Happening stattfand. Michael Kirby, der frühe Theoretiker des amerikanischen Happenings, hat die Installation beschrieben. «Die Wände zwischen den Räumen aus halbdurchsichtiger Plastikfolie, und Einheiten des Werks wurden simultan in jedem der Räume präsentiert. Sechs aufeinanderfolgende ‹Teile› mit jeweils drei Einheiten bildeten ‹18 Happenings›. So wurde die Grundform des Happenings – eine ‹Abteil›-Struktur, in der kein logischer Informationsaustausch zwischen den Elementen besteht – wirkungsvoll hergerichtet.» Das Happening lief also *zugleich* in getrennten simultanen Räumen ab und *nacheinander* in der Zeit, sechs Ereignisse waren gleichzeitig auf drei Räume verteilt, aus dieser Collage von Räumen und zeitlichen Ereignissen bestand das Happening. «Die Szenen der

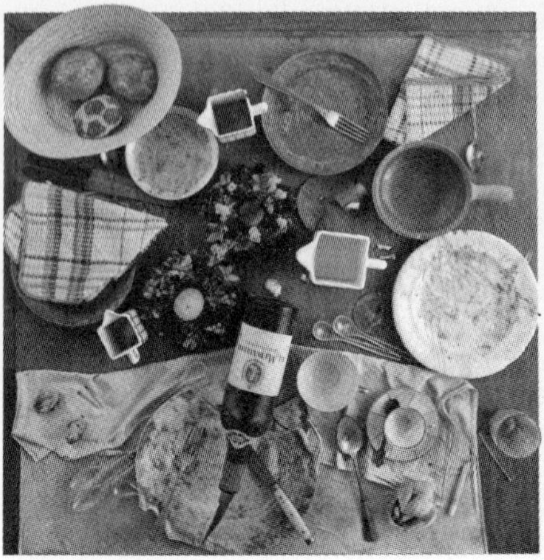

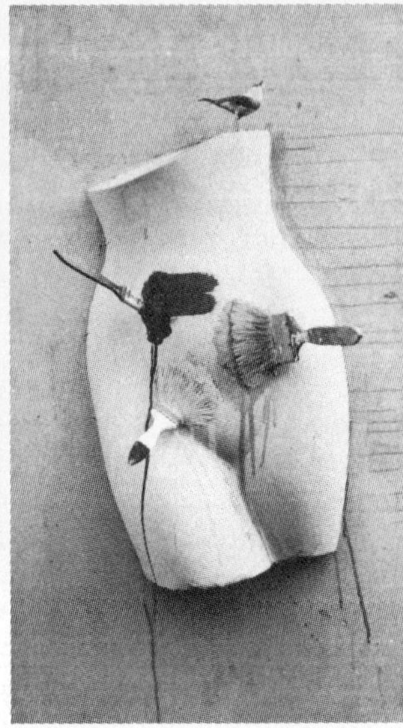

Abb. 158. Daniel Spoerri:
City Gallery Restaurant. Objekt, 1965
Abb. 159. Daniel Spoerri:
Gebauchpinselt (Wortfalle). Objekt, 1965

Aufführung wurden klar getrennt, nicht zu der ‹Handlung› des traditionellen Theaters zusammengestellt. Fast ebenso bedeutsam war die Manipulation der üblichen Beziehung zwischen Publikum und Aufführung. In den zwei Pausen wechselten die Zuschauer die Räume; und während des Happenings waren sie sich dauernd der Aktivitäten in den zwei anderen Räumen bewußt, aber unfähig, sie völlig zu erfassen.» Die kombinierten Materialien bestanden im wesentlichen aus «Wandkonstruktionen, eine(r) Skulptur auf Rädern, konkrete(r) (‹Geräusch›-)Musik, Monologen, Diaprojektionen, einfache(n) Tanzbewegungen und ein(em) Gemälde, das während der Aufführung produziert wurde.»[58]

Die Einheit von Zeit und Ort auf der traditionellen Theaterbühne wurde hier erstmals von einem Happening aufgehoben. Die von den Teilnehmern gewußte Simultaneität der Ereignisse wurde von niemand simultan wahrgenommen; daher kann Kaprow definieren: «Ein Happening ist eine Zusammenfügung von Ereignissen, die in *mehr als nur einer Einheit von Zeit und Raum* aufgeführt wurden»[59], eine Erfahrung, die der Einbruch der Fernsehrealität in das Alltagsleben heute jederzeit ermöglicht. Ähnlich äußerte sich Cage zur Aktionsmusik: «Musik ist nichts anderes als ein Element in einem Theater der Gleichzeitigkeit, in dem die Ereignisse nur dadurch miteinander verknüpft sind, daß sie zur gleichen

Zeit stattfinden. Daher gibt es zu diesem Werk keine Partitur, sondern nur Einzelstimmen.»[60]

Der lange Weg von der Bildfläche zur Dreidimensionalität des Environments und Happenings war ein Experimentieren mit der Montage in Raum und Zeit. Der reduzierte Kunst- und Formanspruch zeigte sich in der großen Bedeutung der ausgewählten Materialien, deren collagierter Zusammenhang die Hauptlast des Ausdrucks zu tragen hat. Dies gilt für ‹Musiker›, ‹Literaten› und ‹Bildner› des Aktionismus gleichermaßen. Der bildnerische Aktionismus hat sich dadurch ausgezeichnet, daß er nicht nur alle ungewohnten, bis dahin nicht bildwürdigen, verachteten oder tabuierten Materialien zum ästhetischen Bild- und Ereignisobjekt erhob, sondern er hat, am radikalsten in Wien, der physischen Existenz des Menschen, der Sexualität und sogar dem Stoffwechsel (Essen und Ausscheiden) seine Hauptaufmerksamkeit zugewendet. In amerikanischen Happenings spielte der sexuelle Körper mit Ausnahme der Aktionen von Carolee Schneemann und Yoko Ono oder auch Lucas Samaras nicht die Hauptrolle. Schneemanns «kinetic performance pieces» (etwa «Eye body», 1963; «Meat joy», 1964) gaben der weiblichen Körper- und Materialsprache im Happening eine gezielt emanzipatorische Richtung. Die auf «insgesamt 36 transformierenden Aktionen» basierende Photographien-Serie «Eye Body» versteht sich als

«eine Body-Environment-Collage, die das Wechselverhältnis zwischen der stofflichen Struktur eines inszenierten Ambientes und der physischen Präsenz des nackten Körpers der Künstlerin thematisiert, die Phänomene der sinnlichen Wahrnehmung der eigenen Existenz wie auch der Empfindung der sie umgebenden, belebten oder unbelebten, äußeren Natur werden in ihrer Funktion als Grundlagen einer harmonischen Selbsterfahrung weiblicher Körperbewußtheit – ‹bodyawareness› – verdeutlicht. Die Präsentation des Aktes und seine Verwendung als Bildträger entkleiden den konkreten Körper, lösen ihn aus seiner herkömmlichen bildlichen Festschreibung als passives Objekt männlicher Lust und verwehren eine einfache Umsetzung der Imagination femininer Sinnlichkeit in deren gefällige, konkrete Verfügbarkeit.»[61]

Im Rückgang auf die non-verbale, mimische und orgiastische Sprache des weiblichen Körpers sollte ein neuer Anfang gefunden werden, der nicht vom phallokratischen Symbolismus und den Leitbildern der patriarchalischen Kultur, die die Pop Art der sechziger Jahre unkritisch widerspiegelte, überlagert ist.

Edith Almhofer hat wohl im großen und ganzen zu Recht auf den Unterschied zwischen der «bodyawareness» in Schneemanns Performances und der «Werkstruktur» des «gleichzeitigen Happenings» hingewiesen, «das den weiblichen Akt größtenteils als Artefakt und als Objekt einsetzt».[62] Ohne Zweifel haben auch Kaprow, Dine und Oldenburg wie Schneemann den «Körper... zum gleichberechtigten Bildträger innerhalb ihres Environments» gemacht, doch hat die jeweils imaginierte weibliche Sexualität eine andere Qualität. Die von Schneemann eingesetzten Materialien

> «bezeichnen archaische Symbole weiblicher Geschlechtlichkeit und sind oft ... der Tradition der Darstellung von Erd- und Fruchtbarkeitsgöttinnen entnommen, aber auch als Motive der Sexualität der modernen Psychoanalyse als Element des Archetypischen geläufig. Carolee Schneemann gehört zu den ersten Künstlerinnen unseres Jahrhunderts, die bewußt matriarchalische Formen und Zeichen wiederaufnehmen, besonders die Schlange auf der bloßen Haut, die Bemalung des Körpers, die im krassen Gegensatz zur zeitgenössischen Definition von Schönheit und Sexualität stehen.»[63] *(Abb. 160)*

In der Weise, wie Schneemann ihre Körperaktionen in unbewußte Material-Collagen und Interieurs umsetzte, die surrealistische Montage von unbewußter Phantasie und Wirklichkeit zur Verfremdung des männlichen fetischisierenden Blicks auf den weiblichen Körper einsetzte, wurde sie zur Vorläuferin des späteren feministisch beeinflußten Aktionismus von Miriam Cahn, Renate Bertlmann, Valie Export *(Abb. 161)*, Hermine Freed, Barbara Heinisch, Charlotte Moorman, Ulrike Rosenbach, Gina Pane, Friederike Pezold und anderen.[64]

Körpereinfärbungen und -bemalungen finden sich bei Schneemann ebenso wie bei den Happenings des frühen Jim Dine, der schon 1960 seinen Körper in eine rote lebende Skulptur verwandelte, bei den «Anthropometrien» Yves Kleins von 1960 oder wie bei Günter Brus, dessen «Selbstbemalung» von 1964 freilich eine weitaus radikalere Nivellierung des Körpers zum Material zur Folge hatte als in den amerikanischen Happenings und Performances. Die Entdeckung des Körpers als Aktionsmaterial stand im Kölner und Wiener Aktionismus unter anderen, destruktiveren Vorzeichen als im «Kinetik-Theater» des beginnenden feministischen Aktionismus, der selbst noch in den «symbolischen» Körperverletzungen Gina Panes *(Abb. 162)* von denen eines Günter Brus unterscheidbar ist: «Sie fragen mich, wozu noch Decollagen? Gerade weil Zerstörung, Unfälle, Katastrophen, etc. Zeichen unserer Umgebung und der täglichen Geschehnisse sind, muß ich es verarbeiten und festhalten und dem Publikum als Fragestellung bewußt machen», gab Vostell zu bedenken. «Ein Happening unterscheidet sich vom absurden Theater dadurch, daß jeder zum Aufführenden wird – jeder Material ist – jeder direkt mit dem Geschehen praktisch verschmolzen wird – es gibt kein Abseitsstehen.»[65]

Das ästhetische «Menschenmaterial» erscheint hingegen im feministischen Aktionismus nicht mehr ausschließlich unter dem negativen Aspekt gesellschaftlich herrschender Zerstörungen und Katastrophen, sondern ihrer antizipatorischen Auflösung und Befriedung.

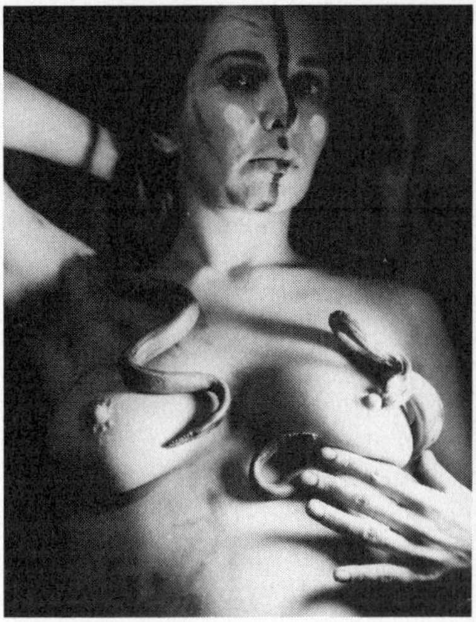

Abb. 160. Carolee Schneemann: Meat Joy. Happening, 1964

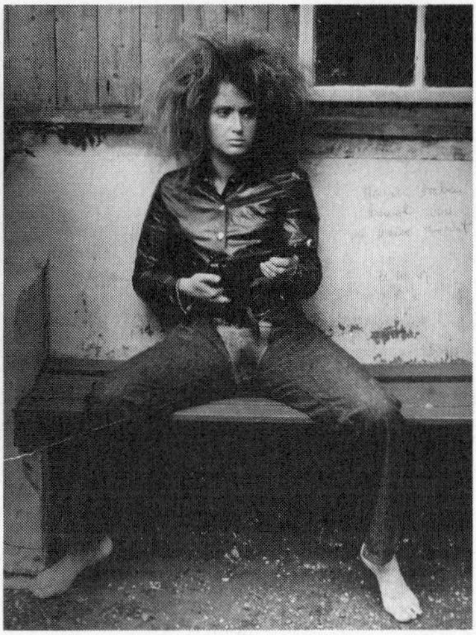

Abb. 161. Valie Export: genitalpanik. Aktions-Photo, 1969

Abb. 162. Gina Pane: Azione sentimentale. Performance, Mailand 1973

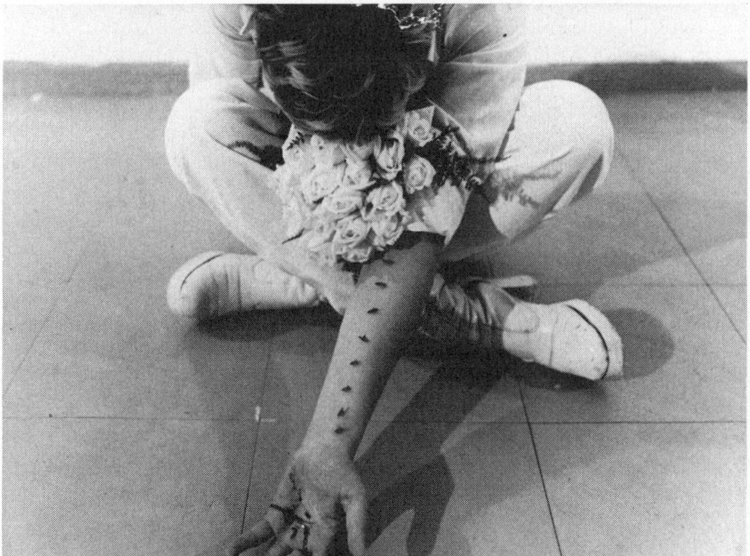

Décollage als Gesamtkunstwerk

Wie der Wiener Destruktivismus und Kunstnihilismus mit der Entdekkung eines neuen Materials, einer neuen Ästhetik und vielleicht sogar mit einer neuen grausamen Schönheit im Sinne Artauds zusammenhängt, über pure Skandalproduktion hinausreichen wollte, zeigt Otto Muehls Kommentar zu seinen «Materialaktionen» (1963–1969).

«malerei wurde über die bildfläche in den raum hinaus verlängert... der inhalt ist aus dem verlogenen rahmen ausgebrochen, er täuscht nicht mehr ewigkeit und dauer vor... nicht unterhaltung, erbauung, schönheit... nicht theater, oper, konzert, bild, skulptur und sonstigen festwochenunsinn. für kunst braucht man kein klavier. waschpulver, marmelade und urin tun's auch. kunst kann in jedes material und aus jedem loch schlüpfen... freiheit über alle gliedmaßen des menschlichen und tierischen körpers. ab sofort wird dem publikum nichts mehr vorgemacht, alles was es gibt, wird direkt dargestellt.»[66] *(Abb. 163)*

In Europa, zumal in Deutschland und Österreich, dominierte die anarchische Kultur- und Kunstdemontage, deren ästhetische Äquivalente die Beschmutzung, Zerreißung, Quetschung, Beschießung, Kreuzigung, Décollage die Inhalte der «destruction in art» waren, obwohl wir heute sehen, daß diese Grenzformen auch weitere innerästhetische Schritte in der Expansion der Künste und keinesfalls ihr Ende waren. Die «direkte», «unsymbolische» Darstellung des Körpers, die zumindest für Brus schmerzhafte «Selbstverletzungen» und aggressive «Zerreißproben» des eigenen Körpers einschloß *(Abb. 164)*, wird heute, einer rationalisierenden, kunsthistorisch glättenden Betrachtungsweise gehorchend, als «Fortführung seiner Selbstbemalungsaktionen»[67], als «zutiefst malerischer Akt» gesehen, der die Leinwand durchstoßenden oder zerschneidenden Gesten Luciano Fontanas *(Abb. 165)* fortsetze, und als eine «allein... kunstmethodologische Vorgangsweise» (so auch von Peter Weibel)[68] mehr gerechtfertigt als historisch interpretiert. Ästhetische Konsequenz ist den Aktionen von Brus zuzugestehen; doch im Absehen von der exemplarischen Biographie dieses Außenseiters und der Entfremdungsproblematik der politisierten sechziger Jahre geraten die «Wut-im-Bauch-Kunst» (Brus), die kulturfeindliche, gegen Institutionen gerichtete, anarchische Drohgeste der Wiener Aktionisten in ein falsches Licht. Man lese in den alten Ausgaben der von Brus herausgegebenen «Schastrommel» nach, um zu ermessen, wie sehr es den kulturell exilierten Aktionisten nicht nur um neue ästhetische Lösungen und die Zugehörigkeit zur internationalen Künstler-Avantgarde ging.

Brus gehört heute nicht mehr zu den kulturell Ausgeschlossenen. Unter der reichlichen Wiedergutmachung und künstlerischen Anerkennung, die ihm inzwischen widerfahren, wird es immer schwerer, die Fortsetzung der zornigen, nonkonformistischen Seite seiner Arbeit zu bemerken. Als

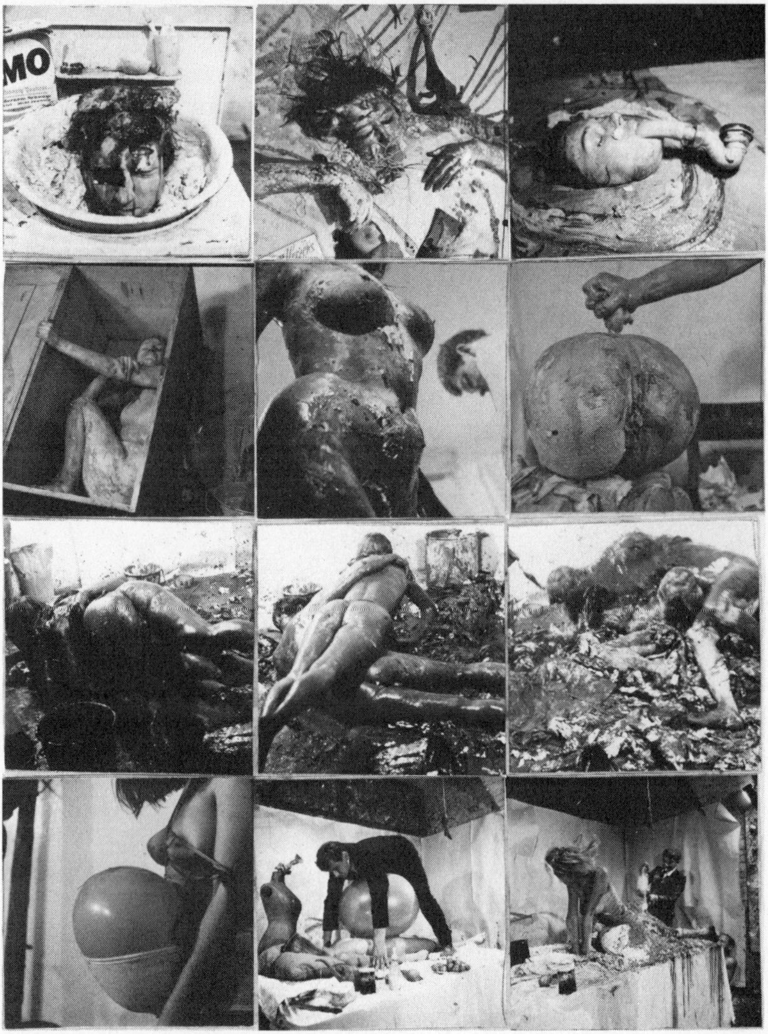

Abb. 163. Otto Muehl: Verschiedene «Materialaktionen» aus den Jahren 1964–1966

der Aktionist 1970 seine für Leben und Gesundheit immer gefährlicheren «Körperanalysen» ein für allemal einstellte und neues Zutrauen zum Schreiben und Zeichnen, letztlich zur kontemplativen Anschauung gewann, meinten viele, seine Widerstandskraft und Wut seien erschöpft oder doch auf dem Rückzug in den Elfenbeinturm. Der «Rückfall» auf den fiktionalen Bildcharakter der zeichnerischen Darstellung hat den Künstler in der Tat vor dem letzten Schritt der skulpturellen Vergegenständlichung, der Selbstentleibung als ästhetischem Ereignis, das manche Genießer des Wiener Aktionismus gern gesehen hätten, bewahrt. Für Brus stellte sich abermals die Frage nach dem Ausbruchsversuch, diesmal

Abb. 164. Günter Brus: Psycho-Dramolett.
Aus der gleichnamigen gefilmten Aktion, München 1971

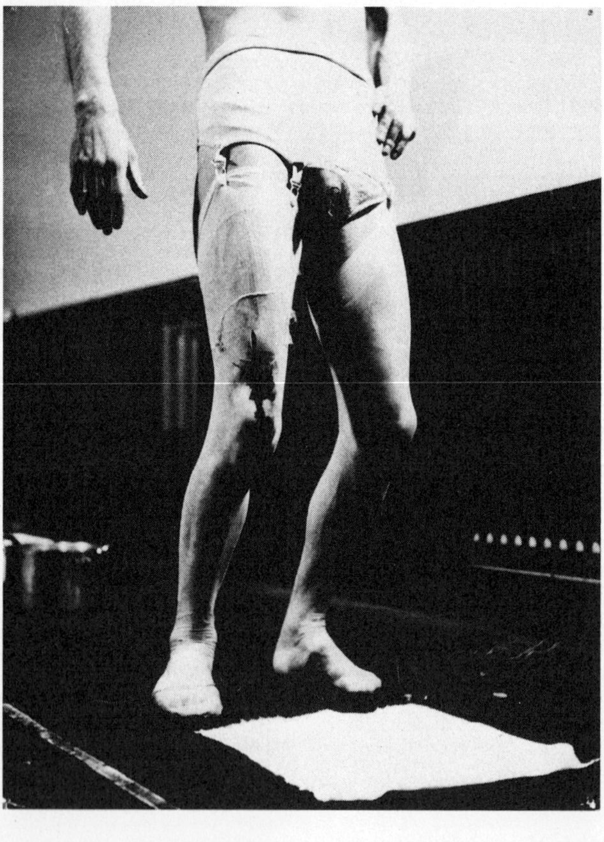

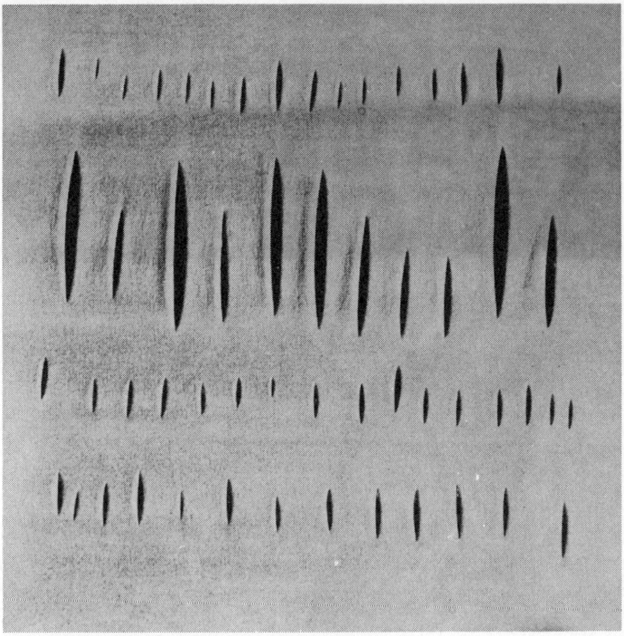

Abb. 165. Lucio Fontana: Concetto spaciale. Geschlitzte Leinwand, 1959

nicht aus der Sackgasse der reinen Tafelbildmalerei, sondern der aktionistischen Reduktion auf den eigenen Körper, dessen Ästhetik unter allen Aspekten ausgeschöpft schien. Die Abkehr vom Aktionismus, die Entscheidung, wieder – wenn auch andere – Bilder zu machen, und das zurückerlangte Interesse für das gesprochene und geschriebene Wort waren auf Grund der erreichten Identität von Körper und Kunstobjekt nicht nur eine Frage des künstlerischen Überlebens und Weitermachens.[69]

Die Wiener «Materialaktionen» *(Abb. 163)* schreckten vor Ekelsubstanzen wie Ausscheidungsstoffen, Tierkadavern und glitschigen Nahrungsmitteln nicht zurück, um den Primat des Körpers vor allen anderen Materialien deutlich zu machen. «Da, wo es nach Scheiße riecht, riecht es nach Leben.»[70] Der obszöne Satz von Artaud macht deutlich, daß auch der Wiener Aktionismus ein naturalistischer Vereinnahmungsversuch des Lebens und der Natur durch die nicht mehr schöne Kunst war. Artaud, der Urenkel des Happenings, des Aktionismus und des Totaltheaters, als welcher er heute vereinnahmt und gefeiert wird, beabsichtigte die

«gesamte Natur in das Theater, so wie wir es verwirklichen wollen, zurückkehren... lassen... Wir wollen praktisch eine Vorstellung vom allumfassenden Schauspiel wiedererwecken, in dem das Theater von Kino, Music-hall, Zirkus und vom Leben all das wieder an sich zu nehmen weiß, was ihm seit jeher gehört hat. Denn diese Scheidung zwischen dem Analysen-Theater und der plastischen Welt erscheint uns stupid. Man scheidet nicht den Körper vom Geist, oder die Sinne vom Verstand.»[71]

Artaud war sich im klaren, was die Überführung der Kunst ins Leben in seinem Totaltheater letztlich bedeutet. Es muß «uns all das zurückgeben, was in der Liebe, im Verbrechen, im Krieg oder in der Ausgelassenheit zu finden ist», daher seine «Anrufung der Grausamkeit und des Schreckens, aber auf einer umfassenden Ebene, deren Weite unsere gesamte Vitalität ergründet und uns mit allen unseren Möglichkeiten konfrontiert».[72] In diesem Geiste meinte Muehl, «koitus, mord, folterungen, operationen, vernichtung von menschen und tieren und anderen objekten sind das einzige sehenswerte theater».[73]

Die Nachfolger des Artaudschen «Theaters der Grausamkeit» mußten und müssen sich erst recht in Zukunft im klaren sein, daß die Totalität menschlicher Möglichkeiten, deren Theatralisierung sie anstreben, heute die Vernichtung aller Menschen, den Untergang der Erde einschließt. Ihr einmal subversiv, desillusionierend, reinigend und selbstheilend gemeinter Ansatz bei der Décollage als «Gesamtkunstwerk» verkehrt sich heute angesichts des von Menschen ermöglichten Vernichtungspotentials in ein katastrophales Endzeit-Theater. Wenn die konsequenten Fortsetzer des Happenings und Aktionismus ein Theater des Lebens, seiner Schrecken, Grausamkeit und Lust und nicht ein Theater des Todes und des Holocaust wollen, müssen sie die angestrebte Einheit von Kunst und Wirklichkeit aufgeben oder anders als bisher thematisieren.

3 Das Drei-Tage-Fest. Beobachtungen und Reflexionen zum «Orgien Mysterien Theater» in Prinzendorf 1984

In des Weltenatems
Wehendem All –
Versinken –
Ertrinken –
Unbewußt –
Höchste Lust.

Richard Wagner, Tristan und Isolde

Ich will nicht sagen, daß die tragische Weltbetrachtung überall und völlig durch den andrängenden Geist des Undionysischen zerstört würde: wir wissen nur, daß sie sich aus der Kunst gleichsam in die Unterwelt, in einer Entartung zum Geheimkult, flüchten mußte.

Friedrich Nietzsche,
Die Geburt der Tragödie aus dem Geiste der Musik

Die Remythisierung der Lebensprozesse

Hugo von Hofmannsthal begriff seinen «Jedermann» als «rein volkhaftes, ja naturhaftes, unmittelbares Theater», das dem theatralischen «Urtrieb des bayerisch-österreichischen Stammes» folge. Das «Orgien Mysterien Theater» von Hermann Nitsch sprießt zweifellos aus dem gleichen Wurzelwerk des Alpenländer Passionsspiels, das mit seinem Drang, «Bild und Klang, pathetische Gebärde und Tanzrhythmus» zusammenfließen zu lassen, Hofmannsthal ausdrücklich auf die attische Tragödie bezog. Obwohl der Dichter des «Jedermann» alles neuzeitlich Rhetorische, nur Psychologische und Modernistische zu vermeiden trachtete, ist er wohlweislich auf dem allgemein vertrauten, konsumierbaren Boden der christlichen Mysterien geblieben. Nitsch greift hier tiefer und weiter in die vor- und frühgeschichtliche Vergangenheit zurück, um die Epiphanie eines vorchristlichen archaischen dionysischen Gottes Ereignis werden zu lassen. Er erinnert an einen kompromißloseren Hofmannsthal, der in seinem «Gespräch über Gedichte» (1903) die «Wurzel aller Poesie» am magisch «bezaubernden» heidnischen Urbild des Tieropfers erklärt und gegen alles nur symbolische Darstellen, die «Entzauberung» durch Begriffe verteidigt hat.

Seit über zwanzig Jahren experimentiert das O. M. Theater mit der künstlerischen Umsetzung einer bei Schopenhauer, Nietzsche, Klages, George und C. G. Jung vorgedachten Remythisierung der Lebensprozesse. Diese Esoterik ist heute im Gespräch, weil Nietzsche richtig voraussah, daß mit dem an ein Ende kommenden wissenschaftlichen Fortschritt und dem Bankrott des naturbeherrschenden «theoretischen Menschen» auch die tragische Weltbetrachtung und das Denken in mythischen Universalien sich künstlerisch wiederbeleben würden. Wie sich ein bewußtes Anknüpfen an Nietzsches «Geburt der Tragödie aus dem Geiste der Musik» unter den heutigen Bedingungen des grenzüberschreitenden nachwagnerianischen Gesamtkunstwerkdenkens darstellt, hat Nitsch kürzlich in einer drei Tage und Nächte dauernden Veranstaltung vorgeführt. Die Rauschästhetik seiner «Festspiele» kann und will nicht mit dem touristischen Religionstheater von Salzburg und Oberammergau wetteifern. Nitsch gilt als destruktiv und unverständlich, obwohl er auch diesmal bemüht war, den befremdlichen Naturalismus seiner blutigen «Stopf-, Wühl- und Schüttaktionen» am frisch geschlachteten Tierkörper mit den virulenten «Restmythen» der christlichen Religion, dem Kreuzestod und der Eucharistie zu verknüpfen. Doch dem zelebrierten Tieropfer des Alten Testaments steht heute die Mitleidsmoral des nahezu entmythologisierten Christentums gegenüber, das schon ein Nietzsche in der Forderung nach einem «gänzlich unbedenklichen und unmoralischen Künstler-Gott» aufzurollen gedachte. Obwohl im O. M. Theater vertraute kultische Formen wie Kelch, Tabernakel, Meßgewand, Kreuz, selbst die Kreuzigungsgruppe von Golgatha benutzt werden, macht die magische Einverleibung der Heils- und Leidensgeschichte durch die Materialaktionen mit Blut, Fleisch und Gedärm, durch das «unästhetische» Ritual der «Lammzerfleischung» alle Vertrautheit wieder zunichte. Das allgemeine Befremden beruht auf einem gründlichen kulturellen Verdrängungsmechanismus, der stärker ist als der Schock eines orgien- und mysterienbewußten O. M. Theaters, weshalb es immer noch als obszön beschimpft werden kann. Nitsch unterläuft die rationale Erlösungssymbolik der Kreuzigung mit einer an Fra Angelico und Zinzendorf gemahnenden intensiven, manchmal sentimentalischen Blut- und Wundenmystik. Und auch diese lyrische «Bezauberung» ist schon zu tief und zu intensiv empfunden für das wissenschaftlich aufgeklärte, rationalistische Denken der modernen verweltlichten Kirche.

Nach wie vor stößt das Nacherfahren einer unterirdischen Kontinuität des Mythos in den Riten und Kulten des christlichen Gottesdienstes auf die allergrößten Widerstände und Mißverständnisse. Die Strafanzeige durch eine Bürgerinitiative, Gerüchte vom Heranrücken rechtsradikaler Schlägertrupps, die behördliche Auflage einer geschlossenen Mitgliederversammlung, das mißtrauische Observieren polizeilicher, tierärztlicher Organe zwangen dem abgeriegelten Spiel hinter hohen

Schloßmauern zusätzlich den Charakter eines geheimbündlerischen Treibens auf.

Obwohl heute die oberen Ränge des österreichischen Klerus und der Vatikan an der religiösen, antinihilistischen Grundeinstellung des Künstlers nicht mehr zweifeln, steht Nitsch bei vielen Bürgern und Landpfarrern immer noch im Verdacht einer Herabwürdigung religiöser Lehren und Symbole, wenn er im gekreuzigten Christengott den zerstückelten und im Liebesmahl vereinnahmten Dionysos der Mysterien zu sehen behauptet und treu der Mysterienlehre der antiken Tragödie die leibliche Vereinigung mit der Gottheit konkret aktionistisch nachspielt. Der im inflationären Bibelwort «Wer mein Fleisch ißt und mein Blut trinkt, der hat das ewige Leben» verborgene mythische Kern ist es, den der Aktionskünstler in Erinnerung an die blutig-herakleischen Geheimdienste der Zerreißung und Verschlingung des dionysischen Gottes zu beleben versucht.

Wie schon Nietzsche und Klages appelliert der Myste des Wiener Aktionismus an die dem Historisieren verfallenen, blassen, ermüdeten «Gelehrtenreligionen», sich doch ihrer lebensspendenden mythischen Grundlage zu erinnern. Insofern bringt das O. M. Theater theoretisch nichts Neues und Aufregendes. Das Neuartige liegt in der künstlerischen Inszenierung und, wie der kosmogonische Erotiker Klages gesagt hätte, der «Neueinkörperung» dieses bekannten lebensphilosophischen Vertiefungsanspruchs. Die Modernität des O. M. Theaters wäre auch mit der zeitgenössischen Sehnsucht nach einer Renaissance des Mythos zu begründen. An den Mythos knüpfen sich heute wieder viele Erwartungen und Wünsche. Er soll die «epikuräische Entlastungsfunktion bedienen, soll ent-ängstigen (von Kierkegaard) oder ent-sorgen (von Heidegger), soll die Philosophie selbstkritisch befreien helfen vom Allmachtswahn der kirchenchristlichen Tradition und ihren nicht minder unfehlbaren Säkularisaten: den verabsolutierten Großbegriffen der Geschichte, der Gesellschaft, der Wissenschaft usw.»[74]

In den an allen Tagen wiederkehrenden Hofprozessionen kam der Doppelcharakter des von Nitsch gesuchten «Christus»-Gottes, eines Apollon und Dionysos vereinigenden Androgyns, deutlich zum Ausdruck. Theoretisch erstrebte das optisch wie akustisch, also raum-zeitlich strukturierte Mysterientheater schon immer einen ‹friedlichen› Ausgleich von bewegten dionysischen und bildhaft statischen Elementen, von Dramatik und Lyrik, Lärm und Stille, Exzeß und Besinnlichkeit, Rausch und Traum. Dieser Anspruch konnte erst durch den Zeitplan eines Drei-Tage-und-Nächte-Spiels einzulösen versucht werden, das wie im dialektischen Dreitakt von Thesis – Antithesis – Synthesis aufgebaut ist, die kontemplativen, lyrischen (apollinischen) und ekstatischen, dramatischen (dionysischen) Schwerpunkte der beiden ersten Tage am dritten, «exzessiven»

Tag zu vereinigen und zu steigern bestrebt war, die gleiche Dialektik aber auch in der Simultaneität vieler Aktionen zu berücksichtigen versuchte. In die in Gegensätzen sich entwickelnde Dynamik des immer dramatischer werdenden Spielgeschehens waren die Prozessionen wie Atempausen eingefügt. Die vom traurig-pathetischen Radetzky-Marsch einer Blaskapelle begleiteten Umzüge versinnbildlichten die Kehrseite des orgiastischen Taumels, die Erschöpfung, Klage und Erlösungssehnsucht der agierenden Mysten.

Hier waren lyrische Bilder von noch nicht abgenutzter, erschreckender Schönheit zu sehen: ein erstmals gezeigtes «Sitzkreuz», das unterm doppelten, ‹lothringischen› Querbalken den aufgeklafften Lammkörper mit dem blutüberströmten Aktionistenkörper darunter kombiniert *(Abb. 166)*; ferner der Siegeszug der ödipalen Vatertötung mit den triumphartig hochgestemmten Tragbahren, darauf die priesterlich weiß gewandeten Opfer der ekstatischen Zerreißung; der gefangene, geblendete, an langen raumgreifenden horizontalen Stricken gefesselte Ödipus-Darsteller, der – von Trompeten und Saxophonen stürmisch «angeblasen» wie eine tödlich verwundete Jagdbeute – abgeführt wird[75]; schließlich das in hölzernen Trögen weggeschleppte zerrissene Gedärm, das unter den stampfenden Füßen der Akteure aufgeplatzt war, die unverdaute Pflanzennahrung der Tiere war herausgespritzt, einen schrillen Zweiklang von Rot und Grün ergebend, der in den nächtlichen Schüttaktionen – Nitsch goß sämiges, giftiges Grün auf rosa-rot schillernde, klebrige Hirnmasse – seine artistische Reprise erfuhr. In einigen Aktionen schoben sich die verstreuten rätselhaften Splitter vergangener Kulte und Mythen kaleidoskopartig ineinander. Die Prozessionen sammelten das zu Objekten und Bildern geronnene theatralische Geschehen epilogartig ein und verwiesen noch einmal, zum letztenmal, auf den dramatischen Zusammenhang der verbliebenen Spuren und Relikte, bevor diese in Galerien und Kunstsammlungen das zerstückelte Dasein von Reminiszenzen fristen müssen. Abreaktionstheater läßt sich nicht museal konservieren.

Konstruktion des «Abreaktionsspiels»

Mit Hilfe eines Zeitplans von dreimal 24 Stunden hatte Nitsch diesmal um die zentrale Aktion des orgiastischen Gottzerreißens eine Fülle von alles andere als spektakulären Rahmenhandlungen angeordnet. Das Fest begann und endete, zumindest laut Partitur, die vom regnerischen Wetter teilweise durchkreuzt wurde, in der von Chor und «Lärmorchester» intonierten Begrüßung des Sonnenaufgangs; zur Nachtzeit erfolgten die Betrachtung des Sternenhimmels und schweigsame Fackelzüge in die ‹Katakomben› des Schlosses, während des Tages waren Spaziergänge in die

Landschaft des Weinviertels vorgesehen. Mit kosmischen Naturandachten wurde zumindest konzeptionell ein Gegengewicht zu den wiederholten Tieropferungen unter der professionellen Regie von vier Schlachtern geschaffen. Zu den ruhigen, beschaulichen, ja versöhnlichen Aktionen gehörten erstmals auch Tierprozessionen, die unermüdlich im blutverkrusteten Schloßhof kreisten. Die am Opferzeremoniell beteiligten Akteure waren nicht selten von einer quicklebendigen Kolonne von Enten, Gänsen, Schafen, Ziegen, Schweinen und Pferden umgeben, bei Nitsch einem Sinnbild des Kreatürlichen und des übergeordneten Lebenswillens, der in der dionysischen Freude am Vernichtungsritual nur ergänzt wird *(Abb. 167)*.

Abb. 166. Hermann Nitsch: 80. Aktion des O. M. Theaters, Prinzendorf 1984

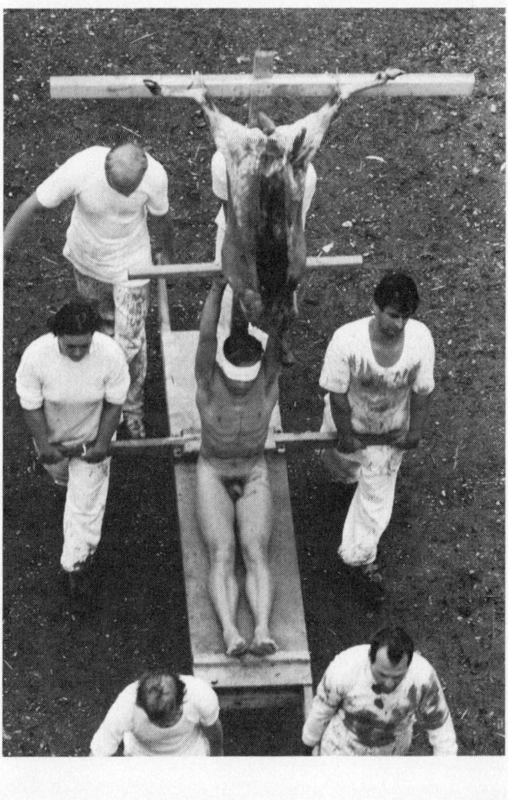

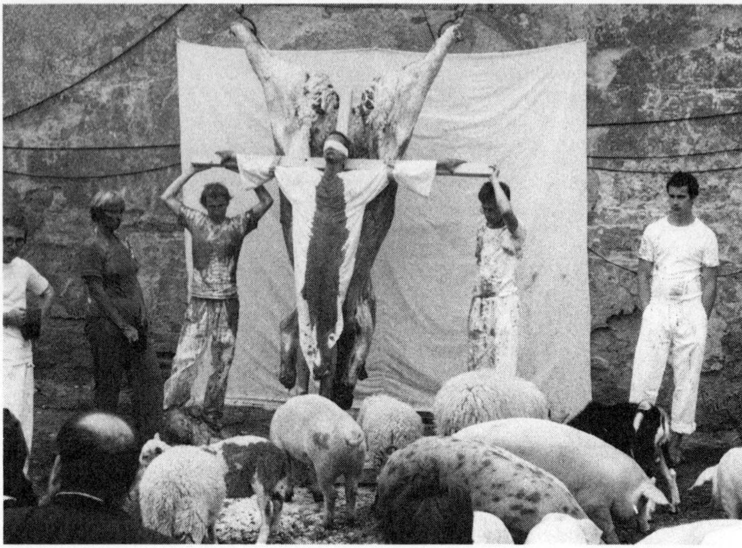

Abb. 167. Hermann Nitsch: 80. Aktion des O. M. Theaters, Prinzendorf 1984

In die beschworene kosmisch-biologische Schicksalsgemeinschaft von Mensch und Tier waren erstmals auch tropische Insekten einbezogen, die – wie entomologische Demonstrationsobjekte in einem Vitrinentisch präsentiert – die Prozessionen begleiteten, darunter zwei exotische Heuschrecken aus Neuguinea, ein Hirschkäfer aus Java, eine Riesenspinne aus Malaysia und ein Skorpion. Da die ausgestellten Exemplare an Zahl und Überlebensstärke allen anderen Arten überlegen sein sollen, wird ihre Auswahl für ein orgiastisch vorgestelltes Schöpfungsfest kein Zufall gewesen sein.

Nitsch hat in seiner ersten Marathon-Aktion deutlich gemacht, daß alles Destruktive, die «elementare sadomasochistische zerreißungssituation», nur ein Teilaspekt der Daseinslust ist und der dionysische Künstler einen nicht geringen Teil seines «metaphysischen Trostes» (Nietzsche) aus der Anschauung des unzerstörbaren kreatürlichen und natürlichen Seins schöpft. Ob eine humanistische Kunst sich diesem kontemplativen Irrationalismus verschreiben darf, ist bekanntlich eine Frage ganz außerhalb des Gesichtskreises dieses und jeden Mysterienspiels. Wird die anachronistische, ahistorische Naturanschauung des Mysterienspiels im Zeitalter der durchrationalisierten, industriellen Umwelt überhaupt noch verstanden? Hier findet man sicher einen Grund für die unüberwindbare Esoterik des O. M. Theaters, das dennoch für so viele lebenshungrige jugendliche Teilnehmer des Festes eine äußerst attraktive Botschaft zu enthalten schien.

Eine eben nicht geringe Anziehungskraft auf die sehr jungen, meist studentischen Spielteilnehmer, die nach Prinzendorf strömten, ist wohl darauf zurückzuführen, daß bei Nitsch die Gefahr des Lebensüberdrusses, der depressiven Verneinung nicht gegeben ist, sondern das Versprechen des Künstlers auf eine rauschhafte, narkotische, synästhetische (multimediale) Aneignung des Lebens den Ausschlag gibt. «Wir hätten ihn gern zu unserem Guru gemacht», meinten einige offenherzige Akteure. Sie waren enttäuscht, daß der Gralshüter sich in der langen Vorbereitungszeit engherziger und distanzierter gab als erwartet. Die aufgekratzten, hermaphroditisch gewachsenen, teilweise invertierten Adjunkten, insgesamt über hundert Akteure und Aktricen, wurden unter der Regie des erprobten Aktionisten Paul Renner gerade noch in Schach gehalten. Sie hatten übersehen, daß das sogenannte Orgien-Theater ein streng reglementiertes Kunststück ist, das heute deutlicher als je zuvor spontane Äußerungen und die individuelle Selbstverwirklichung der Spielteilnehmer einschränkt oder sogar ausschließt und ohne direkt sexuelle Darstellungen auskommt. Für Narzißtisches und die Beziehungslust der Akteure untereinander ist hier kein Platz. Der gespielte dionysische Exzeß ist über jeden sexuellen Naturalismus erhaben und bedient sich statt dessen der stellvertretenden Repräsentanz der aufgeklafften, durchwühlten, beschütteten Lammkörper. Im Widerspruch zum naturalistischen Programm des O. M. Theaters erscheint der mythische Sexus in ihm symbolisch, anstatt in unmittelbarer konkreter Gestalt.[76] Es soll also nicht den Anschein erwecken, als wäre in ihm Verdrängung aufgelöst, Unlust beseitigt.

Bereits die in der Partitur vorgenommene Durchnumerierung der miteinander beischlafähnlich zu kombinierenden Tier- und Aktionistenkörper macht deutlich, daß die Akteure nur in ihrer verbildlichenden Funktion, als ästhetisches Material, pars pro toto und nie als selbständige psychosexuelle Subjekte an der künstlerischen Vision des Abreaktionstheaters beteiligt sind. Sie haben keinen eigenen Willen, sondern sind wie die einzelnen Musiker im Orchester der Komposition, die sie spielen, untergeordnet. Dies verleiht dem sadomasochistischen «Abreaktionsspiel» für die unmittelbar daran beteiligten Aktionisten etwas Vorgetäuschtes, von der Aktionsrolle Vorgeschriebenes, eben doch nur Vorgespieltes – Abreaktion als lediglich ästhetischen Schein.

Die naive Enttäuschung einiger Spielteilnehmer, es wurde vorher nur im ‹Trockendock› ohne Tiere geprobt, zielt auf die Widersprüchlichkeit, mit der das Herzstück des O. M. Theaters, die sogenannte ‹Abreaktionsekstase›, zu kämpfen hat. Nitsch versteht hierunter die affektive Entladung oder emotionelle Abfuhr während der Aktion wie ebenso ihre «Bewußtmachung» und «Neutralisierung» durch die künstlerische Form. Einerseits wird dem Teilnehmer der Aktion in Anlehnung an psychotherapeutische Vorstellungen ein direkter Einstieg in das Abreaktionsspiel ermöglicht, der andererseits in der autonomen Ausformulierung, Ritualisierung und Orchestrierung des Abreaktionserlebnisses durch den Künstler wieder eingeengt und kontrolliert wird. Er allein verleiht dem Abreagieren Ausmaß und Gestalt. Wer seine Affekte mit dem künstlerischen Formgesetz der Abreaktion nicht abstimmen kann, bleibt ‹unerlöst› oder bricht aus, findet sich jedenfalls außerhalb der theatralischen Ekstase als bloßer Zuschauer wieder. Und dies sind die Mehrzahl der Spielteilnehmer. Der Funken springt nicht über, weil der vom Künstler für alle Spielteilnehmer angestrebte ekstatische und kathartische Effekt auf ihn selbst, das eigene Bedürfnis und Formbewußtsein zugeschnitten ist.

Hier stößt das O. M. Theater auf eine deutliche Grenze seiner Wirkungsmöglichkeiten. Obwohl es nicht mit dem «Psychodrama» Morenos, dem Wiener Begründer des gruppen-psychotherapeutischen «Stegreiftheaters», zu verwechseln ist, hat es doch nie die Hoffnung aufgegeben, die Spielteilnehmer zu mitschöpferischen, gleichberechtigten Subjekten der Aktion zu machen. Was ist von dieser «Gratwanderung» (Nitsch) zwischen anarchischer Triebabfuhr und der Diktatur der künstlerischen Form übriggeblieben? Es war einmal die aufklärerisch-utopische Basis aller Wiener Aktionisten, das mitspielende Publikum zu eigenschöpferischen Impulsen zu stimulieren und von seiner passiven, von Verdrängung und Angst beherrschten Objektrolle befreien zu können. Heute geht es, dies war leider der beherrschende Eindruck, um die Selbstdarstellung des Künstlers, die gegen vereinzelte Bedürfnisse nach Partizipation rücksichtslos durchgezogen wird. Die in der Partitur der 80. Aktion verordnete Verbrüderung aller Spielteilnehmer: Sie «umarmen sich, küssen sich und geben sich die hände», fand daher nicht statt. Nachdem der harte Kern der O. M. Akteure abgesprungen oder eigene Wege gegangen ist, zeigt sich immer deutlicher die Absicht, mit vorgegebenen Formen und Rhythmen regelrecht zu komponieren, das Spielgeschehen bis ins kleinste vorauszuplanen, es an Regisseure zu delegieren, Akteure als Modelle zu ästhetisieren, das Prinzip des Zufalls, obwohl es im Nebenprodukt des Action-painting bei Nitsch erhalten bleibt, zu relativieren, Eigensinn und Spontaneität der Spielteilnehmer mehr und mehr der ausgegrenzten, separaten Aktionsmalerei und Assemblage, der Zusammenstellung von ‹Altären›, ‹Schreinen› und «Schüttbildern» zu übertragen. Den Part des Rausches und der Abreaktion, den verzückten Schreikrampf des Mysten, übernahm jetzt, wie auch aus der über 500seitigen «Partitur» ersichtlich, der auf die Sekunde genau berechnete Klangrausch der laut und leise lärmenden Orchester[77], die diesmal unter der Leitung eines professionellen Musikers (Heinz Prammer) alle Spielteilnehmer in ein Schopenhauersches Tonmeer versetzten. Gegenüber diesem «brunstruf des weltalls» (Nitsch) war jede subjektive Regung zwecklos.

Bereits Schopenhauer und Nietzsche erlebten die Musik als den reinsten Ausdruck des Weltwillens. Letzterer sah eine Zeitlang in Wagners Musik den Beweis für die «mythenschaffende Kraft der wahren Musik»[78] erbracht, die er gemeinsam mit der alten äschyleisch-sophokleischen Tragödie als den «versöhnenden Klang aus einer anderen Welt» feierte: «erst aus dem Geiste der Musik heraus verstehen wir eine Freude an der Vernichtung des Individuums.»

Bei Nitsch werden John Cage und Alexander Skrjabin als weitere ahnungsvolle Zeugen für ein künftiges Weltdrama aufgerufen, in dem die unendliche Schöpfung ohne Dazwischentreten des Künstlerindividuums sich selbst als Gestalt, Geräusch, Farbe und Duft darstellt. Erst wo sich der Künstler nur mehr als Sinnesorgan des Alls versteht und ‹verkleinert›, werde der schwächliche klassische Naturalismus, der Naturalismus als Stil überwunden und das vollkommene Gesamtkunstwerk verwirklicht sein. Dies ist die letzte Konsequenz der in Nitschs Aktivismus angelegten radikalen sadomasochistischen Selbstauslöschung des Künstlers zu Ehren der kosmischen Natur als der einzigen wahren absoluten Künstlerin. Die Theorie des O. M. Theaters ist hier noch weit von ihrer Verwirklichung entfernt, die als dionysische Selbstzerreißung vorstellbar ist, in letzter Konsequenz als ein Lustselbstmord des Künstlerindividuums, der die Wiener Aktionisten – man denke an Brus, Muehl und Schwarzkogler – schon immer als negative Utopie entzückt hat.[79]

Der Symphoniker der Farben und Düfte

Abgesehen von dieser ‹metaphysischen› Zukunftsperspektive gab die 80. Aktion erstmals eine konkrete Vorstellung von Nitsch als ‹Symphoniker› der Farben und Düfte, die nach der Vorstellung der Partitur mit den Geräuschen korrespondieren. Die Farbskala war im wesentlichen auf einen Dreiklang von weiß-rot-grün abgestimmt: das frische Weiß der langen Lakenbahnen, Gewänder, Tücher und Augenbinden der Akteure, das Rot der ausgeweideten Tiere und des überall hinfließenden Blutes, das Grün der Weintrauben und Gladiolenstengel, die in riesigen Mengen herangeschafft worden waren. Damit wurde von vornherein der trivialen Farbenanarchie des Blumenkorsos eine Absage erteilt.

Das Zusammenklingen der drei Hauptfarben erfolgte im vertieften viereckigen Becken des erdfarbigen Hofes, der ehemaligen Miste, die sich im Verlauf des dreitägigen Spiels als zentrale, rundum einsehbare Orchestra, als simultane Bühne zum Hofplatz erwies. Auf diesem mit weißen Laken ausgeschlagenen, dionysischen Tanzplatz flossen der Saft der Trauben und das Blut der Opfertiere unter dem orgiastischen Wühlen und Stampfen der Aktionisten ineinander. Auf dieser abgezirkelten Bühne durften sich einige Akteure der bacchantischen Ausgelassenheit freilich nach den Regeln des O. M. Theaters bis zu völliger Erschöpfung hingeben. Die grünen Lachen des Traubensaftes und die roten Rinnsale des Tierblutes wurden von den den Fußboden bedeckenden Lakenbahnen löschpapierartig aufgesogen *(Abb. 168)*.

Diese Bühne war aber auch Tummelplatz für die nimmermüde Schar der Schweine, die mit ihren blutgetränkten Füßchen zwischen dem beschnupperten, hin und her gestoßenen Gedärm der geschlachteten Stiere herumtappten und reichlich Urin und Kot abließen. Der weiße Lakenteppich der Orchestra verwandelte sich unter so vielen Spuren zu einem monumentalen informellen «Gemälde», dem größten, das je eine Aktion von Nitsch hinterlassen hat, wahrlich zu einem «Bild für Götter». Hier ereignete sich eine der wenigen Passagen, wo das Formgesetz der Partitur auf den visuellen Ablauf und das bildnerische Resultat der Aktionen keinen direkten Einfluß hatten und das Action-painting des Abreaktionsspiels noch einer eigenen, vom körpersprachlichen Zufall und von der Anarchie der «Fußschriften» und Materialabdrücke bestimmten offenen Form folgte. Die für Spielteilnehmer auf dem Schüttboden des Schlosses eingerichtete «Malaktion» war eine vergleichsweise akademische, überflüssige und auch mißverständliche Veranstaltung, die zu dilettantischen Nachahmungen des sich selbst malenden totalitären Schöpfungstheaters verleiten konnte.

Nitsch als ‹Symphoniker› der Düfte stößt bei uns Geruchsanalphabeten auf wenig Übung und Verständnis. Da ist zunächst die Abwehr gegenüber den Ausdünstungen der geschlachteten, sezierten, schließlich orientalisch zur Betrachtung ausgebreiteten Tierkörper, der inneren Organe und tabuierten ‹ungenießbaren› Gedärme, die nicht zufällig das eigentliche Arbeitsmaterial der dionysischen Wühl- und Stopfaktionen sind. Die Berührung der feuchten Körperabschnitzel erweckt im allgemeinen nicht weniger Ekel und Abwehr. Auch das Trinken des frischen süßen Blutes, die rituelle Einverleibung des vergöttlichten Opfertiers, läßt den gewöhnlichen Kulturmenschen und ‹sokratischen› Ästheten mit Schaudern zurückweichen. Sein Fleischkonsum ist nur den Anblick kleiner, anonymer Stücke und Portionen des Schlachtviehs gewöhnt. Die Konfrontation mit der Tötung und Zerteilung der Tiere bleibt ihm erspart.

Beim Geruchs- wie beim Geschmacks- und Tastsinn sind die kulturellen Barrieren des synästhetischen Gesamtkunstwerks am schwersten zu überwinden, zumal wenn es sich um negativ besetzte Düfte wie «essig,

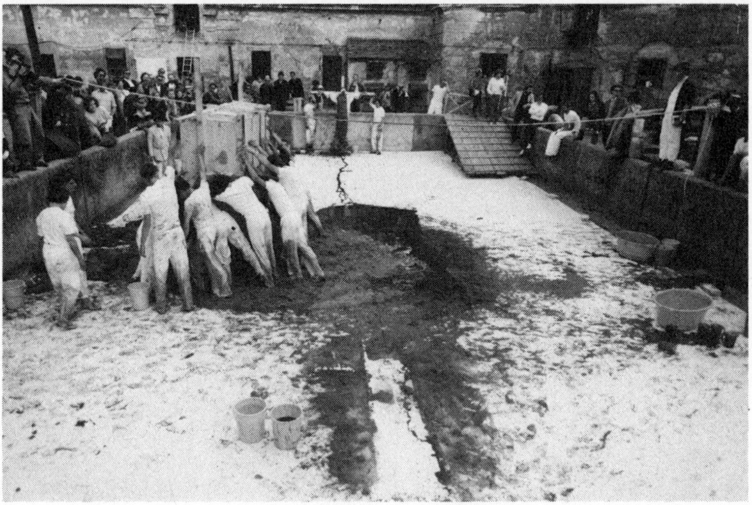

Abb. 168. Hermann Nitsch: 80. Aktion des O. M. Theaters, Prinzendorf 1984

urin, kot, rohes fleisch und schafblut» handelt, die in der angegebenen Reihenfolge für das Nacherleben der dramatischen Geburtsszene den Spielteilnehmern verordnet werden. Nitsch kennt keine kulturelle Wertung von wohl und übel riechenden Essenzen. Seine Riech- und Geschmacksorgane empfangen jenseits von Wahr und Falsch, von Gut und Böse. Düfte und Geschmäcke intensivieren, ja narkotisieren die ästhetische Berauschung in der ‹Abreaktionsekstase› und führen zu einer sinnlichen Erweiterung des visuellen und akustischen Geschehens. Zumindest ist dies das Programm des synästhetischen Allkunstwerks.

Die an die Spielteilnehmer in Form kleiner Löschpapierstreifen verabreichte, mittlerweile vierundvierzig Parfums umfassende Duftorgel begleitet fast alle Aktionen. Das exzessive Spiel der Blendung und Kastration des Ödipus schreibt die Duftnoten Flieder, Harz und Honig vor. Die angenehm schwüle Süßigkeit dieser Aromakomposition mit der grausamen Freude an der Zerstörung des Augenlichts zu verknüpfen ist die bewußte synästhetische Provokation des O. M. Theaters, das für sich in Anspruch nimmt, in der Ausnahmesituation des Festes die Überschreitung eines Verbots zu zelebrieren und damit eine Ventilfunktion für verdrängte polymorph perverse Erfahrungen und Wunschvorstellungen zu übernehmen.

Nitsch legitimiert die infantile Wiederkehr des Verdrängten mit der bewußtmachenden kathartischen Form seines Abreaktionsspiels, das in Anlehnung an die aristotelische Definition und die psychoanalytische Methode Freuds traumatische Erlebnisse künstlerisch wachrufen, wiederbeleben und abreagieren können soll. Die Frage, ob sich der Abreaktionskünstler über die tiefere psychologische Bedeutung des neurotischen Symptoms klar ist, müssen wir Kompetenteren zur Beurteilung überlassen. Tatsache ist jedoch, daß Nitsch so gut wie gar nicht auf die psychischen, somatischen Begleitumstände und Folgen für die Teilnehmer seines Abreaktionsspiels reflektiert. Wie der berühmte Zauberlehrling, der die aufgeweckten Kräfte nicht zu bannen vermag, kann er auch keine psychologische Verantwortung für die pathogenen Affekte seiner Mitspieler, die er evoziert und auf eine dramatische Form bringen will, übernehmen. Ein Gedankenaustausch oder klärendes Gespräch zwischen ‹Opfern› und ‹Helden›, ‹Geführten› und ‹Führern› des Abreaktionsdramas, in der Psychotherapie die Regel, fällt nicht mehr in die Zuständigkeit des reinen Kunsttheaters, das somit seinen ethischen Anspruch auf Reinigung und Sühnung schon erfüllt glaubt, wenn es die Gußform und den dramatischen Handlungsrahmen für affektive Entladungen bereitstellt.

Nitsch glaubt an die dramatische Form seines O. M. Theaters wie an einen Blitzableiter: Sie muß stark genug (geerdet) sein, um die angelockten oder durchgebrochenen regressiven Triebregungen ohne Schaden für die betroffenen Spielteilnehmer aufzufangen und zu neutralisieren. Viel wichtiger als die psychische Rezeption und therapiemäßige Verarbeitung seiner Aktionen erscheint Nitsch der Ausbau der grenzüberschreitenden synästhetischen Formen selbst. Die Tatsache, daß sie erregen und etwas auslösen können, steht im Vordergrund, während ihr Inhalt weitgehend unbestimmt bleibt, im allgemeinen dramatischen Streß des Spielens untergeht und außer Kontrolle gerät.

Dieser Aspekt wird von weiblichen Spielteilnehmern eher bemerkt und kritisiert als von männlichen. Menstruationsstörungen, Koliken, Phobien, Gebärängste, eine stark gesteigerte Sensibilität für die Vulnerabilität des Leiblichen sind hier nur als die geläufigsten Reaktionen auf das Abreaktionsritual zu erwähnen. Nitsch selbst registriert gelegentlich einen positiven Einfluß auf das Geburtsbewußtsein seiner Freundin[80], um sogleich auf sein Hauptthema zurückzukommen: «Viele meiner aktionen sind wie geburten... Schmerz und ästhetik schließen sich nicht aus.» Den Künstler interessiert der Schmerz nur unter dem sehr allgemeinen wertneutralen Gesichtspunkt einer Bewußtseinssteigerung gegenüber dem Leben, die seine aktionistischen Formen bewirken sollen. Dafür müssen sie besonders intensiv und konkret, d. h. synästhetisch, sein.

Hier fühlt sich der romantische ‹Symphoniker› der unkultivierten sogenannten ‹niederen Sinne› gefordert. Der Geruch ekelerregender oder einschmeichelnder ambrosischer Duftstoffe, das Trinken von Blut und Wein, der so gerühmte «reine einfache geschmack von brot», das ungewohnte, wenn nicht geradezu tabuierte Berühren glitschiger Eingeweide sollen bei den Spielteilnehmern eine Berauschung und Narkotisierung bewirken, während das Sich-Ausagieren in den sadomasochistischen Rollen des antiken Mysterienspiels, die dramatische Einfühlung in Ödipus, Bacchus, Narcissus, Prometheus, Dionysos und ihr Gefolge, auf eine Befreiung von inneren Konflikten, von Verdrängung und Unlust zielt. «Narkoanalyse» und «Psychodrama», dosierte Betäubung und Rollenspiel, das Farbenhören und Tönesehen sollen sich zu einer der Tiefenpsychologie analogen «Tiefenästhetik» verdichten, die G. R. Hocke einmal als Hoffnungs- und Krisenzeichen der manieristischen Kunst beschrieben hat. Nitsch, den «dionysischen Rauschkünstler» (Nietzsche), interessiert ein Weg, auf dem sich das Sehen und Hören mit dem Tasten, Riechen und Schmecken zu einem ästhetischen Ganzen zusammenschließen läßt.[81] Ihn interessiert, wie in der aktionistischen Raserei des Gießens, Schüttens, Wühlens, Stopfens, des vielgestaltigen Sudelns mit den Körperabschnitzeln des Opfertiers, wie während des ekstatischen Schreiens und bei jeder anderen physischen Überanstrengung, sich die Kommunikationsschablonen, die konventionelle Sprache, Abstraktion und Begrifflichkeit des Denkens aufbrechen und in ‹befreite› konvulsivische Bilder und Intuitionen des herausgeforderten Mythos ‹übersetzen› lassen. (Auf das romantisch-surrealistisch beeinflußte Schönheitsideal des Abreaktionstheaters kann hier nicht eingegangen werden.)

Nicht nur das Ziel, auch der Weg dorthin ist problematisch. Es stellt sich unter einem anderen Blickwinkel nochmals die Frage, ob die saturnalische Rekonstruktion mit dem ‹barbarischen› Tieropfer und Göttermahl im Zentrum von den Spielteilnehmern als Katharsis und heilende Abfuhr angenommen wird oder ob die befremdliche naturalistische Archaik und Synästhesie des Abreaktionsspiels dessen Rezeption nicht gerade behindert. Das O. M. Theater kämpft im Verein mit anderen modernen Erscheinungsformen des ‹grausamen Theaters› seit über zwanzig Jahren gegen die ubiquitäre Kultur der Verdrängung und Neurotisierung an, ohne die ihm aufgezwungene Esoterik abschütteln zu können. Das Bedürfnis nach affektiver Entladung, ‹Ausflippen› und Abreagieren ist groß, wie die ‹Exzesse› des Alltagslebens, Drogensüchtigkeit, kriegerische Auseinandersetzungen, sportlicher, religiöser und politischer Fanatismus zeigen, mit deren unkontrollierten totalitären, manchmal psychotischen Abreaktionsformen Nitsch nichts zu tun haben will. Andererseits sind die von ihm vorgegebenen, künstlerisch kontrollierten alternativen Abreaktionsformen dermaßen schmalspurig und autoritär auf die Verwirklichung des eigenen Erlösungsanspruchs und des egozentrischen ästhetischen Formbewußtseins ausgerichtet, daß der produktiven *mit*schöpferischen Partizipation am Spielgeschehen sehr enge Grenzen gesetzt sind. Die Ego-Mythologie des Künstlers steht einer breiten Rezeption seines Werks im Wege. Der angebotene, formalästhetisch abgesteckte Aktionsradius ist zu klein, zu spezialistisch und auch zu undifferenziert, um jedem anderen persönlichen Anspruch auf Abreaktion und Katharsis genügen zu können. Eine *mit*schöpferische Partizipation am Prinzendorfer Abreaktionstheater ist im Grunde nur als ‹prästabilierte Harmonie› zwischen Künstler und Publikum oder als absolut treue, widerspruchslose Gefolgschaft der Spielteilnehmer denkbar. Der Gedanke des Ordens, eines von Ordensregeln gelenkten strengen, elitären Lebensstils ist denn auch dem O. M. Theater immanent; allein die Gefolgschaft erwies sich bisher häufig als unzuverlässig oder wurde des ‹Verrats› bezichtigt, wenn sie sich der Perzeption konträrer undionysischer sokratischer Kunstformen hingab. Das ebenso unbeirrbare wie leicht verletzliche Sendungsbewußtsein von Hermann Nitsch, sein «höherer Egoismus» (wiederum Nietzsche), hat sich daher auch unter den Schutz eines messianischen Bibelwortes begeben, das als Motto für die Selbstmythologisierung des O. M. Künstlers und den Absolutheitsanspruch seines Theaters überaus zutreffend ist: «wer nicht sein kreuz aufnimmt und mir nachfolgt, ist meiner nicht würdig». Wer sich «mit dem grundexzeßerlebnis der realen abreaktion, welches ich für das unbedingte theater fordere», nicht «durch identifizierung an diesen vorgängen intensiv beteiligt»[82], ist unerwünscht und kann auch der Katharsis und des metaphysischen Trostes des O. M. Theaters nicht teilhaftig werden. Das gläubige «imitatioverhältnis» der Spielteilnehmer zu den vom Künstler geschaffenen mythischen Figuren und Formen der theatralischen Handlung ist unabdingbare Voraussetzung einer Teilnahme, die sich der kosmischen Naturandacht und religiösen Schöpfungsfeier des O. M. Theaters würdig erweist und über das bloße Konsumieren einer Kunstveranstaltung hinausgeht.

Aber auch wer guten Willen zeigt und sich von der grenzüberschreitenden avantgardistischen Außenseiterposition des Künstlers im Kontext der Moderne begeistern läßt, muß deswegen noch nicht in den mythischen Hermetismus des O. M. Theaters eingedrungen sein. Die Kehrseite der O. M. Kunst ist ihre – auch von ihr selbst befriedigte – Kommentarbedürftigkeit, ihr aus vielen Wissensgebieten und Wissenschaften angelesener Synkretismus und Neomythologismus. Das Programm des O. M. Theaters, an die verschütteten Ursprünge des Denkens, Fühlens und Wollens direkt herankommen zu können, ist von den Spielteilnehmern ohne intellektuelle, theoretische, analytische Anstrengung und ohne Vergnügen an der begrifflichen «Arbeit am Mythos», wie man dies neuerdings nennt, nicht zu verstehen. Wer glaubt, die Rekonstruktion des Mythos reflexionslos, rein intuitiv leisten zu können, fordert von Nitsch zu wenig und zu viel zugleich. Denn dieser Kopf ist von einer zwiespältigen, ebenso naiven, religiösen wie reflektierten, ästhetischen (wie bei Nietzsche letztlich dekadenten?) Gottsuche beherrscht. Das ‹Dionysische›, ‹Elementare›, ‹Archetypische› erscheint hier nicht unmittelbar selbst, sondern nur im komplizierten Filter einer ästhetischen Herausforderung des Mythos, eines im Grunde unsichtbar bleibenden, anonymen, widerspenstigen Mythos, des ‹mythus absconditus›. Der kommt kaum in den rekonstruierten dramatischen Figuren und Szenen der antiken Mysterien zum Vorschein, sondern offenbart sich in der gegenstandslosen, automatischen, unbewußten Niederschrift der Zerreißungen, der Tret-, Wühl-, Stopf- und Schüttaktionen selbst. In ihnen nimmt der ‹verborgene Mythos› Gestalt oder besser einen Klangkörper an, erscheint als ein ebenso hör- wie sichtbares amorphes (onomatopoetisches) Dröhnen, Summen, Rauschen oder Schreien, das unvermittelt abbrechen und die absolute Stille hörbar machen, sie in ekstatischen Lärm verwandeln kann. Neuerdings sind ausnahmslos alle körpersprachlichen Abläufe der Aktionisten von einer sie rhythmisierenden, skandierenden Lärmmusik begleitet. Die Epiphanie des angerufenen unbekannten Gottes kann, wenn überhaupt, dann nur in dieser regressiven Gestalt des Gestaltlosen, im Informellen der visuellen und akustischen Materialaktionen gegenwärtig werden. Das Religiöse und Ästhetische, das Ekstatische und Artistische, der Gottsucher und Künstler fallen zusammen. Die archaische, rückwärtsgewandte, regressive Einstellung und die ästhetisch-avantgardistische, in der Moderne keineswegs allein dastehende sind zwei Seiten ein und desselben Gestaltungsprozesses, dessen synthetisierender oder ganzheitlicher Charakter der Schlüssel zum Verständnis des O. M. Theaters ist.

Grenzen der Zerstörungsfreude

Die Überforderung, aber auch Reserviertheit und Widerstand der Besucher des Drei-Tage-Spiels machten sich am deutlichsten am letzten Tag bemerkbar. Hier war laut Partitur das Eingreifen von Panzern und Hubschraubern in das Spielgeschehen vorgesehen; die Gedärme der geschlachteten Tiere wurden auf dem Hof verstreut, um von den Raupenfahrzeugen zerfetzt zu werden. Die in Westdeutschland bestellten (aber wegen schlechten Wetters ausbleibenden) Hubschrauber sollten «aus kübeln blut und schleim, gedärm von schweinen und rindern auf die panzer» abwerfen. Tatsächlich rollten nachmittags in Abänderung des Programms ein Bagger und anschließend nur ein Panzerfahrzeug (aus dem Fuhrpark eines Militaria-Sammlers) in den Schloßhof ein. Der Aggressions- und Todesaspekt dieser Geräte ist leicht nachvollziehbar. Nitsch ließ einen riesigen Schacht ausbaggern und mit Gedärm anfüllen. Später fuhr der Panzer über dieses Sinnbild eines Massengrabs hinweg, während das in der Partitur verordnete Ausleben der Destruktionslust seinen Lauf nahm: «auf panzer werden aus kübeln blut, gedärme und eidotterschleim geschüttet». Wie vom Blitz getroffen, tobten sich hier unvermutet Akteure und Spielteilnehmer weit über das künstlerisch gebotene und in der Partitur festgelegte Maß hinaus aus. Die Lust am Destruktiven schlug plötzlich in Haß, Freude in Wut um und ‹begrub› den Panzer unter einem Meer von Gladiolen, die man aus einem nahegelegenen Andachtsraum plünderte *(Abb. 169)*. Die mit Gedärm und Blumen schmeißenden, den Panzerfahrer in Bedrängnis bringenden Demonstranten waren ausgebrochen aus einem dramaturgischen Reglement, das ihnen zumutete, den sadomasochistischen Exzeß des Abreaktionsspiels auf eine Militärmaschine zu beziehen. Die Panzerwaffe wurde als Sinnbild der dionysischen Zerreißungslust von den meisten Zuschauern nicht angenommen und unversehens zum Symbol der Friedensliebe umfunktioniert. Mit einer Gladiole im Mündungsrohr des Geschützes verließ der Panzer, wenigstens symbolisch demoliert, das inszenierte Schlachtfeld. – Nitsch scheint dieser Zwischenfall nachträglich nicht schlecht gefallen zu haben, was bedeuten könnte, daß die heutige geschlossene Spielform des O. M. Theaters gegen spontane Interventionen und Eingriffe der Spielteilnehmer doch noch nicht völlig abgedichtet und unempfindlich geworden ist.

Abb. 169. Hermann Nitsch: 80. Aktion des O. M. Theaters, Prinzendorf 1984

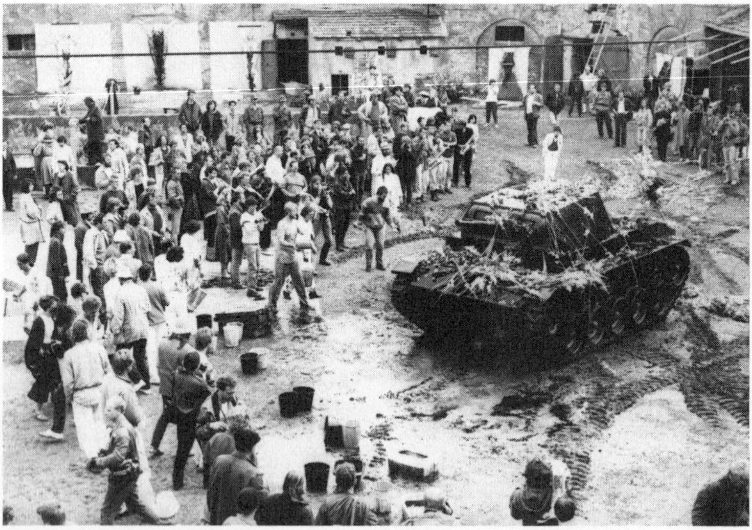

Wie verträgt sich die archaische sadomasochistische Daseinslust des Menschen mit der alle menschlichen Gefühle niederwalzenden Vernichtungsmaschinerie des ‹modernen organisierten Krieges›? Ist die höchste Steigerung der «Abreaktionsekstase» der Kriegszustand? Führt die Remythisierung und Ästhetisierung der Zerstörungslust in den Wirkungsbereich des Faschismus, wie schon das Werk Ernst Jüngers («Krieg und Krieger», 1930) demonstriert hat? Nitsch wagte sich hier zweifellos auf das Glatteis des futuristischen Ästhetizismus, als er die Panzerwaffe als Lustmordkomponente der menschlichen Psyche dramatisch-theatralisch zu vereinnahmen gedachte und das Fahrzeug mit Blut und Eidotterschleim, den mythisch besetzten sinnbildlichen Stoffen für Leben, Liebe und Fruchtbarkeit, für Regeneration und Auferstehung im Christentum, übergoß. Mit dieser Panzer-Weihe hat er beim Prinzendorfer Publikum keine dionysische Zerstörungsfreude wecken und läutern können. Im Gegenteil – das O. M. Theater brachte sich an dieser Stelle in den Verdacht einer kriegsverherrlichenden Abreaktionsfeier, während es doch die Lust am Destruktiven nur spielen, subjektiv ausleben und damit gegen ihre unmenschliche Verwirklichung im Kriegsmaßstab gerade immunisieren will. Durch sein leichtsinniges Spiel mit der dämonischen Zweideutigkeit der Militärmaschine manövrierte Nitsch sich ungewollt in ein faschistisches Fahrwasser, das sein unpolitisches Theater im Grundsatz gar nicht ansteuert. Der Krieg spielt sich für den «Abreaktionsekstatiker» Nitsch in unserem Kopf ab. Indem das Abreaktionstheater diesen Vernichtungsmechanismus in uns selbst dramatisch-theatralisch bewußtmachen will, ist es seinem eigenen Verständnis nach eine subjektive, magisch-künstlerische Form der Instinktbewältigung. Mit welchen Mitteln dies erreicht werden soll, darüber begann der Streit schon in der Projektphase des Drei-Tage-Spiels. Man sollte nach Auffassung von Günter Brus, dem früheren Kombattanten des Wiener Aktionismus, jeder mißverständlichen Reaktion in der Öffentlichkeit besser aus dem Wege gehen und auf den zweideutigen naturalistischen Einsatz von Kriegsgerät in der Kunst verzichten. Schließlich sei das Abreaktionsspiel keine Shakespeare-Inszenierung; Aggressionen und Konflikte würden von ihm nicht dialogisch wie im Sprechtheater verinnerlicht und abgebaut, sondern ‹veräußerlicht› und ‹aufgebaut›, zu direkten Aktionen und totemartigen Bildern buchstäblich verkörpert. Die von Nitsch geplanten «Schießaktionen» wurden nach reiflicher Überlegung wieder fallengelassen.

Es ist sehr fraglich, ob durch den Auftritt realer Maschinen im O. M. Theater Abreaktion und Katharsis überhaupt eine künstlerische Steigerung erfahren können oder ob dieser extreme Naturalismus das Theater nicht der aussichtslosen Konkurrenz mit dem Alltagsleben und seinem Terror ausliefert. Bagger, Panzerfahrzeuge, Helikopter, die neuen Figuranten der «Abreaktionsekstase», gehören fast überall zur wahrgenommenen Realität, und das totale Abreaktionsereignis des Krieges, Schieß- und andere Vernichtungsaktionen, werden uns in den Massenmedien täglich vor Augen geführt. Wer trotz der apokalyptischen Geräuschkulisse der Motoren und des auf Raupenketten laufenden Räderwerks von Bagger und Panzer, die am letzten Spieltag von dem hundert Personen starken Lärmorchester (bestehend aus Blasinstrumenten, Trommeln, Pauken, Ratschen, Kuhglocken) und von der (freilich nicht ‹individuell› aufspielenden) Münchner Rockband «Intimspray» zu höchster Lautstärke gesteigert wurde, seine Sinne noch beisammen hatte, mußte sich fragen, ob die Proportion zwischen Abreaktion und Katharsis im O. M. Theater jetzt nicht verlorengegangen war. Die auf die winzige Schloßkapelle angewiesenen, mal nächtlichen, mal abendlichen Konzerte geistlicher Musik unter Peter Kubelka waren ein äußerst zarter, aber viel zu schwacher Kontrast zum immer innervierenden Kultlärm des Tages.

Am dritten Tag wurde die Trieb- und Aggressionslastigkeit dieses als jubilierendes Schöpfungsfest angekündigten Drei-Tage-Spiels offenbar. Seine lebensbejahende, tröstende, versöhnende Botschaft ging im Tumult der vielen Schlachtungen und destruktiven Berauschungen, die in die abschließende als Faschiermaschine wütende Panzer-Aktion einmündeten, unter. Daß von Aktion zu Aktion fortschreitend mehr Angst und Zerstückelungsphantasien, ja ‹Mutproben› (wie ein Teilnehmer meinte) provoziert wurden, die dann in den ruhigen kontemplativen Zwischenphasen und Pausen bei Wein, Braten und Schrammelmusik trotzdem nicht bewältigt werden konnten, sondern immer intensiver nachklangen und sich schmerzhaft einbohrten, hat die negativ wie positiv animierten Spielteilnehmer gegen die nach außen abgedichtete, verriegelte, geschlossene, totalitäre Form der Darbietungen verhärtet und sie am Ende wehrlos und gleichgültig werden lassen. Dies kann nicht im Interesse des Abreaktionsspiels sein, das nachdrücklich im Plural von «unserer angst und aggressionsfähigkeit» ausgeht und in einer Partiturskizze das Spielende in den Satz zusammenfaßt: «eine stille innige heiterkeit und jubel ist in den herzen der spielteilnehmer».

Konsumtheater ermüdet und benebelt auf Dauer die schärfsten Sinne. Auch ist das trotz mancher Variationen gleichbleibende dionysische Zerreißungs- und Kreuzigungsritual nicht unendlich wiederholbar, wenn nicht gleichzeitig für Diskurs und ‹Wechselgesang› mit der doch mündig und sachverständig gewünschten Festspielgemeinde gesorgt wird. Der Ermüdungs- und Abstumpfungseffekt war in diesem Drei-Tage-Spiel von Anfang an einprogrammiert. Es gab viel zu sehen, zu trinken und zu essen, aber keine Gelegenheit, etwas spielerisch einzubringen und zu verändern. Dabei gibt doch dieses Theater nach wie vor die intensive Sensibilisierung aller Sinne bis zur erlösenden Abreaktion als sein oberstes Gesetz und höchstes Ziel aus. Für wen tut es das? – Von den fünfhundert

Besuchern harrten die allerwenigsten Tag und Nacht aus. Viele begnügten sich mit einer Stippvisite, weil ihnen nach Abreaktion nicht zumute war oder weil sie die Veranstaltung mit einer Vernissage verwechselten. Nur ein kleiner, engster Freundeskreis von Zuschauern fand sich mit dem einstudierten Chor zur letzten morgendlichen Begrüßungsfeier der aufgehenden Sonne ein, als die lange Selbstdarstellung des Künstlers endlich zu Ende ging. Hermann Nitsch wird sich für seinen alten Traum eines sechs Tage und Nächte andauernden Spiels etwas überlegen müssen, um der *mit*schöpferischen, psychodramatischen Partizipation der Spielteilnehmer zu ihrem Recht zu verhelfen, wenn er, was sich seit längerem ohnehin abzeichnet, nicht konsequenterweise ein reines Zuschauertheater bevorzugt.

4 Der spielbar gemachte Alltag. Die Rückkehr des Existentialismus in der Performance-Kunst

Im Rückblick auf eine über zwanzigjährige Geschichte der ‹Performance Art› wissen wir heute, daß sie keinen neuen einheitlichen Stil gebracht hat, der sich problemlos in die moderne Kunstgeschichte einordnen ließe. Ignorieren wir die marktgängigen Etikettierungen wie Happening, Aktionismus, Living Art, Body Art, Performance Art, um dafür eine durchgehende Einstellungsänderung auf die wahrgenommene Wirklichkeit zu bemerken, die bereits in den fünfziger Jahren durch Cage und Kaprow sichtbar wurde, deren ästhetische Handlungen jedoch nicht isoliert, sondern als Stufen einer fortschreitenden ästhetischen Grenzüberschreitung zu sehen sind.

Die grundlegende Idee dieser Grenzüberschreitung ist die Rückführung der Kunst auf den Lebenszusammenhang, auf die Präexistenz der Kunst im empirischen Alltag, was jeweils historisch zu ganz entgegengesetzten Auslegungen über den Sinn und die Ziele dieser Rückführung geführt hat. Die sowjetrussische Kulturrevolution, theoretisch rekonstruierbar in den Schriften Arvatovs, Eisensteins, Majakowskijs, Tretjakovs, hat dieser Rückführung bekanntlich einen anderen (politischen) Inhalt gegeben als die europäische Antikunstbewegung im Dadaismus und bei Marcel Duchamp.

Hier ist weder eine fragwürdige Theorie der avantgardistischen Kunst beabsichtigt, noch wird der Versuch gemacht, der Performance-Bewegung durch kunsthistorische Vorläufer ein gewisses Ansehen zu verleihen. Es geht vielmehr in gebotener Kürze um die Skizzierung einer Einstellungsänderung, einer Verlagerung des künstlerischen Erkenntnisinteresses. Die Rechtfertigung der Performance als Kunstavantgarde besorgen besser andere. Der Kunstmarkt und die von ihm sich abhängig machenden Performance-Künstler unternehmen alle Anstrengungen, den fortschrittlichen, bedürfnisorientierten Ansatz ästhetischer Erkenntnis- und Erfahrungsprozesse in tauschwertfähige ‹künstlerische› Formen umzumünzen.

Die tagespolitische Rückführung der Kunst auf Lebenspraxis ist immer wieder gescheitert: in Sowjetrußland, in der Weimarer Republik, zuletzt im Pariser Mai, als beispielsweise Jean Jacques Lebel das ästhetische Instrumentarium des Happenings dem Alltag der Barrikadenkämpfe zur Verfügung stellte oder Wolf Vostell die Decollage zur Ideologiekritik einsetzte. Es ist noch nicht ganz vergessen, wie viele Intellektuelle damals die Überführung des moralischen Protestes in politische Aktion feierten und die Werkvergessenheit und Offenheit der Living Art als neue Hoffnung auf die Selbstorganisation menschlicher Bedürfnisse verteidigten (Henri Lefebvre, Vostell, sogar Marcuse hatten dem publizistisch Ausdruck verliehen).

Von dieser Hoffnung scheint in den späten siebziger Jahren nichts mehr übriggeblieben zu sein. Dies prägt den gebrochenen, agnostizistischen Ausdruck der heutigen Living Art, die ihrer politischen Grundlage beraubt wurde und schließlich in vielen Aspekten als eine Neuauflage der existentialistischen und existenzphilosophischen, ja religiösen Reduktion auf die Erfahrung des isolierten eigenen Selbst erscheint, als Remake einer Denkungsart der dreißiger und vierziger Jahre.

Auffallend sind die unsymbolische Rückbesinnung auf die eigene Körperlichkeit und ihre nonverbale Sprache, auf die Ästhetik einer scheinbar voraussetzungslosen «nackten Existenz» (Sartre), die Ähnlichkeiten mit der heutigen Tautologie des *I am in my body* zeigt, und damit zusammenhängend Ekel und Abwehr gegenüber Aussagen verrät, die mit dem Anspruch der Wissenschaftlichkeit, der Objektivität und Vernunft auftreten. So begründete Karl Jaspers bereits 1931 die Skepsis der existentialistischen Selbsterfahrung gegenüber den «typisch modernen Wissenschaften» mit der Feststellung, daß diese «verabsolutierend das Sein des Menschen im ganzen zu erkennen meinen, als hoffnungsloser Ersatz der Philosophie zu verwerfen» seien.[83] Insbesondere galten damals Marxismus, Psychoanalyse und Rassentheorie in ihrem universalen Geltungsanspruch als brutale Modelle eines vollends determinierten und ausdiskutierten Menschenbildes. Der kreative «Mensch aber als Möglichkeit seiner Spontaneität wendet sich gegen sein bloßes Resultatsein»[84]. Er will sich als Möglichkeit eigener Verwirklichung begreifen, der Sprung vom abgesicherten Ergebnis in den offenen Prozeß verheißt Freiheit. Dieses Bedürfnis hat heute, nachdem die Grenzen des technologischen Fortschritts und der Naturbeherrschung noch deutlicher geworden sind, zugenommen und tritt zudem mit der irrationalen Wucht einer Enttäuschung nach dem Scheitern der Protestbewegung der sechziger Jahre auf.

Was hier die Nähe des spontanen, auf sich selbst und sein Ausdruckspotential gestellten Künstlertyps der Performance-Bewegung zur existentialistischen Einstellung ausmacht, ist die kritische Abwendung vom «bloßen Resultatsein» des Menschen, von seiner soziokulturellen Verdinglichung, seiner Festlegung auf ökonomische, szientifische und technologische Normen. Die Fixierung der Performance auf den informellen, offenen raum-zeitlichen Prozeßcharakter der Erfahrung und der Verzicht auf den geschlossenen autonomen Werktypus der tradierten Kunst sind vor allem Ausdruck des gleichen Mißtrauens gegenüber einem ‹objektiven›, wissenschaftlich auftrumpfenden Systemdenken, das mit scheinbar unwiderlegbarer, sachverständiger Kompetenz den persönlich und spontan erfahrenen Lebenszusammenhang interpretiert und programmiert.

Nicht zufällig ist die Gegenwart einer Wiederkehr existentialistischer Einstellung günstig, machen sich doch wie in den dreißiger Jahren Skepsis und Krisenstimmung gegenüber Vernunft, Ratio, Fortschritt, technischer Aufklärung als herrschenden sinnstiftenden Instanzen des kapitalistischen Systems bemerkbar. Die Skepsis reagiert mit einem tiefschürfenden Interesse für Phänomene der Krankheit, des Wahnsinns, der Identitätsstörungen, der Psychiatrisierung der Lebensverhältnisse, der Entfremdung und Sinnentleerung menschlicher Kommunikation[85]. Die Performance-Bewegung hat sich dieses Krisenmaterials und der Perversion des Fortschritts im ganzen angenommen, um den zivilisatorischen Prozeß in detaillierter, häufig dramatischer Form nachzuspielen. Dies spricht vordergründig für ihre Authentizität. Es fragt sich nur, mit welcher Intention sie sich in den ubiquitären Entfremdungsprozeß so gründlich einlebt. Und hier ist äußerste Vorsicht geboten gegenüber der gängigen Auffassung der Performance-Enthusiasten, es würden durch die Performance Art «gerade *die* Verhaltensweisen freigelegt und untersucht, die *unter Alltagsbedingungen von Konventionen verstellt* und nur rudimentär erkennbar, gleichwohl doch im Menschen angelegt sind».[86]

Die kritische Analyse einzelner Performances stößt vielmehr auf die umgekehrte Tendenz, die entfremdeten, alltagsbedingten, konventionellen Verhaltensweisen und Erfahrungen in irrationaler Unmittelbarkeit nachzuspielen. Es handelt sich häufig um eine beschreibende, meist überdifferenzierte Darstellung des vorgefundenen Alltagslebens, ohne daß es zugleich um seine Veränderung und emanzipatorische Aneignung oder um das Aufzeigen einer alternativen Perspektive ginge. Bei einigem Wohlwollen sind die ‹concepts in performance› noch als kritische Sensibilisierungen des vom Alltag absorbierten Bewußtseins zu werten, als Vergegenwärtigungsrituale oder Inszenierungen des ungelebten Lebens. Häufiger haben wir es mit Ritualisierungen und Ästhetisierungen des aggressiv und destruktiv erfahrenen Alltagslebens zu tun, die in der sadomasochistischen Körperverstümmelung so vieler Aktionen und Performances manifest werden. Nur soviel zur inhaltlichen Dimension.

Der spielbar gemachte Alltag in der Performance ist aber auch unter einem methodologischen Gesichtspunkt zu sehen. Alles sieht danach aus, daß wir in den siebziger und achtziger Jahren in einen neuen Irrationalismus und Intuitionismus treiben und daß die Vergegenwärtigungsrituale des inneren Bewußtseinsstroms, der emotionell und sinnlich erlebten

Leib-Umwelt-Relationen – ein Thema bereits der Lebens- und Existenzphilosophie seit der Jahrhundertwende – in der Kunst den breitesten Raum einnehmen werden. Die Abbildfunktion des traditionellen Kunst-Werks wird zunehmend durch die Einfühlungsfunktion der Ereignis- und Körperkunst für überholt erachtet werden. Der Performer ist sich selbst der nächste. Er bietet dem Betrachter eine Einfühlung in eine von ihm selbst erlebte Alltagssituation an – in der Hoffnung, daß durch diese Selbstdarstellung und sein (häufig provozierendes) Selbstwertgefühl eine Kommunikation und Interaktion zustande kommt. Die Selbstdarstellung ist paradox genug ein das Subjekt und Objekt der Kommunikation ‹umgreifendes› Prinzip, konkretisiert jenes Sein, das zwischen den Menschen nicht erst urteilsmäßig, also prädikativ, gestiftet werden muß, sondern schon auf beiden Seiten der Subjekt-Objekt-Spaltung Jaspers zufolge vorzufinden ist. Der Körper und seine (medial instrumentierbare) nonverbale Sprache fungieren hier als Existentiale einer Verständigung, die auf Aussagen über etwas verzichtet und sich in der häufig absurd anmutenden Selbstvergewisserung, dem nackten Daß zu verwirklichen scheint (was durch Nacktheit oder unprätentiöse Kleidung der Akteure unterstrichen wird).

Diese existentielle Basissprache ist kein neuer Solipsismus und Autismus, den wir der Kompetenz der Psychopathologie überlassen könnten. Dies schließt nicht aus, daß Psychotiker große Performer in dem hier herangezogenen Sinne sein können (und als solche derzeit entdeckt werden), nämlich Kommunikation bewirken durch Verweigerung gegenüber einem vorgefundenen oppressiven Verständigungsmuster, beispielsweise gegenüber der wissenschaftlichen Kunstsprache einer dilettierenden Psychiatrie, wie dies schon Artaud, der erste neuzeitliche Performer, in seiner hinreißenden Anklageschrift «Van Gogh le suicidé de la société» (1947) getan hat.

Wenn viele Performer (Reindeer Werk, Brisley, Gerz, Export, Weibel, Abramovic-Ulay) den ‹sozialen Aspekt› ihrer Arbeit betonen, so kommt doch dieses Bauen auf Kommunikation mit dem anderen durch die Vergewisserung und Erfahrung des eigenen Selbst zustande. Die Performance, die bis an die Grenze des Zumutbaren immer ‹self-performance› ist, bietet die Möglichkeit der Selbstentdeckung oder «daß die Leute an sich selbst erinnert werden» (Jochen Gerz). Der kommunikative (ichtranszendierende) Wert der Erinnerung wird dabei von den Künstlern unisono hervorgehoben.[87] Sie verstehen ihre Performances weniger augenblicks- als erwartungs- oder/und erinnerungsbezogen, auf die Herstellung mehr von raum-zeitlicher Wir- als von Ich-Identität zielend. Dieser paradoxe Anspruch auf eine *wir-begründete Selbsterfahrung* (die Gewißheit, daß wir sind) rückt die Performance-Philosophie in die Nähe existentialistischer Konstruktionen von Kierkegaard bis Jaspers und Sartre.

Die Vergegenwärtigung der eigenen – meist leidvoll erlebten – Biographie beruft sich indirekt darauf, daß alle Biographien ein gemeinsamer existentieller Lebenszusammenhang verbindet, der als Basis der historisch abweichenden Biographien im voraus wirkt und stets erst nachträglich reflektiert werden kann. Nicht diese Reflexion, sondern das Inszenieren jener wir-begründeten Selbsterfahrung (uns spielen, daß wir sind, nicht wie wir sind) ist das Anliegen der Performance-Kunst.

Der Performer erfährt sich pars pro toto (stellvertretend und häufig märtyrerhaft) für ein vorgegebenes Ganzes, wofür sein Selbstschöpfertum eine Stellvertreter- und Hebammenfunktion übernommen hat. Er will auf meta(körper)sprachlicher existentieller Ebene veranschaulichen, was ‹wir› negativ erfahren, worin ‹wir› leiden oder – seltener – worin ‹wir› glücklich sind und der Selbstentfremdung im diskursiven verbegrifflichenden Denken ausweichen können. Wie häufig finden sich ekstatische Leidens- und Christus-Attitüden in der Performance-Kunst[88] und im Wiener Aktionismus bei Brus *(Abb. 164)*, Nitsch *(Abb. 166–169)*; Schwarzkogler[89], extrem in Stelarcs Schwebe-Aktionen *(Abb. 178–179)* und Chris Burdens «self punishing events» *(Abb. 176–177)*, die wesentliche ‹Grenzsituationen› des Menschen wie Angst und Tod inszenieren.[90]

Die in der Performance spielbar gemachte Lebenspraxis ist sicher nicht nur eine naturalistische Wiederholung des Alltags und seiner Grenzsituationen, sondern ihre Verdichtung und symbolische Interpretation, worauf Helmut Schober für seine Arbeiten *(Abb. 170–171)* nachdrücklich hingewiesen hat[91] und wodurch bei Cornelius Kolig der Ausscheidungsvorgang als ein ästhetischer Akt erscheint *(Abb. 172–174)*.

Dennoch ist es aufgrund der raum-zeitlichen Erstreckung, des offenen Prozeßcharakters jeder Performance, sinnvoll, sie als mimetischen Nachahmungsversuch eines realen raum-zeitlichen Geschehens zu bestimmen. Der wirklich erlebte Alltag und die in der Performance nacherlebte inszenierte Alltäglichkeit sind vergleichbar in der Form ihres zeitlichen Ereignischarakters. Es geht um Aktualisierungen von Empfindungen, Wahrnehmungen, Erwartungen und Erinnerungen in der realen Zeit und nicht um die Herstellung einer zeitenthobenen, bildhaften Illusion. Das intuitive Zeiterleben ist in der Performance in seiner komplexen Struktur von vergangenen, gegenwärtigen und zukünftigen Zeitmomenten voll bewußt. Die Phänomenologie Husserls spricht von intentionalem Zeitbewußtsein, das zugleich rückwärts und vorwärts orientiert ist und ein stetiges Bewußtsein von Erinnerungen und Erwartungen ermöglicht. Die Performance hat als formalen Kern ihrer Inszenierung stets die «Vergegenwärtigungsmodifikation» (Husserl) einer zeitlichen Erstreckung im Raum, die Zeitdauer. Das Hauptgewicht der Inszenierung in der Performance liegt auf dem hier und jetzt erlebten Augenblick und mit ihm zusammen auf ein der «eigenen Biographie entstammendes emotionales

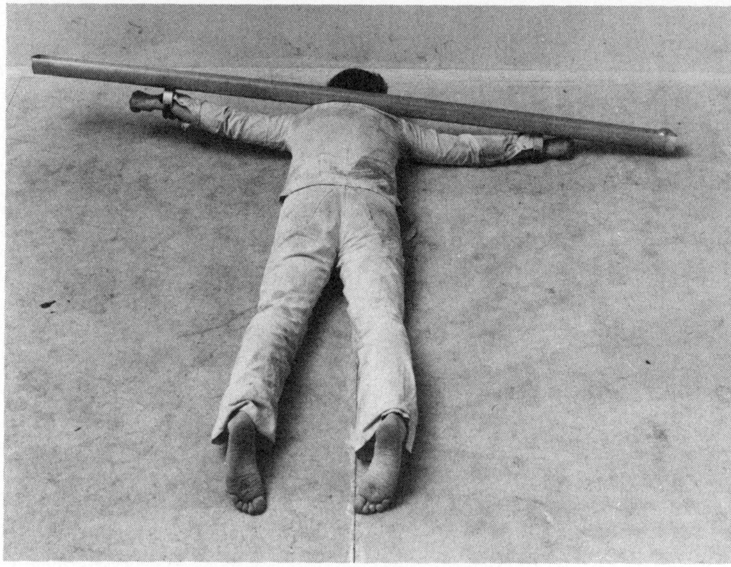

Abb. 170. Helmut Schober: Circle. Performance, 1978

Abb. 171. Helmut Schober: Concert two. Performance, 1978

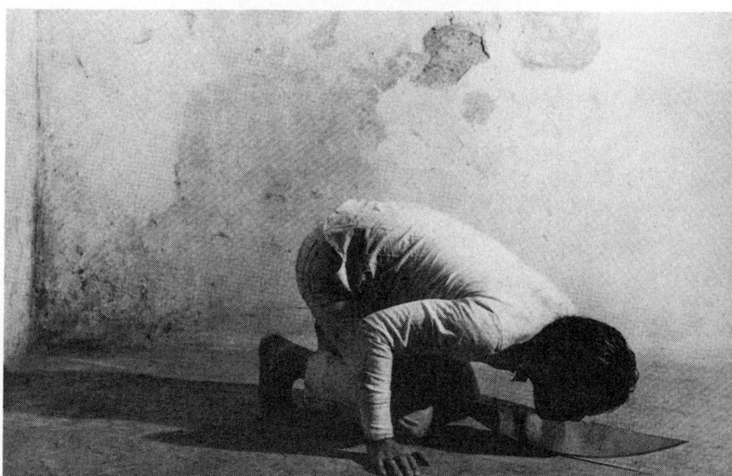

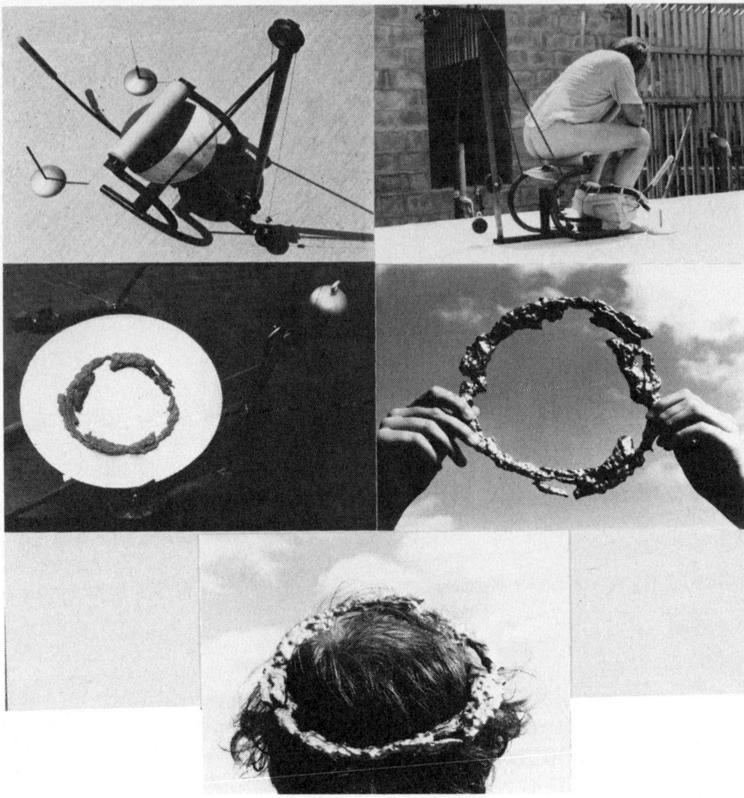

Abb. 172. Cornelius Kolig: Das große Ehrenzeichen in Gold. Objekt, 1984

Motiv», das «man nicht versinken lassen möchte».[92] Laurie Anderson hält den verdichteten, zur Essenz geronnenen Moment für den wichtigsten. Er verhalte sich zur verströmenden Zeit des Bewußtseins wie der Bouillonwürfel zur Suppe. Er garantiert dem Alltagsmenschen Anderson die Gewißheit, ausnahmsweise ganz bei sich selbst, «in größtmöglicher Nähe zu meinem Leben» zu sein.[93] Es sei dahingestellt, ob der Terminus Augenblick hier im Sinne Heideggers als «Entrückung» aus der vulgären Alltäglichkeit und damit «im aktiven Sinn als Ekstase verstanden» werden darf.[94]

James Barth läßt das Bewußtsein in drei Einzelpersonen bzw. in Solopartien auftreten, die sich überlagernde fragmentarische Texte sprechen

Abb. 174. Cornelius Kolig:
Kotbänder. Objekt, 1984

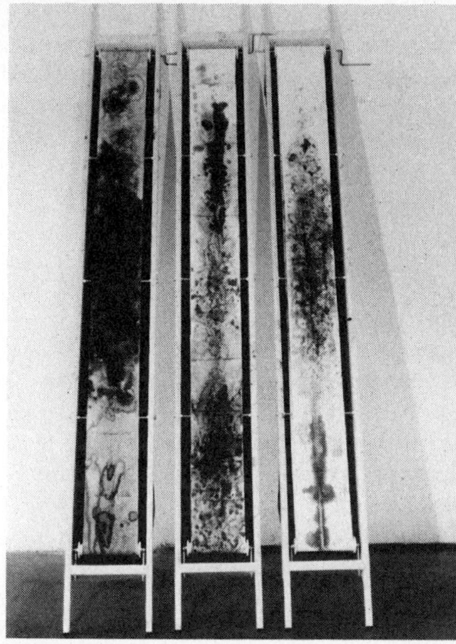

Abb. 173. Cornelius Kolig: Kotstrecker (Seitenansicht).
Unten: Förderband zum Abkoten und Streckung der Faeces, 1984

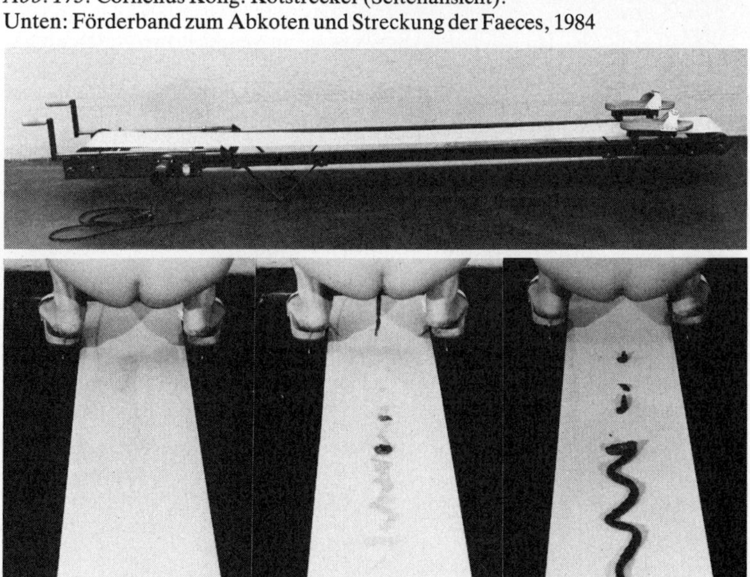

und die in der Folge gemeinsam, unter einem Ichbewußtsein subsumiert, auftreten.[95] Das formale Funktionieren des intentionalen Zeitbewußtseins läßt sich nicht besser nachspielen, als es hier versucht wurde. Auch bei Kaprow hatten die Inszenierungen des Alltags einen zeitlichen Ereignischarakter, der in seinen «Frames of mind» (1976) von zehn Gruppen zu je drei Personen inhaltlich aufgefüllt wird.[96] Nicht zufällig ist in den Erläuterungen der Künstler so häufig von Rhythmik und Metrik des Zeiterlebens die Rede, wird das Pendel (wie bei Schober) zur Sensibilisierung des Zeiterlebens verwendet, müssen Wiederholungen kleiner und kleinster Zeitabschnitte durch Echos und Körperreflexe (wie bei Julia Heyword) den Zeitablauf konkret erfaßbar machen. Der Performer und seine authentischen ‹Mitspieler› sind Teile eines in Bewegung geratenen, fließenden Bildes ohne Ränder und Rahmen, erfahren sich selbst verzeitlicht, boden- und grenzenlos. Dieses an sich diffuse, überindividuelle, vereinheitlichende Zeiterleben möchte der Performer allerdings auf seine konkrete Existenz hin verstehen und verdichten. Doch geschieht dies nicht auf dem diskursiven Wege eines Urteilssatzes, eines Argumentationszusammenhangs oder irgendeines Wahrheitswissens, sondern in der subjektiven Gewißheit oder Evidenz eines Gefühls oder vielmehr eines «Existentialurteils», welches das bloße Sein (nicht aber Sosein) von etwas ausspricht. Schon Kierkegaard wußte, «das Existieren läßt sich nicht denken». Aber es läßt sich offensichtlich evident inszenieren – in der Performance-Kunst.

Waren viele der frühen Happenings und Fluxus-Aktionen noch an sozialkritischer Erkenntnis oder kultureller Demontage in der Nachfolge des Dadaismus interessiert, so scheint in der nachfolgenden Performance-Bewegung die Inszenierung eines ästhetischen Rahmens für ‹Existenzerhellung› im Mittelpunkt zu stehen. Was sich hier als neue Ästhetik der Existenz herausbildet und das ästhetische Urteil verdrängt, überschreitet auch alle herkömmlichen begrifflichen Abgrenzungen zwischen Lebenserfahrung und Kunst, um zu einer rational und wissenschaftlich unstrukturierten, ekstatischen Erfahrungstotalität vorzustoßen, die aus Grenzsituationen des Alltagslebens bekannt ist. Stehen wir damit wieder einmal vor der Rückführung der Kunst in Lebenspraxis? Allein schon die Erinnerung an Meyerholds «bio-mechanisches Theater», an Eisensteins «Montage der Attraktionen» und Tretjakovs «Biographie des Dings» kann verdeutlichen, welche Dimension dem Neoexistentialismus der Performance heute abgeht.

5 Der neue und der alte Körper. Über Beschädigungserfahrungen

Lebensreform und Alternativkultur. Das Entstehen einer neuen Naturmetaphysik

Die Wiederkehr von weltanschaulichen Protestfigurationen, deren Wurzelwerk von der Romantik ausgebildet wurde, ist heute unverkennbar. In der Literatur ebenso wie in der Kunst, in den rebellischen *und* in den resignativen Ausprägungen einer neuen Naturmetaphysik, sowohl in den privatistisch als auch in den aktivistisch gewendeten Konjunkturen eines auf ‹Ursprünglichkeit›, ‹Harmonie›, ‹Unmittelbarkeit›, ‹Vernunftkritik› und ‹Zivilisationsekel› gegründeten Lebensgefühls treten gegenwärtig, in oft widerspruchsvoller Verschmelzung mit populistischen Machtbildern, Erlebnis- und Selbstverständigungsmuster hervor, die uns aus der Epoche der Romantik vertraut sind und deren Doppeldeutigkeit – Flucht- und Oppositionsphänomen in einem – anscheinend ungebrochen fortwirkt. Diese merkwürdige Unterströmung in der Geschichte der Stimmungen, Haltungen und Mentalitäten seit 1800 hat sich in der «Lebensreform»-Bewegung zwischen 1860 und dem Ersten Weltkrieg in teils kritischer, teils verstockter Reaktion auf die Folgen der Industrialisierung ‹modernisiert›. Ihre Ausläufer führen hinein in die zeitgenössische ‹Alternativkultur›, ihre Innenausstattung und Wertvorstellungen.

Es läßt sich dieser Zusammenhang an zahlreichen Einzeltendenzen nachweisen. Ihre gemeinsame Gelenkstelle ist eine elementare Erfahrung: die der Bedrohung, die vom ersichtlichen Umschlag des technischen, industriellen und wissenschaftlichen Fortschritts in *Krisen der Naturbeherrschung* ausgeht.

Der rapide Verfall handlungsleitender ‹Philosophien›, die Zerfaserung und Formalisierung religiöser Orientierungssysteme, die vielberedete ‹Sinnkrise› haben in den letzten fünfzehn Jahren die Aufmerksamkeit nicht nur für soziale Befindlichkeiten, sondern auch für die Selbstwahrnehmung geschärft. Auf die rigide Ökonomisierung des Freiheitsbegriffs antworten längst nicht mehr bloß Minderheiten mit einer Psychologisierung der gesellschaftlichen Beziehungen, und sie geht einher mit der Wiederentdeckung sinnlicher Bedürfnisse. Daß der menschliche Körper Quelle und Träger einer Universalsprache ist, wird in dem Augenblick zunehmend bewußt, da er vielfach bedroht erscheint – fortschreitende Arbeitsteilung, ökologisch gestörter Stoffwechsel in der Natur, Raubbau an Rohstoffen, verheerende Schädigungen der Lebenswelt haben neuerdings eine, wie es scheint, ‹rückschrittliche› Besinnung auf vorindustrielle Leitbilder in Gang gesetzt. In der Tat, das verlorene Paradies liegt in der *Vergangenheit*. Als intellektuelle Stichwort-Geber nach dieser Wende fungieren (wieder) Lebensphilosophie und Existentialismus, Ethnopsychologie und Anthropologie. Die neuesten Sehnsüchte – Spiegelungen weniger eines «unglücklichen Bewußtseins» (Hegel) als vielmehr eines unglücklichen kollektiven Unbewußten – richten sich auf die Wiedervereinigung der physischen mit der spirituellen Wirklichkeit: Traumzeit im Kabinett der Ängste.

Die Industriekultur ist bankrott. Sie hat ihren organisatorischen und rationalen, sinnhaften Glanz, ihre Überzeugungskraft eingebüßt. Die Faszination, die sie einmal ausgeübt hat, die Hoffnungen, die sie ein Jahrhundert lang in den Menschen geschürt hat, die Legitimationen, auf die sie ihre Dynamik gestützt hat, sind erloschen. Übriggeblieben sind ihre Schrecknisse und der Generalverdacht, daß sie den Dingen und Menschen vollends den Atem nimmt. Die Enkel der Industriellen Revolution desertieren aus dem Schrott, den sie in den Städten, in den Stuben und in den Köpfen aufgehäuft hat. Sie suchen das Weite – im Innigen, in einer minimalistischen, fundamentalistischen Lebenspraxis, die, weil weniger kompliziert, überschaubar ist und außerhalb der gesellschaftlichen Produktions- und Konsumtionsverhältnisse ‹persönliche› Entfaltung, nicht im ‹Weltmaßstab›, sondern im Umkreis der Nachbarschaft und in kleinen Kooperationseinheiten, erlaubt.

In dieser Rückdimensionierung der Tätigkeitsvorstellungen auf harmoniefähige, übersichtliche, steuerbare, anschauliche Handlungsbedingungen wirkt ein Grundimpuls der «Lebensreform»-Bewegung fort: Selbstausgliederung aus dem übermächtig gewordenen gesellschaftlichen Evolutionsprozeß. Hinter den Wünschen nach einem ‹anderen› Dasein, nach ‹gesunden Ernährungsweisen und Wohnverhältnissen›, ja, sogar hinter dem Alltagskonkretismus der Kunst in Body Art, Performance Art und erst recht in den body experiences des «feministischen Aktionismus» steht das physische und psychische Leiden an der als unerträglich erfahrenen Entfremdung des Menschen von seinen nicht mehr selbstverständlichen Energiequellen. Unheilbar und heillos erscheint die gesellschaftliche Trennung von Hand- und Kopfarbeit, von Ich- und Körperidentität. Die Arbeitsstrukturen der Industrieländer haben den Körper instrumentalisiert, sprachlos gemacht, ihn von den menschlichen Ausdrucks- und Selbstverwirklichungsmöglichkeiten abgeschnitten und im Vergleich zur

Leistungsfähigkeit der Maschinen wertlos gemacht. Nun also soll der entmündigte Körper wieder in seine Rechte und Möglichkeiten eingesetzt, wieder zum Sprechen gebracht werden. Dies jedenfalls ist das Programm der neuen ‹Körperpolitik›, wie es etwa von Michel Foucault, Ted Polhemus, Rudolf zur Lippe oder den jungen Philosophen um die Zeitschriften «Traverses» und «Quels Corps?» vorgetragen wird und das die Analyse der Macht von der ideologiekritischen Ebene (z. B. bei Herbert Marcuse) in Kategorien der verletzten Subjektivität überführt. «Ich frage mich tatsächlich», so Foucault, «ob es nicht materialistischer wäre, wenn man, ehe man die Frage der Ideologie stellte, die Frage des Körpers und der Einwirkung der Macht auf ihn untersuchte.»

Wie auch immer heute Zivilisationsüberdruß und Konsumverzicht, Alternativkulturen und ökologische Bürger(innen)initiativen soziologisch zu charakterisieren sind, sie verlaufen allesamt über eine *neue Definition der Körperlogik*, die sich der Einverleibung von Hand und Kopf in Produktion und Konsumtion entgegenstellt. Der Körper wird als ‹Medium› selbstzweckhaften Ausdrucks (‹expression›) und autonomer Selbstdarstellung behauptet, als ein Wert, den es gegen die tayloristische Instrumentalisierung der Sinne und Aufspaltung der leiblichen Fertigkeiten zu verteidigen gelte. Das Interesse richtet sich mehr und mehr auf die Geschichte des unterdrückten, ‹entlohnten› Körpers, auf jenen verhüllten Bereich der Wirklichkeit, in dem – auch von der Wissenschaft, etwa der traditionellen Psychologie, die, unbelehrt, immer noch von ‹niederen Sinnen› spricht, wenn sie Sinnlichkeit meint – in unerhörter, verschwiegener Weise Herrschaft ausgeübt wird. Völlig unzureichend erfaßt sind die Beschädigungen des Körpers durch seine Funktionalisierung für die geforderte Arbeitsleistung, die in der Regel Verkümmerung, weil Spezialisierung der Organfähigkeiten bedeutet. Die modernen Technologien haben den Körper geradezu zum Störfaktor und «chaotischen Transportproblem» werden lassen, «weil für alle ‹wichtigen› Funktionen technische Lösungen gefunden worden sind, die in bestimmter Hinsicht tatsächlich effizienter sind als die Vermögen unserer Körper» (Rudolf zur Lippe).

Der Antiquiertheit des Körpers und der Körpertechniken heute steht die gänzliche Körpervergessenheit der technologisch bestimmten Naturbeherrschung gegenüber. Diesen Zustand möchte die Alternativbewegung wenn schon nicht aufheben, so doch erschüttern. Dabei wird von ihr der technologische Fortschritt als durchaus ambivalent eingeschätzt – er könnte sich im Prinzip ebenso positiv wie negativ auswirken; die moderne Technologie habe jedenfalls die Möglichkeit geschaffen, menschliche Arbeitskraft so weit zu ersetzen, daß die sinnlichen Vermögen der Individuen für etwas anderes als vermehrte Ausbeutung freigesetzt werden. Rudolf zur Lippe hält eine solche «Freisetzung», die dem fortwährenden «Lebensentzug» (Kükelhaus) durch die Verwertungslogik der Profitproduktion[97] Einhalt gebiete, für durchaus realistisch. Alte fromme Wünsche? Oder begründete Aussichten?

Die von Harald Szeemann 1978 inszenierte «Monte-Verità»-Ausstellung war ein anschaulicher Indikator für den inneren Zusammenhang von «Lebensreform» und Alternativbewegung. Viele der gegenwärtig vorgetragenen Gegenmodelle zur industriell organisierten Arbeitskraft können wir an den sie inspirierenden Ideen bis zur historischen «Lebensreform»-Bewegung zurückverfolgen. Gemeinsamkeiten lassen sich vor allem in zentralen Argumentationsformen der beiden Proteste erkennen: in der Forderung nach «Errettung» des beschädigten oder kranken Körpers, «leibseelischer Ganzheit», «gesunder Lebensführung», «körperfreundlicher Kleidung», «natürlicher Ernährung» und «humanen Wohnverhältnissen», nach Verringerung des Leistungsdrucks und der Überspezialisierung ebenso wie im Engagement für eine weniger arbeitsteilige, handwerkliche Produktionsweise, wie sie in agrarischen, vorindustriellen[98] und in matriarchalischen Gemeinschaften die Regel gewesen ist. Die Wiederentdeckung von Otto Gross, der in den Beiträgen zum Katalog der «Monte-Verità»-Ausstellung als eine Schlüsselfigur der «Lebensreform»-Bewegung erscheint, verdankt sich der Kritik dieses häretischen Freud-Schülers am Freiheitsverlust der Frau in der patriarchalisch-bürgerlichen Familienordnung, an der patriarchalischen Ethik des Liebesvorbehalts, die schon das Kind auf den Triebverzicht in der Leistungsgesellschaft vorbereitet. Und mit dem Anarchismus verband die «Lebensreform»-Bewegung die Ablehnung autoritärer Macht, wie sie durch Parteien, Parteiprogramme, Institutionen und Verbände ausgeübt wird.

Nicht zuletzt lassen sich für die Kunstkonzeption der Alternativbewegung Vorboten in der «Lebensreform» und bei den «Monte-Veritanern» ausmachen. Zumindest vorgezeichnet findet sich dort der Entwurf einer nicht-institutionalisierten, nicht für den Markt produzierenden, sondern bedürfnisorientierten Kunst. Ida Hofmann-Oedenkoven kritisiert 1906 in ihrem Erlebnisbericht «Monte Verità. Wahrheit ohne Dichtung» die kapitalistische Kunstmarkt-Kunst, die sie als «künstliches Zusammentragen verschiedener, auf günstigste Wirkung berechneter Objekte in gefälliger Anordnung» definiert.

«Abgesehen davon, daß sich Kunst erst dann im wahren, inneren Sinne des Wortes entwickeln wird, wenn sie frei, unbezahlt, nicht als Massenprodukt, sondern nur aus innerstem Bedürfnis des Einzelnen geboren, individuellstes Gepräge erlangt..., wenn sie in das tägliche Leben der Menschen hineingetragen wird, wenn sie nicht mehr als Luxusgegenstand für Wohnungen, den Verhältnissen der Bewohner entsprechend als Qualität Ier, IIer oder IIIer Güte zur Deckung von Fehlern, zur Füllung der Leere dient...»[99]

Auch der Tanz als freier Selbstausdruck des «innerlich und äußerlich bewegten Körpers» (Rudolf von Laban, Mary Wigman) und die Eurhythmie hatten in der antiurbanistischen Lebenspraxis der Reformer einen hohen Stellenwert. Von hier weist eine direkte Traditionslinie zu den Projekten der ‹Körperlogik› und ‹Körpererfahrung› in der Alternativszene, die beispielsweise im altindischen Yoga und im Aikido der Zen-Lehre symbolische Handlungsriten erblickt, bei «denen wir als *Individuen* die bewußte Übung der körperlichen Bewegung mit einer Klärung der geistigen verbinden können und bei denen dies in einer Auseinandersetzung mit den Wirkungsgesetzen der Natur geschieht».[100]

Die hier mitpostulierte Rückbesinnung auf den ‹richtigen Umgang› der Menschen miteinander und mit der Natur stützt sich allerdings heute – weniger naiv als in der «Lebensreform» – auf die Einsicht, daß «unsere Körperlichkeit für bewußtere Formen der Aneignung frei geworden» sei, nachdem die moderne Technologie die menschliche Arbeitskraft zum größten Teil überflüssig gemacht habe und eine «strukturelle Arbeitslosigkeit»[101] zu verzeichnen sei.

An die technologische Entwicklung knüpft die Alternativbewegung keine Sinnerwartungen mehr. Es ist in der Tat ungewiß, ob die zunehmende Ersetzung der menschlichen Arbeitsvermögen wirklich zu ihrer Befreiung führt. Ebenso ungewiß aber ist, ob die Entlastung von Streß und Produktionsnormen in der Freizeit die von den Verfechtern der ‹body politic› gewünschte Selbstorganisation und freie Entfaltung der Individuen befördern wird. Außer Zweifel scheint jedenfalls zu stehen, daß wir «verloren sind, wenn wir weiter in der Logik der Krisen, dessen, was sie herbeiführt, und des Krisenmanagements denken».[102]

Der Traditionszusammenhang der Alternativbewegung mit der gescheiterten «Lebensreform» gewinnt heute durch den ökologischen Notstand und die versiegenden Naturressourcen ein neues Gewicht. Das besserwisserische Lachen über die Jugendstil-Allegorien der «Sonnenmenschen» ist uns inzwischen vergangen. Der ideologische Rückzug auf ein vorindustrielles, atavistisches Körperbild, das Natur und Körperrhythmus noch im Einklang begreift, bekommt von der gegenwärtigen Krise die Qualität eines Gegenmodells zudiktiert. Die Ideologiekritik an der technologischen Aushöhlung konkret-sinnlicher Tätigkeit (bei Holzkamp, Haug, Foucault, der ‹Antipsychiatrie› z. B.) hat in der zweiten Hälfte des 20. Jahrhunderts eine neue, *materiale* Komponente hinzugewonnen und ihre eigene Verkrustung aufgesprengt; sie hat das Bewußtsein wieder auf die Füße gestellt und spürt «den praktischen Formen und Inhalten alltäglicher Erlebnisse und Erfahrungen»[103] nach, anstatt, wie der historische Marxismus, die Alltäglichkeit «entsetzlich okkult»[104] zu machen.

Auch in dieser Rückkoppelung des «kritischen Kopfes» an konkret sinnliche Selbsterfahrung im Alltag zeigt sich die Vorläuferschaft der «Lebensreform»-Bewegung. Das Bewußtsein des zerstörten Einklangs von physischer und intellektueller Existenz, ein *negatives* Körperbewußtsein (Krankheit, Sucht, Neurosen), hatte einst am Lago Maggiore die unterschiedlichsten Geister zusammengeführt und zwischen ihnen so etwas wie einen ‹körperpolitischen› Minimalkonsens entstehen lassen. So hat etwa der gesundheitlich angegriffene Erich Mühsam bei aller Skepsis, dort eine «kommunistische Siedlungsgemeinschaft» begründen zu können, sich Ascona als Zufluchtsort für «Strafgefangene», «verfolgte Heimatlose, für alle diejenigen» vorgestellt, «die als Opfer der bestehenden Zustände gehetzt, gemartert, steuerlos treiben, und die doch die Sehnsucht noch nicht eingebüßt haben, unter Menschen, die sie als Mitmenschen achten, menschenwürdig zu leben».[105]

Die Alternativbewegung hat nicht nur den Fortbestand der Warenproduktion in Zweifel gezogen, sondern ihr auch die Gefolgschaft aufgekündigt. Sie macht geltend, daß wir Natur, Umwelt, Gegenstände, Personen nicht über ihre gesellschaftlich verordnete Zurichtung, sondern über den Umweg eines «Lernens am eigenen Leibe» (zur Lippe) verstehen müssen. Doch gerade darin, scheint mir, wird die mimetische Mittlerrolle des Körpers für die menschliche Kommunikation über Gebühr strapaziert. Denn wie sich die sinnlichen, seelischen und geistigen Teilfunktionen zur Totalität eines sinnstiftenden «Leibes» vereinheitlichen können, der die Kraft hätte, den Bann der «negativen Symbolisierung», d. h. die gesellschaftliche «Funktionalisierung der menschlichen Körperlichkeit für Reklame, für Warenästethik und Kulturindustrie»[106] zu brechen, bleibt gänzlich unklar – eine romantisch-abstrakte Spekulation, die übrigens höchst zwiespältig ist. Die Neigung zu unreflektierter Selbstgettoisierung, die sich bei einzelnen «alternativen Gruppen»[107] seit den siebziger Jahren beobachten läßt, ist mit der bestehenden Gesellschaftsordnung durchaus verträglich und scheint mir, anders als Rudolf zur Lippe, eher ein Beispiel der Emigration aus der unwirtlich gewordenen Wirklichkeit als eines ihrer bewußten, zielstrebigen (Um-)Gestaltung zu sein. Freilich, die outrierte ‹Körperpolitik› der Alternativszene kann und will gar keine *gesellschaftliche* Lösung für die Probleme unser aller Lebenspraxis darstellen. Sie operiert partikularistisch. Und ihr steht der objektive Block der entfremdeten Lebensverhältnisse in den Industriegesellschaften gegenüber, dessen Bausteine sie fraglos richtig diagnostiziert hat: Trennung der ausführenden Hand- von der organisierenden Kopfarbeit, Aufsplitterung des Tätigkeitszusammenhangs in einzelne Verrichtungen, Geschicklichkeiten und Spezialisierungen, tayloristische Rationalisierung, Quantifizierung und Monotonie in der Produktion, Zerstreuung der Aufmerksamkeits-, Wahrnehmungs- und Vorstellungskraft in Reaktionen auf sinnlose Reize im Konsum. Neu sind diese Erkenntnisse zwar nicht; aber sie stimmen.

Halten wir fest, daß der Körper «das erste und natürlichste technische Objekt und gleichzeitig technisches Mittel des Menschen» zur Naturaneignung ist (Marcel Mauss) und daß dieses Wissen im Laufe der technologischen Entwicklung fast verlorengegangen ist. Körpererfahrung und Körperphantasie sind zur ‹terra incognita› geworden, nachdem unsere Denk- und Handlungssysteme sich rationalistisch verselbständigt und vom technisch antiquierten Körper weitgehend ‹emanzipiert› haben. Der Glücks- und Lebensentzug, der damit verbunden ist, rückt jetzt das Körperbewußtsein wieder in den Mittelpunkt des Erkenntnisinteresses. Wir besinnen uns auf ältere Lebensentwürfe, in denen der Körper noch eine Einheit mit dem psychischen und reflektorischen Apparat bildete, Ausdruck und Verständigung noch nicht von den hochkomplizierten, industriell gefertigten Verkehrsformen geprägt waren. Interaktionssoziologie und Kommunikationswissenschaften versuchen heute, den Körper als zentralen ‹Kommunikationsträger› zu begreifen, in einem Augenblick, in dem die Beherrschung der ‹Körpertechniken› längst nicht mehr selbstverständlich und die Ausbeutung der Sinnlichkeit in Produktion, Warenästhetik und Werbung in ein kritisches Stadium eingetreten ist.

Die Körperkunst im Bann von Katastrophenprognosen und Überlebensinteressen

Auch die zeitgenössische Kunst mit ihrer Verknüpfung von Körperritualen und ‹live performances› gehört in die Reihe der Rationalisierungsversuche der defizitären Körpererfahrung. Ein Künstler wie Helmut Schober umbaut in seinen ‹performances› der siebziger Jahre den entfremdeten Körper mit einem afunktionalen Spielraum, der uns absurd und atavistisch erscheinen muß angesichts der alltäglichen Versehrungen der Körperlichkeit durch Zwecke der Werbung, des Warenzaubers und der Kulturindustrie. Ohne erkennbaren Sinn bewegt sich Schober auf Händen und Füßen im Kreis, eine scharfe Metallklinge zwischen den Zähnen, die, wenn er auf dem Kopf steht, Kratzspuren in den Fußboden ritzt («Circle») *(Abb. 170)*. Eine gleiche Klinge ist in «The solipsistic piece» an seinem Arm befestigt und wird wie ein stumpfer, gestutzter Flügel kreisförmig um den Körper geführt. Sinnlos wirkt auch die «Glasstück»-‹performance›, eine schwindelerregende Pendelbewegung des Kopfes, wobei mittels einer Metallkugel Glaswände zum Zersplittern gebracht werden.[108] So, als wollte der Künstler dem malträtierten Leib eine zusätzliche Marter antun, erfindet er Vorrichtungen und Prothesen, die die menschliche Bewegungsfreiheit entstellen: eiserne Gewichte für die Füße («Tanz»), deformierende Knebel («Blockiertes Lächeln») und die tückische Konstruktion einer Gleitrinne mit darin rollender Eisenkugel, an die der Körper des Performers wie gekreuzigt angeschnallt ist und die er durch seine Bewegung ausbalancieren muß, will er nicht vom Kugelgewicht getroffen werden («Concert two») *(Abb. 171)*.

Die Metaphern der Tortur, der Entwürdigung und des Mimesisverlustes sind in allen ‹Aktionen› Schobers in priesterlich-weißem Dreß präsent. Menschliche Körperlichkeit bringt sich nur noch masochistisch zur Geltung – ein erschreckendes Bekenntnis, das Schober mit vielen Künstlern der Wiener Dekadenz und Selbstbestrafung (wie früher Brus und Schwarzkogler, neuerdings Bruno Gironcoli und Cornelius Kolig) teilt.

Seit vielen Jahren baut Cornelius Kolig in Vorderberg im Gailtal (Kärnten) an seinem «Paradies», einer monumentalen, basilikalen (querschifflosen) Halle, die als meditatives Refugium, Werkstatt, Bühne, privates Museum und Mausoleum, als sexualmystisches Denkmal der Schöpfung geplant, einmal sein künstlerisches Œuvre wie in einem schützenden, kultischen Behältnis vereinigen und der Nachwelt erhalten soll.[109] Der Grundriß des mit zwei Apsiden abschließenden dreischiffigen «Pantheons», ein in seinem Bauch «Lilienfeld» und «Rote Grube» bergender intra-uteriner Mutterleibskörper, ist ganz auf den erotischen Atavismus und das private Utopia des Künstlers zugeschnitten. Hier finden scheinbar so unzusammenhängende Dinge wie eine Samenbank, ein Freudenhaus, Weingarten, Bienenhaus und Bienenweide und ein Friedhof für die Knochen- und Aschenschreine Platz.

Koligs Arkadien ist ein Garten der obszönen Lüste, in dem – überblickt man seine bisherigen, hin und wieder einzeln ausgestellten Environments und Objektensembles – die Erosinkarnationen einmal gespickt nebeneinander stehen werden. Koligs Paradies ist sowohl in der Form der abgewandelten, ‹verkehrten› Basilika wie in seinen erotischen Inhalten ein bewußt profaniertes Paradies, das auf den ersten Blick sich an der heute gefragten ‹Remythisierung› und religiösen Mystifikation des Alltagslebens nicht beteiligt. Unübersehbar sind die Anlehnungen an die christliche Ikonographie, die aber aus ihrem religiös moralisierenden Sinnzusammenhang eliminiert und mit sexuellen (polymorph perversen) Vorzeichen versehen wird. Die Ziborium-Monstranz erscheint in der Umformung einer vergoldeten Kreissäge, die mit einem Spundloch für eine einzuführende Milch gebende Brust versehen ist und vor einem dreistöckigen, photographischen Retabel quellender weiblicher Brustformen steht, als ein aggressiv verletzendes Leidens- und Martersymbol. Häufig in Anlehnung an sakrale Altäre und Bänke, die zu Operationstischen und medizinischem Mobiliar verfremdet sind, findet und erfindet Kolig die befremdenden Einrichtungsgegenstände seiner Rauminstallationen. In der ästhetischen Metamorphose des Objektkünstlers lassen sich die heiligen Gerätschaften als Symbole der Sexualunterdrückung und Körpermißhandlung entziffern. Auch Bruno Gironcoli, der neben Walter Pichler und Kolig zu den herausragenden Vertretern des künstlerischen Environments gehört, hat sich dieser Methode bedient. Was zu Unrecht immer Hermann Nitsch vorgeworfen wird, die Erfindung antiklerikaler, atheistischer Bildformen und Symbole, dazu hat sich Kolig auf eine intellektuell bewußte, profane Weise durchgerungen. Seine Polemik beruht in einer langen, mit Boschs «Garten der Lüste» beginnenden Tradition profanisierender Paradiesvorstellungen auf der Verkehrung und Verfremdung der christlich-patriarchalen Lebensanschauung. Mit dem «Bühnenbild» für die Inszenierung der «Mamillenkommunion» hat er die Grenze des Erlaubten und Zumutbaren überschritten, um seiner anarchischen Vision von der Verschwendungs- und Ausschweifungslust alles materiellen und damit auch menschlichen Seins, die mit christlichen Wertvorstellungen unvereinbar scheint, treu bleiben zu können. Seine ironische Bezugnahme auf «Das große Ehrenzeichen in Gold» *(Abb. 172)* steht in der aktionistischen Wiener Tradition des antiautoritären und religionsbeleidigenden Leitbildersturms. Hier erscheint der Lorbeerkranz des Helden als ein mit Gips abgeformter, ziervergoldeter Kotkranz, als eine obszöne Karikatur, deren ironische Verkehrung Thomas Morus' «Utopia» entnommen sein könnte, wo die verachteten Nachttöpfe der Kinder in Gold prunken.

Das eigentlich Bestürzende an Koligs Metamorphosen ist ihre impulsive, zügellose Auseinandersetzung mit den Zersetzungsprodukten des Lebens. Die abstoßenden Exkremente und Ausscheidungen, Sekrete, Samen und Muttermilch, Haut und Leibesabschnitzel erscheinen bei ihm ambivalent als zu Unrecht verdrängte, nicht weniger menschliche Lebensäußerungen. Er hält sie für wert und würdig, als unterschätzte Ausdruckstatsachen und Formfundstücke in einer Kunstausstellung zu zeigen. Er geht in seinen «Klistierbänder» und «Kotstrecker» erfindenden Arbeiten so weit, den Sphinkter (Schließmuskel) als Formgeber zu benutzen; die Defäkation entwickelt sich über einem verstellbaren Förderband oder einer drehbaren Unterlage zur endgültigen Form wie der ausdruckslose Ton auf der beweglichen Töpferscheibe zum gestalteten Werk *(Abb. 173–174)*. Ist dieser Bezug auf die «Kreativität» des Mastdarms eine unzulängliche, obszöne Karikatur der geistigen Arbeit oder der demütige Hinweis darauf, daß der fließende Übergang lebender in tote Substanz zu unserem Dasein gehört und das ästhetisch wie moralisch abgelehnte Abfallprodukt einen der kulturellen Verdrängung geopferten, eigenen Ausdruck hat?

Die Phänomenologie des Ekels (Geiger, Kolnai) erinnert uns, daß das Ekelgefühl paradoxerweise bei dem Gegenstand, der es verursacht, gern verweilt, also ein ambivalentes Gefühl ist. Abwehrreaktion und Angezogenwerden halten sich hierbei die Waage. Ekel setzt auch nach psychoanalytischem Verständnis unterdrückte Lust an seinem Erreger voraus. Diese Erotik des Ekels wird Kolig zum künstlerischen Thema, und das Sich-und-andere-‹Anekeln› ist die ungewöhnliche ‹makabere› Form, über die er eine die Grenzen des ästhetischen Genusses verletzende, direkte Kommunikation mit dem Betrachter sucht.

Das faszinierte Verweilen beim abstoßenden (ausgeschiedenen und verwesenden) Gegenstand ist eine kulturell gerügte, gleichwohl vorhandene menschliche Grunderfahrung, die Kolig mit seiner Ekel-Ästhetik der Exkrete und Sekrete offensichtlich aus der Verdrängung ins Bewußtsein zurückrufen möchte. Obwohl in seinen Arbeiten der Geruchssinn, das Hauptorgan des Ekelgefühls, ästhetisch ausgeschaltet ist und die Fäkalien medizinischen Präparaten nicht unähnlich präsentiert oder abgeformt werden, bleibt die menschliche Ekelbeziehung zu den ausgeschiedenen Stoffen stark genug, um diese auch in ihrer künstlerisch manipulierten Erscheinungsform abzulehnen. Gleiches haben schon Manzoni und Dieter Rot, auch Beuys und Nitsch erfahren, die den unästhetischen Fäulnisprozeß oder das Ranzigwerden von Fettsubstanzen der ästhetischen Konservierung für wert befinden. Es ist klar, daß diese Künstler die negativen, ‹schmutzigen› Lebensspuren nicht verwischen oder ins ästhetisch gerade noch Erträgliche übertragen wollen, sondern daß sie die Erfahrung des todgeweihten Lebensprozesses im physisch Ekelhaften stärker und direkter berührt.

In der Arbeit «Donner und Blitz (Das proktologische Tagebuch)» hat Kolig die schnell verfallende organische Materie der menschlichen Ausscheidung mit einer Sofortbildkamera festgehalten und auch die dazugehörigen «Abkotgeräusche und stimmlichen Begleitlaute» akustisch aufgezeichnet. In der Arbeit mit dem aufschlußreichen Titel «Die Erschaffung der Welt» werden die Negativformen der Exkrete in Hartblei ausgegossen, vergoldet, bildhauerisch verewigt. Um in diesen Kleinplastiken mehr als einen infantilen, neodadaistischen Scherzartikel zu sehen, bedarf es einer rückhaltlosen, von keiner Ästhetisierung getrübten Einfühlung in den, wie es Aurel Kolnai nennt, «todesschwangeren Charakter» des Ekelhaften. Der ekelhafte Gegenstand appelliert an unsere Körperlichkeit aus «todgeweihter, man könnte sagen todestrunkener, verwesungsbereiter Materie».[110] Der Ekel am Verweslichen hat eine besondere Nähe zum Tod. Er überträgt die im Grunde abstrakte, ferngerückte Todesgewißheit in den konkreten Erfahrungsbereich der Sinnesorgane. Ein Künstler wie Kolig greift die Anschaulichkeit des Todes im anal und sexuell Ekelhaften (auch sich selbst gegenüber) auf. Nicht das vage Wissen, daß wir irgendwann sterben müssen, nicht die letztlich abstrakten Sinnbilder der Sanduhr und des Totenschädels, sondern das heikle Wie, der Modus des sinnlichen Verwesens und der alltägliche Stoffwechsel des Menschen mit der Natur interessieren ihn. Seine am eigenen Körper experimentierende ‹Ästhetik› der Abstoßung und Ausscheidung von Stoffen beginnt, was viele irritiert, erst dort, wo das person-zentrierte Leben, die Einmaligkeit und Unverwechselbarkeit des menschlichen Individuums und damit die humanistische Weltbetrachtung nebensächlich werden, in der Verwesungs- und Todesaffinität alles lebendigen Seins. Unter diesem Aspekt wird Koligs obszönes Paradies als monumentale Versinnlichung, ja Rekonkretisierung der Vanitas-Idee in der Tradition des barocken Naturalismus greifbar.

Man könnte es sich leicht machen und die Mißfallen und Abwehr erregenden Arbeiten Koligs als Zeugnisse eines psychosexuellen Infantilismus und einer neurotischen Provokationslust ausgeben. Dagegen spricht nicht nur seine Todesethik, sondern auch das handwerklich perfekte, künstlerische Virtuosentum, womit ein Gegengewicht zur Morbidität und polymorphen Perversität der Inhalte geschaffen wird. Die spürbaren starken Triebimpulse und sexuellen Obsessionen werden von einem noch stärkeren Zwang zum Formalisieren, zur konstruktiven Ordnung und Organisation des Materials beherrscht. Koligs artifizielle Rauminstallationen und Objekte entbehren nicht eines fast didaktisch dargebotenen, anschaulich ablesbaren Sinnzusammenhangs. Vielleicht aus Furcht, nicht verstanden oder pornographisch mißverstanden zu werden, nimmt er bisweilen allzu viel von seiner Anmaßung zurück. Gegenüber dem geruchsintensiven und den Tastsinn ansprechenden Hantieren mit Tierkadavern im «O. M. Theater» (Kolnai hat den Geruchssinn als den eigentlichen «Stammesort des Ekels» bestimmt)[111] wirken Koligs skulpturale und malerische Paradies-Manifestationen und der für sie geplante Meditationstempel geradezu aseptisch, gehemmt oder streng apollinisch. Der «Beziehungskreis Ekel – Geruch – Fäulnis – Verfall – Absonderung – Leben – Nahrung»[112] ist an mehreren Stellen unterbrochen und damit abgeschwächt und relativiert erscheint auch das menschliche «Hineingestelltsein in Totes und Toderfülltes».[113]

Koligs Versuche hingegen, mit Hilfe seines «gynäkologischen Zeichenstuhls» zu freieren malerischen Paraphrasen der weiblichen Geschlechtsanatomie zu kommen (etwa zu bildhaft-symbolischen Muschel-, Blüten- und Herzformen, die weiblichen Vornamen zugeordnet sind und vielleicht an pubertäre ‹Abschußlisten› denken lassen), ferner seine aus Stoff, Kunstharz und aufgehendem Schaum bestehenden, geschlitzten «Baubo»-Plastiken bleiben bei aller poetischen Übertreibung des Sexualkitsches der kunstgewerblichen Verdrängung der Todesaffinität im Ekelhaften verhaftet. Der gleiche Künstler hat sich aber in seiner «Seemannsbraut» mit der männlichen Omnipotenz ironisch auseinandergesetzt. Ihm ist mit der grotesken Konstruktion einer explosiven Liebesmaschine, dem Gegenbild zur Selbstbefriedigungs- oder «Junggesellenmaschine», eine entwaffnend komische Metapher für die männliche Ejakulation und Penetration des Sexualobjekts gelungen.[114]

Wo Künstler heute gegen alles bloß Ästhetische, Scheinhafte, symbolisch Verdünnte und damit letztlich Wirkungslose der Kunst rebellieren, läßt sich die Rückkehr naturalistischer und existentialistischer Einstellungen feststellen, die im modisch und innovativ bestimmten Kulturbetrieb auf heftigen Widerstand stoßen.

HA Schults Aktion «Zerbrochene Träume» (Bonn 1985) ist dafür ein drastisches Beispiel *(Abb. 175)*. Ein profitabler Konzern erhoffte sich von ihm eine künstlerische Reklame-Aktion und erlebte eine destruktive, eher neodadaistische Veranstaltung. Der Künstler zerstörte vor aller Augen eine ‹sündhaft teure›, ‹funkelnagelneue› Wohnungseinrichtung und wurde damit bei einer Konsumentenschaft unglaubwürdig, die inmitten der sich zuspitzenden Katastrophe ihre Wohnung noch als heile, private Sphäre erfährt, in der die positiven Lebensinhalte gestaltet und gegenüber der entfremdeten Arbeitswelt abgeschirmt werden. Darf man diese Träume und Illusionen auf so brutale Art, wie es Schult getan hat, zerstören? Eine Gegenfrage: Können wir dem Künstler den Kitschvorwurf am gemütlichen bundesrepublikanischen Wohnstil, wie immer das begründet wird, verübeln? Läßt sich leugnen, daß Einrichtung und Mobiliar der

Abb. 175. HA Schult: Zerbrochene Träume. Aktion, Bonn 1985

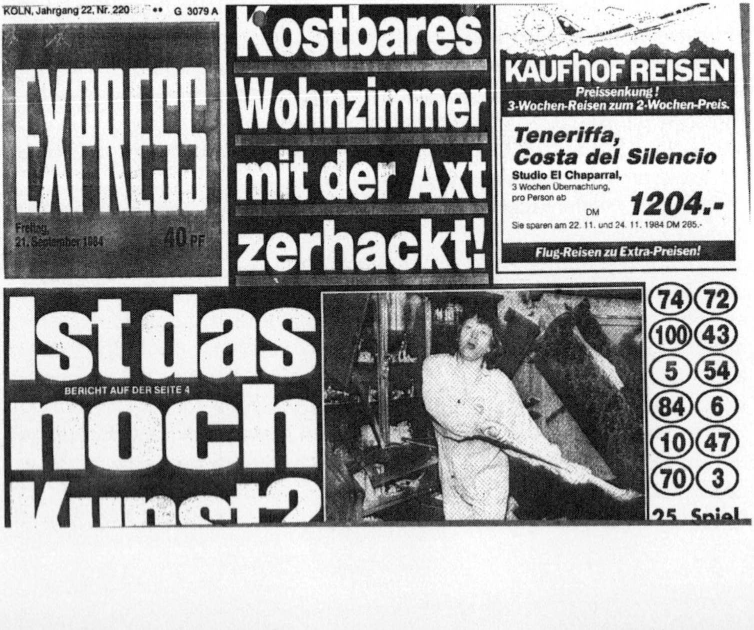
KÖLN, Jahrgang 22, Nr. 220 G 3079 A

EXPRESS

Freitag, 21. September 1984 40 PF

Kostbares Wohnzimmer mit der Axt zerhackt!

KAUFHOF REISEN
Preissenkung!
3-Wochen-Reisen zum 2-Wochen-Preis.
Teneriffa, Costa del Silencio
Studio El Chaparral,
3 Wochen Übernachtung, pro Person ab
DM 1204.-
Sie sparen am 22. 11. und 24. 11. 1984 DM 285.-
Flug-Reisen zu Extra-Preisen!

Ist das noch Kunst?
BERICHT AUF DER SEITE 4

74 72 100 43 5 54 84 6 10 47 70 3

25. Spiel

Abb. 176. Chris Burden:
Prelude to 220.
Performance, 1971

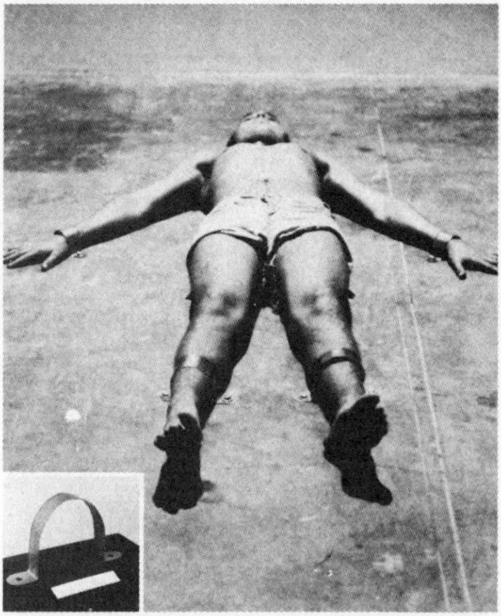

Abb. 177. Chris Burden:
Trans Fixed.
Performance, 1974

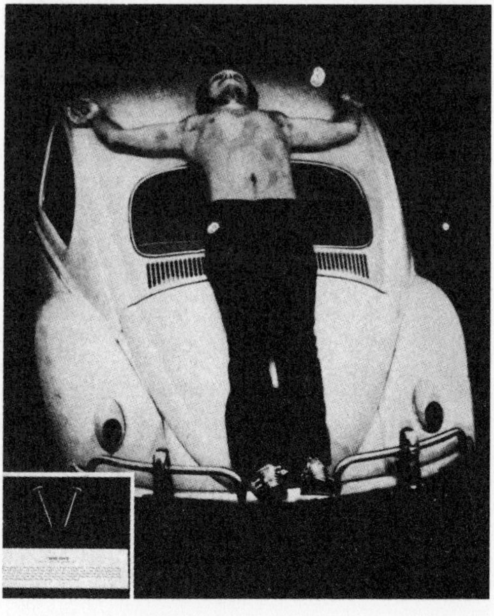

Wohnung auch eine Ware sind, die im Überfluß und häufig an den Bedürfnissen der Verbraucher vorbei produziert wird? – Die zertrümmernde Axt über dem ornamentierten Geschirrschrank galt einem hierarchisch abgestuften Repertoire süchtig machender Prestige- und Statusobjekte, womit die Konsumgesellschaft jede menschenwürdige Wohn- und Lebenslust verfälscht. Wer in vornehmer Zurückhaltung die destruktive Geste verschmäht, wird in der medial vernetzten, mit Greuelnachrichten eingedeckten Öffentlichkeit leicht übersehen. Der Bonner Skandal zeigt ein bekanntes Dilemma auf: Den konsumkritischen Aktionisten wie Schult ist selten vergönnt, ihren Erstschock in wirkliche Diskurse mit der Öffentlichkeit umzusetzen. Die Zensur schlägt zu, bevor der Künstler, wie es auch hier vorgesehen war, seine Solidarität mit den Opfern zur Sprache bringen kann. Jedes ernsthafte Happening hat ein open end, damit wir zurückfragen und es in eigene Regie nehmen können.

Wieder anders ist Stelarc (Stelios Arcadion) zu beurteilen. Er gehört zu jenen Künstlern, die in den achtziger Jahren – wie schon früher ein Brus, Burden *(Abb. 176–177)*, Gilles, Schwarzkogler, Weibel oder auch eine Abramovic, Export, Pane – den von fortschreitender Arbeitsteilung, vom gestörten Stoffwechsel in der Natur und anderen verheerenden Schädigungen der Lebenswelt deformierten Körper des Menschen als universale plastische Ausdrucks- und Sprachform aktivieren wollen, sei es sogar – wie bei Stelarc – für die mythomanische Symbiose mit dem grenzenlosen ‹ozeanischen› Kosmos, die der an Fleischerhaken aufgehängte *(Abb. 178)*, über dem Abgrund an einem Drahtseil frei schwebende Körper des Aktionisten in «Street Suspension» (1984) *(Abb. 179)* riskiert.[115] Das seiner religiösen Ewigkeitsgefühle, der Sehnsucht nach dem Einssein mit dem schrankenlosen All beraubte Ich vermag offenbar nur mehr in extremer psychophysischer Selbstsuggestion den bedrohlichen Lebensentzug zu kompensieren. Die Wiederbelebungsstrategien und ‹body experiences› der neuen Künstler-Fakire und Zen-Adepten (Stelarc lebt nicht zufällig in Japan) sind eine panvitalistisch-mystische Reaktion auf die industrielle Zivilisation. Der Versuch einer neuen Naturmetaphysik und religiösen Tröstung darin ist unübersehbar.

Die Frage, ob man derlei Aktionen – oder der jeweils verantwortliche Künstler-‹Exhibitionist› sich selbst – Grenzen setzen sollte[116], stellt sich im Weitwinkel einer transkulturellen, auf Verschmelzung der kulturellen Unterschiede, (auf ‹cross culture›) zielenden Optik gar nicht. Das wie bei Stelarc radikal zur Plastik erhobene und entfremdete Körper-Ich manifestiert für uns in wohl angemaßter, aber notwendiger Stellvertretung die kursierenden Angst- und Fluchtphantasien, die Todes- und Wiedergeburtswünsche des Menschen in einer mit selbstmörderischen Friedensstrategien, Overkill und ökologischen Katastrophen lebenden Krisengesellschaft. Es spräche für mehr soziale Sensibilität, die Selbstbe-

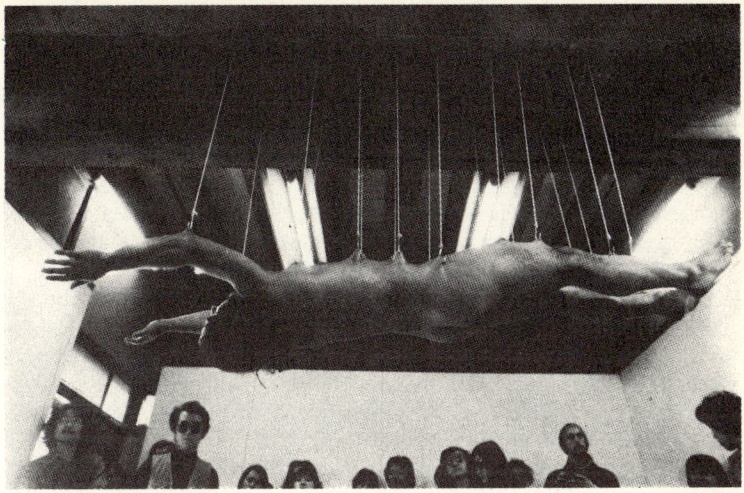

Abb. 178. Stelarc: Event for stretched skin / Aligned slot, Tokio 1977

Abb. 179. Stelarc: Street Suspension (über der 11th Street East, New York), 1984

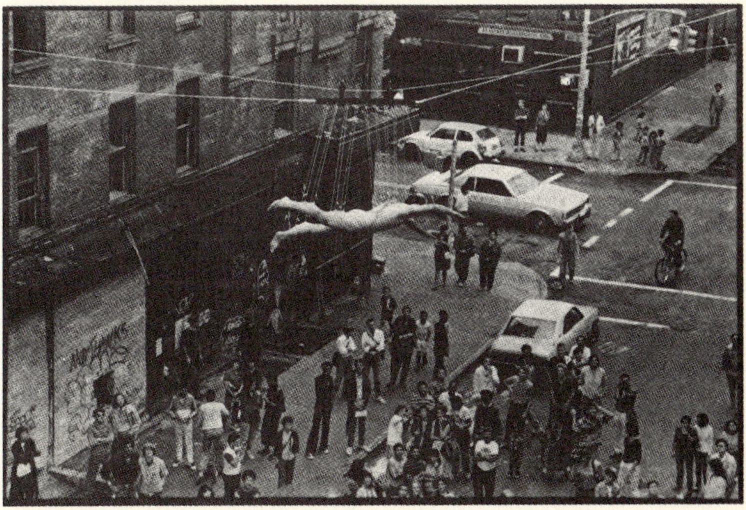

strafungs- und Bußtendenzen der immer märtyrerhafter auftretenden Aktionskünstler nicht als sadomasochistische Perversion vereinzelter Schmerzensmänner und Schmerzensfrauen zu verkennen, sondern sie als obskure Gleichnisse der uns selbst bewegenden Hoffnungen und Ängste wenigstens zu respektieren. Stelarc ist auch in anderer Hinsicht kein vereinzeltes Phänomen mehr. Er weist auf einen neuen, nicht mehr ‹kolonialistischen› Künstlertyp hin, der um die Welt reist (wie Michael Buthe, Francesco Clemente, Hundertwasser, Hubert Schmalix, Susanne Wenger und viele andere), um nicht Ausbeutung, sondern Aussöhnung der gegensätzlichen Kulturen zu betreiben.

Es bedürfte weiterer Überlegungen und soziologischer Bestimmungen, um die negativen Symbolisierungen der Körperlichkeit in der scheinbar nur solipsistischen Kunst dieser sakralen Fakire und Märtyrer inhaltlich aufzuschließen, sie aus ihrer quälenden, kommentarbedürftigen Unbestimmtheit zu entlassen und als Chiffren des gesellschaftlich entfremdeten Lebenszusammenhanges lesen zu können. Allein unsere intuitive Betroffenheit, und das ist wenig genug, schützt sie vor dem Vorwurf der Scharlatanerie und des Irrationalismus. Den letzten Akt der menschlichen Leidensgeschichte und damit auch die Verifizierung des alten griechischen Mythos vollzieht Prokrustes an sich selber. Er offenbart den modernen Künstler als religiösen Masochisten, als Schmerzensmann, als Fetischisten von ‹Andachtsbildern› des ungeliebten, kranken Leibes. «Kunst hat keine mimetische Aufgabe», schreibt Schober in einem Katalogvorwort von 1979, denn das wäre Vorspiegelung einer intakten Welt, in der Leben eine ausschließlich positive Erfahrung und nicht von Ekel, Angst, Selbstdestruktion und sozialer Isolation überschattet wäre. Manchmal scheint es, als habe der vielfältige Körperkult der Alternativbewegung sich dieser schneidenden, schmerzlichen Reflexion entledigt, um sich relativ wetterfest in improvisierter ‹Harmonie› und ‹Ursprünglichkeit›, im kleinen Positiven einrichten zu können. Die Entschlossenheit, *um jeden Preis* ‹alternativ› zu leben und zu überleben, erscheint dann als neuer Fetisch, der nicht weniger menschenverächterisch ist als der Kult der Verzweiflung.

Es mehren sich, leider, die Anzeichen dafür, daß die Propagandisten der ‹body politic› – ähnlich wie Teile der mit ihnen verbündeten Körperkunst- und Alternativszene – aus richtigen Einsichten falsche Schlüsse zu ziehen beginnen. Ihr hochgemuter Vorsatz, eine Umwertung der Werte einzuleiten, läuft inzwischen Gefahr, in aufgeregter Individualität und wilder ‹Wunschproduktion› zu verschwinden. Die diffuse, unausgelüftete Vorgeschichte ihrer ‹Grundstimmungen› hat diese Rationalismuskritik bereits eingeholt. Statt die fortwuchernden Verblendungen der Industriegesellschaften tatsächlich zu durchbrechen, nistet man sich in deren Nischen und in den eigenen Katastrophenprognosen ein. Man separiert sich – auch in der Kunst und mit Hilfe der Kunst. Das mag von elementaren

Überlebensinteressen und ‹Echtheits›bedürfnissen zeugen; einen geschärften Blick für geschichtliche Konfliktkonstellationen verrät es nicht. So droht dieser – zweifellos bedeutsamen – Opposition gegen den gefräßigen Imperialismus der Macht- und Maschinenökonomie heute ein sanfter Erstickungstod im halb herbeizitierten, zwar ‹alternativen› und ‹körperbewußten›, aber kopflosen Biedersinn.

In der Gegenwartskunst mehren sich allenthalben auf breiter Front Katastrophenstimmung und Panik. Die Regression in animalische und anorganische Metaphern des Menschenbildes ist allgemein. Die sonst von Androgynien und erotischen Symbiosen bestimmten Figurationen werden von Trennungs- und Zerstückelungsphantasien abgelöst, einem angstbesetzten Pandämonium, in dem wie in der Malerei der «Neuen Wilden» die abgetrennten Gliedmaßen, Körperfragmente und Leibesabschnitzel durch den Äther fliegen oder in kosmisch flutende, ‹ozeanische› Räume getaucht sind. Den meisten künstlerischen Untergangs- und Selbstvernichtungsvisionen der Postmoderne liegt die skeptizistische Vorstellung eines nicht mehr beeinflußbaren, evolutionären Zerstörungsmechanismus und Todesantriebs im Menschen zugrunde. Aus «kritischen Realisten» und Weltverbesserern der sechziger Jahre, die zwar mit orthodoxen neomarxistischen Auslegungen des Wirklichkeitsbegriffs immer auf Kriegsfuß standen wie Wolfgang Petrick, wurden in den achtziger Jahren ‹kritische Okkultisten› und Apokalyptiker.

Gleichzeitig aber versprechen Kritik und Widerstand gegenüber der technologischen Aushöhlung und Degradierung menschlicher Sinnlichkeit gegen Ende unseres Jahrhunderts noch einmal so körperzentriert, so gestisch, konvulsivisch und aktionistisch wie nur möglich zu werden. Daher soll Heike Ruschmeyer, eine junge Malerin in der Berliner Gruppe ‹Kulmer Straße 20a› um Petrick, die Bilddokumentation zur Dialektik von neuem und altem Körper beschließen.

Sie greift noch direkter und härter, dramatischer und effektvoller als ihre kunsthistorischen Vorläufer das Tabu des toten Menschen und seine nekrophile Körper-Ästhetik auf. In ihren Begräbnis-, Abschieds- und Pietà-Darstellungen, extrem in ihren jüngsten Bildern, die nach photographischen Vorlagen aus dem «Atlas der gerichtlichen Medizin» von Weimann/Prokop teilweise als Übermalungen und monumentale Vergrößerungen von Leichen entstanden sind *(Abb. 180)*, malt die Künstlerin die faszinierende Unästhetik des entseelten Menschenkörpers, um das Stilleben seiner Totenstarre und Verwesung sogleich wieder zu verlebendigen und ihm eine neue, grell blühende, pathetische Farbenpracht zu geben. Die meist übersehene Paradoxie ihrer Paraphrasen über «Akrobaten» und «Artisten», die dem forensischen Motiv auto-erotischer Betätigung von Transvestiten mit tödlichem Ausgang abgesehen sind *(Abb. 181)*, ist, daß die ambivalenten Körper, die da leblos von der imaginären Zirkus-

Abb. 27a und b (w). Sexuelle Selbstfesselung. Interessante Situation beim Erhängen. Unglücksfall

Der Betroffene wurde nackt auf einem Dachboden mit einem komplizierten Erhängungs- und Fesselungsstrick aus Ketten und Seilen, die auch zwischen den Oberschenkeln durchgeführt waren, freischwebend neben einer Leiter, von der er heruntergetreten war, tot aufgefunden. In einem nahen Balken steckte handgerecht als Sicherungsmaßnahme ein Messer. Bei der Prozedur hatte er sich außerdem an einem Seil festgehalten. An der Afteröffnung etwas blutiger Schleim. Das Glied befand sich deutlich in Erektion. Unter ihm auf dem Fußboden ein kleiner Fleck, offenbar Sperma. Beide Beine, besonders in der Beugeseite, blaurot verfärbt, ferner die Streckseiten beider Arme und namentlich des unteren Wirbelsäulenteils, der durch die Schlinge, welche die beiden Oberschenkel einnahmen, zusammengedrückt wurde. Totenstarre vorhanden. Eintritt des Todes 36 Stunden vor Auffindung der Leiche des 62 Jahre alten pensionierten Buchhalters.

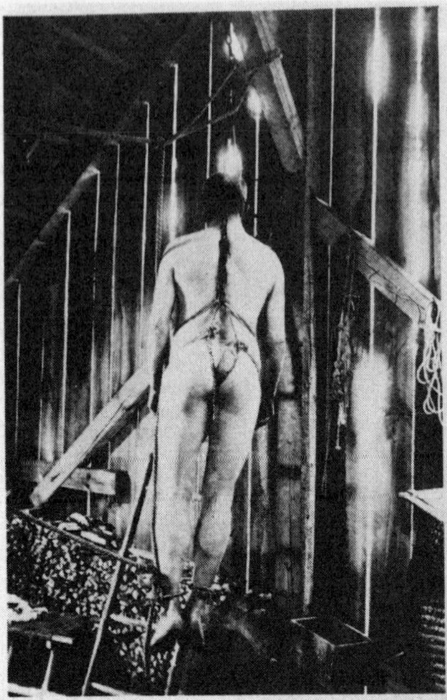

Abb. 27a

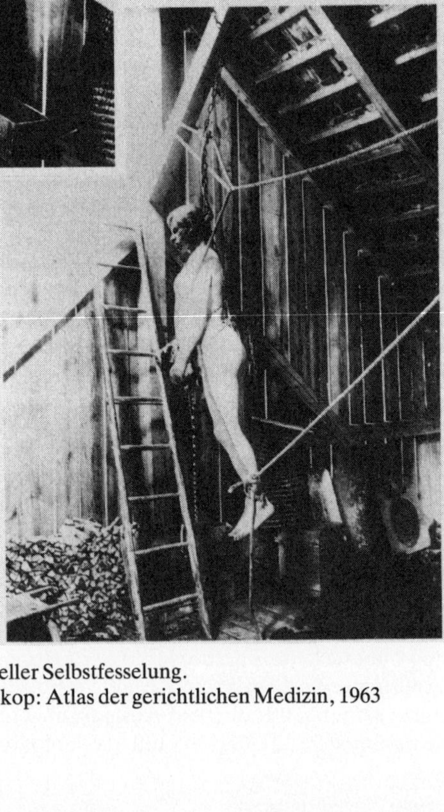

Abb. 27b

Abb. 180. Unglücksfall bei sexueller Selbstfesselung.
Dokumentiert in Weimann/Prokop: Atlas der gerichtlichen Medizin, 1963

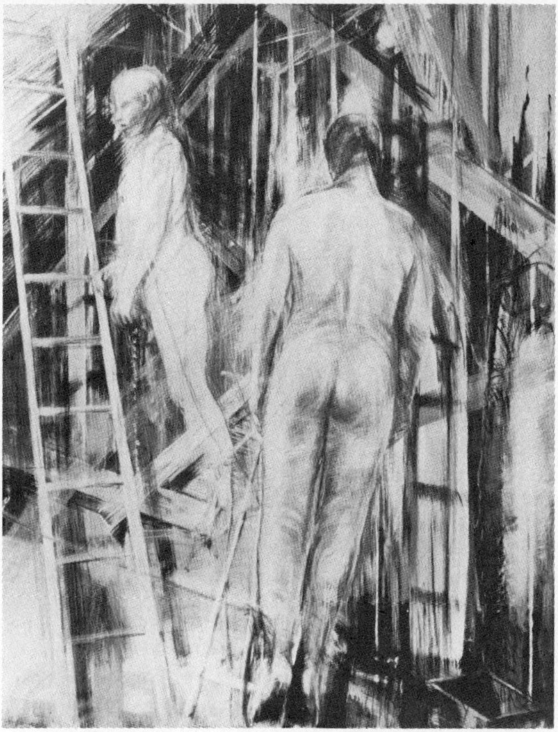

Abb. 181. Heike Ruschmeyer: Akrobaten I. Öl, Tempera, Kunstharz auf Nessel, 1982

kuppel herabzuhängen, herabzufallen oder vielmehr belebt nach oben zu schweben scheinen, Metaphern des Eros sind, der im Tod seine Erfüllung findet und gleichzeitig durch den «Künstler-Gott» zu neuem Leben erweckt wird. «Ich bin längst weiter» als jeder Todestrieb-Kult. «Ich habe», erklärt Ruschmeyer ihre «Auferstehungs»-Phantasien, «Prokops Leichen längst wiederbelebt in kadmiumrote fliegende Engel und zitronengelbe Androiden.»[117] Der alte und der neue Körper sind in der erotischen Schöpfung des Kunstwerks wie Tod und Auferstehung aufeinander verwiesen, was auf nicht mehr und nicht weniger als eine religiöse Tröstung, ein elementares Überlebensinteresse hinausläuft.

Anmerkungen

Kapitel 1

1 R. Green, J. Money: Transsexualism and Sex Reassignment. Baltimore 1969; Harry Benjamin: The transsexual phenomenon. New York 1966; H. Bürger-Prinz, H. Albrecht, H. Giese: Zur Phänomenologie des Transvestitismus bei Männern. Stuttgart 1966; Johann M. Burchard: Struktur und Soziologie des Transvestitismus und Transsexualismus. Stuttgart 1961; G. Hofer: Transvestitismus und Geschlechtsrolle. In: Psychiatria et Neurologia, Vol. 140, No. 5–6 (1960); ders.: Über die verkleidete Person. Ein Beitrag zur Phänomenologie transvestitischer Verhaltensweisen. In: Confinia Psychiatrica, Vol. 3, No. 4 (1960). – Beträchtliche Vorarbeit hat Magnus Hirschfeld geleistet; von seinen zahlreichen Arbeiten auf dem Gebiet des Intersexualismus seien nur «Die Transvestiten» (Leipzig 1910) erwähnt, der ein zweiter, gemeinsam mit Max Tilke herausgegebener Bildband (Leipzig 1912) folgte. Vgl. auch Hirschfeld: Geschlechtskunde. Bd. IV. Stuttgart 1930, S. 455–596.

2 Vettor Pisani, in: Data, Anno II, No. 2 (Februar 1972).

3 Vgl. The Organ, No. 1 (1970), No. 5 (1971).

4 Peter Gorsen: Sexualästhetik. Zur bürgerlichen Rezeption von Pornographie und Obszönität. Reinbek 1972 (s. auch Teil I dieses Bandes); ferner: Intersexualismus und Subkultur, in: Antia Albus, Frank Böckelmann u. a.: Maskulin – Feminin. München 1972.

5 John Money: Körperlich-sexuelle Fehlentwicklungen. Reinbek 1969, S. 37.

6 John Money: Hermaphroditism. In: A. Ellis, A. Abarbanel (eds.): The Encyclopedia of Sexual Behavior. New York 1961, S. 472–485; vgl. R. Green and J. Money: Transsexualism and Sex Reassignment. Baltimore 1969; C. Overzier (Hg.), Die Intersexualität. Stuttgart 1961.

7 Vgl. Nouvelle Revue de Psychanalyse, No. 7 (1973), mit Beiträgen zum Thema «Bisexualité et différence des sexes».

8 J. Ch. Ammann: Le travestissement comme expression et symptôme. In: L'art vivant, No. 41 (juillet 1973).

9 Vgl. The Organ. Picture Postcard Home. Vol. 1, No. 5 (March 1971): «What the Cockettes evoke is a vision of the bizarre Utopia only to be found on the fringes of the mind. They arrange the Grotesque in scintillating homosexual, bisexual, and quadrasexual patterns and deck it out in mocking rags of cock flapping parody. The Cockettes are no jaded female impersonation. Despite appearances there are several real, though nearly invisible, women mixed in among them... The Cockettes, however, are neither an act nor a review. In fact, their greatest danger lies in the quite present possibility of becoming ‹disciplined› performers, developing standardized bits, and evolving a star system within their own group. This can happen through over-exposive or rapid success, both of which are traps that the Cockettes should try to recognize and avoid. For the Cockettes could not exist in the world of established performers, because, ultimately, the Cockettes are sexual outlaws.» Soweit aus dem Inhalt des Briefes eines Mitglieds der Gruppe an seine Mutter.

10 Peter Gorsen: Pierre Molinier lui-même. Essay über den surrealistischen Hermaphroditen. München 1972.

11 Ammann, a. a. O., S. 7.

12 Die Malerei Moliniers, die Zeichnungen Bellmers, die Photoanamorphosen Keils sind auf diese Ambivalenzkonstruktion rückführbar. Die transvestitische Körperkunst hat es auf der Wirklichkeitsebene des Abgebildeten schwerer, diese Ambivalenz auszudrücken, als Malerei, Zeichnung, Photomontage auf der fiktiven Wirklichkeitsebene der Abbildung. Zum ästhetischen Hermaphroditismus Bellmers vgl. Kap. III, 2 in diesem Band, über Keil in: P. Gorsen: Das Prinzip Obszön. Reinbek 1969.

13 P. Gorsen: Pierre Molinier, a.a.O.

14 S. Freud: Eine Kindheitserinnerung des Leonardo da Vinci. GW VIII, S. 165f. – Vgl. J. B. Pontalis (Hg.): Objekte des Fetischismus. Frankfurt/M. 1972.

15 Vgl. Jürgen Klauke: (Ich & Ich), Erotographische Tagesberichte, Tageszeichnungen & Fotos (Dinge Situationen Umgebungen). Katalog zur Ausstellung vom Okt. 1970 – Febr. 1971. (Selbstverlag) Köln; ders.: «Performance». Foto-Kassette. Köln 1973.

16 Die Übergänge zwischen ‹real deviants› und den etablierten Show-Transvestiten und Stars sind fließend; letztere verleugnen ihre sexuellen Stigmata in der Öffentlichkeit und schützen – obgleich authentische Transvestiten – die Travestie als Job vor. Was Geld bringt, könne nicht deviant sein. «Female impersonators do not refer to themselves as transvestites. Sometimes in interviews one would reluctantly say, ‹Well, I guess I'm some sort of transvestite›, but then he would quickly add, ‹but I only do it for a living›, or, ‹this is my job›.» Vgl. E. Newton, Mother Camp: Female Impersonators in America. New Jersey 1972 (Anthropology of Modern Societies Series), p. 51.

Kapitel 2

17 Einen ersten Dokumentationsversuch und die bisher einzige Gesamtübersicht gibt Jürgen Schilling: Aktionskunst, Identität von Kunst und Leben? Luzern/Frankfurt/M. 1978. Allan Kaprow stellte die Dokumentierbarkeit von Happenings überhaupt in Frage. «Fotos von Happenings (wenn es sie gibt, was selten ist)» sind «unzulängliche Dokumente..., weil sie die Tendenz haben, nur einen von vielen Augenblicken und Momenten zu ‹verbildern›» (zit. nach Wolf Vostell, Hg.: Aktionen. Happenings und Demonstrationen seit 1965. Reinbek 1970, o. S.). Bemerkenswert ist auch die Arbeit von Rainer Wick: Zur Soziologie intermediärer Kunstpraxis. Diss. Köln 1975.

18 Vostell, a.a.O., o. S.

19 Ebd.

20 Jürgen Becker, Wolf Vostell: Happenings. Fluxus, Pop Art, Nouveau Réalisme. Eine Dokumentation. Reinbek 1965, S. 190.

21 Kaprow, in: Vostell, Aktionen, a.a.O., o. S.

22 Herbert Marcuse: Versuch über die Befreiung. Frankfurt/M. 1969, S. 54.

23 A.a.O., S. 59.

24 Vostell, Aktionen, a.a.O., o. S.

25 Vgl. Interview von Jürgen Morschel, in: das kunstwerk 7/XIX (Jan. 1966), S. 26.

26 Vgl. Interview in: Kunst 1 (Juni/Juli 1964), S. 17.

27 Vgl. Wolf Vostell: Katalogbuch und Dokumentation der Galerie Block. Berlin 1969.

28 Peter Hiess über Extrem-Aktionisten, snuff-movies und die Hardcore-Szene in Amerika. In: Express, No. 80 (April 1985), S. 36–40.
29 Gilles: Aktionen, Installationen, Objekte, Zeichnungen. Kat. d. Niederrhein. Kunstvereins, Wesel 1985. Ders.: Nephesch-Selbst-Blutleuchte. Kat. d. Wilh.-Hack-Museums, Ludwigshafen 1986.
30 Schilling, Aktionskunst, a. a. O., S. 160f.
31 Vgl. Gislind Nabakowski, Helke Sander, Peter Gorsen: Frauen in der Kunst. Frankfurt/M. 1980, Bd. 1, S. 139–176; Bd. 2, S. 47f.
32 Becker/Vostell, Happenings, a. a. O.
33 Susan Sontag: Kunst und Antikunst. Reinbek 1968, S. 259.
34 Gerhard Rühm (Hg.): Die Wiener Gruppe. Texte, Gemeinschaftsarbeiten, Aktionen. Reinbek 1985, S. 403.
35 Rühm, a. a. O., S. 408.
36 Rühm, a. a. O., S. 411f.
37 Rühm, a. a. O., S. 417f.
38 Rühm, a. a. O., S. 419.
39 Becker/Vostell, Happenings, a. a. O., S. 253, 257.
40 Rühm, a. a. O., S. 413.
41 Becker/Vostell, Happenings, a. a. O., S. 199.
42 Interview des Magazins «Kunst» mit Joseph Beuys, in: Becker/Vostell, Happenings, a. a. O., S. 327f.
43 Zit. nach Fred K. Prieberg: Musica ex machina. Über das Verhältnis von Musik und Technik. Berlin/Frankfurt/Wien 1960, S. 46.
44 décollage No. 3 (1962). Paik: Fluxus, Video. Hg. v. W. Herzogenrath. München 1983.
45 O. F. Gmelin: Beschreibung eines Super-Happenings. In: das kunstwerk 3/XIX (Sept. 1965), S. 22.
46 Jürgen Schilling: Exkurse zur Geschichte der Aktionskunst: Musik und Theater. In: heute kunst, Nr. 23 (1978), S. 17.
47 Peter Bürger: Theorie der Avantgarde. Frankfurt/M. 1974, S. 72.
48 Vgl. Subjektlose Kunst, in: Peter Gorsen: Das Bild Pygmalions. Kunstsoziologische Essays. Reinbek 1969, S. 23–40.
49 Raymond Williams: Innovationen. Über den Prozeßcharakter von Literatur und Kunst. Frankfurt/M. 1977, S. 42.
50 Vostell, Aktionen, a. a. O., o. S.
51 Vgl. Jean Jacques Lebel: Le happening. Paris 1966.
52 Ihr gehörten Künstler und Intellektuelle wie Guy Debord, Raoul Vaneigem, Asger Jorn, Maurice Wyckaert, Constant Jacqueline de Jong, Attila Kontanyi und andere an.
53 Frank Böckelmann, Herbert Nagel (Hg.): Subversive Aktion. Der Sinn der Organisation ist ihr Scheitern. Frankfurt/M. 1976, S. 14, 115.
54 Marcuse, Versuch, a. a. O., S. 75.
55 Ulrike Rosenbach: Videokunst-Foto-Aktion/Performance–Feministische Kunst. Köln 1982 (Frauenliteraturvertrieb Frankfurt/M.).
56 Friedrich W. Heubach: Happening und/oder Wirklichkeit. In: interfunktionen. Köln, H. 3 (1969), S. 41f.
57 Rolf Wedewer (Hg.): Räume und Environments. Köln/Opladen 1969, S. 21.

58 Michael Kirby: Das Happening. Ursprünge in New York. In: Becker/Vostell, Happenings, a.a.O., S. 351f.
59 Wedewer, Räume, a.a.O., S. 22.
60 Zit. aus Fred K. Prieberg: Lexikon der neuen Musik. Freiburg/München 1958, S. 68.
61 Edith Almhofer: Performance Art. Die Kunst zu leben. Wien/Köln/Graz 1986, S. 51.
62 A.a.O., S. 53.
63 Ebd.; vgl. Carolee Schneemann: More than meat joy. Complete performance works and selected writings. New York 1979, S. 52f.
64 Nabakowski/Sander/Gorsen, Frauen, a.a.O., Bd. 1, S. 152f. Vgl. Gorsen: Feminismus und ästhetische Grenzüberschreitung. In: Kunst mit Eigensinn, Aktuelle Kunst von Frauen. Ausstellung Kat. Wien 1985, S. 99ff.
65 Interview in: Kunst 1, Juni/Juli 1964, S. 17.
66 Otto Muehl: Mama & Papa. Materialaktionen 63–69. Frankfurt/M. 1969, S. 11.
67 Schilling, Aktionskunst, a.a.O., S. 162.
68 In seinem Katalogbeitrag zur «Aktionskunst von Günter Brus». In: Günter Brus, Der Überblick. Hg. vom Museum Moderner Kunst. Wien 1986, S. 44.
69 Der selbstbildhafte Bezug auf die Verwundbarkeit und Vergänglichkeit des irdischen Lebens ist Brus bis heute geblieben. Viele Zeichnungen des verzückten Dulders mit kreuz- oder flügelartig ausgebreiteten Armen und aufgerissener Leibeshöhle sind vanitasartige Selbstbildnisse wie das plakativ herausragende «Weltenbrandfanal» von 1984. Die Zerstückelungsphantasien der aktionistischen Schaffensperiode sind keineswegs verschwunden, aber integriert in einen nun ‹stratosphärischen› unendlichen Bildraum, in dem die meist diagonal angelegten, immer häufiger angeschnittenen Leidensverkörperungen schwere- und schmerzlos zu fliegen oder zu schweben scheinen. Der Zeichner der achtziger Jahre hat die religiöse Tröstung einer kosmischen, auf Einheit und Allheit, auf ‹Gesamtweltliebe statt Gesamtkunstwerk› zielenden, intensiv koloristischen Raumvision entdeckt. Dissoziation und Ichverlust scheinen abgewehrt und damit auch überwunden der graphisch brutale Bleistift- und Federstrich der Zeichnungen der sechziger und noch der siebziger Jahre. Den Einstellungswechsel reflektiert sehr gut die neue Definition von Form nicht als Zertrümmerung, sondern ‹Zusammentrümmerung›. Die kosmische Synthese des romantischen Expressionismus und Symbolismus (Schönberg und Kandinsky, aber auch Schreker und Mahler) erfährt hier eine Reprise und Metamorphose. Das florale Ornament, schon früher als Jugendstil-Reminiszenz bei Brus (so in seinen imaginären Portraits von Füßli und C. F. Hill) vorhanden, wird in den späten Zeichnungen zu kurvigen, an Munch erinnernden Figurenumrissen monumentalisiert und anthropomorphisiert. Alles ist jetzt auf Verschleifung und Verschmelzung der Gegensätze angelegt. Die neue Fin-de-siècle-Stimmung kann am besten mit Brus' eigener Metapher zusammengefaßt werden: «Nun, da wir uns fliehen wollen, ertrinken wir im eigenen Tränenbad. In dieser großen Träne zerfallen wir zu Staub.»
70 Antonin Artaud: Das Streben nach Fäkalität. In: Schluß mit dem Gottesgericht. Das Theater der Grausamkeit. Letzte Schriften zum Theater. München 1980, S. 15.

71 Antonin Artaud: Das Theater und sein Double. Frankfurt/M. 1969, S. 91f.
72 Artaud, Das Theater, a. a. O., S. 90f.
73 Muehl, Mama & Papa, a. a. O., S. 11.

Kapitel 3

74 Hermann Timm: Remythologisierung? Der akkumulative Symbolismus im Christentum. In: Karl Heinz Bohrer (Hg.): Mythos und Moderne. Begriff und Bild einer Rekonstruktion. Frankfurt/M. 1983, S. 441. Vgl. die für diese Diskussion zentralen Arbeiten von Hans Blumenberg: Arbeit am Mythos. Frankfurt/M. 1978, und Odo Marquard: Abschied vom Prinzipiellen. Stuttgart 1981. – Die Esoterik des O. M. Theaters findet sich heute unverhofft im zeitgeschichtlichen Fahrwasser einer Tendenzwende, einer Verabschiedung des Logos und des ‹Prinzipiellen›, einer in Mythos und Mythologie zurückschlagenden Aufklärung (s. Horkheimer/Adornos «Dialektik der Aufklärung»), weshalb die Angriffe aus ultrakonservativen und kirchlichen Kreisen eher zu den Widersprüchen und Ungereimtheiten der aktuellen kulturellen Rezeption des O. M. Theaters gehören.

75 Zur Symbolik des Ödipus und der «Lammzerfleischung» habe ich ausführlich Stellung genommen in: Das Prinzip Obszön. Kunst, Pornographie und Gesellschaft. Reinbek 1969.

76 Z. B. zeigt G. Herman in: «Bakchanalien und Eleusinien, Erforschungen und Erfahrungen über Sexual-Kultus» (Leipzig 1899), daß «alle Mythologie (die juden-christliche miteingeschlossen) auf sexueller Grundlage erwachsen ist und daß aus den geschlechtlichen Feiern und Mysterien der Urvölker die Riten der heutigen Konfessionen geworden sind» (S. 9).

77 Friedrich Schlegel referiert die Orgien und Mysterien der orphischen Vorzeit folgendermaßen: «Orgiasmus, festliche Raserei in gesetzlichen Gebräuchen, die einen geheimen heiligen Sinn umhüllt, war ein wesentlicher Bestandteil des mystischen Götterdienstes. So ward Zeus und Dionysos zu Kreta verehrt. So beschreibt Strabo die enthusiastischen und bakchischen Priester uralter Vorzeit, die unter kriegerischem Tanz, durch Geräusch und Getöse, mit Trommeln, Cymbeln, Waffen, Trompeten und mit wildem Geschrey während der heiligen Handlung alles mit Schrecken erfüllten. Wir müssen uns diese Musik, welche die mystischen Tänze, Gesänge und Gebräuche begleitet, beynahe nur als ein rhythmisches Getöse denken, welches durch trunkne Begeisterung Wohllaut und gesetzmäßige Schönheit zu ersetzen suchte» (Schlegel: Studien des classischen Alterthums. In: Sämtliche Werke. III. Band, Wien 1822, S. 14).

78 Alle Nietzsche-Zitate sind seiner Schrift «Die Geburt der Tragödie aus dem Geiste der Musik» (1870/71) entnommen.

79 Früher einmal ausgeführt in: Gorsen, Der spielbar gemachte Lustmord oder Hermann Nitschs Beitrag zur Dramaturgie des Unästhetischen. Textbeitrag aus Hermann Nitsch, Orgien Mysterien Theater. Darmstadt 1969, S. 25–34.

80 Interview mit Jonas Mekas, in: Nitsch: Orgien Mysterien Theater, a. a. O., S. 18f.

81 Kein Einzelfall im Wiener Aktionismus, worauf Brus hingewiesen hat. «Das Geruchs- und Geschmacksregister, welches Nitsch von Jahr zu Jahr systema-

tisch erweiterte und verfeinerte, ist ein wesentlicher Treffpunkt mit Schwarzkoglers Empfindungswelt. Ich möchte sagen, daß bei ihm dieses Register vor allem in seinen letzten Konzepten eine kaum überbietbare Verknappung, Überspitzung erfuhr. Schwarzkoglers Aktionsrezepte sind auch ein Gegenstück zu Nitschs lustschwelgender gigantischer Symphonie. Sie sind keinesfalls nur Ausschnitte aus dem breiten Bogen, den Nitsch mit seinem Aktionstheater vorlegt, obwohl dieses in seinem Einleitungsteil lyrisch-klaren, klinisch-sauberen Charakter aufweist, der bei Schwarzkogler – oberflächlich betrachtet – dominiert. Bei Schwarzkogler sticht dieser Lyrismus zunächst ins Auge, aber bei näherer Betrachtung seiner Aktionskonzepte erkennt man auch jenen dramatischen Höhepunkt, welchen Nitsch in seiner Arbeit anstrebt: schmetternd, zerfleischend, rasend – bei Schwarzkogler komprimiert, knapp.» Soweit Brus über Rudolf Schwarzkogler, in: Die Schastrommel, Nr. 3 (Oktober 1970).

82 Zur Theorie des O. M. Theaters, in: Hermann Nitsch: O. M. Theater Lesebuch. Hg. v. Gerhard Jaschke. Wien 1984, S. 123.

Kapitel 4

83 Karl Jaspers: Die geistige Situation der Zeit (1931). Berlin 1971, S. 138.

84 A. a. O., S. 148.

85 Vgl. Peter Gorsen: Kunst und Krankheit. Metamorphosen der ästhetischen Einbildungskraft. Frankfurt/M. 1980.

86 Joachim Diederichs: Zum Begriff «Performance». In: documenta 6, Kat. Bd. 1, S. 282.

87 Georg F. Schwarzbauer: Performance: 14 Interviews. In: Kunstforum, Bd. 24, 6/1977, S. 55–139.

88 Jindrich Chalupecky: Art and Sacrifice; Danger in Art. In: flash art, No. 80/81 (1978), S. 31–35.

89 Peter Gorsen: Das Prinzip Obszön. Kunst, Pornographie und Gesellschaft. Reinbek 1969.

90 Dorothy Seiberling: The Art Martyr. In: New York, No. 24 (1976), S. 48f.

91 Schwarzbauer, a. a. O., S. 65f; Helmut Schober: Performances 1972–77. Kat. d. Gal. Wintersberger. Köln 1977 und 1978.

92 documenta 6, Kat. Bd. 1, S. 286.

93 Ebd.

94 Martin Heidegger: Sein und Zeit. Tübingen 1953, S. 338, 427.

95 James Barth: Trifid Narrative. In: Kunstforum, a. a. O., S. 78f.

96 Kunstforum, a. a. O., S. 141f. Vgl. Wolf Vostells Partitur zum Happening «Regen», in: Kunstforum, a. a. O., S. 152f.

Kapitel 5

97 Rudolf zur Lippe: Anthropologie für wen? In: Dietmar Kamper/ Volker Rittner (Hg.): Zur Geschichte des Körpers. München 1976, S. 111.

98 Ulrich Linse charakterisiert Ascona um die Jahrhundertwende als zentralen Kultort der «Mutter Erde» (Mühsam) «in ihrer ursprünglich agrarischen Bedeutung», als frühe Stätte «der Resakralisierung von Zeit und Natur durch die

Verehrung des primitiven Ackerbaus als Form antireligiöser Religiosität» (Katalog Monte Verità. Milano 1978, S. 30). Dankenswerterweise macht Linse auf die Ambivalenz dieses Kultes aufmerksam, der sowohl als Revolte des «Weltdorfes» gegen die «Weltstadt» gedeutet werden konnte, als ein Reinigungsritus für den erschöpften Zivilisationsmenschen wie als Wiederanknüpfung an Kaiser Wilhelms Mutterkult, der, eine antipreußische und antiliberale Tradition, im wilhelminischen Deutschland entstanden war (ebd.). Der wilhelminische Mutterkult mündete in die Blut- und Boden-Mythologie der nationalsozialistischen ‹Sonnenkinder›.

99 Ida Hofmann-Oedenkoven: Monte Verità. Wahrheit ohne Dichtung. Lorch 1906, S. 41f; dies.: «Wie gelangen wir Frauen zu harmonischen und gesunden Daseinsbedingungen?» Offener Brief an die Verfasserin von «Eine Mutter für Viele». Ascona 1902.

100 Rudolf zur Lippe: Am eigenen Leibe. Zur Ökonomie des Lebens. Frankfurt/M. 1978, S. 83.

101 Ders., in: Kamper/Rittner, a. a. O., S. 112.

102 A. a. O., S. 121.

103 A. a. O., S. 105.

104 Michel Foucault/Redaktion Quels Corps? Interview. In: Kamper/Rittner, a. a. O., S. 134.

105 Erich Mühsam: Ascona. Locarno 1905, S. 58 und 54.

106 Rudolf zur Lippe, in: Kamper/Rittner, a. a. O., S. 114.

107 Ders., Am eigenen Leibe, a. a. O., S. 186f.

108 Helmut Schober: Performances, Installations, Films, Instruments, 1968–1978. Ausstellungskatalog der Galerie Wintersberger. Köln 1975; Achille Bonita Oliva: Über Schober. In: Ausstellungskatalog der Galerie Arte Borbogna. Mailand 1978.

109 Vgl. Cornelius Kolig: Das Paradies. Einige weitere Behelfe und Verstärker für die täglichen Verrichtungen im Paradies. Wien 1985 (Schriftenreihe Museum Moderner Kunst, Nr. 27).

110 Aurel Kolnai: Der Ekel. In: Moritz Geiger, Beiträge zur Phänomenologie des ästhetischen Genusses. Tübingen 1974, S. 162f.

111 Ders., a. a. O., S. 137.

112 Ebd.

113 Ders., a. a. O., S. 161.

114 Einen Erotik und Technik verbindenden Reizspender konstruierte Kolig mit seinen «Tactiles» genannten Objekten. Vgl. Cornelius Kolig: Tactiles mit einem Text von Peter Weiermair. Innsbruck 1977. Die Erotisierung nicht genitaler (oraler und genitaler) Körperzonen vermittels elektrischer Impulse, sogenannter Stimulette, thematisierte Kolig in: Das Gynäkologische †, 12 Installationen für die Stimulette. Einführung v. Arnulf Rohsmann, Klagenfurt 1979. Cornelius Kolig: Anton Kolig zum 100. Geburtstag. Einführung v. Peter Gorsen. Klagenfurt/Wien 1986/87.

115 Vgl. G. Garr: Before and after Science. In: Voice, July 31 (1984), S. 7f.

116 Als hypothetische Frage gestellt in: art, Nr. 1 (1985), S. 70f.

117 Heike Ruschmeyer: Ausstellungskatalog Berlin 1983.

Quellenverzeichnis der Texte

Sexualästhetik I, 1–10, in: Sexualität. Zur bürgerlichen Rezeption von Obszönität und Pornographie. Reinbek bei Hamburg 1972.

Eros auf dem Prüfstand, in: Kunstforum 4/81 (später erweitert und erstmals veröffentlicht).

Zur Ästhetik des Fetisch und des Deformitätsfetischismus, in: Gorsen: Das Bild Pygmalions. Reinbek bei Hamburg 1969 (gekürzt).

Die Erotik des hermaphroditischen Bildes, in: Das Bild Pygmalions, a. a. O.

Pygmalions stille Frau. Kokoschka und die Puppe, in: Oskar Kokoschka Symposion. Abgehalten und herausgegeben von der Hochschule für angewandte Kunst in Wien anläßlich des 100. Geburtstags des Künstlers. Salzburg 1986.

Der Sexualfetisch als Ikone der Versagung. Über Richard Lindner, in: Richard Lindner: Ausstellungskatalog der Städt. Kunsthalle Düsseldorf 13. Juni–28. Juli 1974 (gekürzt).

Henri Nouveau und die Ästhetik der perversen Sexualität, in: Thomas Ziehe/Eberhard Knödler-Bunte (Hg.): Der sexuelle Körper. Ausgeträumt? Berlin 1984.

John Willie und die Bondage Art, in: Ernest Bornemann (Hg.): Sexualität. Materialien zur Sexualforschung. Weinheim/Basel 1979.

Friedrich Schröder-Sonnenstern. Ein Allegoriker des analen Eros, in: Freibord Sonderreihe Nr. 9. Wien 1981.

Der surrealistische Engel, Zeuge des «göttlichen Orgasmus», in: Rudolf Rom (Hg.): Salvador Dali. Der Surrealistische Engel. Enthüllung und Interpretation einer Statue. Heidelberg 1984.

«Servierlust». Versuch über Attersee und den gastrosophischen Eros, in: «aufschnitt». Ausstellungskatalog des Mannheimer Kunstvereins 17. April–15. Mai 1977.

Blake – Füßli – Hrdlicka. Ein Diskurs über Kunst und Sexualität, in: Alfred Hrdlicka: «Blake und Füßli» – 47 Zeichnungen. Ausstellungskatalog der Galerie Timm Gierig Frankfurt/M. 2. September–31. Oktober 1983 (erweitert).

Sexualität in der Kunst: die Wiederkehr des Unterdrückten (unveröffentlicht).

Körperrituale der Travestie und des Transvestismus, in: «Transformer». Aspekte der Travestie. Ausstellungskatalog des Kunstmuseums Luzern 17. März–15. April 1974 (gekürzt und verändert).

Vom Bild zum Prozeß: Happening, Fluxus, Performance, Körperkunst (unveröffentlicht).

Das Drei-Tage-Fest. Beobachtungen und Reflexionen zum «Orgien-Mysterien-Theater» in Prinzendorf 1984, in: Kunst & Therapie. Schriftenreihe zu Fragen der Ästhetischen Erziehung. Bd. 7/1985 (Kapitel IV unveröffentlicht).

Der spielbar gemachte Alltag. Die Rückkehr des Existentialismus in der Performance-Kunst, in: heute Kunst, Nr. 24, Januar–Februar 1979 (verändert).

Der neue und der alte Körper. Über Beschädigungserfahrungen, in: Neue Rundschau, 94. Jg. (1983), H. 3 (erweitert).

Namenregister